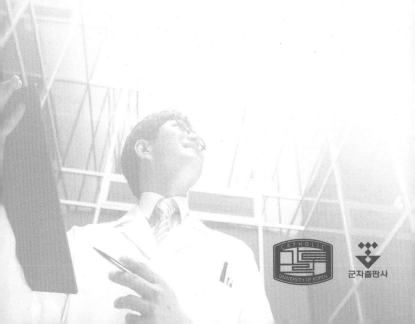

2nd Edition

Current
Principles and Clinical Practice of

Rehabilitation Medicine

임상진료지침

가톨릭대학교
의과대학 재활의학교실

CATHOLIC
UNIVERSITY OF KOREA

군자출판사

Current Principles and Clinical Practice of **2**nd Edition

Rehabilitation Medicine

첫째판 1쇄 인쇄 | 2012년 1월 27일
첫째판 1쇄 발행 | 2012년 2월 6일
둘째판 1쇄 인쇄 | 2018년 2월 20일
둘째판 1쇄 발행 | 2018년 2월 27일

지 은 이   가톨릭대학교 의과대학 재활의학교실
발 행 인   장주연
출 판 기 획   이상훈
표지디자인   김재욱
편집디자인   박은정
발 행 처   군자출판사(주)

등록 제4-139호(1991. 6. 24)

본사(10881) **파주출판단지** 경기도 파주시 회동길 338(서패동 474-1)

전화 (031)943-1888   팩스 (031)955-9545

홈페이지 | www.koonja.co.kr

* 파본은 교환하여 드립니다.
* 검인은 저자와의 합의 하에 생략합니다.

ISBN 979-11-5955-315-8

정가 30,000원

2nd
Edition

Current
Principles and Clinical Practice of

Rehabilitation Medicine

집필진

편집위원

| 편집위원장 | 박주현 (서울성모병원, 주임교수) |

재활의학과적 평가	원선재 (여의도성모병원, 조교수)
	이진연 (前 서울성모병원, 임상강사)
물리의학	홍보영 (성빈센트병원, 부교수)
	김영국 (前 성빈센트병원, 조교수)
뇌신경재활	김민욱 (인천성모병원, 교수)
	임성훈 (성빈센트병원, 부교수)
	김태우 (국립교통재활병원, 부교수)
척수손상재활	이정수 (의정부성모병원, 교수)
	오선정 (국립교통재활병원, 조교수)
	김여형 (의정부성모병원, 조교수)
통증 및 근골격계 재활	이종인 (서울성모병원, 교수)
	박혜정 (국립교통재활병원, 조교수)
	채상한 (前 대전성모병원, 조교수)
소아재활	이상지 (대전성모병원, 부교수)
	강진영 (前 국립교통재활병원, 조교수)
	이후영 (국립교통재활병원, 조교수)
전기진단	임 선 (부천성모병원, 부교수)
	박지혜 (서울성모병원, 임상강사)
	이진영 (국립교통재활병원, 조교수)
재활 보조기구	박근영 (부천성모병원, 교수)
	최용민 (계명대 동산의료원, 조교수)
심폐재활	장대현 (인천성모병원, 부교수)
	오지혜 (前 서울성모병원, 임상강사)
스포츠재활	김재민 (인천성모병원, 부교수)
	조일륜 (前 국립교통재활병원, 조교수)
노인재활	정명은 (성바오로병원, 부교수)
	오현미 (국립교통재활병원, 조교수)

머리말

Current Principles and Clinical Practice of Rehabilitation Medicine

가톨릭대학교 의과대학 재활의학교실은 임상진료지침서인 "Current Principles and Clinical Practice of Rehabilitation Medicine"을 2012년 초판 출간한 데 이어 2018년 다시 최신의 지식과 경험을 묶어 제2판을 발간하게 되었습니다.

임상진료지침서는 재활의학을 수련교육 받고 있는 전공의 선생님들이 방대한 의학지식을 바탕으로 임상에서 환자에게 최적의 진료를 하기 위해 필요한 의학지식을 찾아 곧바로 적용할 수 있는 실무교과서로 도움이 될 것으로 생각합니다.

개정판은 총 11장으로 초판과 동일하게 구성되었으며, 최신 지식을 포함하여 알고리즘 및 흐름도 그림과 표 등 도식화하여 간결하고 알기 쉽게 정리된 내용을 제공하고, 환자 사례 등을 예시함으로써 이해를 돕고자 하였습니다.

초판에 이어 제2판에 이르기까지 진료와 연구로 바쁘신 일정에도 불구하고 훌륭한 원고를 집필해 주신 가톨릭대학교 의과대학 재활의학교실 모든 교수님들께 진심으로 감사를 드리며, 임상진료지침서 출간을 위하여 노고를 아끼지 않으신 이종인 교수님에게 깊은 감사를 드립니다. 그리고 완성도를 높이기 위하여 수고하여 주신 군자출판사에도 감사드립니다.

아무쪼록 본 지침서가 실제 임상에서 재활의학 전공의 선생님들이 환자와 접하며 직접 쓰일 수 있는 표준의료지침서 역할을 할 수 있기를 바랍니다.

2018년 2월 5일
가톨릭대학교 의과대학 재활의학교실
주임교수　박주현

차 례

가톨릭대학교 임상진료지침

1. 재활의학과적 평가

Assessment, Evaluation

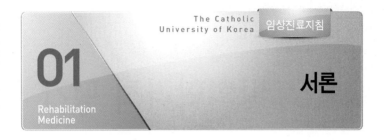

01

서론

Rehabilitation
Medicine

재활의학에서는 정확한 평가에서부터 치료가 시작됨. 일반적 병력 및 이학적 검사 외에도 환자의 사회적, 심리적 평가 등 포괄적인 사항이 고려되어야 함. 이를 바탕으로 각 환자에게 개별화된 치료의 목표와 그에 따른 계획을 수립하게 됨

재활의학의 평가는 손상(impairment)에 대한 치료를 통해 기능을 향상시키는 과정의 기본이며, 특히 여러 분야의(interdisciplinary) 다각적, 포괄적 평가로서 의사, 간호사, 물리치료사, 작업치료사, 언어치료사, 임상 심리사, 사회사업가 등의 협력(team approach)이 중요함

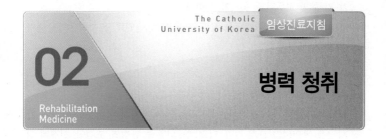

The Catholic
University of Korea 임상진료지침

02

Rehabilitation
Medicine

병력 청취

1. 주소

환자가 의사를 찾게 되는 주된 증상. 가능하면 환자가 표현하는 대로 기술함

2. 현병력

- 환자의 문제점을 알아내고 질환을 밝혀 발생한 기능적 장애를 인지하는 것이 중요
- 병변의 위치, 발병 시기, 증상의 정도, 발생 배경과 정황, 심각도, 기간, 조절 가능한 인자, 연관 증상 및 징후 등을 포함함

3. 과거력

현재 질환과 관련된 동반 질환과 위험 인자들, 수술 및 외상의 과거력, 과거부터 잔존하던 장애와 그 원인 질환, 현재 장애 상태와 재활에 영향을 줄 수 있는 질환 등을 포함

4. 사회력

1) 가정환경 및 생활 환경 : 주거지, 가옥 구조

2) 가족 및 교우관계, 동거인, 사회적 지지

3) 기타 사회력 : 직업, 교육 정도, 경제 상태, 흡연력, 음주력, 종교, 여가
활동, 성생활

5. 가족력

환자의 부모나 형제의 사망 시기 및 원인을 조사하여 비슷한 질환을 가
진 사람을 확인(심혈관계 질환, 당뇨, 암, 뇌졸중, 관절염, 고혈압, 신경계 질
환 등)

6. 전신소견

심혈관계, 호흡기계, 신경계 및 근골격계 증상에 대한 세밀한 문진이 필요

1) 심혈관계 : 흉통, 숨참, 두근거림, 좌위호흡(orthopnea), 부종

2) 호흡기계 : 기침, 가래, 객혈, 흉통, 호흡곤란

3) 신경계 : 무감각, 저림, 위약, 두통, 현기증

4) 근골격계 : 통증, 뻣뻣함, 관절 가동 범위의 제한

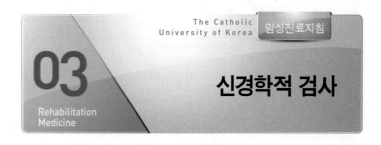

03 신경학적 검사

Rehabilitation
Medicine

1. 정신상태의 검사

1) 의식상태(Level of consciousness)

(1) 의식 : 주변 환경에 대한 자각 상태

(2) 기면(Lethargy) : 반응이 느리고 쉽게 잠들지만 쉽게 깨울 수도 있는
상태

(3) 혼미(Stupor) : 주변 환경에 대한 아무런 반응이 없고 수면-각성 주기
도 없는 상태

(4) 식물인간 상태(Vegetative state) : 수면- 각성 주기는 있으나 외부환경
과 연관되거나 외부에 대한 반응으로 나타나는 환자의 행동이 전혀
없음

(5) 최소 의식 상태(Minimally conscious state) : 의식이 심하게 손상되었
으나 안구가 따라 움직이거나 고정하는 것이 가능한 상태

(6) 글라스고우 혼수 척도(Glasgow Coma Scale) : 의식수준의 정량적
평가 도구, 8점 이하인 환자의 90% 이상이 혼수 상태, 9점 이상인 경
우에는 혼수 상태가 아님(표 1-1)

표 1-1 글라스고우 혼수 척도

관찰	반응	반응 점수
눈의 반응(eye opening)	자발적으로 눈을 뜸	E4
	불러서 눈을 뜸	3
	통증 자극에 의해 눈을 뜸	2
	전혀 눈을 뜨지 않음	1
운동반응(best motor response)	명령에 따름	M6
	동통에 국소적 반응을 보임	5
	자극에 움츠림	4
	이상 굴곡 반응	3
	이상 신전 반응	2
	전혀 움직임이 없음	1
언어반응(best verbal response)	지남력이 있음	V5
	혼돈된 회화	4
	부적절한 말	3
	이해 불명의 음성	2
	전혀 소리를 안 냄	1

2) 지남력(Orientation)

- 시간(가장 빨리 소실됨), 장소, 상황, 사람(가장 늦게 소실)에 대한 인식
  예) 이름이 뭐예요?, 집 주소가 어디인가요?, 지금 몇 시예요?, 오늘 며
  칠인가요?, 오늘은 무슨 요일인가요?, 올해는 몇 년도인가요?

3) 주의력(Attention)

(1) 내부나 외부의 자극에 방해받지 않고, 짧은 시간 동안 어떤 특정 자
   극에 대하여 처리하는 능력
(2) 각성(Vigilance) : 좀 더 오랜 시간 동안 주의를 유지하는 능력
(3) 검사법 : 몇 개의 숫자를 무작위로 불러주고 따라하게 함(정상 : 7개
   의 숫자를 앞뒤로 반복 가능/유의한 주의력 결핍 : 5개 미만에서 반복
   이 가능)

4) 기억력(Memory)

(1) 학습, 보유, 회상으로 구성

(2) 3~4개의 사물이나 단어를 기억시키고 5~10분 후에 다시 물어봄

(3) 최근 기억(Recent memory) : 24시간 이내

　예) 아침에 무슨 반찬 드셨나요?

(4) 예전 기억(Remote memory) : 출생지, 학교

(5) 시각적 기억력 : 4~5개의 사물을 보여줬다가 가리고 찾아보게 함

(6) 뇌손상 환자의 외상 후 기억상실에 대한 평가도구 : Galveston Orientation and Amnesia Test (GOAT)(표 1-2)

표 1-2 Galveston Orientation and Amnesia Test (GOAT)

1	이름이 무엇인가? (2점) 어디서 태어났나? (4점) 어디서 살고 있는가? (4점)
2	지금 어디에 있는가? ____도시 (5점) ____병원 (5점) : 반드시 병원 이름까지 알고 있을 필요는 없음
3	병원에 언제 입원했는지 알고 있는가? (5점) 병원에 어떻게 왔는가? (5점)
4	사고 후 제일 먼저 기억할 수 있는 일이 무엇인가? (5점) 사고 후 제일 먼저 기억할 수 있는 일을 자세히(날짜, 시간, 같이 있었던 사람 등) 　이야기할 수 있는가? (5점)
5	사고 전에 있었던 일 중 가장 마지막으로 있었던 일을 얘기할 수 있는가? (5점) 사고 전 가장 먼저 기억나는 일을 자세히 (날짜, 시간, 같이 있었던 사람 등) 이야기 　할 수 있는가? (5점)
6	지금 몇 시인가? (30분 차이마다 1점 감점, 최대 5점)
7	무슨 요일인가? (하루 차이마다 1점 감점, 최대 3점)
8	며칠인가? (하루 차이마다 1점 감점, 최대 5점)
9	몇 월인가? (한 달 차이마다 1점 감점, 최대 15점)
10	몇 년인가? (한 해 차이마다 1점 감점, 최대 30점)

* 최종 점수는 (100 - (Error score 총합))으로 계산하며, 최저 점수는 0점 이하가 될 수 있음. 점수가 낮을수록 심한 외상 후 기억상실증을 의미함

5) 상식(General information)

　환자의 나이, 문화적 배경, 교육 수준에 맞는 질문으로 검사

6) 추상적 사고력

　(1) 대뇌피질의 고차원적 기능

　(2) 속담 풀이나 유사성 질문

7) 지각능력(Perception)

　(1) 감각 자극에 대한 대뇌피질에서의 정보 해석

　(2) 지각능력 장애 : 감각체계의 이상이 없음에도 감각적 자극을 느끼거
　　나 이해하는 데 장애

　(3) 실인증 : 물건의 사진을 보여주고 무엇인지 이야기해 보라고 함

　(4) 신체부위 실인증 : 환자에게 자신의 팔, 귀, 손가락을 가리켜 보라고
　　하여 검사

　(5) 무시(Neglect) : 환자가 걷거나 의자차를 밀고 갈 때 모서리 등을 못
　　돌거나 장애물에 부딪히는 행동을 하는지 관찰, 혹은 시계 그리기, 십
　　자가 그리기, 알버트 검사, 선 나누기 검사, 글자 지우기 검사 등이 있
　　음(그림 1-1)

8) 판단력(Judgement) 및 기타 능력

　(1) 병식 : 장애에 대한 각성, 치료의 필요성, 증상의 귀속 "어떻게 병원에
　　오시게 되었나요?"

　(2) 판단력 : "우표를 붙인 편지를 어떻게 하나요?", "집에 가려면 어떻게
　　하나요?"

　(3) 감정 : "요즘 기분이 어때요?", 우울감 평가(Beck Depression
　　Inventory (BDI)) (표1-3)

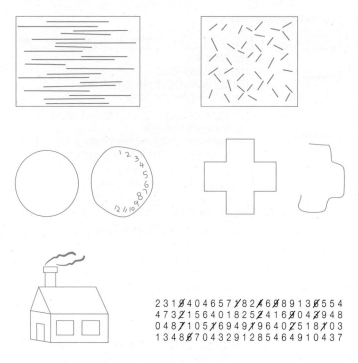

그림 1-1 Neglect 평가 그림
시계, 십자 그리기에서 편측 무시(좌측)의 소견을 보이고 있음

표 1-3 Beck depression Inventory (BDI)

항목		점수
1. Sadness	나는 슬프지 않다.	0
	나는 슬프거나 울적하다.	1
	나는 항상 슬프거나 울적한 데서 벗어날 수 없다.	2
	나는 슬프고 불행해서 견딜 수가 없다.	3
2. Pessimism	나는 앞날에 대해 특별히 비관하지도 낙담하지도 않는다.	0
	나는 앞날에 대하여 낙담한다.	1
	나는 앞날에 대해서 기대할 것이 아무것도 없다.	2
	나의 앞날은 절망적이어서 나아질 것이 전혀 없다.	3
3. Past failure	나는 실패감 같은 것을 느끼지 않는다.	0
	내가 다른 사람보다 더 많이 실패했다고 생각한다.	1
	살아온 과거를 돌아보건대, 모든 것이 실패의 연속이었다.	2
	나는 한 인간으로서 완전히 실패했다고 생각한다.	3
4. Loss of pleasure	나는 전과 다름없이 일상생활에서 만족감을 얻는다.	0
	나는 전처럼 일상생활을 즐길 수 없다.	1
	요즘에는 무엇을 해도 만족을 느끼지 못한다.	2
	모든 것이 다 불만스럽고 지겹다.	3
5. Guilty feelings	나는 특별히 죄책감을 느끼지 않는다.	0
	나는 가끔 죄책감을 느낀다.	1
	나는 자주 죄책감을 느낀다.	2
	나는 항상 죄책감을 느낀다.	3
6. Punishment feelings	내가 벌을 받고 있다고는 생각하지 않는다.	0
	내가 벌을 받을지도 모른다는 생각이 든다.	1
	나는 벌을 받을 것이다.	2
	나는 벌을 받고 있다고 생각한다.	3
7. Self-dislike	나는 나 자신에 실망하지 않는다.	0
	나는 나 자신에 실망하고 있다.	1
	나는 나 자신을 역겨워한다.	2
	나는 나 자신을 증오한다.	3
8. Self-criticalness	나는 내가 다른 사람보다 못하다고는 생각하지 않는다.	0
	나는 나의 약점이나 실수에 대해서 자신을 비난한다.	1
	나는 나의 잘못에 대해서 나 자신을 항상 비난한다.	2
	나는 잘못된 모든 일들이 내 탓이라고 자신을 비난한다.	3

	항목	점수
9. Suicidal thoughts or wishes	나는 자살할 생각은 전혀 없다.	0
	자살할 생각을 하기는 하나 실제 그럴 생각은 없다.	1
	자살하고 싶다.	2
	기회만 있다면 자살하겠다.	3
10. Crying	나는 전보다 더 울지는 않는다.	0
	요즈음 전보다 더 자주 운다.	1
	요즈음 항상 운다.	2
	전에는 울기라도 했으나 이젠 울 기력조차 없다.	3
11. Agitation	나는 요즈음 전보다 더 초조하지는 않다.	0
	요즈음 전보다 더 쉽게 초조해지고 짜증이 난다.	1
	요즈음 항상 초조하다.	2
	전에는 초조했던 일들조차도 요즈음은 지쳐서 관심조차 없다.	3
12. Loss of interest	나는 다른 사람에 대한 관심을 잃지는 않는다.	0
	다른 사람에 대한 흥미를 덜 느낀다.	1
	다른 사람에 대한 흥미를 거의 다 잃었다.	2
	다른 사람에 대한 흥미를 모두 다 잃었다.	3
13. Indecisiveness	나는 전과 다름없이 결정을 잘 내린다.	0
	나는 전에 비하여 결정해야 할 일들을 뒤로 미룬다.	1
	나는 전에 비하여 결정을 내리기 무척 어렵다.	2
	나는 더 이상 아무 결정도 내릴 수 없다.	3
14. Worthlessness	내가 전보다 못생겨 보인다고는 생각하지 않는다.	0
	내가 늙어 보이거나 매력이 없어 보일까 봐 걱정을 한다.	1
	내가 이제는 더 이상 매력적으로 보이지 않는다고 생각한다.	2
	내가 아주 추해졌다고 믿는다.	3
15. Loss of energy	나는 전과 다름없이 일을 해낼 수 있다.	0
	무슨 일이든지 시작하려면 힘이 든다.	1
	무슨 일이든지 시작하려면 굉장히 힘이 든다.	2
	아무 일도 도저히 할 수 없다.	3
16. Changes in sleeping pattern	나는 전과 다름없이 잠을 잘 잔다.	0
	전과는 달리 잠을 잘 못 잔다.	1
	전보다 한두 시간 더 일찍 깨고 다시 잠들기 어렵다.	2
	전보다 서너 시간 더 일찍 깨고 다시 잠들 수 없다.	3
17. tiredness or fatigue	나는 전보다 더 피곤하지는 않는다.	0
	전보다 더 쉽게 피곤함을 느낀다.	1
	무슨 일을 해도 쉽사리 피곤함을 느낀다.	2
	너무나 피곤해서 아무 일도 할 수 없다.	3

	항목	점수
18. Changes in appetite	전보다 입맛이 없는 편은 아니다.	0
	입맛이 전처럼 좋지는 않다.	1
	요즘에는 입맛이 떨어졌다.	2
	요즘에는 입맛이 통 없다.	3
19. weight loss	요즘 몸무게가 줄지는 않는다.	0
	전보다 몸무게가 2kg 이상 줄었다.	1
	전보다 몸무게가 4kg 이상 줄었다.	2
	전보다 몸무게가 6kg 이상 줄었다.	3
19-1.	나는 몸무게를 줄이기 위해 식이요법을 하고 있다.	Y/N
20. Somatic Preoccupation	전보다 건강에 대해 걱정을 더 하지는 않는다.	0
	통증, 소화불량, 변비와 같은 신체 증상 때문에 걱정을 한다.	1
	신체 증상에 대한 걱정이 많아 다른 일을 하기 힘들다.	2
	신체 중상에 대한 걱정이 많아 다른 일을 전혀 할 수 없다.	3
21. Loss of interest in sex	나는 성생활에 대한 흥미가 전과 다름이 없다.	0
	전보다 성생활에 대한 흥미가 떨어졌다.	1
	요즈음 성생활에 대한 흥미가 떨어졌다.	2
	성생활에 전혀 흥미가 없다.	3
복용 중인 약물		
총점		/63

9) 전반적 정신상태 선별 검사

(1) Mini Mental State Examination (MMSE)

    가. 30점 만점에 24점 이상이면 정상 범위

    나. 무학의 경우 위양성으로 나오는 것은 교정해야 함(표 1-4).

(2) Global Deterioration Scale (GDS) (표 1-5)

(3) Clinical Dementia Rating (CDR) (표 1-6)

(4) 한국형 치매 선별 설문지(Korean Dementia Screening Questionnaire)
    (표 1-7)

표 1-4 간이 정신상태 검사(K-MMSE and Hasegawa Dementia Scale)

항목		답	K-MMSE	HDS-R
나이(2년 오차/연도가 맞으면 1점)				0 1
지남력(시간)	년		0 1	0 1
	월		0 1	0 1
	일		0 1	0 1
	요일		0 1	0 1
	계절		0 1	
지남력(장소)	나라		0 1	
	시, 도		0 1	어디입니까
	무엇하는 곳		0 1	병원/사무실
	현재 장소명		0 1	0 1 2
	몇 층		0 1	
기억등록	비행기		0 1	0 1
	연필		0 1	0 1
	소나무		0 1	0 1
주의 집중 및 계산	100 - 7		0 1	0 1
	- 7		0 1	0 1
	- 7		0 1	
	- 7		0 1	
	- 7		0 1	
숫자 거꾸로 외우기	6-8-2			0 1
	3-5-2-9			0 1
기억 회상	비행기		0 1	0 1 2 (타는 것)
	연필		0 1	0 1 2 (학용품)
	소나무		0 1	0 1 2 (식물)
언어	이름 대기(2)		0 1 2	
	명령 시행(3)		0 1 2 3	
	따라 말하기(1)		0 1	
	읽기(1)		0 1	
	쓰기(1)		0 1	
시공간 구성 능력	오각형(1)		0 1	
물건의 기억	시계, 열쇠, 지갑, 지우개, 동전			1 2 3 4 5
채소 이름 대기	10초/ 1-5 : 0점 /6개째부터 1점씩			0 1
총점	K-MMSE : ( )점		HDS-R : ( )점	

표 1-5 Global Deterioration Scale (GDS)

1	인지장애 없음	**(임상적으로 정상)** 주관적으로 기억장애를 호소하지 않음. 임상면담에서도 기억장애가 나타나지 않음
2	매우 경미한 인지장애	**(건망증의 시기)** 주관적으로 다음과 같은 기억장애를 주로 호소함 (1) 물건을 둔 곳을 잊음 (2) 전부터 잘 알고 있던 사람, 이름 또는 사물의 이름이 생각나지 않음. 임상면담에서 기억장애의 객관적인 증거는 없음. 직장이나 사회생활에 문제없음. 이러한 자신의 증상에 적절한 관심을 보임
3	경미한 인지장애	**(분명한 장애를 보이는 가장 초기 단계)** 숙련된 임상가의 자세한 면담에 의해서만 객관적인 기억장애가 드러남. 새로이 소개받은 사람의 이름을 기억하기 어려울 수 있음. 책을 읽어도 예전에 비해 기억하는 내용이 적을 수 있음. 단어나 이름이 금방 떠오르지 않는 것을 주위에서 알아차리기도 함. 귀중품을 엉뚱한 곳에 두거나 잃어버린 적이 있을 수 있음. 낯선 곳에서 길을 잃은 적이 있을 수 있음. 임상검사에서는 집중력의 감퇴가 보일 수 있음. 직업이나 사회생활에서 수행 능력이 감퇴함. 동료가 환자의 일 수행 능력이 떨어짐을 느낌 환자는 이와 같은 사실을 부인할 수 있음. 경하거나 중등도의 불안증이 동반될 수 있음. 현재 상태로는 더 이상 해결할 수 없는 힘든 사회적 요구에 직면하면 불안증이 증가됨
4	중등도의 인지장애	**(후기 혼동의 시기)** 자세한 임상면담 결과 분명한 인지장애로 판명됨. 다음 영역에서 분명한 장애가 있음 (1) 자신의 생활의 최근 사건과 최근 시사 문제들을 잘 기억하지 못함 (2) 자신의 중요한 과거사를 잊기도 함 (3) 순차적 뺄셈(예: 100-7, 93-7..)에서 집중력 장애가 관찰됨. (4) 혼자서 외출하는 것과 금전 관리에 지장이 있음 그러나 대개 다음 영역에서는 장애가 없음 (1) 시간이나 사람에 대한 지남력 (2) 잘 아는 사람과 낯선 사람을 구분하는 것 (3) 익숙한 길 다니기 더 이상 복잡한 일을 효율적이고 정확하게 수행할 수 없음. 자신의 문제를 부정하려고 함. 감정이 무뎌지고 도전적인 상황을 피하려고 함

5	초기 중증의 인지장애	**(초기 치매)** 다른 사람의 도움 없이는 더 이상 지낼 수 없음. 자신의 현재 일상생활과 관련된 주요한 사항들을 기억하지 못함(예 : 집 주소나 전화번호, 손자와 같은 가까운 친지의 이름 또는 자신이 졸업한 학교의 이름을 기억하기 어려움) 시간(날짜, 요일, 계절 등)이나 장소에 대한 지남력이 자주 상실됨. 교육을 받은 사람이 40에서 4씩 또는 20에서 2씩 거꾸로 빼나가는 것을 하지 못하기도 함 이 단계의 환자들은 대개 자신이나 타인에 관한 주요한 정보는 간직하고 있음. 자신의 이름을 알고 있고 대개 배우자와 자녀의 이름도 알고 있음. 화장실 사용이나 식사에 도움을 필요로 하지는 않으나 적절한 옷을 선택하거나 옷을 입는 데는 문제가 있을 수 있음(예 : 신발의 좌우를 바꾸어 신음)
6	중증의 인지장애	**(중기 치매)** 환자가 전적으로 의존하고 있는 배우자의 이름을 종종 잊음. 최근의 사건이나 경험들을 거의 기억하지 못함. 오래된 일은 일부 기억하기도 하나 매우 피상적임. 일반적으로 주변 상황, 연도, 계절을 알지 못함. '1~10' 또는 '10~1'까지 세는 데 어려움이 있을 수 있음 일상생활에 상당한 도움을 필요로 함(예 : 대소변 실수). 또한 외출 시 도움이 필요하나 때때로 익숙한 곳에 혼자 가기도 함. 낮과 밤의 리듬이 자주 깨짐. 그러나 거의 항상 자신의 이름은 기억함. 잘 아는 사람과 낯선 사람을 대개 구분할 수 있음 성격 및 감정의 변화가 나타나고 기복이 심함 (1) 망상적인 행동(예 : 자신의 배우자가 부정하다고 믿음. 주위에 마치 사람이 있는 것처럼 얘기하거나 거울에 비친 자신과 이야기함) (2) 강박적 증상(예 : 단순히 바닥을 쓸어내는 행동을 반복함) (3) 불안증, 초조, 과거에 없었던 난폭한 행동이 나타남 (4) 무의지증, 즉 목적 있는 행동을 결정할 만큼 충분히 길게 생각할 수 없기 때문에 나타나는 의지의 상실임
7	후기 중증의 인지장애	**(말기 치매)** 모든 언어구사 능력이 상실됨. 흔히 말은 없고 단순히 알아들을 수 없는 소리만 냄. 요실금이 있고 화장실 사용과 식사에도 도움이 필요함. 기본적인 정신 운동 능력이 상실됨(예 : 걷기). 뇌는 더 이상 신체에 무엇을 하라고 명령하는 것 같지 않음. 전반적인 피질성 또는 국소적 신경학적 징후나 증상들이 자주 나타남

표 1-6 Clinical Dementia Rating (CDR)

기억력 (Memory)	0	기억장애가 전혀 없거나 경미한 건망증이 때때로 나타남
	0.5	(경하지만 지속적인 건망증) 사건의 부분적인 회상만 가능. '양성건망증'
	1	(중등도의 기억장애) 최근 것에 대한 기억장애가 더 심함. 일상생활에 지장이 있음
	2	(심한 기억장애) 과거에 반복적으로 많이 학습한 것만 기억. 새로운 정보는 금방 잊음
	3	(심한 기억장애) 부분적이고 단편적인 사실만 보존
지남력 (Orientation)	0	정상
	0.5	시간에 대한 경미한 장애가 있는 것 외에는 정상
	1	시간에 대한 중등도의 장애가 있음. 사람과 장소에 대하여 검사상으로는 정상이나 실생활에서 길찾기에 장애가 있을 수 있음
	2	시간에 대한 지남력은 상실되어 있고 장소에 대한 지남력 역시 자주 손상됨
	3	사람에 대한 지남력만 유지되고 있음
판단력과 문제 해결 능력 (Judgement and Problem Solving)	0	일상생활의 문제를 잘 해결하고 사업이나 재정 문제도 잘 처리함. 과거에 비해 판단력은 아직 좋음
	0.5	문제 해결 능력, 유사성, 상이성 해석에 대한 경미한 장애
	1	문제 해결 능력, 유사성, 상이성 해석에 대한 중등도의 장애. 사회생활에 대한 판단력은 대부분 유지되어 있음
	2	문제 해결, 유사성, 상이성 해석에 심한 장애. 사회생활에서의 판단력이 대부분 손상됨
	3	판단이나 문제 해결이 불가능함
사회활동 (Community Affair)	0	직장생활, 물건 사기, 자원봉사, 사회적 활동 등에서 보통 수준의 독립적 기능이 가능함
	0.5	이와 같은 활동에 있어서의 장애가 의심되거나 약간의 장애가 있음
	1	이와 같은 활동의 일부에 아직 참여하고 있고 언뜻 보기에는 정상 활동을 수행하는 것처럼 보이나 사실상 독립적인 수행이 불가능함
	2	집 밖에서 독립적인 활동을 할 수 없으나 외견상으로는 집 밖에서도 기능을 잘 할 수 있어 보임

사회활동 (Community Affair)	3	집 밖에서 독립적인 활동을 할 수 없고 외견상으로도 가정을 떠나 외부에서는 정상적인 기능을 할 수 없어 보임
집안 생활과 취미 (Home and Hobbies)	0	집안 생활, 취미 생활, 지적인 관심이 잘 유지되어 있음
	0.5	집안 생활, 취미 생활, 지적인 관심이 다소 손상되어 있음
	1	집안 생활에 경하지만 분명한 장애가 있고, 어려운 집안일은 포기 상태임. 복잡한 취미(예를 들어 바둑)는 포기됨
	2	아주 간단한 집안일만 할 수 있고, 관심이나 흥미가 매우 제한됨
	3	집안에서 의미 있는 기능 수행이 없음
위생 및 몸치장 (Personal care)	0	정상
	0.5	정상
	1	가끔 개인위생에 대한 권고가 필요함
	2	옷 입기, 개인위생, 개인 소지품의 유지에 도움이 필요함
	3	개인위생과 몸치장의 유지에 많은 도움이 필요하며, 자주 대소변의 실금이 있음

* 기억점수 = 0인 경우
  CDR 0 : 다른 항목도 모두 0이거나 한 가지가 0.5인 경우
  CDR 0.5 : 위의 사항에 해당되지 않는 모든 경우
* 기억점수 = 0.5인 경우
  CDR 0.5
  CDR 1 : 기억력을 제외한 나머지 항목 중 적어도 3가지가 CDR 1 이상 되는 경우
* 기억점수 = 1, 2, 3인 경우
  기억력을 제외한 5항목 중 3가지 이상 공통되는 항목의 점수를 CDR 점수로 함. 단, 이때 3가지 항목이 기억력 점수보다 높은(또는 낮은) 점수로 일치하고, 또 다른 2가지 항목이 기억력 점수보다 낮은(또는 높은) 점수로 일치할 때는 기억력 점수를 전체 CDR 점수로 함
* 기억력 점수보다 큰 쪽이든 작은 쪽이든 한쪽으로 흩어진 경우는 기억력 점수에 가장 가까운 점수를 전체 CDR 점수로 함(예 : 기억력과 한 가지 항목=3, 두 항목=2, 남은 두 항목=1, CDR=2)
* 한 개나 두 개 항목의 점수가 기억력 점수와 일치하고, 나머지 항목 점수는 기억력 점수의 양쪽으로 두 개 이하씩 흩어진 경우는 기억력 점수를 전체 CDR점수로 함
* 기억력 점수가 1 이상인 경우는 전체 CDR 점수는 '0' 이 될 수는 없음. 예를 들어, 기억력을 제외한 다른 항목들이 대부분 '0' 이라면 CDR 0.5가 됨

CDR-0.5 = very mild dementia
CDR-1 = mild
CDR-2 = moderate
CDR-3 = severe

표 1-7 한국형 치매 선별 설문지 (Korean Dementia Screening Questionnaire)

한국형 치매 선별 설문지 (Korean Dementia Screening Questionnaire)	해당 사항 없음	아니다 (0점)	가끔 그렇다 (1점)	자주 그렇다 (2점)
1. 오늘이 몇 월이고, 무슨 요일인지를 잘 모른다.				
2. 자기가 놔둔 물건을 찾지 못한다.				
3. 같은 질문을 반복해서 한다.				
4. 약속을 하고서 잊어버린다.				
5. 물건을 가지러 갔다가 잊어버리고 그냥 온다.				
6. 물건이나 사람의 이름을 대기가 힘들어 머뭇거린다.				
7. 대화 중 내용이 이해되지 않아 반복해서 물어본다.				
8. 길을 잃거나 헤맨 적이 있다.				
9. 예전에 비해서 계산 능력이 떨어졌다. (예: 물건 값이나 거스름돈 계산을 못한다.)				
10. 예전에 비해 성격이 변했다.				
11. 이전에 잘 다루던 기구의 사용이 서툴러졌다. (세탁기, 전기밥솥, 경운기 등)				
12. 예전에 비해 방이나 집안의 정리 정돈을 하지 못한다.				
13. 상황에 맞게 스스로 옷을 선택하여 입지 못한다.				
14. 혼자 대중교통수단을 이용하여 목적지에 가기 힘들다. (신체적인 문제(관절염)로 인한 것은 제외됨.)				
15. 내복이나 옷이 더러워져도 갈아입지 않으려고 한다.				

Korean Dementia Screening Questionnaire = 6점 이상을 치매로 진단했을 때 민감도는 79%, 특이도는 80%로 보고되었다. 감별진단을 위해 KDSQ-V, KDSQ-D의 항목을 추가로 시행할 수 있다.

2. 뇌신경 검사

1) 제 1 뇌신경(Olfactory nerve)

(1) 가장 흔한 후각 소실의 원인은 외상

(2) 일측성 뇌 병변으로는 후각 소실이 오지 않지만, 한쪽 olfactory tract

의 병변으로 일측성 후각 장애가 발생

(3) 검사 : 자극적이지 않은 냄새를 맡게 하여 검사함

2) 제 2 뇌신경(Optic nerve)

- 검사 : 양안의 시력, 색, 시야 검사 및 안저 검사 시행

3) 제 3, 4, 6 뇌신경

(Oculomotor nerve, trochlear nerve, abducens nerve)

(1) 검사

가. 안검하수 유무(제3신경 이상이나 Horner's syndrome 때 나타남)

나. 동공의 불빛 반사(Pupil light reflex : 동공의 shape, symmetry, reactivity to light, accommodation)

다. Oculocephalic reflex(Doll's eye phenomenon) : 머리를 갑자기 한쪽으로 돌렸을 때 안구가 원래 위치에서 변동이 없이 정면을 향한다. 만일 이러한 이상 소견을 보이지 않는다면 midbrain, pons, oculomotor nerve 들의 기능을 정상으로 생각할 수 있음

라. 안구 운동 및 복시 유무 확인

4) 제 5 뇌신경(Trigeminal nerve)

(1) 검사

가. 각막반사(Corneal reflex CN 5 → CN 7) : 의식상태가 저하된 환자나 뇌간, 뇌신경 병변이 의심되는(ex. acoustic neuroma) 환자에서 시행

나. 하악반사(Jaw jerk)

다. 저작근 운동

라. 얼굴의 감각 검사

5) 제 7 뇌신경(Facial nerve)

(1) 검사 : 얼굴 표정 근육의 운동으로 검사, 혀의 앞 2/3의 감각과 외이의

감각을 검사

(2) 특징 : 중심성 손상 시는 눈썹 이하의 얼굴 하부만 침범하나, 말초성 손상에는 병변 측 얼굴의 상하부 모두 침범

6) 제 8 뇌신경(Vestibulocochlear nerve)

(1) 검사

가. 청력검사 : 일측성의 청력 소실이 있는 경우 512 Hz tuning fork 이용

① sensorineural deafness : tuning fork를 이마 가운데 대고 양쪽 귀에서 소리 크기가 같은지 물어보면 병변 측 소리가 감소함

② conduction deafness : 같은 방법으로 검사 시 병변 측 소리가 오히려 증가함

나. 어지러움이나 현훈 여부

다. 안구진탕(Nystagmus) 검사

① Nystagmus : vestibulo-ocular reflex에 의해 나타남. 한 방향의 smooth한 움직임과 반대 방향으로의 saccadic movement로 구성됨

- Postrotatory nystagmus : 앉아있던 회전 의자가 갑자기 멈추는 경우 나타남. 회전 방향의 반대로 빠른 phase의 nystagmus가 나타나고, 회전 방향으로는 느린 phase의 nystagmus가 나타남

- Opticokinetic nystagmus : 움직이는 물체를 볼 때 나타남. 비정상적인 opticokinetic nystagmus의 소실은 frontal이나 parietal lobe 병변에 의해 생길 수 있음

② Pathologic nystagmus : vestibular system (semicircular canal, otolith organ) 이상 시의 peripheral nystagmus와 vestibulocerebellum에 이상 시 발생하는 central nystagmus가 있음

- Peripheral nystagmus : 정상에서도 나타날 수 있고 vestibular

system 이상 시 나타날 수 있음. Spontaneous, positional, evoked nystagmus 등이 있음

- Central nystagmus : midbrain or cerebellum 이상 시 up- and down- beat nystagmus가 나타날 수 있음

7) 제 9, 10 뇌신경(Glossopharyngeal nerve, vagus nerve)

(1) 설인신경 기능 : 혀의 후방 1/3, 인후부와 중이의 감각 담당

(2) 검사 : 목소리 검사, 연구개 검사(환자에게 '아' 소리 내게 한 뒤 soft palate elevation 대칭성 검사), 구역 반사 검사(감각-설인신경, 운동-미주신경), 연하곤란 검사

8) 제 11 뇌신경(Spinal accessory nerve)

(1) 검사 : 흉쇄유돌근(Sternocleidomastoid)과 승모근(Trapezius) 근력, 근위축 여부 검사

(2) 신경 손상 시 일반적으로 감각 증상은 없음

9) 제 12 뇌신경(Hypoglossal nerve)

(1) 기능 : 혀의 운동 지배

(2) 검사

    가. 혀의 근위축

    나. 섬유속 자발전위(fasciculation)

    다. 전위 유무 검사 : 이상 시 병변 쪽으로 혀의 편향이 생기고, 반대편으로 혀를 내미는 힘이 약해짐

3. 의사소통 능력

1) 실어증(Aphasia)

(1) 정의 : 언어의 이해 혹은 표현 기능의 상실

(2) 검사 : 언어의 유창성과 내용, 이해, 반복, 이름 말하기, 읽기와 쓰기를
모두 검사
예) 보스턴 실어증검사

2) 구음장애(Dysarthria)

(1) 정의 : 말하는 내용은 유지되나 발음상의 문제
(2) 검사 : 자발적인 소리와 크게 읽기를 통해 검사
(3) 종류 : 강직성, 운동실조성, 운동저하성, 운동과다성, 이완성 구음장애

3) 발성장애

(1) 정의 : 호흡기 문제나 근 피로, 성대마비 등의 문제에 의해 이차적으
로 생긴 발성의 문제

4) 언어 실행증(Apraxia of speech)

(1) 정의 : 언어 및 말하기와 관련된 운동계획의 결손
(2) 근력이나 운동 조절 문제가 없이 구음장애가 생기며, 말할 때 발생하
는 오류가 일정하지 않을 때 의심
(3) 검사 : 음절 수를 증가시키며 단어를 반복시켜 검사함

5) 인지적 언어 결손(Cognitive linguistic deficits)

언어와 문맥의 문제를 함께 보일 수 있음

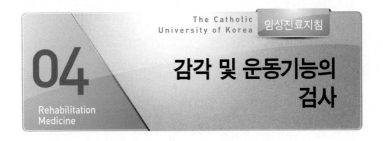

04 감각 및 운동기능의 검사

The Catholic University of Korea 임상진료지침

Rehabilitation Medicine

1. 감각검사

환자의 협조와 검사자의 정상 피부절(그림 1-2)과 말초신경 지배 영역에 대한 숙지가 필요

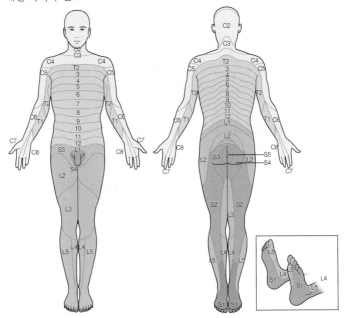

그림 1-2 정상 피부절(Dermatome)의 분포

1) 표재부 감각

(1) 가벼운 촉각 : 면봉 끝으로 검사

(2) 표재부 통각 : 핀으로 검사

(3) 온도감각 : 뜨거운 물과 찬 물을 담근 두 개의 시험관으로 검사

2) 심부 감각

(1) 고유수용감각(Proprioception) : 원위관절에서 근위관절로 환자가 정상으로 느낄 때까지 시행

(2) 심부 통각 : 상지는 손 관절을 과신전시켜 검사, 하지는 장딴지 근육이나 아킬레스건을 압박하여 검사

(3) 진동 감각 : 뼈의 돌출 부위에 저주파와 긴 진동 지속 시간을 갖춘 소리굽쇠(tuning fork)를 대서 검사

3) 대뇌부 감각(Cortical sensation)

(1) 2 point discrimination : 입술은 2~3 mm, 손끝은 3~5 mm, 손바닥은 8~15 mm, 손등은 20~30 mm, 몸통은 4~7 mm가 정상 범위

(2) 그 외 입체감각(stereognosis), 도서감각(Graphesthesia)

2. 근력검사(표 1-8, 1-9, 1-10, 1-11)

표 1-8 근력 검사법

점수		용어	설명
5	100%	Normal (N)	중력과 충분한 저항하에서 능동적 정상 관절 운동
4	75%	Good (G)	중력과 어느 정도의 저항하에서 능동적 관절 운동
3	50%	Fair (F)	중력을 이기고 능동적 관절 운동
2	25%	Poor (P)	중력 제거 상태에서 능동적 관절 운동
1	10%	Trace (T)	수축은 가능하나 능동적 관절 운동의 불가능
0	0%	Zero (Z)	근육 수축의 증거가 없음

각 등급 사이에서 플러스나 마이너스의 사용은 Fair+, Poor+, Poor- 이외에는 권장하지 않음

표 1-9 상지의 도수근력검사

동작	근육	지배신경	신경근	검사법
견관절 굴곡 (Shoulder flexion)	Ant. deltoid Pectoralis major Biceps brachii Coracobrachialis	axillary medial or lateral pectoral musculocutaneous musculocutaneous	C5, 6 C5-T1 C5, 6 C5, 6, 7	견관절과 주관절이 90° 굴곡된 상태에서 시행, 검사자는 상완골 원위부에 신전하는 힘을 가하여 검사
견관절 신전 (Shoulder extension)	Post. deltoid Latissimus dorsi Teres major	axillary thoracodorsal subscapular	C5, 6 C6-8 C5, 6	주관절 신전, 견관절 45° 신전상태에서 검사자가 상완골 원위부에 굴곡 방향으로 힘을 가하며 검사
견관절 외전 (Shoulder abduction)	Mid. deltoid Supraspinatus	axillary suprascapular	C5, 6 C5, 6	견관절 90° 외전 상태에서 검사자가 팔을 내전시키며 검사
견관절 내전 (Shoulder adduction)	Pectoralis major Latissimus dorsi Teres major	medial or lateral pectoral thoracodorsal subscapular	C5-T1 C6-8 C5, 6	견관절 90° 외전 상태에서 검사자가 팔을 외전시키며 검사
견관절 내회전 (Shoulder internal rotation)	Subscapularis Pectoralis major Latissimus dorsi Ant. deltoid Teres major	subscapular medial or lateral pectoral thoracodorsal axillary subscapular	C5, 6 C5-T1 C6-8 C5, 6 C5, 6	견관절 90° 외전, 완전 내회전, 주관절 90° 굴곡 후 전완에 외회전하는 힘을 가하여 검사
견관절 외회전 (Shoulder External rotation)	Infraspinatus Teres minor Post. deltoid	suprascapular axillary axillary	C5, 6 C5, 6 C5, 6	견관절을 90° 외전, 완전 외회전, 주관절 90° 굴곡 후 검사자가 내회전시키며 검사

동작	근육	지배신경	신경근	검사법
주관절 굴곡 (Elbow flexion)	Biceps brachii Brachialis Brachioradialis	musculocutaneous musculocutaneous radial nerve	C5, 6 C5, 6 C5, 6	주관절 90° 굴곡 상태에서 신전시키며 검사. Biceps brachii 는 전완이 완전 회외된 자세에서, Brachialis 는 완전 회내된 자세에서, Brachioradialis 는 중립 위치에서 최대로 작용함
주관절 신전 (Elbow extension)	Triceps brachii	radial nerve	C6-8	주관절을 약간 굴곡한 상태에서 검사자가 굴곡 방향으로 힘을 주며 검사
전완 회내 (Elbow pronation)	Pronator quadratus Pronator teres	median nerve median nerve	C8, T1 C6, 7	전완이 완전 회내 상태에서 검사자가 회외시키기면서 검사.
전완 회외 (Elbow supination)	Supinator Biceps brachii	radial nerve musculocutaneous	C5, 6 C5, 6	전완이 완전 회외된 상태에서 전완을 회내시키는 힘을 가하며 검사. 주관절 완전 신전 시 supinator 가 주근육으로 작용
완관절 굴곡 (Wrist flexion)	Flexor carpi radialis Flexor carpi ulnaris	median nerve ulnar nerve	C6, 7 C8, T1	수지 신전 후 완관절을 완전 굴곡시키고 후 신전시키는 힘을 가하며 검사. 완관절이 요측굴곡 시에는 flexor carpi radialis, 척측으로 굴곡 시에는 flexor carpi ulnaris가 주근육으로 작용
완관절 신전 (Wrist extension)	Extensor carpi radialis longus Extensor carpi radialis brevis Extensor carpi ulnaris	radial nerve radial nerve radial nerve	C6, 7 C6, 7 C6, 7, 8	완관절이 완전 신전 상태에서 완관절을 굴곡 시키는 힘을 주며 검사. 요측 완전 신전 시 extensor carpi radialis longus, 척측 완전 신전 시 extensor carpi ulnaris가 주근육으로 작용

동작	근육	지배신경	신경근	검사법
제1수지 외전 (Thumb abduction)	Adductor pollicis brevis	median nerve	C8, T1	엄지가 손바닥과 수직으로 외전된 상태에서 내전시키며 검사
	Abductor pollicis longus	radial nerve	C6, 7	
	Extensor pillicis longus	radial nerve	C6-8	
제1수지 대립 (Thumb opposition)	Opponens pollicis	median nerve	C8, T1	엄지와 소지를 맞닿은 상태에서 검사자가 해부
	Flexor pollicis brevis	median nerve : superficial	C8, T1	학적 위치로 당기는 힘을 가하여 검사
	Adductor pollicis brevis	ulnar nerve : deep median nerve	C8, T1	
제2-5수지 굴곡 (2nd-5th finger flexion)	Flexor digitorum superficialis	median nerve	C7-T1	가운데 지절을 굴곡시키는 검사로 flexor digitorum superficialis와 flexor digitorum profundus를 검사.
	Flexor digitorum profundus	lat: median nerve med : ulnar nerve	C7-T1	중수지 관절의 굴곡을 통하여 lumbricalis와
	Lumbricalis	lat : median nerve med : ulnar nerve	C8, T1	interossei를 검사
	Interossei	ulnar nerve	C8, T1	
제2-5수지 신전 (2nd-5th finger extension)	Extensor digitorum communis	radial nerve	C6, 8	손가락의 완관절을 펴고 중립 자세에서 손가락 근위부를 굴곡시키는 힘을 가하여 신전시키는 힘을 평가
	Extensor indicis	radial nerve	C7, 8	
	Extensor digitorum minimi	radial nerve	C7, 8	

동작	근육	지배신경	신경근	검사법
제2-5수지 외전,내전 (2nd-5th finger abduction, adduction)	Dorsal and palmar interossei	ulnar nerve	C8, T1	손가락을 내전시키는 힘을 가해 외전 근력을 평가. 중지는 양측으로 외전을 평가
제5수지 외전 (5th finger abduction)	Abductor digiti minimi	ulnar nerve	C8, T1	소지의 중수지 관절에 내전시키는 힘을 가하며 검사
	Flexor digiti minimi		C8, T1	

표 1-10 하지의 도수근력검사

동작	근육	지배신경	신경근	검사법
고관절 굴곡 (Hip flexion)	Iliacus Psoas Tensor fascia lata Rectus femoris Pectineus Adductor longus, brevis, magnus	femoral nerve lumbar plexus superior gluteal nerve femoral nerve femoral nerve or obturator nerve obturator nerve	L2-4 L1-4 L4-S1 L2,3 L2,3 L2-4	고관절과 슬관절을 굴곡 후 앉은 자세에서 또는 슬관절 신전 후 고관절을 구부리고 누운 상태에서 검사자가 고관절을 신전시키는 힘을 가하여 검사
고관절 신전 (Hip extension)	Gluteus maximus	inferior gluteal nerve	L5-S2	슬관절 90° 굴곡 후 굴곡시키는 힘을 가하며 신전 힘을 검사
고관절 외전 (Hip abduction)	Gluteus medius Gluteus minimus Tensor fascia lata	superior gluteal nerve superior gluteal nerve superior gluteal nerve	L4-S1 L4-S1 L4-S1	옆으로 누워 다리를 들어올린 상태에서 검사자가 내전하는 힘을 가하며 검사

동작	근육	지배신경	신경근	검사법
고관절 내전 (Hip adduction)	Adductor brevis Adductor longus Ant. adductor magnus Pectineus	obturator nerve obturator nerve obturator nerve femoral nerve or obturator nerve	L2-4 L2-4 L3, 4 L2, 3	옆으로 누워 검사자가 다리를 들어올린 상태에서 내전하는 힘을 검사
고관절 내회전 (Hip internal rotation)	Tensor fascia lata Pectineus Ant. gluteus minimus	superior gluteal nerve femoral nerve or obturator nerve superior gluteal nerve	L4-S1 L2, 3 L4-S1	환자가 엎드린 상태에서 슬관절을 90° 굴곡 후 검사자가 외회전하는 힘을 가 하며 검사
고관절 외회전 (Hip external rotation)	Gluteus maximus Piriformis Superior gemelli or Obturator internus Inferior gemelli or Quadratus femoris	inferior gluteal nerve nerve to Piriformis nerve to Obturator internus nerve to Quadratus femoris	L5-S2 S1, 2 L5-S2 L4-S1	환자가 엎드린 상태에서 슬관절을 90° 굴곡 후 검사자가 내회전하는 힘을 가 하며 검사
슬관절 굴곡 (Knee flexion)	Semitendinosus semimembranosus Biceps femoris	tibial portion of sciatic nerve	L5, S1 L5, S1 L5-S2	앉거나 엎드려서 슬관절을 90° 굴곡시킨 상태에서 슬관절을 신전시키는 힘을 가 하며 검사
슬관절 신전 (Knee extension)	Quadriceps femoris	femoral nerve	L2-4	앉거나 누워서 슬관절을 30° 굴곡 후 검사
족관절 배측굴곡 (Foot dorsiflexion)	Tibialis anterior Extensor digitorum longus Extensor hallucis longus	deep peroneal nerve	L4-S1	발목을 배측굴곡한 상태에서 검사자가 족저굴곡하는 힘을 가하며 검사

동작	근육	지배신경	신경근	검사법
족관절 족저굴곡 (Foot plantar flexion)	Gastrocnemius Soleus	tibial nerve	S1, 2	발목을 족저굴곡 후 검사, 슬관절 신전 시 gastrocnemius를, 슬관절 90° 굴곡 시 soleus를 선택적으로 검사
족관절 내반 (Foot inversion)	Tibialis anterior Tibialis posterior Flexor digitorum longus Flexor hallucis longus	deep peroneal nerve tibial nerve tibial nerve	L4-S1 L5, S1 L5-S2	tibialis anterior는 족관절을 내반하여 배측굴곡 상태에서 검사, 다른 세 근육은 발목이 족저굴곡되고 내반된 상태에서 검사
족관절 외반 (Foot eversion)	Extensor digitorum longus Peroneus longus Peroneus brevis	deep peroneal nerve superficial peroneal nerve	L4-S1 L4-S1	Extensor digitorum longus은 족관절을 외반 및 배측굴곡 후 검사, peroneus longus와 peroneus brevis는 외반 및 족저굴곡 후 검사
제1족지 신전 (Thumb extension)	Extensor hallucis longus	deep peroneal nerve	L4-S1	무지를 완전 신전 후 굴곡하며 검사
제2-5족지 신전 (2nd-5th toe extension)	Extensor digitorum longus Extensor digitorum brevis	deep peroneal nerve deep peroneal nerve	L4-S1 L4-S1	제2-5족지를 완전 신전한 상태에서 굴곡시키는 힘을 가하며 검사
제1족지 굴곡 (Thumb flexion)	Flexor hallucis longus Flexor hallucis brevis	tibial nerve medial plantar nerve	L5-S2 L5-S1	무지가 완전 굴곡된 상태에서 신전시키는 힘을 주며 검사
제2-5족지 굴곡 (2nd-5th toe flexion)	Flexor digitorum longus Flexor digitorum brevis	tibial nerve medial plantar nerve	L5-S1 L5-S1	제2-5족지를 완전 굴곡한 상태에서 신전시키는 힘을 가하며 검사

표 1-11 부위별 근력 평가 자세(Testing Positions)

동작	중력상태 (Anti-gravity)	중력 제거상태 (gravity eliminated)
견관절 굴곡(Shoulder flexion)	Sitting	Sidelying
견관절 외전(Shoulder abduction)	Sitting	Supine
주관절 굴곡(Elbow flexion)	Sitting	Sidelying
주관절 신전(Elbow extension)	Sitting	Sidelying
완관절 굴곡(Wrist flexion)	Sitting (supination)	Sitting (neutral)
완관절 신전(Wrist extension)	Sitting (pronation)	Sitting (neutral)
고관절 굴곡(Hip flexion)	Sitting	Sidelying
고관절 신전(Hip extension)	Prone	Sidelying
고관절 외전(Hip abduction)	Sidelying	Supine
슬관절 굴곡(Knee flexion)	Prone	Sidelying
슬관절 신전(Knee extension)	Sitting	Sidelying
족관절 배측굴곡(Foot dorsiflexion)	Sitting	Sidelying
족관절 족저굴곡(Foot plantar flexion)	Prone / Standing*	Sidelying

* 엎드린 자세에서 근력 저하가 의심될 경우 선 자세에서 다시 확인

  (1) 환자의 협조와 정확한 이해 필요 - 인지저하나 통증이 있는 경우에
     는 정확도가 떨어지며, 힘이 일정치 않을 때는 환자가 근 위약을 가장
     하는 것을 의심할 수 있음
  (2) 장애의 평가에 fair 근력이 중요
     가. fair 정도 되면 중력을 이기고 사용 가능하나 fair 미만일 경우면
        사용하기 위해 외부의 도움이 필요함
     나. fair 미만인 근육이 지나가는 관절은 구축이 잘 일어남

3. 근육긴장도

1) 정의

   수동적인 신장에 대한 근육의 저항

2) 방법

spasticity(속도 의존적인 근신장반사의 항진), rigidity(이완 상태에서도 수동적 운동에 저항 상태) 등을 평가함

3) 간헐성 경련(Clonus)

지속적 신전에 의해 나타나는 규칙적인 근육의 수축, 빠른 신전 후 유지하여 관찰. myoclonus는 정상인의 수면기에 나타날 수 있음

4) 평가방법

(1) Modified Ashworth Scale : 쉽고 간편한 측정 방법(표 1-12)

(2) Tardieu Scale

가. 방법 : 머리를 가운데로 하고 바로 누운 자세에서 V1, V2, V3 세 가지의 속도로 근육 긴장도를 측정하며 반응의 평가는 X (0~5 rating)와 Y(근육의 반응이 일어나는 각도 측정)로 표시함 - stretch reflex가 속도에 따라 다르게 반응하기 때문

나. Velocities

- V1 : As slow as possible, slower than natural drop of the limb segment under gravity
- V2 : Speed of limb segment falling under gravity
- V3 : As fast as possible, faster than rate of natural drop of limb segment under gravity

다. Scoring

- 0 : No resistance throughout the course of the passive movement
- 1 : Slight resistance throughout the course of passive movement, no clear catch at a precise angle
- 2 : Clear catch at a precise angle, interrupting the passive movement, followed by release
- 3 : Fatigable clonus with less than 10 seconds when maintaining the pressure and appearing at the precise angle

- 4 : Unfatigable clonus with more than 10 seconds when maintaining the pressure and appearing at a precise angle
- 5 : Joint is immovable

표 1-12 Modified Ashworth Scale (MAS)

Grade	Description
0	정상. 근육긴장도가 증가하지 않음
1	근육긴장도 약간 증가. 관절 가동 영역의 end range 범위에서 최소의 저항으로 "catch and release" 가 나타남
1+	관절 운동 시 catch가 나타나고 전체 ROM의 50% 미만에서 최소의 저항이 느껴짐
2	대부분의 ROM 영역에서 근육긴장도가 증가되어 있으나 쉽게 관절 운동 가능 catch가 나타날 수 있고 이후 대부분의 ROM 영역에서 stiff 함
3	상당한 근육긴장도 증가. 수동적인 관절 운동이 어려움
4	굴곡과 신전 시 모두에서 rigid 함

4. 운동조절

1) 협동운동

(1) 상지의 검사 : 손가락을 코에 대기, 손가락을 코에 댄 후 검사자 손가락 끝에 대기(finger to nose test)

(2) 하지의 검사 : 발뒤꿈치로 정강이뼈 긁기(heel to shin test)

(3) 교대운동 속도 : 환자의 손을 빨리 반복적으로 뒤집는 동작을 시켜서 운동의 진폭과 리듬과 정확도를 관찰. 이상 있는 경우를 길항운동반복불능증(dysdiadochokinesia)이라고 함

2) 실행증(Apraxia)

(1) 정의 : 계획된 움직임에 대하여 적절한 이해를 하였고 운동기능과 감각기능에 큰 이상이 없음에도 불구하고 운동을 수행할 수 없는 상태

(2) 검사 : 운동계획과 실행의 문제가 있는지 확인

　예) 연필이나 칫솔을 사용해 보기, 컵의 물 마시기, 연필을 통에 넣기,
　　성냥을 켜고 불어서 끄기 등을 시켜서 검사

(3) 관념운동실행증(Ideomotor apraxia) : 복합적인 동작의 자동 수행은
　가능하나 지시에 의해서는 수행할 수 없는 상태, 우성 뇌의 두정엽 손
　상 시

(4) 관념실행증(Ideational apraxia) : 각각의 구분된 동작은 할 수 있으나
　순서적인 작업을 수행하지 못함, 우성 뇌의 두정엽 손상 시

(5) 구성실행증(Constructional apraxia) : 비우성 뇌의 두정엽 손상 시
　시계 그리기, 집 그리기로 검사

(6) 옷입기실행증(Dressing apraxia) : 비우성 뇌의 두정엽 손상 시

(7) 보행실행증(Gait apraxia)

(8) 동안실행증(Oculomotor apraxia)

3) 불수의운동

(1) 진전(Tremor) : 가장 흔함. 몸의 일부가 리듬감 있게 불수의적으로
　움직임

(2) 그 외 무도증, 무정위운동, 근긴장 이상, 간대성 경련, 자세고정불능,
　틱 등

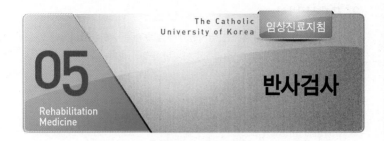

1. 심부건반사(Deep tendon reflex)

1) 근육의 건을 해머로 두드려 검사

2) 흔하게 사용하는 근육

   (1) Biceps brachii (C5-6)

   (2) Brachioradialis (C5-6)

   (3) Triceps brachii (C7-8)

   (4) Quadriceps femoris (L2-L4)

   (5) Achilles tendon (S1-2)

3) 평가

   (1) 0 : 무반응

   (2) + : 감소

   (3) ++ : 보통의 정상적 반응

   (4) +++ : 보통보다 빠르고 강함

   (5) ++++ : 증가되면서 간헐성 경련이 동반

2. 표재성 반사

1) 발바닥반사 : 정상에서는 엄지발가락의 족저굴곡이 관찰되거나 반응이 없지만, 발가락이 벌어지며 엄지발가락이 배측굴곡될 때를 이상반응으로 판정함
2) 각막반사(Corneal reflex, pons)
3) 표재복벽반사(Superficial abdominal reflex, T8-12)
4) 고환올림근반사(Cremasteric reflex, L1-2)
5) 구해면체근반사(Bulbocavernous reflex, S3-4)
6) 항문반사(Anal reflex, S2-4)

3. 병적반사

- 상부운동신경원(Upper motor neuron)의 손상 시 심부건 반사 항진과 함께 바빈스키 징후(Babinski sign)나 호프만 징후(Hoffman sign) 등을 잘 동반함
1) 바빈스키 징후 : 바깥 발바닥을 아프지 않게 긁으면 엄지발가락이 위로 올려 펴지면서 나머지 발가락들이 부채처럼 펴짐
2) 호프만 징후 : 가운데 손가락의 distal phalanx를 굽혔다가 튕기면 flexor digitorum profundus가 신장되어 손가락 끝마디가 다시 굽혀지는 현상
3) 족관절 간대(Ankle clonus) : 족관절을 빠른 속도로 배측굴곡 시 유발되는 율동성의 비자발적인 근육 수축

4. 원시반사

- 유아기 때 나오다가 억압된 반사가 성인에서 비정상적으로 나오는 것으로 현저한 신경학적 이상을 시사함

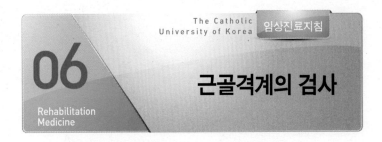

The Catholic
University of Korea 임상진료지침

06

Rehabilitation
Medicine

근골격계의 검사

1. 관절 가동 범위의 측정

방법 : 각도기(Goniometer)의 회전축을 관절의 중심에 맞추고 각도
기의 팔을 관절과 연결된 지절에 일치하게 고정시켜 가동 범위
를 눈금을 따라 읽음. 척추의 경우는 정확한 측정을 위해 경사계
(Inclinometer) 사용

2. 정상 범위(그림 1-3~21)

(1) 해부학적 자세를 0°로 하여 운동범위를 정하는 180° 방법이 많이
쓰임
(2) 모든 각도는 수동적인 관절 운동범위를 측정 기록, 환자 자세도 기록
(3) 관절 가동 범위가 환자의 병리적 혹은 기능적 진단이나 치료계획에
필요한 경우만 측정

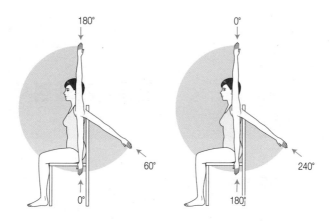

그림 1-3 관절 가동 범위 측정의 두 가지 방법

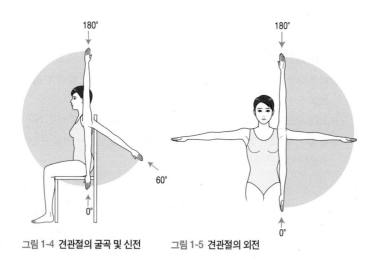

그림 1-4 견관절의 굴곡 및 신전   그림 1-5 견관절의 외전

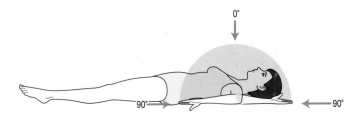

그림 1-6 견관절의 내회전 및 외회전

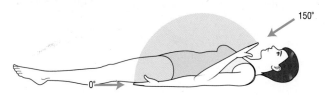

그림 1-7 주관절의 굴곡

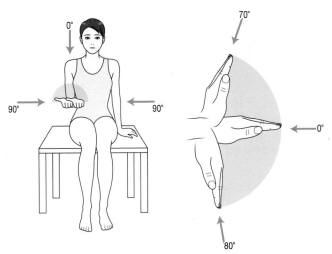

그림 1-8 전완의 회내 및 회외　　　　그림 1-9 완관절의 굴곡 및 신전

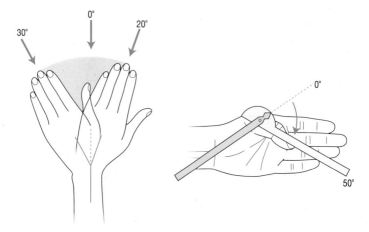

그림 1-10 완관절의 요굴, 척굴   그림 1-11 제1중수지 관절 굴곡

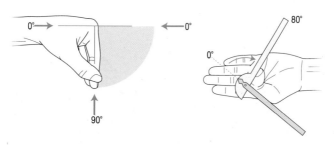

그림 1-12 제2~5 중수지 관절 굴곡   그림 1-13 제1지간 관절 굴곡

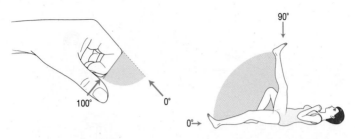

그림 1-14 제2~5지간 관절 굴곡

그림 1-15 슬관절 신전 시 고관절 굴곡

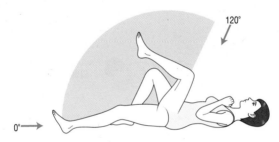

그림 1-16 슬관절 굴곡 시 고관절 굴곡

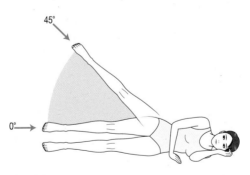

그림 1-17 고관절 외전

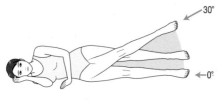

그림 1-18 고관절 내전

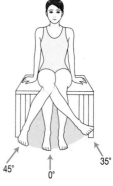

그림 1-19 고관절 내회전 및 외회전

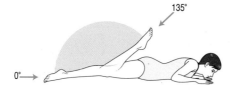

그림 1-20 슬관절 굴곡

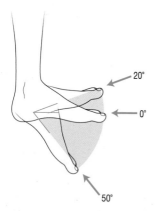

그림 1-21 족관절 배측굴곡 및 족저굴곡

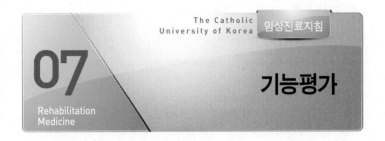

The Catholic
University of Korea 임상진료지침

07 Rehabilitation Medicine

기능평가

1. 이동

1) 침상 활동 : 침대에서 옆으로 돌아눕기, 일어나 앉기
2) 옮겨가기 : 앉은 자세에서 일어나기, 침대에서 의자차로(의자차에서 침대로) 옮겨가기
3) 보행 : 서서 균형 잡기, 평지 걷기, 계단 오르내리기
4) 운전

2. 일상생활동작

1) 식사
2) 개인위생 및 치장하기
3) 착탈의
4) 목욕
5) 용변
6) 전화 등 생활 기구의 사용, 요리, 다림질, 청소 등 가사 활동

3. 인지기능

인지기능의 손상은 병전 인지기능과 비교하여 판단하며, 환자의 교육 정도, 직업, 나이 등을 함께 고려하여 목표를 정하여 치료함

4. 의사소통

병전 기능에 비하여 감소하였는지 확인

5. 기능평가도구

1) 수정 바델지수(Modified Barthel Index; MBI

   (1) 식사, 착탈의, 세면, 용변 처리, 걷기 등 10개 항목으로 각 항목마다 중
      요성 혹은 난이도에 따라 점수를 다르게 배정(각 항목을 수행 정도에
      따라 5단계로 나눠 각각 점수화)

   (2) 0점 : 수행을 전혀 할 수 없는 경우~100점 : 독립적으로 완전하게 수행

   (3) 0~20점 : 완전 의존 상태

   (4) 21~60점 : 거의 의존

   (5) 61~90점 : 중등도 의존

   (6) 91~99점 : 약간의 의존 상태

   (7) 국내에서는 한글판 수정 바델지수 사용 중(표 1-13)

2) 기능적 독립성 척도(Functional Independence Measure; FIM) (표 1-14)

   기능적 독립성 척도는 의사소통과 인지기능이 포함되어 있어 TBI 환자에게 적용하는 데 이점이 있지만, 사용료가 있고 국내에 표준화된 번역본이 없어 사용에 제한이 있음

3) Spinal Cord Independence Measure (SCIM) (표 1-15)

   SCI 환자의 기능적 평가에 사용함

표 1-13 한글판 수정 바델지수(K-MBI)

항목	1 과제를 수행할 수 없는 경우	2 최대의 도움이 필요한 경우	3 중등도의 도움이 필요한 경우	4 최소의 도움이나 감시가 필요한 경우	5 완전히 독립적인 경우
개인위생	0	1	3	4	5
목욕하기	0	1	3	4	5
식사하기	0	2	5	8	10
용변처리	0	2	5	8	10
계단 오르기	0	2	5	8	10
옷 입기	0	2	5	8	10
대변 조절	0	2	5	8	10
소변 조절	0	2	5	8	10
보행	0	3	8	12	15
의자차*	0	1	3	4	5
의자/침대 이동	0	3	8	12	15

1	평가 항목의 과제를 수행할 수 없는 경우는 1로 분류하고 바델 점수는 0점에 해당한다.
2	보호자에게 거의 대부분을 의지하는 경우, 또는 누군가 곁에 있지 않으면 안전에 문제가 있는 경우는 2로 분류한다.
3	보호자에게 중등도로 의지하는 경우, 또는 과제를 끝까지 수행하기 위해 보호자의 감시가 필요한 경우는 3으로 분류한다.
4	보호자의 도움이나 감시를 최소로 필요로 하는 경우는 4로 분류한다.
5	완전히 독립적으로 과제를 수행할 수 있는 경우에는 5로 분류한다. 환자의 과제 수행 속도가 느린 경우, 그 기능의 수행을 위해 다른 사람의 도움을 필요로 하지 않는다면 점수를 아래 단계로 분류하지 않는다.

* 보행이 불가능할 경우

표 1-14 기능적 독립성 척도(Functional Independence Measure; FIM)

기능의 수준	점수	정의
독립적	7	타인의 도움이 필요 없음(완전한 독립)
	6	일의 수행에 보조적 장비가 필요하거나, 일의 수행에 적절한 시간보다 많은 시간이 소요되거나, 안정상의 고려 사항이 있음(한정적 독립)
의존적	5	감독 혹은 준비하는 데 도움이 필요함(감독 필요)
	4	혼자서 75% 이상을 수행하나 직접적 도움이 필요함(경미한 도움 필요)
	3	50% 이상을 수행할 수 있으나 중등도의 직접적 도움이 필요함(중등도의 도움 필요)
	2	25~50% 정도만 수행이 가능하며, 50% 이상 타인의 직접적 많은 도움 필요(최대한 도움 필요)
	1	25% 이하의 일만 수행 가능함(전적인 도움 필요)
자기관리 (Self care)		1. 식사(eating) 2. 몸치장(grooming) 3. 목욕(bathing) 4. 착탈의, 상의(dressing-upper body) 5. 착탈의, 하의(dressing-lower body) 6. 용변(toileting)
괄약근 조절 (Sphincter control)		7. 방광 관리(bladder management) 8. 대장 관리(bowel management)
이동 (transfer)		9. 침대, 의자, 휠체어 간 이동 10. 화장실 출입 11. 욕조 또는 샤워장 출입
보행 (locomotion)		12. 보행, 휠체어 13. 계단
의사소통 (communication)		14. 이해력 15. 표현력
사회인식 (social cognition)		16. 사회적 상호작용(social interaction) 17. 문제 해결(problem solving) 18. 기억력(memory)

표 1-15 Spinal Cord Independence Measure (SCIM)

항목	세부항목		점수
자가 관리	1. 식사(숟가락 질, 젓가락질, 뚜껑 열기, 음 식물 입으로 가져가기, 물 컵 쥐기)	비경구적 섭취 또는 완전히 의존적인 경구 섭취	0
		여러 보조 도구 및 도움을 이용한 섭취	1
		1가지 보조 도구를 이용한 섭취 : 물 컵 쥐기를 할 수 없음	2
		1가지 보조 도구를 이용한 섭취 : 물 컵 쥐기를 할 수 있음	3
		보조 도구 없이 약간의 도움으로 섭취	4
		보조 도구, 도움 없이 완전 독립적으로 수행	5
	2. 목욕(비누칠 하기, 수도꼭 지 조작, 물로 씻어내기)	완전히 의존적	0
		몸의 일부에 비누칠 정도 할 수 있음	1
		몸에 보조 도구를 이용하여 비누칠을 할 수 있음(수도꼭지 조작은 할 수 없음)	2
		약간의 도움으로 씻을 수 있음(몸의 원위부는 도움 필요)	3
		보조 도구를 이용하여 독립적으로 씻을 수 있음(특별히 잘 준비된 환경)	4
		보조 도구, 도움 없이 완전 독립적으로 수행	5
	3. 옷 입기(옷 준 비, 상의와 하 의 입기, 옷 벗 기)	완전히 의존적	0
		도움을 받으며 상의를 일부 입을 수 있음	1
		상의의 탈착의는 독립적이나 하의는 많은 도움 필요	2
		최소한의 도움으로 상, 하의를 입을 수 있음	3
		독립적으로 탈착의가 가능하나 보조 도구 필요	4
		보조 도구, 도움 없이 완전 독립적으로 수행	5
	4. 세면(손과 얼 굴 씻기, 이 닦 기, 빗질, 면 도, 화장)	완전히 의존적	0
		1가지 작업만 가능(위의 예 중)	1
		도움을 받으며 보조 도구를 이용하여 몇 가지 작업을 행할 수 있음	2
		도움 없이 보조 도구를 이용하여 몇 가지 작업을 행할 수 있음	3
		보조 도구를 이용하여 모든 작업 혹은 보조 도구 없이 대부 분의 작업을 행할 수 있음	4
		보조 도구, 도움 없이 완전 독립적으로 수행	5

항목	세부항목		점수
호흡과 괄약근 조절	5. 호흡	보조 환기 필요	0
		기관 삽관 및 약간의 보조 환기 필요	2
		자발 호흡 가능하나 기관 삽관 관리에 많은 보조 필요	4
		자발 호흡 가능하나 기관 삽관 관리에 약간의 보조 필요	6
		기관 삽관 없이 자발 호흡 가능하나 가끔 보조 호흡 필요	8
		완전 독립적으로 수행	10
	6. 괄약근 조절 - 방광	유치 도뇨	0
		보조에 의한 간헐적 도뇨 또는 도뇨 없이 잔뇨량이 100 cc 이상	5
		간헐적 자가 도뇨	10
		도뇨 없이 잔뇨량 100 cc 이하	15
	7. 괄약근 조절 - 장	불규칙적이며 변실금 혹은 변비(< 1회/3일)	0
		보조 처치를 이용하여 규칙적인 배변	5
		보조 처치 없이 규칙적인 배변	10
	8. 화장실 사용 (회음부 위생 관리, 옷 입고 벗기, 화장지나 기저귀 이용)	완전 보조 필요	0
		옷을 벗을 수 있으나 나머지는 보조 필요	1
		옷을 벗고 일부 뒤 닦기 가능하나 옷이나 기저귀를 정리하는 데 보조 필요	2
		옷을 벗은 뒤 닦기 가능하나 옷이나 기저귀를 정리하는 데 보조 필요	3
		보조 도구를 이용하거나 장애인용 화장실에서는 독립적으로 수행 가능	4
		완전 독립적으로 수행(장애인용 화장실 필요 없음)	5
이동 (방과 화장실)	9. 침상 동작과 욕창 방지를 위한 동작	완전히 의존적	0
		한쪽으로만 돌아누울 수 있음	1
		양쪽으로 돌아누울 수 있으나 불완전함(욕창 방지에는 부족)	2
		욕창 방지에 충분한 정도로 양쪽으로 돌아누울 수 있음	3

항목	세부항목		점수
이동 (방과 화장실)	9. 침상 동작과 욕창 방지를 위한 동작	스스로 일어나서 앉을 수 있음	4
		앉은 자세에서 상체를 들 수 있으나(push-up) 완벽하지 못함	5
		돌아눕기와 앉기를 독립적으로 행하고 상체를 완벽하게 들 수 있음	6
	10. 이동 동작 - 의 자차(의자차 잠 그기, 발판, 팔 걸이 조작, 이 동, 발 올리기)	완전히 의존적	0
		약간의 보조나 감시 필요	1
		완전 독립적으로 수행	2
	11. 이동 동작 - 의자차/ 변 기/ 욕조	완전히 의존적	0
		약간의 보조나 감시 필요함(장애인용 화장실 필요한 경우)	1
		완전 독립적으로 수행	2
이동 (실내 / 외)	12. 실내 이동 (10 m 이하)	완전히 의존적	0
		전동의자차 이용하거나 약간의 보조로 수동의자차 이용	1
		수동의자차 이용하여 독립적으로 이동	2
		워커 보행	3
		목발 보행	4
		2개의 지팡이로 보행	5
		1개의 지팡이로 보행	6
		하지 보조기로 보행	7
		보조기 없이 완전 독립적으로 보행	8
	13. 중등도 거리 이동(10~100 m)	완전히 의존적	0
		전동의자차 이용하거나 약간의 보조로 수동의자차 이용	1
		수동의자차 이용하여 독립적으로 이동	2
		워커 보행	3
		목발 보행	4
		2개의 지팡이로 보행	5
		1개의 지팡이로 보행	6
		하지 보조기로 보행	7
		보조기 없이 완전 독립적으로 보행	8

항목	세부항목		점수
이동 (실내 / 외)	14. 실외 이동 (100 m 이상)	완전히 의존적	0
		전동의자차 이용하거나 약간의 보조로 수동의자차 이용	1
		수동의자차 이용하여 독립적으로 이동	2
		워커 보행	3
		목발 보행	4
		2개의 지팡이로 보행	5
		1개의 지팡이로 보행	6
		하지 보조기로 보행	7
		보조기 없이 완전 독립적으로 보행	8
	15. 계단 오르기	완전히 의존적	0
		치료실에서 1 또는 2계단 오를 수 있음	1
		타인의 도움으로 3계단 이상 오르내릴 수 있음	2
		보조 도구를 이용하여 3계단 이상 오르내릴 수 있음	3
		완전 독립적으로 3계단 이상 오르내릴 수 있음	4
	16. 이동 동작 - 의자차/ 자동 차(자동차 접 근, 의자차 잠 그기, 발판, 팔걸이 제거, 이동, 의자차 옮기기)	완전 보조 필요	0
		약간의 보조나 감시 필요	1
		완전 독립적으로 수행	2

|참고문헌|

1. Brazis PW, Masdeu JC, Biller J. Localization in clinical neurology. 3rd ed. New York: Little Brown company, 1996;109-342.

2. Cole B, Finch E, Gowland C, Mayo N. Physical Rehabilitation Outcome Measures. Williams & Wilkins, 1995:44-55.

3. Donabedian A. the quality of care: How can it be assessed? JAMA 1988;260:1743- 1748.

4. Ganter BK, Erickson RP, Butters MA, Takata JH, Noll SF. Clinical evaluation. In: Delisa JA, ed. Physical medicine and rehabilitation: Principles and practice, 4th ed. Philadelphia: Lippincott Williams and Wilkins, 2005:1-60.

5. Herndon RM. Handbook of neurologic rating scales. New York: Demo Vermande, 1997:226-234.

6. Hislop HJ, Montgomery J. Daniels and Worthingham's muscle testing. 6th ed. Philadelphia: Saunders, 1995:57-234.

7. Jenkis DB. Hollinshead's functional anatomy of the limbs and back,. 8th ed. Philadelphia:Saunders,2002.

8. Jennet B. Teasdale G. Assessment of impaired consciousness. Contemp Neurol 1981;20:78.

9. Jung HY, Park BK, Shin HS et al. Development of the Korean Version of Modified Barthel Index(K-MBI): Multi- center Study for Subjects with Stroke. J Korean Acad Rehab Med 2007;31:283-297.

10. Law M, Baptiste S, Carswell A, McColl MA, Polatajko H, Pollock N. Canadian Occupational Performance Measure. 2nd ed. Ottawa, CAOT publications ACE, 1998.

11. O' Dell MW, Lin CD, Panagos A, Fung NQ. The physiatric history and physical examination. In: Braddom RL, ed. Physical medicine and rehabilitation. 3rd ed,Saunders Elsevier, 2007:1-35.

12. Stewart MA. Effective physician-patient communication and health outcomes: a review. CMAJ 1995;152:1423-1433.

13. Stolov WC, Hays RM: Evaluation of the patient. In: Kottke FJ, Lehmann JF. Krusen's handbook of physical medicine and rehabilitation. 4th ed. Philadelphia. WB Saunders, 1990:1-19.

2. 물리의학

Physical Agents

물리치료는 재활의학과 의사가 쉽게 적용할 수 있는 치료 방법으로, 비침습적이고, 적용이 쉽고, 일부 질환에서는 그 효과가 다른 치료에 비해 좋아 널리 사용됨. 가장 흔히 사용하는 물리치료는 온열치료(heat therapy)이며 그중에서도 hot pack(이하 H/P)과 ultrasound(이하 U/S)가 특히 많이 사용됨

보통 통증 조절을 위해서 물리치료를 할 때에는 온열치료와 전기치료(TENS, ICT 등)를 동시에 처방하며, 급성 외상 환자는 냉치료, 아급성기 이후의 통증 환자는 온열치료를 시행함. 온열 치료는 종류가 달라도 같은 표층열이면 효과가 비슷하므로 처방 시 주의가 필요함. 일반적으로 입원 환자의 경우에는 표층열(H/P, 적외선, 수치료 등)과 전기치료(TENS, ICT)는 하루 2회 같은 부위에 혹은 다른 부위(통증이 여러 부위에 있을 경우)에, deep heat(U/S)는 하루 1회 의료보험에서 인정되며, 외래 환자의 경우에는 일괄 1회만 인정됨. 표층열과 심층열을 동시에 처방할 경우에는 superficial heat의 처방이 동시 처방용 처방을 입력하여야 하므로 확인하고 처방함

처방 예) Rt. shoulder pain이 있는 Rt. hemiplegia 재활의학과 입원 환자

옳은 예	오전	H/P(심층열 같이) + U/S + TENS on right shoulder
	오후	H/P + TENS on right shoulder
잘못된 예	오전	H/P + I/R + TENS : superficial heat 중복
	오후	H/P + U/S + TENS : deep heat 같이 할 경우 H/P 처방 확인

모든 물리치료는 정확한 진단에 따라 적절한 치료를 목표로 정하고, 환자의 상태와 목표로 하는 치료 부위에 따라 취사선택하여 시행하여야 함. 물리치료 처방 시에는 환자 이름, 진단명, 물리치료의 종류, 치료 부위, 치료의 빈도와 기간, parameters(강도, 빈도, duty cycle, power 등), 추가적인 치료(e.g., 마사지), 운동, 환자 교육, recheck schedule, 치료의 목표 등을 기록하여야 함

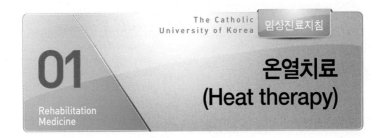

01
Rehabilitation
Medicine

온열치료
(Heat therapy)

표층열(Superficial heat)은 1~2 cm 정도 하부까지 도달하고 심부열(deep heat)은 3.5~8 cm 정도까지 도달함. 온도는 보통 40~45℃이다. 대표적인 온열치료 방법과 열의 전달 기전과 열치료(온열 혹은 냉)의 생리적 효과는 표 2-1과 표 2-2의 내용과 같음

표 2-1 온열치료의 종류와 열 전달 기전

종류	도달 깊이	기전
핫팩(Hot pack)	superficial	conduction
적외선(Infrared)	superficial	radiation
와류욕(Whirlpool)	superficial	convection
파라핀욕(Paraffin bath)	superficial	conduction
유동치료(Fluidotherapy)	superficial	convection
초음파(Ultrasound)	deep	conversion
단파투과열요법(Shortwave diathermy)	deep	conversion
극초단파, 마이크로파(Microwave)	deep	conversion

표 2-2 온열치료와 냉치료의 생리적 효과

분류	온열치료(heat therapy) 효과	냉치료(cold therapy) 효과
Hemodynamic	· 혈류 증가 · 만성 염증 감소 · 급성 염증 증가 · 부종, 출혈 증가	· immediate cutaneous vasoconstriction · reactive vasodilatation 지연 · 급성 염증 감소
Neuromuscular	· 신경전도속도 증가	· 신경전도속도 감소 · 지속적 노출 시 conduction block 또는 axonal loss 가능성 있음 · 일시적인 경직 감소 · 근 피로도 감소
Joint & connective tissue	· Tendon의 extensibility 증가 · Collagenase activity 증가 · Joint stiffness 감소	· Tendon의 extensibility 감소 · Collagenase activity 감소 · Joint siffness 증가
기타	· 전반적 이완 효과	· 전반적 이완 효과

1. 표층열(Superficial heat)

1) 적응증

(1) 통증(Pain)

(2) 다양한 근골격계 질환 : 관절염, 건염, 점액낭염, 근막통증증후군 등

(3) 만성 염증

(4) 구축(Contracture)

(5) 근 단축(Tightness)

2) 주의 혹은 금기

(1) 급성 외상, 염증 혹은 출혈

(2) 부종

(3) 혈액순환이 안 좋은 경우나 출혈성 경향이 있는 경우

(4) 암이 있는 부위

(5) 큰 상처 부위

(6) 통증을 표현하기 어려운 경우 : 인지기능 저하, 감각 저하 등

3) 종류

(1) 핫팩(H/P, Hot pack) (그림 2-1)

- 가장 많이 사용하는 것 중 하나인 H/P은 silicon dioxide로 채워진 canvas를 온수(약 74.5℃)가 들어 있는 탱크에서 꺼내서 마른 수건을 여러 겹 덮어 사용
- H/P을 깔고 누울 경우 pack에서 물을 짜내어 수건이 젖게 되어 화상의 위험이 높아지므로 H/P을 아래에 두고 눕지 않도록 함

(2) 적외선(I/R, Infrared) or Heat lamp(그림 2-2)

- 화상의 위험이 있는 경우(감각 저하, 인지기능 저하 등)에는 H/P보다는 I/R을 사용
- I/R은 H/P보다 화상의 위험은 적지만 피부 건조의 위험이 높음
- I/R의 강도는 거리 제곱에 반비례하며, radiation의 각도가 수직일 때 가장 강도가 셈

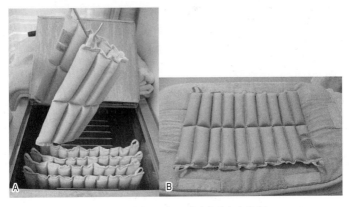

그림 2-1 Hot pack. A. 탱크에서 꺼내는 모습, B. 수건에 싸기 전의 H/P

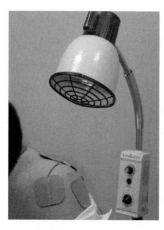

그림 2-2 좌측 어깨에 I/R과 TENS를 함께 적용한 모습

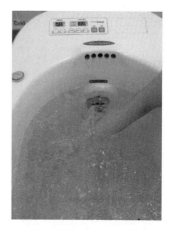

그림 2-3 Whirlpool(기기에 온도가 표시되어 있으며 조절 가능)

(3) Heating pad

- 흔히 말하는 전기담요가 속하며, 온도 조절이 가능하다는 장점이 있음(보통 최대 온도 52℃)
- H/P과 마찬가지로 pad 위에 누웠을 경우에는 화상의 위험이 있으므로, 특히 마른 사람에서 주의가 필요

(4) 수치료(Hydrotherapy)

가. Whirlpool (W/P) (그림 2-3)

① 신체 일부를 물에 담그어 하는 치료로 distal limb(손목, 발목, 손, 발 등)의 통증이나 구축에서 유용하며, 물 속에서 관절운동을 시행할 수도 있음

② 약 37.8~40.6℃의 온도를 사용

③ 필요에 따라 온도 조절을 하여 냉치료로도 사용 가능

　나. Hubbard tank

　　① 전신을 물속에 담가서 하는 치료

　　② 39℃ 이하의 온도로 적용하여 core temperature 상승 등의 전신
　　　적인 효과를 최소화

　다. Contrast baths

　　① 찬물과 따뜻한 물에 교대로 담가 reflex hyperemia를 유도

　　② 따뜻한 물에서 시작해서 10분 적용한 후에 다음 cycle(1~4분
　　　cold → 4~6분 hot)을 반복

　　③ 총 30분 정도 시행하고, ending은 edema를 줄여주기 위해 cold
　　　로 마침

(5) Fluidotherapy(그림 2-4)

　가. 미세한 cellulose particles와 따뜻한 공기가 들어 있는 통에서 온열
　　효과와 약간의 마사지 효과를 노릴 수 있음

　나. W/P과 마찬가지로 관절운동을 동시에 시행할 수 있음

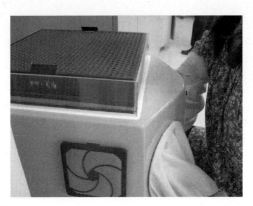

그림 2-4 Fluidotherapy

다. 기기의 특성상 체간에 적용하기는 어려우며 손이나 손목의 질환에서
주로 사용

(6) Paraffin bath(그림 2-5)

가. 손이나 손목 질환에서 흔히 사용 : 특히, 관절염이나 외상 등으로 인
한 손가락 관절의 구축 등

나. 파라핀액의 온도는 45~54℃로 온열치료 중에서 가장 온도가 높으
나, 열전도율이 낮은 파라핀과 오일의 혼합물로 구성되어 환자가
tolerable 함

다. 적용 방법

여러 층의 파라핀이 입혀지도록 dipping 한 후에 플라스틱이나 수건
혹은 장갑 등으로 감싼 후에 20~30분 정도 유지

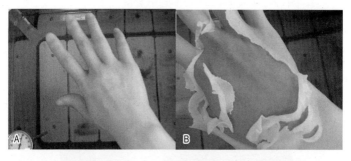

그림 2-5 Paraffin bath. A. paraffin bath에 7~8차례 손을 넣었다 꺼내기를 반복한(dipping)
상태(좌측 아래의 온도계가 50℃를 가리키고 있으며 적정한 온도 유지가 중요) B. dipping 후
에 손에 형성된 파라핀 막을 벗기는 모습

4) 표층열 치료의 적용 시간 : 5~30분

2. 심층열(Deep heat)

대표적으로 초음파(U/S, Ultrasound)가 있으며, 여러 심층열 치료법 중에서 U/S가 가장 깊은 곳까지 열이 도달하여 엉덩이 관절과 같은 깊은 구조물의 치료에 유용. 그 외에도 microwave, shortwave diathermy 등이 있으나 최근에는 U/S로 많이 대체함

1) 적응증

- 적응증 : 전반적으로 superficial heat과 비슷하여 각종 근골격계 질환(bursitis, tendinitis, adhesive capsulitis, degenerative arthritis 등)과 통증에 널리 사용되며, U/S는 contracture에 특히 유용
- U/S는 stroking으로 인한 마사지 효과가 있고, 가장 깊게까지 열이 전달되며, shortwave diathermy는 U/S보다 넓은 부위에 적용할 수 있고 노동력이 덜 들어가는 장점이 있음

2) 초음파(U/S, Ultrasound)

- Sound waves : 17,000~20,000 Hz 이상의 가청영역보다 frequency가 큰 음파를 말하며, acoustic vibration에 의해 thermal effect (heating)와 non-thermal effect를 형성
- 일반적으로 치료에 쓰이는 주파수 : 0.8~3.0 MHz (frequency가 낮을수록 penetration은 깊게 됨)
- U/S의 transducer는 전기 에너지를 acoustic 에너지로 진동하여 전환하는 piezoelectric crystal로 구성되어 있음
- 2.5 cm^2 넓이에 circular 혹은 longitudinal 방법으로 5~10분간 적용
- Fibroblasts에서 TFG-β의 표현과 분비를 자극하여 건 세포의 migration, proliferation, collagen 합성을 촉진

(1) Thermal effects

가. Soft-tissue의 extensibility 향상

나. 통증 경감

다. Muscle spasm 경감

(2) Non-thermal effects

가. Cavitation : forced oscillation과 bursting에 의해 생긴 turbulence에 의해 gas bubbles이 형성되며 조직을 손상시킬 수 있음

나. Acoustic streaming (media movement) : 초음파에 의해 야기된 asymmetric pressure로 인해 compressible material 혹은 medium에 unidirectional movement가 형성된 것으로 shear forces와 조직 손상을 일으킬 수 있고, metabolic processes를 악화시킬 수 있음

다. Standing waves : stationary로 적용했을 때 국소적으로 hot spot을 만들 수 있음

3) 단파투과열요법(SWD, Shortwave diathermy)

- Radiowaves : 보통 27.12 Hz의 frequency를 사용
- Applicator의 종류에 따라 2가지로 나눌 수 있음

(1) Induction method : cable이나 drum 형태의 applicator를 통해 coiled magnetic field를 이용하여 water-rich tissues(근육, 피부)의 온도를 높임

(2) Capacitive method : 2개의 금속으로 된 condenser plates 사이에 환부가 위치하며, electrical filed에서 plate에서 다른 plate로의 빠른 oscillation을 통해 열을 발생하며 water-poor tissues(지방, 뼈, 인대 등)의 온도를 높임

4) 극초단파(Microwave diathermy)

- Microwaves : 915 MHz (33 cm wavelength), 2456 MHz (12 cm)의 주파수를 흔히 사용
- Frequency가 증가함에 따라 penetration의 정도는 감소
- 물에 의해 선택적으로 더 흡수가 잘 되어 근육의 온도를 잘 높임

- U/S나 SWD만큼 깊게까지 열을 도달하지 못함(3~5 cm 깊이)
- 최근에는 U/S와 SWD로 많이 대체되었으며, 항암치료와 방사선 치료의 효과를 증진시키기 위해 사용되기도 함

5) 주의 혹은 금기(표 2-3)

(1) 전반적으로 열 치료의 주의사항과 비슷함
(2) U/S의 경우 cavitation과 intense heating이 생길 수 있어 자궁, 뇌, 눈 주위에 적용을 피해야 하며, laminectomy 한 곳이나 pacemaker 주위로는 focal heating 가능성이 있으므로 주의
(3) Diathermy의 경우에도 금속 주위와 pacemaker를 하고 있는 환자에서는 금기
(4) 모든 deep heat은 성장 중인 환아에서 성장판 손상의 위험이 있으므로 주의가 필요
(5) Microwave diathermy : 부은 조직, 습한 피부, fluid-filled cavities, blisters의 경우 온도를 과하게 높일 수 있으므로 주의

표 2-3 **심부열의 주의 혹은 금기 사항**

Ultrasound	Electromagnetic agents (shortwave & microwave)
· General heat precautions · 급성 손상/염증 · Near nerve, brain, eyes, reproductive organs · Pregnant uterus · Near spine or laminectomy sites, metal · Malignancy · Near pacemaker · On epiphysis · 플라스틱 implants	· General heat precautions · 급성 손상/염증 · Reproductive organs : 난소, 고환 · Pregnant or menstruating uterus · Metal implants · Near pacemaker · Fluid-filled areas or organs : 삼출액 혹은 염증이 있는 관절, 눈 · On epiphysis · 금속 의자나 침대에 누워 있는 환자

6) 적용 방법

(1) U/S

가. 젤리를 함께 사용하며, stationary로 시행했을 때 standing wave와 hot spot이 생길 수 있어 1~2 cm/s의 속도로 천천히 25~100 cm^{2}의 면적에 circular 혹은 longitudinal 방향으로 움직이며 stroking 방법으로 주로 시행(그림 2-6)

나. Standing wave와 cavitation과 같은 non-thermal effect를 줄이기 위해서 U/S는 3.0 W/cm^{2}를 초과하지 않는 강도로 하며, 일반적으로 0.5~2.0 W/cm^{2}의 power로 5~10분 시행하는 것이 권장됨

(2) Shortwave diathermy

가. 20~30분 정도 적용

나. 치료하고자 하는 조직의 특성에 따라 applicator의 종류를 선택

다. U/S 보다 넓은 부위를 적용할 때 유용

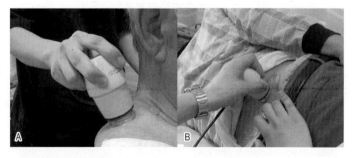

그림 2-6 Ultrasound의 적용. A. upper trapezius. B. low back area.

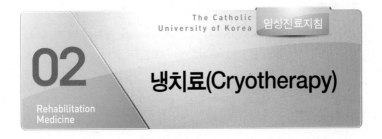

The Catholic University of Korea 임상진료지침

02 냉치료(Cryotherapy)

Rehabilitation Medicine

근골격계의 손상(특히 스포츠 손상) 시 일차적으로 급성기에 흔히 적용하는 치료법이며, 통증 경감, 혈관 수축을 유발하여 부종과 출혈을 감소시켜 주는 효과가 있음

1. 적응증

1) 근골격계 질환 및 통증 : 건염, 활막염, 염좌, 근 경련, 근막동통, 만성 통증 등
2) 일부 정형외과 수술 후
3) 경한 화상에서의 응급치료
4) 경직 조절

2. 주의 혹은 금기

1) Cold intolerance or hypersensitivity, urticaria
2) 혈액순환이 안 좋은 경우(말초혈관 질환)
3) 레이노드 병
4) 통증을 표현하기 어려운 경우 : 인지기능 저하, 감각 저하 등
5) Cryopathies, cryoglobulinemia 등

3. 종류

- 흔히 알고 있는 cold pack이 있고, ice massage, 찬물에 담그는(cold water immersion, iced whirlpool) 치료, 그리고 vapocoolant spray 등이 있음

4. 적용 방법

- 종류에 따라 다르나 보통 10~20분 정도 치료
- Ice massage는 5~10분 정도 stroking하면서 시행하므로 마사지 효과도 같이 나타남
- Ice massage 시 얼음이 피부에 붙어 피부가 손상되지 않도록 약간의 물기를 두고 하여야 함

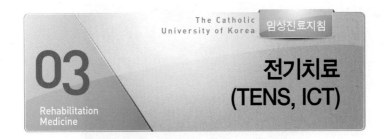

The Catholic University of Korea 임상진료지침

03
Rehabilitation Medicine

전기치료 (TENS, ICT)

전기치료는 뇌와 척수의 dorsal horn에서 segmental 하게 통증을 억제하는 gate theroy, descending inhibitory pathways, 그리고 endogenous opioids의 분비를 촉진하는 기전으로 작용하는 것으로 알려져 있으며 가장 흔히 사용하는 치료 중 하나로 TENS, ICT 등이 있으며, 적응증과 효과가 비슷함. TENS 후에 중추신경계에 엔돌핀이 증가되었다는 보고도 있음 (그림 2-2, 그림 2-7)

1. 경피 전기 신경 자극(TENS, Transcutaneous electrical nerve stimulation)

1) 적응증

    (1) Nociceptive pain : 만성 및 급성 통증(외상, 관절염 등을 모두 포함)

    (2) Neuropathic pain

    (3) 부인과 수술 후 통증

    (4) 환각지 통증(phantom limb pain)

2) 주의 혹은 금기

    (1) 접촉성 피부염 등의 피부 문제 : 특히, intensity가 높은 경우

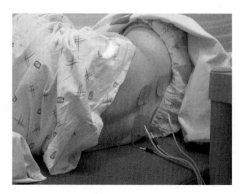

그림 2-7 TENS on back area

(2) Cardiac pacemaker, electrical implants 등이 있는 경우 : ectopic rhythm 형성의 가능성

(3) 임신부 : 배, 허리 등

(4) Carotid sinus, epiglottis 근처

(5) 심인성 통증 : 효과 없음

3) 적용 방법(그림 2-7)

(1) 일반적으로, 전류는 100 mA 이하의 적은 전류를 사용하고, frequency 에 따라 크게 두 종류로 나눌 수 있으며, 그 특징은 표 2-4와 같음

(2) 적용할 frequency의 선택은 처방의사나 환자의 선호도에 따라 적용하나, high-frequency가 불편감이 적으므로 먼저 적용하고 효과가 없으면 low-frequency를 시행해 볼 수 있음. 또한, neuropathic pain은 high-frequency가 musculoskeletal pain은 low-frequency가 더 추천되기도 함

(3) 보통 30분에서 1시간 정도 적용(그림 2-7)

표 2-4 Frequency에 따른 TENS의 분류와 특징

분류	High-frequency = conventional TENS	Low-frequency = acupuncture like TENS
Frequency	50 Hz 이상	1~10 Hz
Patient's sense	Tingling sense	Burning, Needling sense
Intensity	Insensible ~ sensory threshold 의 2~3배(low)	Sensory threshold의 3~5배 (high)
Mechanism	Gate control theory	CNS endorphin
Onset (effect)	Rapid, 1~20분 내	Slow, 20~30분 후
Duration (effect)	Short, 1~3시간	Long, 수 시간
Pain threshold	변화 없음	역치 증가
Cumulative effect	없음	있음
Common indication	Neuropathic pain	Musculoskeletal pain

2. 간섭파 치료(ICT, Interferential current therapy)

교류의 2,000~4,000 Hz의 중 주파수를 사용하여 낮은 주파수보다 피부의 저항이 낮아 조직에 쉽게 도달하고, 두 sine wave를 20~100 Hz 정도 차이가 있도록 하여 TENS 보다 더 큰 current를 전달함

1) 적응증

(1) TENS와 비슷함

(2) ICT는 환자가 조금 더 편안하게 느낄 수 있어 불편감이 심하여 TENS
    치료가 어려운 경우에도 시도해 볼 수 있음

(3) 요실금

2) 주의 혹은 금기

(1) TENS와 비슷하며, 상처 주변에 전류가 농축될 수 있으므로 주의

(2) Shortwave diathermy 근처 : 간섭현상이 있을 수 있으므로 주의

3) 적용 방법(그림 2-8)

- Applicator가 2개, 4개, 혹은 6개가 있으며, 부위에 따라 같은 평면(허리) 혹은 다른 평면(어깨의 경우 앞 & 뒤로)에 각각 부착
- 주파수를 다르게 조정하여 neural adaptation을 제한할 수 있음

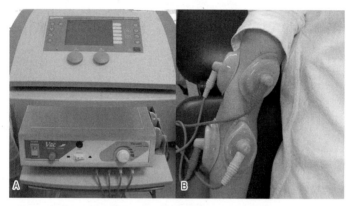

그림 2-8 ICT 기기(A)와 팔꿈치에 적용한 모습(B)

The Catholic
University of Korea 임상진료지침

04
Rehabilitation
Medicine

신경근 전기 자극 치료
(Neuromuscular electrical stimulation)

Central control 또는 말초신경계(PNS, peripheral nervous system)의 질환이 있는 경우에 마비된 근육에 전기 자극하는 치료임. 임상에서는 뇌병변이나 척수손상 등의 중추신경계의 손상으로 인하여 마비가 있는 경우에 마비된 근육의 기능적 사용을 위해 사용하는 것을 기능적 전기자극치료, FES (Functional electrical stimulation)라고 함. 말초신경계의 손상으로 인한 마비의 경우에는 전기자극 치료, EST (electrical stimulation therapy)를 시행함

1. FES의 효과

1) 부동(immobilization)으로 인한 근 atrophy를 방지

2) Isometric torque 유지

3) Oxidative enzyme 유지

4) Shoulder subluxation 방지(ex. stroke 환자)

5) 기능 향상, stroke 환자에서 근력 회복 촉진

6) 골다공증 및 심부정맥혈전증 예방 : 미약하지만 긍정적 효과

2. FES의 적용

1) Electrode

(1) 근육(Epimysial, intramuscular etc.) 등에 직접 삽입하기도 하지만 일

반적으로 surface electrodes를 가장 많이 사용

(2) Electrode의 크기와 방향에 영향을 받으며, 근육의 횡방향(transverse) 보다는 종방향(longitudinal)으로 적용했을 때 더 큰 힘을 내게 됨

예) 편마비 환자의 어깨 아탈구(shoulder subluxation)를 막기 위해 posterior deltoid (active electrode)와 supraspinatus (passive electrode) muscles에 적용(그림 2-9)

2) Frequency

(1) 60~100 Hz로 적용 시 근육의 수축은 강하게 유발되지만 근 피로가 빨리 올 수 있어 환자 상태에 따라 frequency의 조절이 필요

(2) High-frequency로 자극을 했을 경우에는 fast twitching fiber인 type 2 fiber에, low-frequency로 자극했을 경우에는 slow twitching fiber 인 type 1 fiber에 각각 영향을 미침

3) 강도

(1) Motor threshold 이상의 강도로 했을 때 도움이 됨

(2) 전류(Current)의 amplitude와 근수축의 정도는 비례

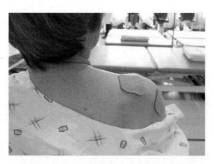

그림 2-9 우측 편마비 환자의 어깨에 FES 적용

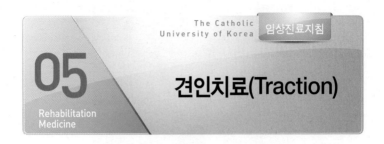

The Catholic
University of Korea 임상진료지침

05
Rehabilitation
Medicine

견인치료(Traction)

견인치료는 이론적으로 연부조직을 신전시키거나 관절면을 분리시키는 효과가 있으며, 주로 신경근 압박으로 인한 목 또는 허리의 통증과 상지 또는 하지로의 방사통을 치료하는 목적으로 많이 사용함. 가장 흔히 쓰이고 효과가 입증된 적응증은 경추 신경근병증(cervical radiculopathy)로 인한 목과 팔의 통증임

1. 적용 방법

1) 지속적 견인

저강도로 약 20~40시간 정도 장시간 지속적으로 사용

2) 간헐적 견인

지속적 견인보다는 강한 강도로 총 15~25분 정도 사용하는 것으로 지속적 견인보다 환자가 더 편안하여 흔히 병원에서 사용하는 방법(e.g. 7~15초간 견인하고 5~10초간 휴식 또는, 30~60초 견인하고 10~20초 휴식)

3) 자세

(1) 선 자세와 앉은 자세, 누운 자세 모두에서 가능

(2) 경추 견인 : 목을 20~30° 굴곡했을 때 가장 효과가 좋음(그림 2-10)

(3) 요추 견인 : 특정 자세가 더 좋다는 보고는 없으나, 이론적으로 적당

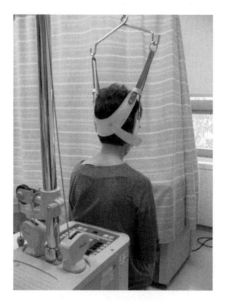

그림 2-10 앉은 자세에서의 경추 견인 치료

한 vertebral separation을 위해 엉덩이 관절을 15~70° 정도 굴곡하여
요추를 굴곡시킴

4) 무게

(1) 경추 견인

- 척추분리를 기대할 수 있는 최소 무게가 25 lb(약 12 kg) 정도이며, 50
  lb(22.5 kg)까지 증가시켰을 때 30 lb(13.5 kg)보다 추가적인 분리는
  나타나지 않음
- 앉아서 적용할 경우에는 환자 머리와의 counterbalance를 위해 10
  lb(4.5 kg)가 더 필요

- 일반적으로 5~45 lb (2.25~20.25 kg)로 적용

(2) 요추 견인
- 치료 침대와 몸 사이의 마찰력이 몸무게의 26%이므로 이보다 큰 무게로 견인을 해야만 실질적으로 척추의 분리의 효과를 볼 수 있음
- Distraction을 위해서는 70~150 lb (약 30~68 kg)가 필요
- 일반적으로 50~150 lb (22.5~67.5 kg)로 적용

(3) 무게는 약간 적게 시작하였다가 환자가 tolerable한 범위에서 점차적으로 늘림

5) 빈도
- 경추와 요추 모두 보통 첫 1주간은 daily로, 이후에는 주 3회 정도로 하여 총 3~4주간 적용

6) 효과
- 근육, 인대, 후종인대의 신장, annulus pulposus에 구심력 작용, 추간공 확장, 척추후관절 분리

2. 주의 혹은 금기

1) 종양 : bone tumor, spinal cord tumor
2) 감염성 질환 : osteomyelitis, discitis
3) 심한 골다공증
4) 척수의 압박
5) 불안정한 골절
6) 조절이 되지 않는 고혈압이나 심혈관 질환
7) Vertebral basilar insufficiency : 경추 견인 금기
8) 고령, severe anxiety
9) Atlantoaxial instabillity의 고위험군 : 류머티스 관절염 또는 다른

connective tissue disorders

10) Acute torticollis, midline herniated nucleus pulposus : 경추 견인 금기

11) 임신, 대동맥류, cauda equina compromise : 요추 견인 금기

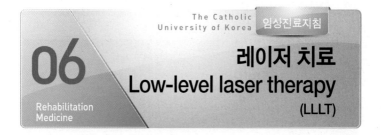

06
레이저 치료
Low-level laser therapy
(LLLT)

Rehabilitation
Medicine

1. Bio effect

1) 수 mW에서 100~200 mW의 low energy를 수 초에서 수 분간 사용. 생체 조직에는 약 섭씨 1° 정도의 낮은 온도 변화만 일어남. 치료 시 환자가 아무 느낌이 없음

2) Subcellular and cellular process에 영향(collagen 형성 촉진, DNA synthesis의 변화)을 미치고, inflammation modulation, cell proliferation 등에 작용하는 것으로 추정되나 정확한 기전은 연구가 필요

3) 통증 및 염증 감소, 상처 또는 골절 치유 효과가 있는 것으로 생각됨

2. 적응증

1) Indication : 일부 연구에서 급성 및 만성 경부통(신경에 작용), 관절통, 외측상과염 등에 효과가 있는 것으로 보고됨

2) 미국 FDA승인 : carpal tunnel syndrome, neck and shoulder pain

3. 주의사항

- Potential retinal injury를 예방하기 위해, 치료사와 환자 모두 protective goggles를 착용해야 함

- 암성 조직에 사용 금기

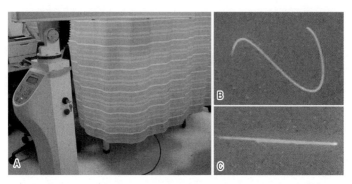

그림 2-11 LASER 기기(A)와 beam의 다양한 모양(B, C). Beam은 그 모양과 크기 등을 모두 조절할 수 있음

The Catholic
University of Korea 임상진료지침

07

Rehabilitation
Medicine

체외충격파치료
(ESWT, extracorporeal
shock wave therapy)

1. 작용 기전

1) Focused shock wave : electrohydraulic, electromagnetic, piezoelectric generator 등의 세 가지 방식이 있음. Low, medium, high energy ESWT는 energy flux density (EFD, mJ/jmm^2)에 따라 각각 0.08~0.28 mJ/mm^2, 0.28~0.60 mJ/mm^2, 0.60 mJ/mm^2 이상 등의 에너지를 사용. 0.12 mJ/mm^{2}을 기준으로 Low/High-energy ESWT로 분류하기도 함

2) Radial shock wave therapy (RSWT) : 에너지가 분산되는 방식으로 wave가 넓게 퍼져 통증 부위를 정확히 localization하지 않아도 치료 효과를 볼 수 있음

2. 적용 기법

1) 2,000~3,000회의 shock wave를 3회 연속하여 1주 간격으로 적용

2) 통상적으로 low or medium-energy ESWT 또는 RSWT를 사용하며, high-energy ESWT는 통증, 부종 등을 유발할 수 있으며 골절 불유합 등에 사용

3. 적응증

1) Chronic plantar faciitis : level 1 evidence. Sensory unmyelinated nerve fiber를 파괴하고, neovascularization을 촉진
2) Bone remodeling : 골절, 불유합, 지연유합 등에 사용. Atrophic 불유합보다 hypertrophic 불유합에 효과가 좋음
3) Lateral epicondylitis : 미국 FDA 승인되었으나 효과는 controversial
4) 그 외 적용 가능 질환(level 1 evidence)으로 calcification, rotator cuff calcified tendinopathy 등이 있음
5) 미국 FDA 승인 : plantar heel spurs, plantar fasciitis, lateral epicondylitis

4. 부작용

1) Low or medium-energy ESWT는 부작용이 거의 없음
2) Rotator cuff tendinopathy 환자에서 humeral head osteonecrosis가 몇 차례 보고된 바 있음
3) 연부조직 부종, 멍, 혈종, 피부 발적, 통증 증가, 피부 미란, 신경 손상, 일시적 골부종 등

5. 주의 및 금기사항

1) 족부의 신경 혹은 혈관질환
2) Plantar fascia ligament의 rupture
3) 임신
4) Implanted metal in the area
5) Bleeding tendency가 있거나 warfarin 또는 aspirin 복용자

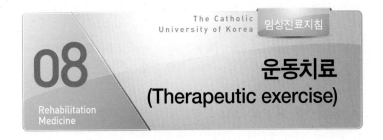

The Catholic
University of Korea 임상진료지침

08

Rehabilitation
Medicine

운동치료
(Therapeutic exercise)

운동을 처방할 때에는 환자의 상태와 운동을 하는 목적에 따라 운동의 종류, 강도, 시간, 빈도를 정하여 처방하여야 함. 운동은 분류 기준에 따라 여러 가지로 나눌 수 있는데, 목적에 따라 심폐기능 향상을 위한 운동, 근력 강화 운동, 신장운동으로 나눌 수 있고, 운동 방법에 따라 등척성, 등장성, 등속성 운동으로 크게 나눌 수 있음

1. 근섬유의 종류와 특징

1) 근섬유의 종류와 각각의 oxidative capacity와 fatigue resistance 등의 특징은 표 2-5와 같음

표 2-5 **근섬유의 종류와 특징**

분류	Type I	Type IIA	Type IIB
수축 속도	Slow	Fast	Fast
Oxidative capacity	High	Moderate	Low
Glycolytic capacity	Low	High	Highest
Fatigue resistance	High	Moderate	Low
근섬유 직경	Small	Large	Intermediate

2) 일반적으로 근육이 수축을 시작하면, 작은 motor unit이 먼저 동원

되고, 수축하는 힘이 증가할수록 더 큰 motor units이 순차적으로 동원됨

3) 근전도는 type I 섬유를 기록하고, FES는 type II 섬유를 동원시킴

4) 스테로이드 근병증은 type IIB를 주로 손상

2. 심폐기능 향상을 위한 운동

흔히 유산소 운동이라고도 하며 우리 몸의 대근육을 이용하여 산소 소모량을 증가시키고 심폐 기능을 좋게 하는 것을 목적으로 하는 운동

1) 규칙적인 운동의 효과

(1) 혈압 조절이 더 잘 됨

(2) 골밀도의 감소를 예방

(3) 인슐린의 sensitivity 향상

(4) Functional independence가 운동 안 하는 사람보다 10~20년 증가

(5) 혈전증 예방

(6) 항염증 작용

(7) 지질 변화(lipid change)

(8) 일부 암의 발생 감소 : 유방암, 대장암

2) 종류

가장 흔히 걷기, 뛰기, 수영 등이 포함되며, 심박동 수를 증가시키는 대부분의 운동

3) 적용(표 2-6)

(1) 강도

- 일반적으로 최대 심박동 수를 많이 이용하는데 '220 - 나이'의 공식을 이용하여 최대 심박동 수를 구하고 운동 시에 심장 박동 수가 최대 심박동 수의 50~60% 정도 되도록 하는 것이 적절한 강도

- 주관적으로 약간 힘들다 정도로 느끼는 수준으로, 호흡에 크게 영향을 받지 않고 대화할 수 있는 정도
  (2) 구성 : 운동으로 인한 손상의 위험을 줄이기 위해서 본 운동을 하기 전에 준비 운동(warm up)을 시작하고, 본 운동은 30분 이상 시행하고, 정리 운동(cool-down)으로 정리하는 것이 바람직함
  (3) 빈도 : 최소 주 3회 이상, 1주에 대부분(거의 매일)의 날들에 운동하는 것이 추천됨

4) 운동 전에 exercise stress test가 필요한 경우
  (1) 심혈관 질환이 의심되거나 진단 받은 경우
  (2) 부정맥
  (3) 심장판막질환
  (4) 운동을 안 하다 격렬한 운동 시작 시 : 남자는 40세 이상, 여자는 50세 이상의 경우
  (5) 고위험 직업 : 비행기 조종사, 소방관 등

3. 근력 증가를 위한 운동

- 근력 강화를 위해서는 힘든 정도의 강도를 유지하는 것이 필요
- RM (repetition maximum) : 최대한 들 수 있는 무게를 일컫는 용어로, 1번 들 수 있는 최대 무게를 1 RM, 10번 반복 가능한 무게를 10 RM이라 함

1) 근력 강화 운동의 생리적 효과
  (1) Neural adaptation : 운동 시작 후 초기에 근육량의 변화가 없어도 근력이 증가하는데, 이는 motor learning과 recruitment(동원)의 향상으로 인해 나타남
  (2) Muscle size 증가 : 운동을 지속하면 근 섬유의 단면적이 증가

(3) Muscle fiber conversion : type IIB → type IIA

2) 종류 및 방법

(1) 등척성(isometric) 운동

- 관절의 움직임 없이 근육이 수축하는 운동
- 5~6초 정도 정지 상태로 힘을 주고 10~20초 정도 휴식하는 운동을 10~12회 정도 반복하여 시행
- 운동 자체로 인한 손상이 가장 적어 손상 후 가장 먼저 실시할 수 있고, 수술 후, 통증이나 염증성 관절염 등이 있을 때에도 할 수 있음
- 예) 벽 밀기

(2) 등장성(isotonic) 운동

- 스포츠 재활 프로그램에서 흔히 사용되는 저항운동으로 외부에서 저항은 일정하지만 관절의 움직임이 있고 그 속도가 다양한 운동
- 6~8 RM 정도 해당하는 무게를 찾아서 6~8회 반복하고 이를 3세트 정도 시행하고 이보다 더 수행 가능할 때에는 무게를 10%씩 올리면서 시행
- 운동으로 인한 손상의 위험이 있어 단계적으로 시행하여야 함
- 예) Theraband 운동, 팔굽혀 펴기 등

(3) 등속성(isokinetic) 운동

- 저항은 다양하지만 일정한 각속도로 행해지는 운동으로 등속기기와 같은 장비(Cybex, Biodex)를 사용하는데, 장비에 대하여 적용된 힘과 똑같은 반작용의 힘을 근육이 받아 이론적으로는 전 운동범위를 통하여 꾸준하게 최대한의 근육 수축이 가능
- 운동으로 인한 손상의 위험이 적은 편

(4) 동심수축(Concentric contraction)

- 근육이 shortening되며 수축하는 것으로 저항을 이기기 위해

tension이 발생

(5) 편심수축(Eccentric contraction)

- 근육이 lengthening 되면서 저항을 이기는 것으로, 조직 손상의 위험이 많으며, delayed soreness가 나타날 수 있음. Fast eccentric contraction이 가장 큰 힘을 냄

3) 적용(표 2-6)

(1) 강도 : 8~10 RM 정도로 한 세트에 8~12회 시행 시 피로감이 오는 정도의 강도로 시행

(2) 구성 : 보통 3~5 세트 정도 시행하는 것이 추천되며, 1회당 1시간 이내로 시행

(3) 빈도 : 1주일에 2회 이상이 추천됨

(4) 일반적으로 큰 근육을 사용하는 운동을 먼저 하고 후에 작은 근육을 사용하는 운동을 시행하고, 여러 관절의 움직임을 포함하는 운동을 단일 관절 운동보다 먼저 시행

4. 유연성 증진을 위한 신장 운동

1) 유연성(Flexibility)

(1) 유연성의 정도는 개인마다 다양하며, 관절 특이적이고, 일반적으로 나이가 듦에 따라 감소

(2) 중요성 : 적당한 유연성은 스포츠 손상 예방과 운동 후 근육통 감소에 도움이 되며, 운동 전의 스트레칭이 스포츠 수행 능력을 증가시키기도 함

2) 종류 및 방법

몇 가지 방법이 있으나 static한 방법이 가장 안전하고 쉬움

(1) Static stretching : steady force를 15~60초간 적용, 본 운동 전에

warm up 운동으로 특히 좋음

(2) Passive stretching : relaxed joint나 extremity에 적용 가능하나, 숙달
되지 못한 사람이 시행했을 경우 injury를 일으킬 수 있음

(3) Ballistic stretching : bouncing 또는 jerking의 방법으로 적용하나,
다른 방법에 비해 효과가 적음

3) 적용(표 2-6)

(1) 강도 : 약간 불편감을 느낄 정도

(2) 방법 : 보통 major muscles groups에 static stretching(10~30초)을
3~5회 반복하여 시행

(3) 빈도 : 최소 주 3회 이상 시행 추천

4) 주의 및 금기

(1) Prior injury

(2) Joint insufficiency

(3) 고령자나 less flexible한 경우에는 특히 강도에 주의 필요

표 2-6 American College of Sports Medicine (ACSM)과 American Heart Association (AHA)의 운동 권고 사항

권고 사항	유산소 운동			근력 운동			유연성/균형
	빈도	강도	기간	빈도	횟수	세트&반복	
건강한 성인	·중등도 강도 : 주 5회 이상 ·심한 강도 : 주 3회 이상	·중등도 강도 : 3~6 METS ·심한 강도 : 6 METS 이상	·중등도 강도 : 30분 이상(회당 최소 10분) ·심한 강도 : 지속적으로 20분 이상	최소 주 2회	주요 근육 이용 : 8~10 회	8~12회 반복	
65세 이상 노인	·주 5회 이상(중등도 강도) ·주 3회(심한 강도)	·중등도 강도 : 10점 scale로 5~6 정도 ·심한 강도 :10점 scale로 7~8 정도	·중등도 강도 : 30분 이상 (회당 최소 10분) ·심한 강도 : 지속적으로 20분 이상	최소 주 2회	주요 근육 이용 : 8~10 회	10~15회 반복	최소 주 2회 유연성 운동, 낙상 위험이 있는 경우에는 균형 증진 혹은 유지를 위한 운동 병행

|참고문헌|

1. American College of Sports Medicine. ACSM's Guidelines for Exercise Testing and Prescription. 8th ed. Lippincott Williams & Wilkins, 2009.

2. David X. Cifu. Braddom's Physical Medicine and Rehabilitation. 5th ed. Elsevier, 2016.

3. Jackson C. Tan. Practical Manual of Physical Medicine and Rehabilitation, 2nd ed. Mosby, 2005.

4. Joel A. Delisa. Physical medicine & rehabilitation principles and practice. 4th ed. Lippincott Williams & Wilkins, 2004.

5. Nelson ME, Rejeski WJ, Blair SN, et. al. Physical activity and public health in older adults: recommendation from the American College of Sports Medicine and the American Heart Association. Med Sci Sports Exerc. 2007 Aug;39:1435-45.

6. Randall L. Braddom. Physical medicine & rehabilitation 3rd ed. Saunders, 2006.

7. Valen PA, Foxworth J. Evidence supporting the use of physical modalities in the treatment of upper extremity musculoskeletal conditions. Curr Opin Rheumatol. 2010 Mar;22(2):194-204.

3. 뇌신경재활

Brain Neurorehabilitation

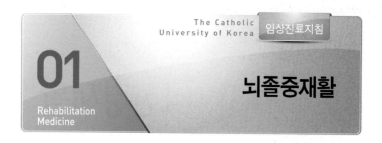

The Catholic
University of Korea 임상진료지침

01
Rehabilitation
Medicine

뇌졸중재활

1. 병태생리

1) 뇌졸중(Stroke)

뇌혈관 질환(cerebrovascular disease) 중 뇌혈관의 폐색이나 파열 등으로 인하여 운동 조절의 소실, 감각 변화, 인지 또는 언어장애, 균형감 소실과 혼수 등과 같은 갑작스런 신경학적 장애를 초래하는 비외상성 뇌손상

2) 뇌졸중의 원인에 따른 분류

(1) 출혈성 뇌졸중 : 뇌졸중 전체의 15%

가. 뇌내출혈(10%) : 고혈압, 동정맥 기형 또는 뇌종양으로 인한 뇌실질의 약화된 혈관의 파열로 발생, 출혈의 부위로 원인을 가늠할 수 있음. 뇌출혈이 호발하는 부위는 Putamen, Thalamus, Pons, Cerebellum 등

나. 지주막하출혈(5%) : 주로 외상성이나, 자발성은 뇌동맥류나 동정맥 기형, 혈관염 등에 의해 발생

(2) 허혈성 뇌졸중 : 뇌졸중 전체의 85%

가. 대혈관 동맥경화성 경색 : 40%, 뇌전산화 단층 촬영이나 자기공명 영상 검사상 1.5 cm 이상의 병변이 있으며, 두개 내 동맥에 50% 이상 유의한 협착이 관찰되는 경우

나. 심인성 색전증(Cardiogenic embolism) : 20%, 심장에서 형성된 혈전

에 의해 혈관이 막히는 경우

다. Lacunar infarction : 20%, 직경이 1.5 cm 미만의 작고 원형의 병변, 천공 동맥의 미세중종과 초자체 변성(Lipohyalinosis)에 의해 발생. 호발하는 부위는 Putamen, Caudate, Thalamus, Pons, Internal capsule 등

라. 기타 병인 : 5%

3) 뇌졸중 재활

뇌졸중 재활은 임상진료지침에 따르면 입원 후 24 내지 48시간 이내에 환자를 평가하여 재활계획, 재활목표를 세우는 것을 권고하고 있음. 일반적으로 연하평가 및 침상 내 재활로 시작하며, 환자의 신경학적, 내과적인 상태가 안정이 되면 적극적인 재활치료를 추가하여 시행. 급성기 입원 치료가 끝나면 입원 전문재활치료, 일일 재활치료 프로그램, 외래 재활치료 등에서 환자의 상태에 맞게 선택적으로 적용하여 진행함

4) 뇌졸중 재발 위험

(1) 1년 안에 5%, 5년 안에 25~42%

(2) 고혈압, 심장 질환, 당뇨 등 첫 뇌졸중의 위험 인자가 뇌졸중 재발 위험 증가

(3) 고혈압 : 재발 위험보다는 초기 위험에 중요, 유병기간이 더 중요

(4) 뇌졸중 이후 5년 생존율은 위험 인자와 연관

    가. 고혈압 및 심장질환이 같이 있는 경우 : 25%

    나. 고혈압 혹은 심장 질환이 있는 경우 : 50%

    다. 고혈압 및 심장 질환이 없는 경우 : 75%

2. 뇌졸중의 위험 인자

1) 수정 불가능한 위험 인자(Non-modifiable risk factor)

(1) 나이 : 동맥경화에 의해 고령(65세 이상)에서 위험률 증가

(2) 인종 : 흑인에서 백인보다 높음. 아시아인에서 뇌출혈 위험 증가

(3) 성별 : 남자가 여성에 비해 19% 높음

(4) 가족력

2) 수정 가능한 위험 인자 및 치료

(1) 고혈압

가. 가장 중요한 위험인자, 6~7배 위험 증가

나. 수축기 고혈압과 High mean arterial pressure는 동일한 위험

다. 혈전성, 열공성, 출혈성 뇌경색 및 지주막하 출혈의 위험을 증가

라. 뇌졸중 재발의 예방 효과는 초기보다 적음

마. 고혈압 이환 기간이 혈압 수준보다 중요

바. 이뇨제와 ACE inhibitor를 병용 시 혈압 강하, 위험 감소 효과가 큼

(2) 심장 질환

가. 주요 위험 인자 : Coronary artery disease가 있을 경우 risk는 2
배, Chronic stable Atrial fibrillation (AF)은 5배, Rheumatic heart
disease에 의한 AF은 embolic stroke risk 17배, Left ventricular
hypertrophy, cardiac failure, non-valvular AF 등은 2~6배 올림

나. Direct Xa inhibitor로 항응고 치료를 시행하여야 함

(3) 당뇨

일반적으로 3~6배, 치료 시 stroke의 risk는 2배

(4) 흡연

뇌졸중 위험률 1.5배, 뇌경색 위험률 1.9배. 금연 시 5년 내 비흡연자 수
준으로 위험 감소

(5) 고지혈증, 고콜레스테롤 혈증

가. HMG-CoA reductase inhibitor 사용하여 일반적으로 치료

나. 용법 및 용량 : Atorvastatin 10~80 mg/day, Pravastatin 20~40 mg/

day, Rosuvastatin 10~20 mg/day

다. 목표치 : LDL cholesterol < 100 mg/dL, total cholesterol < 200 mg/dL, HDL cholesterol > 60 mg/dL

(6) 고 호모시스테인 혈증(Hyper-homocysteinemia)

premature atherosclerosis와 연관, 고용량 비타민(Pyridoxine (Vit B_6) + 엽산(Vit B_{12}) 포함)으로 치료

표 3-1 허혈성 뇌졸중의 위험인자

수정 불가능한 위험인자	성별 나이 인종 가족력
수정 가능한 주요 위험인자	고혈압 흡연 당뇨 심방세동 좌심실 비대, 심부전 무증상성 경동맥 협착 고지혈증
수정 가능한 기타 위험인자	고 호모시스테인 혈증 비만 응고장애 알콜중독 경구피임약

3. 뇌졸중의 증상

1) 내경동맥 증후군(Internal carotid artery syndrome)

(1) 원인 : 동맥경화

(2) 혈류공급 : Ipsilateral eye, Entire frontal lobe, Almost all of temporal & parietal lobes

(3) Amaurosis fugax syndrome : Transient occlusion of retinal branches of ophthalmic artery로 일시적으로 갑작스런 한쪽 눈의 시력 손실이 유발

(4) 증상

가. Collateral circulation이 좋은 경우, No observable clinical deficit

나. 심한 손상의 경우 전뇌동맥(ACA)과 중뇌동맥(MCA)영역이 모두 손상, Transtentorial herniation을 동반한 뇌부종 및 사망이 흔함

다. 심하지 않은 경우, 중뇌동맥영역이 주로 손상되며, 전뇌동맥은 Anterior communicating artery에 의해서 보존

2) 전뇌동맥 증후군(Anterior cerebral artery syndrome)

(1) Interhemispheric cortical surface of Frontal & Parietal lobe 담당

(2) Median & Paramedian frontal cortex와 Lateral surface of hemisphere along upper border를 담당

(3) 어깨 및 발의 근력 약화가 나타나며, 전완부, 손, 얼굴의 근력은 일반적으로 보존됨. 다리와 발의 감각 저하가 동반됨

(4) Disconnection apraxia : 언어적인 지시에 대해 좌측 상지에서 실행증(Apraxia) 나타남. Anterior corpus callosum의 경색으로 발생

(5) Anterior communicating artery & Recurrent artery of Heubner Occlusion 시 Anterior limb of internal capsule 손상으로 완전 편마비 발생, 우성 반구의 손상 시 transcortical motor aphasia 발생

(6) Frontal releasing sign : Grasp reflex, Sucking reflex가 나타남

(7) 행동 변화 : Lack of spontaneity, Distractibility, Tendency to perseverate, Diminished reasoning ability

(8) Paracentral lobule 병변 시 실금 발생

(9) 피질하성 치매 : Limbic system과 관계, behavioral & emotional abnormality, disinhibition, overactivity, apathy, muteness

3) 중뇌동맥 증후군(Middle cerebral artery syndrome)

(1) Lateral Frontal, Parietal, Temporal lobe, Corona radiata, Putamen & Post limb of internal capsule을 담당

(2) Main stem 병변

　가. 상하지를 침범하는 완전 편마비 및 안면 마비

　나. 편측 감각 손상은 심하지 않음

　다. 비교적 큰 영역이 손상되므로 Cerebral edema가 흔히 동반

　라. 의식저하, 얼굴 및 눈이 병변 측으로 편위

(3) Lenticulostriate artery 병변

　가. Caudate nucleus, Anterior limb, Genu, Posterior limb of internal capsule, Putamen, External capsule, Claustrum의 혈류 공급

　나. Lacunar stroke 유발 시 국소 병변에 따른 증상 발현

　　① Internal capsule : most common, pure motor hemiplegia

　　② Anterior lesion in internal capsule : Dysarthria with hand clumsiness

　　③ Thalamus : Contralateral sensory loss

(4) Upper division 병변

　가. Rolandic 및 Pre-Rolandic area를 담당, The entire island of Reil (Insula), Most of frontal lobe, Almost all of convex surface of anterior half of parietal lobe

　나. 하지의 근력 및 조절이 상지와 얼굴에 비해 보존

　다. 우성 반구 손상 시 전형적인 브로카 실어증 발생

　라. 비우성 반구 손상 시 Aprosodia without affective agnosia 발생

(5) Lower division 병변

　가. 두정엽 및 측두엽 담당, 대부분의 측두엽, Posterior half of parietal lobe, 인접한 외측 후두엽

　나. 운동 및 감각 기능은 일반적으로 보존

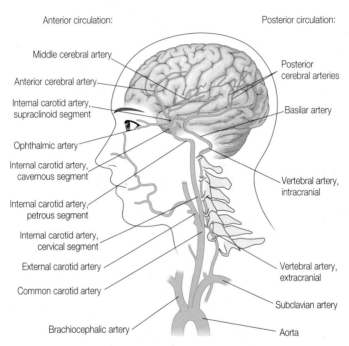

Anterior circulation:

Middle cerebral artery

Anterior cerebral artery

Internal carotid artery,
supraclinoid segment

Ophthalmic artery

Internal carotid artery,
cavernous segment

Internal carotid artery,
petrous segment

Internal carotid artery,
cervical segment

External carotid artery

Common carotid artery

Brachiocephalic artery

Posterior circulation:

Posterior
cerebral arteries

Basilar artery

Vertebral artery,
intracranial

Vertebral artery,
extracranial

Subclavian artery

Aorta

그림 3-1 The Blood Supply of Internal Carotid Artery (Blumenfeld H. Neuroanatomy through clinical cases. Sinauer: Massachusetts, 2002. Fig. 10-2, p369)

다. Optic radiation 손상으로 Contralateral homonymous hemianopia

라. 우성 반구 손상 시 전형적인 웨르니케 실어증 발생

마. 비우성 반구 손상 시 Affective agnosia 및 편측 무시(Neglect) 발생

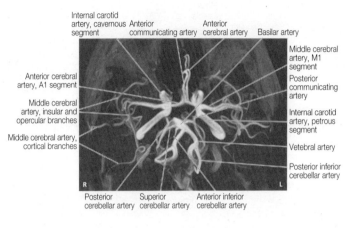

Internal carotid artery, cavernous segment
Anterior communicating artery
Anterior cerebral artery
Basilar artery

Anterior cerebral artery, A1 segment

Middle cerebral artery, insular and opercular branches

Middle cerebral artery, cortical branches

Middle cerebral artery, M1 segment

Posterior communicating artery

Internal carotid artery, petrous segment

Vertebral artery

Posterior inferior cerebellar artery

Posterior cerebellar artery
Superior cerebellar artery
Anterior inferior cerebellar artery

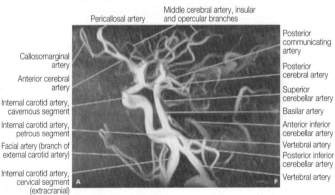

Pericallosal artery
Middle cerebral artery, insular and opercular branches

Callosomarginal artery

Anterior cerebral artery

Internal carotid artery, cavernous segment

Internal carotid artery, petrous segment

Facial artery (branch of external carotid artery)

Internal carotid artery, cervical segment (extracranial)

Posterior communicating artery

Posterior cerebral artery

Superior cerebellar artery

Basilar artery

Anterior inferior cerebellar artery

Vertebral artery

Posterior inferior cerebellar artery

Vertebral artery

그림 3-2 The MRA Image of Internal Carotid Artery(Blumenfeld H. Neuroanatomy through clinical cases. Sinauer: Massachusetts, 2002. Fig. 4-18, p116)

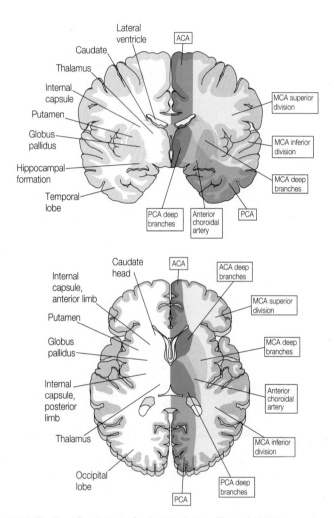

그림 3-3 The Blood Supply to the Cerebral Hemisphere (Blumenfeld H. Neuroanatomy through clinical cases. Sinauer: Massachusetts, 2002. Fig. 10-9, p375)

4) 후뇌동맥 증후군(Posterior Cerebral Artery Syndrome)

(1) Thalamus, 측두엽 및 후두엽, Optic radiation 담당

(2) Thalamic pain syndrome이 발현 가능

(3) Lateral geniculate body, Temporal & Occipital visual radiation, Calcarine cortex of the occipital lobe의 손상으로 Visual disturbance 발생

(4) Dyschromatopsia, Prosopagnosia, Alexia without agraphia 발생

5) Brain Stem Syndrome의 증상

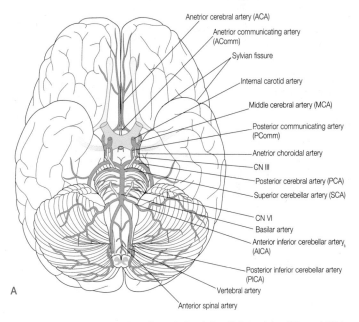

그림 3-4 Blood Supply of the Brain Stem. A; Basal view, B; Lateral view (Blumenfeld H. Neuroanatomy through clinical cases. Sinauer: Massachusetts, 2002. Fig. 2-26, p45)

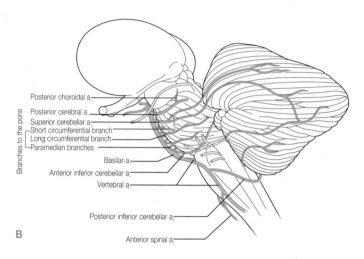

Posterior choroidal a.
Posterior cerebral a.
Superior cerebellar a.
Short circumferential branch
Long circumferential branch
Paramedian branches
Branches to the pons
Basilar a.
Anterior inferior cerebellar a.
Vertebral a.
Posterior inferior cerebellar a.

B

Anterior spinal a.

그림 3-4 Blood Supply of the Brain Stem. A; Basal view, B; Lateral view (Blumenfeld H. Neuroanatomy through clinical cases. Sinauer: Massachusetts, 2002. Fig. 2-26, p45)

표 3-2 뇌간 증후군 및 특징

증후군	위치	구조적 손상	특징
Weber	Medial basal midbrain	Third cranial nerve Corticospinal tract	Ipsilateral third nerve palsy Contralateral hemiplegia
Benedikt	Tegmentum of midbrain	Third cranial nerve Spinothalamic tract Medial lemniscus Superior cerebellar peduncle Red nucleus	Ipsilateral third nerve palsy Contralateral loss of pain and temperature sensation Contralateral loss of joint position Contralateral ataxia Contralateral chorea
Locked in	Bilateral basal pons	Corticospinal tract Corticobulbar tract	Bilateral hemiplegia Bilateral cranial nerve palsy (upward gaze spared)
Millard-Gubler	Lateral pons	Sixth cranial nerve Seventh cranial nerve Corticospinal tract	Ipsilateral sixth nerve palsy Ipsilateral facial weakness Contralateral hemiplegia
Wallenberg	Lateral medulla	Spinocerebellar tract Fifth cranial nerve Spinothalamic tract Vestibular nuclei Sympathetic tract Nucleus ambiguous	Ipsilateral hemiataxia Ipsilateral loss of facial pain and temperature sensation Contralateral loss of body pain and temperature sensation Nystagmus Ipsilateral Horner syndrome Dysphagia and dysphonia

(Braddom RL Physical medicine and rehabilitation, 3rd ed, China: Sauders, 2007, Table 51-3, p 1183)

표 3-3 실어증의 특징 및 증상

실어증	유창성	표현	이해력	반복	이름 대기
브로카	장애	장애	경한 장애	장애	장애
웨르니케	정상	장애	장애	장애	장애
전실어증	장애	장애	장애	장애	장애
초피질성운동성	장애	중등도 장애	경한 장애	정상	장애
초피질성감각성	정상	경한 장애	중등도 장애	정상	장애
초피질성혼합형	장애	장애	장애	정상	장애
전도성	정상	반복 장애	정상	장애	경한 장애
명칭성	정상	정상	정상	정상	장애

(고영진 등, 물리의학과 재활, 정문각, 2008. 표 39-2, p512)

표 3-4 뇌졸중 이후 운동 회복에서 나타나는 synergy pattern

상지	하지
Flexion Synergy	
Shoulder Retraction	Hip Flexion
Shoulder Abduction	Hip Abduction
Shoulder Ext. Rotation	Hip Ext. Rotation
Elbow Flexion	Knee Flexion
Forearm Supination	Ankle Eversion
Wrist Flexion	Ankle Dorsiflexion
Finger Flexion	Toe extension
Extension Synergy	
Shoulder Protraction	Hip Extension
Shoulder Adduction	Hip Adduction
Elbow Extension	Knee Extension
Forearm Pronation	Ankle Inversion
Wrist Extension	Plantarflexion
Finger Flexion	Toe Flexion

(고영진 등, 물리의학과 재활, 정문각, 2008. 표 39-1, p511)

4. 뇌졸중 후 특징적 증후군

뇌졸중 후 여러 특징적 증후군은 진화에 따른 대뇌 발달과 편측화에 의해, 각 국소 영역의 기능이 좌우 각 해부학적 부위별로 분화한 것이 기인함

1) 실어증(Aphasia)

(1) 정의 및 유병률

가. 뇌졸중 후 발생하는 신경인성 의사 소통 장애(neurogenic communication disorder)에는 실어증과 말 운동 장애(motor speech disorder)로 구분할 수 있으며, 말 운동 장애(motor speech disorder)에는 말 실행증(apraxia of speech)와 조음장애(dysarthria)가 포함됨

나. 실어증은 뇌손상 후 언어 장애가 발생하는 것을 말하며, 뇌졸중 후 심각한 실어증이 발생하는 빈도는 21~38% 정도임. 말 운동 장애는 언어 기능에는 영향을 미치지 않고 말을 산출하는 데 손상을 보이는 것을 지칭하며, 조음장애 46.3%, 말 실행증은 4.6% 정도로 보고됨. 일반적으로 뇌졸중후 생존자의 1/3~1/2에서 실어증이 동반되는 것으로 보고됨

(2) 뇌졸중 환자는 의사 소통 장애에 대해 표준화된 선별 검사를 시행하고, 언어 기능, 말 실행증과 조음장애에 대한 평가가 필요함(치료는 언어치료에서 기술함)

2) 편측 무시(Unilateral Neglect)

(1) 정의 : Failure to report, respond or orient to novel meaningful stimuli presented to the side opposite a brain lesion.

*exclude visual, somatosensory, motor impairment.

(2) Top-down attention system pathway의 이상으로 시공간 주의력 시스템의 이상이 발생, 편측 공간에 대한 무시로 나타나는 장애

(3) 원인 병변 : Temporoparietal lobe, Frontal eye field, Cingulate gyrus, Thalamus, Reticular formation 등

(4) 평가

가. Perceptual personal space : Touch left sided parts of the body with the right hand, Fluff test, Reformulated Comb test 등

나. Perceptual extrapersonal space : Line cancellation, Line bisection, A landscape copying task, Clock copying task

다. Representational personal space : Modified Fluff test, Modified Comb test, Modified Razor test

라. Representational extrapersonal space : Inside car test, Object task, Familiar square description

(5) 뇌졸중 재활치료를 위한 한국형 표준 진료 지침

가. 시각 탐색 훈련(visual scanning), 프리즘 적응(prism adaptation)은 높은 수준의 근거로 시행이 권고됨

나. 안대, 시각 운동 상상 훈련(visuomotor imagery), 생체 되먹임 훈련(feedback training), 무시 측의 팔다리 활용(limb activation), 환경 적응 훈련(environmental adaptation), 환경적 단서의 제공(environmental cues), 환자와 가족의 교육은 중등도의 근거 수준으로 권고됨

다. 그 외 말초 전기 자극, 가족 참여 치료, 진동 자극(vibration) 등을 고려할 수 있음

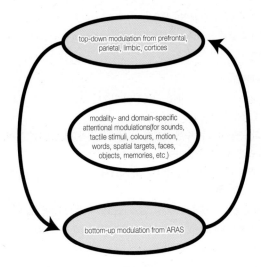

그림 3-5 A schematic representation of the three compartments that regulate the attention matrix (Mesulam MM. Spatial attention and neglect: parietal, frontal and cingulate contributions to the mental representation and attentional targeting of salient extrapersonal events. Phil. Trans. R. Soc. Lond. B. 1999;354:1327).

3) 실행증(Apraxia)

(1) 정의

Impaired motor activity not explained by weakness, incoordination, abnormal tone, bradykinesia, movement disorder, dementia, aphasia, or poor cooperation

(2) 평가(4 types of testing by Heilman and Rothi)

가. 몸짓(Gesture) : "어떻게 하는지 보여주세요."

나. 모방(Imitation) : "제가 하는 것 보고 따라하세요."

다. 실제 물건의 사용(Use of actual object) : "여기 ...가 있습니다. 저한테 이걸

어떻게 사용하는지 보여주세요."

라. 검사자가 물건 사용하는 것을 모방하기(Imitation of examiner using the object)

(3) Ideomotor apraxia

가. Primary executive skills은 보존되어 있으나, learned or complex motor acts 수행을 하지 못함

나. 각각의 운동 요소는 수행 가능하고, 말에서 시각으로 정보가 들어가는 것이 바뀌면 때때로 수행 가능

다. 다른 환경에서 수행 가능하기도 함. 시켜서 하지는 못하나, 자동적으로 수행하기도 함

라. 개념과 운동 수행 간의 해부학적 disconnection이 아닌 기능적 disconnection

마. 관련 병변 : Dominant hemisphere의 Inferior parietal lobe or premotor area of frontal lobe

(4) Ideational apraxia

가. 지시한 동작을 수행하지 못하고, 실제 물건을 주어도 못 함

나. 일반적으로 frontal lobe lesion

(5) Limb kinetic apraxia

가. 개념은 있으나, 일을 수행하지 못 함

나. Limb을 구체적으로 어떻게 써야 하는지 모름

(6) Constructional apraxia

가. Right parietal stroke에서 visuospatial deficit으로 그림을 모방하지 못 함

나. Combinatory or organizing activity를 못 함

(7) Dressing apraxia

가. 옷 입기에서만 어려움 발생

나. Spatial attention system의 이상으로 발생

5. 뇌졸중의 진단

1) 병력 청취와 신경학적 검사

(1) 경과 과정 : 갑자기 나타나는 국소 신경학적 이상 시 뇌졸중 의심. 동반 증상을 반드시 확인하여야 하며, 간질, 실신 등과 감별하여야 함

(2) 국소 신경학적 증상 : 신경학적 검사를 통하여 타 질환과 감별하며, 병변을 국소화하고, 원인 부위 및 혈관을 찾아냄

(3) 임상적 상황 : 유사 증상을 나타내는 말초 신경계 혹은 전정기관 질환과 반드시 주의 깊게 감별하여야 함

2) 뇌졸중의 진단적 검사

(1) 전산화 단층 촬영(Computed tomography, CT) : 급성기 뇌졸중에서 뇌출혈을 감별하기 위해 일반적으로 가장 먼저 시행. 뇌출혈의 경우 고음영으로 나타나며, 뇌경색의 경우 24시간 이상 경과하여야 일반적으로 확인 가능

(2) 자기공명영상(Magnetic resonance imaging, MRI) : 작은 뇌졸중도 확인 가능하며, 뇌경색의 경우에도 초기부터 확인이 가능. Diffusion weighted MRI image 및 ADC (Apparent diffusion coefficient)를 활용할 경우 가장 초기부터 병변을 확인할 수 있음

(3) 뇌혈관 촬영술(4-Vessel angiography) : 뇌혈관을 가장 정확히 검사할 수 있음

(4) 경두개 및 경동맥 초음파(Transcranial Doppler) : 뇌혈류 속도를 통하여 혈관 상태 진단할 수 있음. 경동맥의 동맥경화 상태를 확인할 수 있음

3) 뇌졸중 원인 및 기저질환을 확인하는 검사

고혈압, 당뇨, 고지혈증 등을 확인하기 위한 검사, 심초음파 검사, 24시간 심전도 모니터링(European guideline에는 72시간 모니터링 권고), 혈관염

등과 관련한 검사 등

6. 뇌졸중 환자의 평가

1) 일반적 평가

(1) 신경학적 검사

뇌신경 반사를 포함한 일반적인 신경학적 검사를 지속적으로 시행하여 병의 경과를 확인

(2) 연하장애 검사

초기에 연하장애 선별 검사를 시행하여 초기 계획을 수립 및 치료를 시작함. 이후 비디오투시연하검사를 통하여 정확한 평가를 시행함

(3) 이학적 검사

다양한 이학적 검사를 통하여 동반된 내과적 질환, 근골격계 질환 유무의 평가 및 치료계획 수립

2) 기능 평가

(1) 인지기능 평가 : 간이 정신 상태 검사(MMSE), Visual learning, Verbal learning test 등을 이용하여 환자의 인지 기능을 평가하고, 손상된 영역에 대한 치료계획을 수립

(2) 도수근력검사, 관절가동범위측정, 감각검사(Pain, Temperature, Joint position, Vibration 등), Body scheme 및 Visuo-spatial function test, 균형검사(Berg balance test 등), Coordination 평가 등을 이용하여 주기적으로 평가하여 환자의 손상된 기능을 확인하고, 주기적으로 치료계획을 수립, 또한 보조기가 필요한 경우 처방함

(3) 수정 바델 지수, 기능적 독립성 지수(Functional Independence Measurement, FIM)를 이용하여 전반적인 기능 및 일상생활에서의 손상 정도를 파악하여 치료계획을 수립

표 3-5 Berg Balance Scale

항목	점수
1. 앉아서 일어나기	0~4
2. 지지 없이 서 있기	0~4
3. 지지 없이 앉아 있기	0~4
4. 일어선 자세에서 앉기	0~4
5. 의자에서 의자로 이동하기	0~4
6. 눈 감고 서 있기	0~4
7. 발 모아 서 있기	0~4
8. 앞으로 손 뻗기	0~4
9. 물건 집어 들기	0~4
10. 왼쪽과 오른쪽으로 뒤돌아보기	0~4
11. 제자리에서 360° 회전하기	0~4
12. 한 발 교대로 발판에 올려놓기	0~4
13. 한 발 앞에 다른 발을 붙여 놓고 서기	0~4
14. 한 발로 서 있기	0~4
합계	

3) 실어증 및 언어 능력 평가

(1) 일반적으로 실어증의 평가는 한국판 웨스턴 실어증 검사(Korean version - The Western Aphasia Battery; K-WAB)를 이용하여 평가함

(2) K-WAB는 점수산정방법으로 세 가지 지수(quotient)를 사용하여 평가함

   가. 실어증 지수(Aphasia Quotient, AQ) : 스스로 말하기, 알아듣기, 따라 말하기, 그리고 이름 대기 등의 하부검사 수행력 반영

   나. 피질 지수(Cortical Quotient, CQ) : AQ 산정에 필요한 네 가지 하부검사 수행력 이외에도 읽기, 쓰기, 동작 및 구성, 사공간, 계산 등의 수행력이 모두 포함

   다. 언어 지수(Language Quotient, LQ) : AQ 산정에 필요한 4가지 하부검사의 점수에 읽기 및 쓰기 수행력 점수가 추가

표 3-6 한국판 웨스턴 실어증 검사 점수표

	하부검사	총점		하부검사	총점
I. 스스로 말하기	내용 전달	10		성명 및 주소	6
	유창성	10		그림 묘사	36
	AQ,LQ,CQ 산출: 합계	20		자모 및 숫자	22
II. 알아듣기	예-아니오 검사	60	VI. 쓰기	문장 받아쓰기	10
	청각적 낱말인지	60		단어 받아쓰기	10
	명령 이행	80		한글 음절, 숫자 받아쓰기	6
	합계	200		문장 베껴쓰기	10
	AQ 산출: 합계÷20	10		합계	100
	LQ,CQ 산출: 합계÷10	20		LQ 산출: 합계÷5	20
III. 따라말하기	합계	100		CQ 산출: 합계÷10	10
	LQ,CQ 산출: 합계÷10	10	VII. 동작	합계	60
IV. 이름대기	물건 이름 대기	60		CQ 산출: 합계÷6	10
	통제 단어 연상	20		그림 그리기	30
	문장 완성	10	VIII. 구성·시공간·계산	토막 짜기	9
	문장 응답	10		계산	24
	합계	100		RCPM	37
	AQ,LQ,CQ 산출 : 합계÷10	10		합계	100
V. 읽기	문장 독해	52		CQ 산출: 합계÷10	10
	글 명령	20			
	단어-실물 짝짓기	6	AQ	(I+II+III+IV)×2	
	단어-그림-짝짓기	6		총점: (20+10+10+10)×2=100	
	그림-단어-짝짓기	6			
	단어 식별	4	LQ	I+II+III+IV+V+VI	
	자음+모음 식별	6		총점: 20+20+10+10+20+20=100	
	합계	100			
	LQ 산출 : 합계÷5	20	CQ	I+II+III+IV+V+VI+VII+VIII	
	CQ 산출 : 합계÷10	10		총점: 20+20+10+10+10+10+10+10=100	

7. 뇌졸중의 재활 치료

1) 뇌졸중 후 급성기 치료

(1) 혈전 용해술

가. 동맥 내 혈전 용해술(Intra-arterial thrombolysis) : 허혈성 뇌졸중 발생 6시간 이내에 Urokinase, 또는 Pro-urokinase를 투여함

나. 정맥 내 혈전 용해술(Intra-venous thrombolysis) : 발병 3시간 이내에 tissue plasminogen activator를 정맥 내 투여

(2) 외과적 치료

가. 허혈성 뇌졸중에서 뇌혈관 중재시술

나. 출혈성 뇌졸중에서 신경외과적 수술

(3) 혈압 및 뇌압 조절

2) 허혈성 뇌졸중 이후 예방적 약물 치료

(1) 항혈소판제

가. 현재의 항혈소판제 사용 중 가장 예방적인 효과가 좋은 것으로 증명된 약제는 Clopidogrel 75 mg, 혹은 Aspirin(75~325 mg)과 Dipyridamole 200 mg의 병합 용법임

나. 일반적으로 Aspirin과 Clopidogel의 병합 요법은 출혈 위험을 증가시키므로 권고하지 않으나, 환자의 혈관 상태에 따라 선택적으로 적용할 수 있음

다. 상기의 제형을 사용할 수 없을 경우 Aspirin 단독 요법, Ticlopidine 단독 요법, Cilostazol 단독 요법을 투여할 수 있으나 예방 효과는 떨어짐. Cilostazol 단독 요법은 Aspirin 단독에 비해 예방 효과는 유지되면서, 출혈 경향을 증가시키지 않는 장점이 있다고 보고됨

라. Aspirin 복용 시 허혈성 뇌경색의 상대 위험률을 20~25% 낮춤. Clopidogrel 은 Aspirin보다 상대 위험은 7% 낮추며, 매년 0.6%의 절대 위험 감소 효과가 있음

마. 출혈이 예상되는 시술이나 수술을 시행하여야 할 때는 항혈소판제는 5~7

일 중단 후 시술을 시행하며, 시술 후 즉각적으로 항혈소판제를 재사용함을 원칙으로 함

(2) 항응고제

가. 적응증 : 심방세동 등 심장 혈전에 의한 색전성 뇌졸중의 위험이 높은 환자, 뇌간 경색, 경과 중의 뇌졸중(stroke in evolution)

나. 헤파린 투여 시 aPTT, Warfarin 투여 시 PT의 추적 관찰이 요구됨

다. 심방세동 환자의 경우 Direct Xa inhibitor, 즉 Apixaban (Eliquis) 5 mg bid, Rivaroxaban (Xarelto) 20 mg qd 사용을 권장함. Direct Xa inhibitor는 혈중 농도 추적이 필요없다는 장점이 있으나, 신기능이 감소된 경우 용량 조절이 필요함. 크레아티닌 청소율(creatinine clearance, CrCl)이 50 mL/min 이상인 경우는 용량 조절이 필요 없으나, 15 mL/min 미만이면 사용하지 않는 것을 권고함. CrCl이 15~49 mL/min 일 때 Rivaroxaban은 15 mg으로 감량하고, Edoxaban은 30 mg으로 감량해서 사용함. Apixaban의 경우 CrCl이 30~49 mL/min에도 5 mg bid를 그대로 사용하고 15~29 mL/min일 경우 2.5 mg bid로 감량해서 사용함

라. 기계판막치환술을 받은 환자에서는 와파린 투여를 권장함. 용량은 INR 수치를 확인하면서 조절함. 뇌졸중이 발생한 기계판막치환술 환자는 목표 INR을 2.5~3.5로 조절해야 함. 와파린 투여 시에는 와파린은 타 약제와의 상호작용이 빈번하며, 식이에 따라 INR 수치가 변화할 수 있음에 대한 교육이 투약과 병행되어야 함

마. 동맥내막 절제술 : 허혈성 뇌졸중이나 일과성 허혈성 발작이 있었던 환자 중 내경동맥의 50~99% 협착이 있는 경우

바. 심방세동 환자에서 뇌출혈이 발생한 경우, 항혈소판제나 항응고제의 재사용은 뇌출혈 발생 7~8주 경부터 시작함

3) 뇌졸중 이후 혈압 조절

(1) 허혈성 뇌졸중

가. 조절 목표 : 발병 후 초기에는 악성 고혈압이 아닌 경우 혈압 조절을 조심스

럽게 시행. 보존적 치료를 받은 경우 혈압이 220/120 mmHg 이상이거나, 혈전용해제 투여 환자에서 185/100 mmHg 이상일 경우에만 조절

나. 발병 후 7일 이후에는 일반적인 고혈압 치료를 시작함

다. 초기 고혈압 조절 시 예방에 더 효과적인 제형은 없으나, 니페디핀 (Nifedipine)의 설하 투여는 즉각적 저혈압을 초래할 수 있으므로 금기

라. 기존 투여중인 고혈압 약제는 환자의 상황에 따라 투여를 결정할 것

(2) 출혈성 뇌졸중

가. 발생 후 고혈압은 수축기 및 이완기 혈압 모두 엄격한 조절이 필요함

나. 고혈압은 혈종 크기 증가시키고 사망률을 증가시킴

다. 고혈압 약제 중 Sodium nitroprusside는 항혈소판 작용이 있고, 두개강 내 뇌압을 증가시키므로 금기

4) 뇌졸중 이후 신경 자극 치료

(1) 약물 치료

가. 현재까지 특정 신경전달 물질을 증가시키거나 감소시키는 약물이 인지 기 능의 회복 및 일상생활 수행에 도움이 된다고 보고됨

나. 약물의 선택은 환자의 병변 빛 증상에 따라 필요한 Neurotransmitter를 고 려하여 약제를 선택하며, 약제에 대한 반응 및 경과에 따라 약제의 증량 및 추가 약제 선택을 고려함

다. 뇌졸중 재활치료를 위한 한국형 표준 진료 지침에서는 운동기능 회복을 위 해 물리치료와 같이 Fluoxetine, Levodopa의 사용이 도움이 될 수 있다고 제시함

표 3-7 The Major Neurotransmitters and the Cognitive Functions (Parton A, Coulthard E, Husain M. Neuropharmacological modulation of cognitive deficits after brain damage Current Opinion in Neurology 2005, 18:675-680, Table 1, p676)

Neurotransmitter	Proposed cognitive functions
Norepinephrine	Arousal
	Vigilance
	Attention
Dopamine	Memory
	Learning : reward, motivation and reinforcement
Acetylcholine	Long term memory especially declarative memory
	Learning : acquisition and retention of tasks
	Arousal
	Attention
Glutamate	Learning and memory : long-term potentiation

표 3-8 Mechanism of Action of Pharmacologic Agents

Medication	Predominant mechanism of action	Other action
Noradrenalin agonists		
Methylphenidate	Increased presynaptic release of noradrenalin	Increased DA release
Dextroamphetamine	Increased release and reduced reuptake of noradrenalin	Increased DA release
Modafinil	Alpha-1 agonist	Inhibits GABA release
Dopamine agonists		
Amantadine	Increased release and reduced uptake of DA	Altered number of DA receptors
Levodopa	Carbidopa increased production of DA	
Bromocriptine	Postsynaptic DA receptor agonist	
Acetylcholine agonists		
Donepezil	AChE inhibitor	Increased ACh levels
Physostigmine	AChE inhibitor	Increased ACh levels
CDP-choline	ACh precursor	Increased ACh levels

DA, dopamine; GABA, gamma-amino butyric acid; CDP, cytidine 5-diphosphocholine; AChE, acetylcholine esterase (Sivan M, Neumann V. Pharmacotherapy for treatment of attention deficits after non-progressive acquired brain injury. A systematic review. Clinical Rehabilitation 2010;24:110, Table 1, p111).

(2) 반복 경두개 자기자극 치료(Transcranial Magnetic stimulation)

가. 비침습적 반복 경두개 자기자극(repetitive transcranial magnetic stimulation, rTMS)은 반복되는 자기자극의 수(number), 강도(intensity), 주파수(frequency)에 따라 뇌활성도의 변화가 결정되는데, 수와 강도가 증가할수록 뇌활성도의 변화량이 증가하며, 주파수가 1 Hz 이하인 경우 뇌활성도가 감소하게 되고, 5 Hz 초과인 경우 뇌활성도가 증가하는 것으로 알려져 있음

나. 뇌졸중 환자에서 경두개 자기자극 치료의 적용은 뇌졸중 병변, 발병 시기 등에 따라 반응이 다를 수 있으나, 현재 여러 연구를 통하여 효과가 입증되

고 있음

다. 2016년 뇌졸중 재활 진료지침에서는 반복 경두개 자기 자극 치료는 금기 사항, 부작용 등을 숙지한 경험이 많은 전문의에 의해 선택적인 환자에서 시행된다면 뇌졸중 후 상지 운동기능 향상, 만성 뇌졸중 환자의 보행기능 향상, 편측 무시 향상, 정서 향상, 언어 기능 향상, 삼킴 기능 향상에 도움이 될 수 있다고 제시함

(3) 반복 경두개 직류 전기자극(Transcranial Direct Current Stimulation, t-DCS)

가. 반복 경두개 자기자극은 뇌졸중 후 뇌기능 향상을 목적으로 하는 비침습적 뇌자극기법으로 tDCS 시 양극이 부착된 뇌영역의 활성도는 증가하는 반면 음극이 부착된 영역은 활성도가 저하되는 특성이 있어, 병변측 및 비병변측의 대뇌 활성도를 조절하여 치료적인 효과를 유도함

나. 뇌졸중 재활을 위한 한국형 표준 진료 지침에 따르면 경두개 직류 전기자극 치료는 금기 사항, 부작용 등을 숙지한 경험이 많은 전문의에 의해 선택적인 환자에서 시행된다면 뇌졸중 후 운동기능 향상, 언어기능 향상 및 인지기능 향상에 도움이 될 수 있다고 제시함

5) 뇌졸중 이후 물리치료

(1) 운동과 기능 회복을 위한 감각운동 조절 기술들이 뇌졸중의 재활에 전통적으로 이용되었고, 기본적인 근력 강화, 관절운동, 균형 훈련, 자세 조절을 이용함

(2) 뇌가소성은 작업을 통한 운동 훈련으로 Cortical remodeling, Use-dependent motor recovery 등의 가설을 통해 일어난다고 여겨짐

(3) 운동 회복에 있어 어떠한 Therapeutic intervention이든 적절한 Behavioral intervention (Rehabilitation therapy)이 동반되어야 함

(4) 뇌졸중 후 물리치료의 기본적인 요소는 Strengthening, ROM exercise, Balance training 그리고 Postural control 로 구성

(5) 초기 치료

가. 적절한 체위(Proper positioning)가 중요함. 팔이 견인되지 않도록 주의

나. 마비가 있는 쪽으로 누울 때 자세

　①머리에 베개를 베고 목이 앞으로 굽혀지지 않도록 하여 몸통과 평행하게 함

　②팔을 뻗어 어깨에서 팔과 몸통이 최소한 90° 의 각을 이루도록 함

　③손바닥이 천장을 향하도록 하며, 손목이 약간 뒤로 처지도록 함

　④마비가 없는 다리는 굽혀 무릎 밑에 베개를 둠. 마비가 있는 다리는 무릎만 약간 굽힘

　⑤몸통은 약간 뒤로 젖히고 베개로 지지

다. 천장을 보고 똑바로 누울 때

　①머리와 몸통이 마비가 있는 쪽으로 굽혀지지 않도록 대칭으로 유지

　②마비가 있는 쪽 어깨 밑에 베개를 깔아주어 반대쪽 어깨와 수평이 되고 등쪽의 어깨뼈가 튀어나오지 않도록 함.

　③팔은 쭉 펴고 손바닥이 천장을 향하도록 하여 어깨부터 손까지 베개를 아래에 둠. 팔을 어깨 위로 뻗혀 팔꿈치는 곧게 펴고 어깨부터 팔목 부위까지 베개를 깔아 손등이 자연스럽게 뒤로 처지도록 유도

　④작은 베개를 고관절 아래에 깔아 골반이 좌우로 균형을 이루도록 하며, 무릎 밑에는 베개 등을 깔지 않도록 주의

라. 건강한 쪽으로 누울 때

　①마비가 있는 쪽의 팔이 몸과 90° 의 각도를 이루도록 앞으로 뻗어 손등이 천장을 향하도록 한 자세에서 팔과 손 전체 아래에 베개를 유지

　②마비가 있는 쪽 다리는 고관절과 슬관절을 굽힌 자세에서 다리 아래에 베개를 유지

　③발 전체에 베개를 깔아, 발목 부위에서 발이 뒤틀리지 않도록 함

마. 앉을 때

　①몸통이 대칭이 되도록 하고, 마비가 있는 쪽 엄지손가락이 위에 놓이게 한 자세로 양손을 깍지 끼어 놓음

　②팔을 침대에 부착되어 있는 책상에 놓고, 무릎은 곧게 편 상태를 만듦

　③침대 등받이를 수직이 되도록 세워 베개를 대고 몸통이 쭉 펴지도록

유도

바. 하루에 한 번 이상 전체 관절을 Full ROM 움직여서 관절 구축 예방

사. Therapeutic approaches로 Muscle facilitation을 위한 sensory feedback, Superficial cutaneous stimulation, Proprioceptive neuromuscular facilitation, Neurodevelopmental technique을 이용하여 치료

(6) Brunnstrom에 의해 제안된 치료 기술

가. 운동 회복이 초기에 Synergistic patterns of movement 나타나며 이후 voluntary movement로 transition 됨

나. 6단계의 운동 회복 패턴에 따른 치료 유도

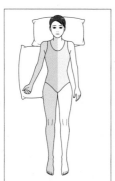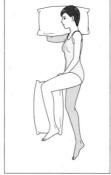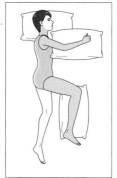

그림 3-6 **편마비환자의 적절한 침상 자세**(Pedretti LW, editor. Occupational Therapy, Practical Skills for Physical Dysfunction. 4th ed. USA: Mosby, 1996. 그림 24-13, 14, 15, p445-446)

표 3-9 Brunnstrom Stages of Motor Recovery

Stage	Characteristics
Stage 1	No activation of the limb
Stage 2	Spasticity appears, and weak basic flexor and extensor synergies are present
Stage 3	Spasticity is prominent; the patient voluntarily moves the limb, but muscle activation is all within the synergy patterns
Stage 4	The patient begins to activate muscles selectively outside the flexor and extensor synergies
Stage 5	Spasticity decrease; most muscle activation is selective and independent from the limb synergies
Stage 6	isolated movements are performed in a smooth, phasic well-coordinated manner

(Delisa JA. Physical medicine and rehabilitation, 4th ed, Philadelphia: Lippincott Williams & Wilkins, 2005, Table 77-13, p1667)

(7) Bobath (Neurodevelopmental Technique, N.D.T.) 치료 방법

　가. 뇌성마비 환자 치료로 고안

　나. 비정상적인 자세와 움직임을 억제 독립적인 근 조절을 촉진

　다. 고유수용체 신경 촉진은 빠른 신장과 대각선 움직임을 통하여 고유수용체 입력을 최대화 유도

(8) Rood : Superficial cutaneous stimulation (Stroking, Brushing, Tapping, Icing, Vibration)으로 운동 회복 유도

(9) Proprioceptive Neuromuscular Facilitation (P.N.F.)

　가. Quick stretching, Manual resistance of muscle activation in functional direction

　나. Upper motor neuron (UMN) lesion이 아닌 경우 유용

(10) Carr와 Shepherd는 업무 접근적인 치료적인 운동으로 기능적 업무를 수행하는 동안에 움직임을 촉진하는 치료법을 주장

(11) 기타 유용한 치료 방법들

　가. 체중 보조 트레드밀 훈련(Body weight-supported treadmill training,

BWSTT) : Forced use paradigm, 점진적인 체중부하 증가, 마비된 다리의 집중적 이용. 뇌졸중 이후 심혈관계 적응도에 효과. 일반적인 치료보다 효과가 좋다고 보고. 보행이 불가능한 환자에서는 보행 학습, 보행 가능한 환자에서는 보행 속도 증진을 유도

  나. 로봇 보조 훈련(Robot Assisted Therapy) : 로봇이 컴퓨터 시각 목표를 향하여 수동 또는 보조적인 움직임을 유도. 운동기능 증진 유도함. 과제의 반복 수행하여, 기능적 운동 학습을 유도하며, 보행 훈련을 수행함

표 3-10 중추신경계 발달치료 수행 방법(NDT Handling technique)

억제 방법(Inhibition Technique are used to)
수동 및 능동 운동 시 방해하는 비정상 근육 긴장도를 낮춤(Decrease abnormal muscle tone that interferes with passive and active movement)
경직된 근육의 길이를 늘려 체간의 정상 정렬 회복(Restore normal alignment in the trunk and extremities by lengthening spastic muscles)
원하지 않는 움직임 및 연관된 반사의 중단(Stop unwanted movements and associated reactions from occurring)
작업 수행 중 상지 및 하지의 자세를 저하시키는 방법을 교육(Teach methods for decreasing the abnormal posturing of the arm and leg during task performance)

촉진 방법(Facilitation Techniques are used to)
편마비 측에 정상 움직임의 감각자극을 제공(Provide the sensation of normal movement on the hemiplegic side)
체간, 상지 및 하지의 정상 움직임의 재학습을 위한 시스템 제공(Provide a system for relearning normal movements of the trunk, arm and leg)
근육이 등장성, 편심성 및 등척성으로 수축할 수 있도록 자극(Stimulate muscles directly to contract isotonically, eccentrically, or isometrically)
치료사가 제한을 유지함으로 실제적인 움직임의 허용(Allow practicing movements while the therapist maintains some constraints)
환측으로 기능적인 일 및 작업을 수행할 수 있도록 교육(Teach ways to incorporate the involved side into functional tasks and occupations)

(Trombly CA and Radomski MV, editor. Occupational Therapy for Physical Dysfunction. 5th ed. Philadelphia: Lippincott Williams & Wilkins, 2002. 표 23-3, p525)

(12) Progression of gait training

가. Bar 등을 잡고 기립 균형을 유지할 수 있어야 함

나. 환측 하지로 전체 체중 지지 및 이동

다. 서서 좌우로 체중 이동

라. 평행봉에서 보행 훈련 시작

마. Four point cane을 이용하여 보행 훈련

6) 뇌졸중 이후 작업치료

(1) 인지 재활 치료 : 전산화 인지 재활치료 혹은 전통적인 방식의 비전산화 인지 재활치료를 통해 환자의 주의 집중력, 기억력, 판단력 등 여러 분야의 인지 저하를 회복하는 치료임. 평가를 통하여 문제 있는 인지 영역을 파악한 후 회복 기법과 보상 기법을 같이 사용하여 인지 기능 증진을 유도함

(2) 상지 재활은 손상된 상지의 신경학적 기능 회복을 촉진시키거나 또는 보상 방법 사이에서 균형 있는 치료를 시행하며, 운동 및 감각영역 각 분야의 기능저하에 대해 인지 운동 치료, 근력 강화 운동, 억압운동치료(Constraint-Induced Movement Training) 등 여러 형태의 치료적 접근을 사용함. 억압운동치료는 Learned non-use에 의한 기능적 제한을 행동치료를 통하여 피질 재구성 및 운동 기능 회복 유도하는 것으로 이환된 상지에서 어깨, 팔꿈치 근력이 충분하고, 손목 및 손가락의 신전의 근력이 나타날 때 시도할 수 있음. 일반적인 억압치료는 정상 상지를 하루 시간의 90%에서 사용을 제한하며, 마비된 상지를 하루에 6시간 이상 치료하는 것을 2주 이상 지속하는 것을 원칙으로 하며, 변형 억압운동치료는 정상 상지를 하루에 5시간, 주 5일 억압하고 마비된 상지를 하루 3시간씩 주 3회 치료하는 것을 원칙으로 하여 적용함

(3) 일상생활 동작 치료 : 일상생활동작 치료실에서 실제적으로 생활이 일어나는 환경과 유사한 환경을 만들어서 일상생활에서의 독립성 증진 유도

(4) 로봇 보조 훈련(Robot Assisted Therapy) : 과제를 반복적으로 수행하여, 기능적 운동 학습을 유도하며, 상지 운동 훈련 시행함

(5) 가상현실 훈련(Virtual Reality Training) : 어떤 특정한 환경이나 상황을 컴퓨터로 만들어서, 그것을 사용하는 사람이 마치 실제 주변 상황 · 환경과 상호작용을 하고 있는 것처럼 만들어 주는 인간-컴퓨터 사이의 인터페이스를 이용하여 기능적 회복을 유도하는 재활치료

(6) 연하장애 치료

　가. 연하곤란은 뇌졸중 이후 30~65%에서 발생

　나. 흡인 폐렴의 위험은 인두 연하 시작 지연과 비디오 투시 연하검사에서 인두 통과 시간의 증가와 밀접한 관련이 있음

　다. 흡인 위험에 영향을 주는 요인 : 입술과 혀의 운동과 감각 저하, 편측 무시, Vallecula와 Pyriform sinus에 후두잔여물의 고임, Cricopharyngeal dysmotility 등

　라. 연하장애의 치료는 '3-4장 연하장애'에 기술

(7) 거울 치료(Mirror Therapy) : 상지 운동 회복을 위해 효과적으로 사용할 수 있으며, 환자가 혼자서 할 수 있다는 장점이 있음

(8) 운동 심상 훈련(Motor Imagery Training) : 뇌졸중 후 상지기능 향상을 위해서 실제 움직임을 사용한 재활훈련에 추가적으로 운동 심상 훈련 시행이 권고됨

7) 뇌졸중 이후 언어치료

(1) 실어증의 경과 및 예후

　가. 실어증의 회복은 운동 시스템에 비해 느린 속도와 좀 더 지속적인 경과를 보임

　나. 브로카 실어증(Broca aphasia)은 병변이 클수록 회복이 나쁘고, 전두엽 뒷부분에 국한된 작은 병변의 경우, 초기 점진적인 호전을 보이며 결국 명칭 실어증이 동반된 경한 실어증 및 단어 찾기 장애(Word-finding difficulty)로 변화하면서 회복됨

　다. 전실어증(Global aphasia)의 경우 언어 이해력이 언어 표현력에 비해 더 잘

회복되고, 의사소통 능력은 천천히 회복되어 1년 또는 그 이후에도 지속됨

라. 웨르니케 실어증 : 회복 경과가 다양함

(2) 실어증에서의 언어치료

가. 실어증에서의 언어치료는 다양한 치료방법을 통하여 발성을 촉진하여 의사소통을 증진

나. 2012년 뇌졸중 재활치료를 위한 한국형 표준 진료 지침에 의하면, 전문화된 언어 치료를 일주일에 최소한 2시간 이상 시행할 것을 강력히 권고하고 있으며, 그 외에 만성기 실어증에서 억제 유발 언어 치료, 가족이나 자원자의 교육을 통한 치료 및 그룹 치료를 사용하여 치료할 것을 권고함

다. 만성 실어증 환자에서 보조적 약물치료로 도네페질(donepezil), 갈란타민(galantamine)과 같은 아세틸콜린 분해효소 억제제(AChEI), 메만틴(memantine)의 투여를 고려

라. Stimulation-facilitation approach, 멜로디 어조치료(Melodic intonation therapy, M.I.T.) 등을 개별적으로 적용할 수 있음

(3) 말 실행증(Apraxia of speech)

가. 운동 계획 및 프로그램의 이상(Motor planning and programming disorder)

① 조음 실수(Articulation errors)

② 구강 운동 시작 장애(Impaired initiation of oral movement)

③ 발화 속도의 저하(Reduced speaking rate)

④ 음조 실수(Prosodic errors)

나. 의도적인 발화(Purposeful, propositional speech)에 비해 자발 발화(Automatic speech)는 상대적으로 보존

다. 우성 반구 손상 시 호발, Perisylvian and insular areas, subcortical structures, premotor cortex lesions과 관련

라. Labored and dysprosodic productions, errors of omission, substitution, repetition

마. 치료 : Retraining to program sound patterns, to shift from one sound to another, to use preserved melodic and rhythmic patterns facilitate speech

(4) 조음장애(Dysarthria)

가. 다양한 감각운동 발화 이상(Sensorimotor speech execution disorders)의 조합

나. Impairments to the articulatory, respiratory, laryngeal, and resonance subsystems of speech

다. 치료 : 감각자극, 구강운동근육강화, 호흡훈련, 발음 재훈련 등의 운동

8. 뇌졸중 후 합병증 및 치료

(1) 흔한 동반질환 : 고혈압, 관상동맥심질환, 비만, 당뇨, 관절염, 좌심실 비대, 울혈성심부전 등

(2) 흔한 합병증 : 저알부민혈증, 우울증, 어깨 통증, 낙상, 요로감염, 폐렴, 경련, 욕창, 뇌졸중 재발, 요통과 고관절 통증 등

(3) 생리적 탈조건화(Physiologic deconditioning)

가. 급성 질병과 장기간 침상에 누워있으므로 발생

나. 피로, 지구력 제한, 운동내성 저하, 기립성저혈압, 동기부여 소실, 우울증 등의 원인

다. 초기에 재활치료 참여 및 균형 있는 활동과 휴식 계획

(4) 정맥혈전증(Venous Thrombosis) 및 폐색전증(Pulmonary Embolism)

가. 뇌졸중 후 심부정맥혈전증(Deep vein thrombosis, DVT)의 경우 40~50%, 폐색전은 10%의 발병률로 보고

나. 출혈성 뇌졸중 환자를 제외하고 항응고제 또는 예방적인 차원의 헤파린으로 예방

다. 진단

①정맥혈전증의 경우 Ultrasonography, Contrast venography, CT 등의 영상 검사 및 D-dimer 등의 검사실 검사로 진단

②D-dimer 결과는 높은 예민도를 가지므로 음성인 경우에는 정맥혈전

증 및 폐색전증의 진단을 배제할 수 있으나, 양성인 경우 추가적인 검사를 통한 진단이 필요. 정맥혈전증이나 폐색전증에 대한 치료 시행 후 재발에 대한 추적 검사를 위해서도 널리 사용됨

③ 폐색전증은 심전도 검사, 흉부 단순 방사선 검사, Ventilation-Perfusion scan, 동맥조영술, CT 등의 검사를 통하여 진단, 현재 검사로는 Computed tomography pulmonary angiography (CT-PA)가 감별진단을 위해 가장 추천

④ 폐색전증이 의심되는 경우 검사실 검사로는 동맥혈 피검사, Brain natriuretic peptide (BNP), Troponin 등의 검사실 검사가 도움

라. 치료

① 치료를 안 하는 경우 정맥혈전증 환자의 약 50%에서 폐색전증이 발생

② 정맥혈전증 및 폐색전증에서 항응고제를 통한 치료 기간은 위험인자의 지속 여부 및 재발한 적이 있는지에 따라 결정

③ 정맥혈전증 환자 중 항응고 치료를 시행할 수 없거나 재발한 경우에는 Inferior vena cava (IVC) filters 삽입을 추가적으로 시행하는 것이 권고

④ 폐색전증이 발생한 경우 LMW heparin 혹은 heparin으로 치료 시작. 일반적으로 LMW heparin을 사용하며, Enoxaparin의 경우 환자의 체중당 1 mg/kg를 피하로 12시간 간격으로 주입하거나, 체중당 1.5 mg/kg을 하루 한 번 주입

⑤ 정맥혈전증 및 폐색전증의 치료로 LMW heparin 혹은 heparin으로 치료 시작하면서 Warfarin을 같이 사용하여 용량 조절함. LMW heparin 혹은 heparin을 5일 이상 같이 사용하는 것이 원칙이며, International Normalized Ratio (INR)은 2.0~3.0으로 유지

⑥ 심부 혈전증 및 폐색전증에서 Warfarin 은 위험인자가 없는 첫 발병인 경우 3개월 이상 사용이 권고되며, 위험인자가 지속적으로 있는 경우에는 그 기간을 6개월 등으로 연장하여 치료하는 것이 추천됨. 재발한 경우 6개월 이상의 사용이 권고되며, 폐색전증이 2회 이상 재발한 경우 평생 지속적으로 사용할 것이 권고됨

⑦ Apixaban, Dabigatran, Rivaroxavan의 경우 혈중 농도 추적이 필요

없다는 장점이 있으며, 건강보험 심사평가원의 2015년 기준에 의하면 심재성 정맥혈전증, 폐색전증의 치료 및 재발 위험 감소를 위해 최소 5일간의 비경구 항응고제 사용 후 6개월 이내로 투약할 수 있으며, 중증 신장애 (CrCl < 30 ml/min)에서는 투여가 불가함

(5) 폐렴 : 뇌졸중 환자의 1/3에서 발생, 지주막하출혈 환자에서 발생빈도가 높음

(6) 심장 질환으로 고혈압은 75%, 관상동맥 심질환 32~62%, 부정맥 40~70%, 울혈성심부전 12~18%에서 동반, 울혈성심부전이 동반된 경우에는 운동을 시작하기 전에 정밀한 검사를 해서 치료를 환자에게 맞게 수정할 필요가 있음

(7) 낙상

  가. 체위성 저혈압, 족관절의 첨족 내반 변형, 보행 시 발가락 끌림 등으로 인하여 주로 환측으로 넘어지며 발생

  나. 우측 대뇌반구에 병변이 있는 경우 호발

  다. 치료 : 균형훈련, 인지훈련, 안전훈련, 환경장해물 제거, 보조기 사용

(8) 경직(Spasticity)

  가. 매일 스트레칭이 중요(어깨, 손목, 손가락, 고관절, 발목 등)

  나. Static resting splint (WHO, AFO) : 주로 수부 및 발목의 근 긴장도를 줄이고 관절구축을 예방하는 데 이용

  다. Botulinum toxin injection : 상지의 국소경직에서 Botulinum toxin의 근육 내 주사는 경직 감소에 효과적임. 현재 국내 보험 기준은 발병일 기준 3년 이내의 환자를 대상으로, MAS 2 이상의 상지 경직에서, 4개월 이상의 간격으로 botox 단위로 300 unit까지를 건강 보험에서 인정하고 있음. 초음파나 근전도 기계 가이드하에 주사를 일반적으로 시행함

  라. Intrathecal baclofen : 하지의 경직을 줄이고 보행 호전에 도움

(9) Uninhibited bladder and bowel

  가. Pontine micturition center가 보존된 경우 보통 배뇨근 수축 및 괄약근 이완이 정상적으로 유지됨

나. Frequent urgency가 있다면 먼저 incomplete bladder emptying 인지
　　low-volume voiding 인지를 구분

다. 요역동 검사는 항상 필요하지 않고 대신 초음파를 배뇨 후 잔뇨 검사 후 치료

　　① 배뇨 후 잔뇨가 200 mL 이상이면 먼저 Prazocin 등의 α-blocker로 치료

　　② 완전 배뇨가 일어나면 Oxybutynin 및 Detrusitol 등의 anticholinergic
　　　로 치료

(10) 우울증

가. 뇌졸중 후 생존 환자의 1/3~2/3에서 발생

나. 의욕 상실 : 83%, 수면 장애 : 67%, brooding : 60%, 절망감 : 39%

다. 기질적 병변 및 reactive causes 로 인하여 발생

라. 좌측 전두엽 병변 및 Catecholamine 소실과 관련

마. 치료 : 정신요법, 정신 사회 지지, 약물치료가 고려될 수 있으며, 2012년
　　재활치료를 위한 한국형 표준 진료 지침에 따르면 뇌졸중 환자에서 우
　　울증이 발생하였을 때는 항우울제를 투여하는 것을 강력히 권고하고 있
　　으며, 단기간 치료보다는 충분한 기간 동안의 치료할 것을 권고함.

바. 약물 치료 : 항우울제 선택 시 class I 항우울제와 SSRI 제제의 효과는 유
　　사하나 금기증, 부작용을 고려하여 SSRI 제제 투약을 우선적으로 강력
　　히 권고함.

(11) 성기능 장애

가. 뇌졸중 생존자의 40~70%에서 발생

나. 기질적 원인보다는 대부분 심리적 원인(공포, 불안, 우울증, 불편감)

(12) 복합 부위 통증 증후군(Complex Regional Pain Syndrome)

가. 찌르는 듯한 통증, 부종, Vasomotor instability, 사지 말단부에서의
　　Trophic change, 편마비 환자의 상지에서 이유 없이 수부 종창이나 어깨
　　및 손가락 관절의 ROM 통증이 있을 경우 의심

나. 진단

　　① History of recent or remote accidental or iatrogenic trauma or disease

　　② Presence of persistent pain that is burning, aching, throbbing in character

　　③ One or more of the followings

- Vasomotor or sudomotor disturbance
- Trophic changes, edema of the limb, sensitivity to cold, muscle weakness or atrophy
- Relief of pain and modification of signs after regional sympathetic blockade

다. 진단에 도움이 되는 검사
 ① 3상 골주사 촬영(Triphasic bone scan), 단순 방사선 촬영
 ② 수부 부피 비
 ③ 중지 둘레길이 비(Ratio of circumference of the middle finger, RCMF)
 ④ 손목 둘레길이 비(Ratio of the circumference of the wrist, RCWF)
 ⑤ Thermography
 ⑥ 수부 온도

라. 치료
 ① 국소 교감신경 차단술(Regional sympathetic block: ex. stellate ganglion block)
 ② 스테로이드 치료
 ③ 종창 및 통증 조절을 위한 물리치료

(13) 어깨 통증

가. 뇌졸중 편마비 환자의 34~84%에서 동반

나. 신경근 전기 자극(Neuromuscular electrical stimulation, NMES)을 삼각근, 극상근에 적용하여 견관절 아탈구 및 통증 감소

다. 임상적으로 아탈구가 있는 경우
 ① 단순 방사선 검사 : 단순 배면 촬영(A-P view), 30° 전사위 촬영(Oblique view)에서 수직거리, 수평거리 및 관절 간격을 측정 비교
 ② 어깨 보조기를 이용 교정

라. 유착성 피막염(Adhesive capsulitis), 충돌 증후군(Impingement syndrome), 회전근개 증후군(Rotator cuff tendinitis), 견봉하 활액낭염(Subacromial bursitis) 등이 발생한 경우 각각의 진단에 맞게 치료

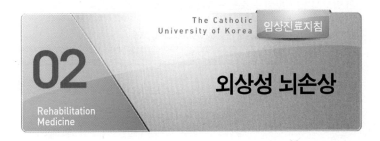

The Catholic
University of Korea 임상진료지침

02

Rehabilitation
Medicine

외상성 뇌손상

1. 서론

1) 외상성 뇌손상의 정의 : 외력에 의해 발생된 뇌기능변화 또는 뇌병변

- by The Demographics and Clinical Assessment Working Group of the International and Interagency Initiative toward Common Data Elements for Research on Traumatic Brain Injury and Psychological Health, 2010

(1) 뇌기능 변화의 정의 : 다음 임상 징후 중 1가지

- 의식소실 또는 의식수준 저하
- 수상 전후 기억의 소실(Retrograde Amnesia, Post-Traumatic Amnesia)
- 신경학적 이상(weakness, loss of balance, change in vision, dyspraxia paresis/plegia [paralysis], sensory loss, aphasia, etc.)
- 정신상태 변화(confusion, disorientation, slowed thinking, etc.)

(2) 뇌병변의 정의

해부학적, 영상의학적, 실험실 검사 등 뇌병변을 확인할 수 있는 다양한 소견

(3) 외력의 정의

- 머리가 다른 물체에 부딪히거나 가격당하는 것
- 직접적인 외상은 없더라도 두개골 내에서 두뇌의 가속/감속
- 두뇌의 관통 손상
- 폭발/폭압 등 직간접적으로 외부로부터 전해지는 모든 힘

2) 외상성 뇌손상의 중증도 구분 by VA/DoD CPG, 2009

표 3-11 외상성 뇌손상의 중증도 구분 by VA/DoD CPG, 2009

구분	경증	중등증	중증
영상의학적 검사	정상	정상 또는 이상	
의식소실	0~30분	30분 초과 24시간 미만	24시간 이상
의식/정신상태 변화	1일 이내	24시간 초과	
외상후 기억상실 (PTA)	1일 이내	7일 미만	7일 이상
24시간 이내 Glasgow Coma Scale (GCS)	13~15	9~12	〈 9

* 대부분의 손상(80%)이 Mild TBI이며, Moderate TBI (10%), Severe TBI (10%)가 나머지를 차지함.

3) 경증 외상성 뇌손상(Mild TBI, cerebral concussion, 뇌진탕)

(1) 정의 by the WHO Collaborating Centre Task Force on Mild TBI, 2004

가. GCS score of 13~15 after 30 minutes post-injury or later upon presentation for healthcare; and

나. One or more of the following
- 혼동, 지남력 상실(Confusion, Disorientation)
- 30분 이내의 의식상실(LOC)
- 24시간 미만의 외상 후 기억상실(PTA)
- 일시적인 신경학적 이상 소견(Transient focal neurologic abnormalities, Seizure, Intracranial lesion not requiring surgery)
  • 이러한 증상은 약물, 음주, 안면손상, 기관삽관, 정신장애, 언어장애, 전신질환 또는 두개뇌 관통 손상(penetrating craniocerebral injury)에 의한 것이 아니어야 함

(2) 스포츠 선수와 어린이에서 흔함
• 경기장에서 시행할 수 있는 선별검사 : SCAT3, Child-SCAT3

- 성인 : 24~48시간 가량 신체적, 정신적 휴식 후 low level exercise 시작
- 소아, 청소년 : 성인보다 좀 더 오랫동안 (증상 없이 약 7일) 신체적, 정신적
  으로 충분한 휴식 후 low level exercise부터 재시작 필요. 상태 평가를 위
  한 신경심리검사 등도 무리가 될 수도 있음

(3) 뇌진탕 중증도 척도(Concussion Grading Scales)

다양한 중증도 척도가 개발되어 사용중이나 아직 공통척도는 없음

예) Colorado guideline, AAN guideline, Cantu guideline 등

(4) 뇌진탕후 증후군(Post-concussion syndrome)

가. 어리거나, 여성, 과거 여러 번 뇌진탕 과거력이 있는 경우

나. 아직 공통된 정의나 분류는 없으나, 기억력장애, 집중력장애, 심한 감정
　　기복, 두통, 수면장애, 피로, 과민성, 현기증, 시력장애, 우울증, 불안, 성격
　　변화, 경련 등 다양한 증상이 사고 이후 3~12개월 이상 지속될 때 진단

- DSM-IV : 객관적인 인지장애(주의력 and/or 기억력)와 더불어 3가지 이상
  의 주관적인 증상들이 3개월 이상 지속 시 진단
- ICD-10 : 뇌진탕 후, 3가지 이상의 주관적인 증상이 있으면 진단

4) 의식장애(Disorders of Consciousness, DOC) : Arousal(각성)과 Awareness(지각)에 따라 구분

(1) 정의

① 혼수(Coma) : 의식없이 눈을 감고 있는 병적인 상태로서 자극에 의해 깨지
　않는 상태(Arousal도 없음)

② 식물상태(Vegetative State, Unresponsive wakefulness syndrome UWS :
　European Task Force of DOC, 2010) : 눈을 뜨고 깨어있을 수 있지만, 환경
　에 대한 반응은 없는 상태(Arousal은 있지만, Awarness는 없는 상태)

③ 최소의식상태(Minimally Conscious State, MCS) : 자기 자신과 환경에 대한
　자각이 있는 상태(Awarness가 존재하며, 변화)

- 참고 : 2번의 연속적인 평가에서 지속적으로 기능적인 의사소통이 되거나, 2
  가지 서로 다른 물건을 사용할 수 있을 때 Emergence from the MCS로 진단

(2) 분류 from Aspen Neurobehavioral Conference Workgroup, 2002

표 3-12 의식장애 분류 from Aspen Neurobehavioral Conference Workgroup, 2002

상태	의식	수면/기상	운동	청각	시각	의사소통	감정
혼수	(-)	(-)	Reflex & postural response only	(-)	(-)	(-)	(-)
식물상태	(-)	(+)	Postures or withdraws to noxious stimuli	startle	startle	(-)	(-)
			Occasional nonpurposeful movement	Brief orienting to sound	Brief visual fixation		Reflexive crying or smiling
최소의식 상태	부분적	(+)	Localizes noxious stimuli	Localizes sound location	Sustanined visual fixation	Contingent vocalization	Contingent smiling or crying
			Reaches for objects	Inconsistent command following	Sustained visual pursuit	Inconsistent but intelligible verbalization or gesture	
			Holds or touches objects in a manner that accommodates size and shape				
			Automatic movements (e.g., scratching)				
감금증후군	정상	(+)	(-)	(+)	(+)	Aphonic/Anarthric	(+)
						Vertical eye movement & blinking usually intact	

(3) 평가

표 3-13 Coma Recovery Scale-Revised (CRS-R)

날짜 / 주	입원	둘째 주	셋째 주
청각 척도(A)			
4 - Consistent Movement to Command * 3 - Reproducible Movement to Command * 2 - Localization to Sound 1 - Auditory Startle 0 - None			
시각 척도(V)			
5 - Object Recognition * 4 - Object Localization: Reaching * 3 - Visual Pursuit * 2 - Fixation * 1 - Visual Startle 0 - None			
운동 기능 척도(M)			
6 - Functional Object Use + 5 - Automatic Motor Response * 4 - Object Manipulation * 3 - Localization to Noxious Stimulation * 2 - Flexion Withdrawal 1 - Abnormal Posturing 0 - None/Flaccid			
구강운동/언어 기능 척도(O)			
3 - Intelligible Verbalization * 2 - Vocalization/Oral Movement 1 - Oral Reflexive Movement 0 - None			
의사소통 척도(C)			
2 - Functional : Accurate + 1 - Non-Functional : Intentional * 0 - None			
각성 척도(A)			
3 - Attention 2 - Eye Opening w/o Stimulation 1 - Eye Opening with Stimulation 0 - Unarousable			
총점 = A( )V( )M( )O( )C( )A( ) = ( )점			

- Research : PET CT, fMRI, EEG 등을 활용하여 의식장애 환자를 구분하려는 연구 진행 중
- Clinical : Coma Recovery Scale-Revised (CRS-R)를 활용하여, 의식장애 환자를 매주 임상적으로 평가
- 참고 : *= MCS, †= Emergence
- 각각 척도별 배점 기준은 Giacino, J & Kalmar, K.(2006). Coma Recovery Scale-Revised. The Center for Outcome Measurement in Brain Injury. http://www.tbims.org/combi/crs을 참고할 것

(4) 치료

- Sensory enrichment & multimodal stimulation : 아직 객관적인 근거는 불충분하나, 임상적으로 시행
- Amantadine, Bromocriptine, Methylphenidate, Zolpidem 등의 약물치료 연구 중(N Engl J Med. 2012 Mar 1;366(9):819-26, Arch Phys Med Rehabil 82:311-315, 2001, Am J Phys Med Rehabil. 2014 Feb;93(2):101-13)
- tDCS, tACS를 활용한 뇌자극치료 연구 중(Arch Phys Med Rehabil. 2014 Feb;95(2):283-9. Brain Topogr. 2016 Jul;29(4):623-44)
- Brain stem electrode implantation 등의 수술적 치료에 대한 연구 중

2. 외상성 뇌손상 관련 주요 통계(국내 통계가 미비하여 주로 미국 통계에 근거)

1) 원인

(1) 낙상 또는 교통사고가 주원인

- 과거에는 교통사고가 첫 번째 원인이었으나, 최근 노인 낙상이 늘어나면서 나라 및 지역에 따라 1, 2위가 달라짐
- 미국의 경우 TBI 원인 1위 낙상(35%), 2·3위 교통사고(17%), 스포츠 손상(주로 Mild TBI, 17%), 4위 기타 손상(21%), 5위 폭행(10%)

2) 나이

- 다음의 3가지 연령대에서 흔함

  ① 0~4세(주로 낙상), ② 15~19세(주로 교통사고 손상) ③ 75세 이상(낙상(falls)
  이 주원인, 입원율과 사망률이 높음)

3) 성별

- 모든 연령대에서 남성의 발생률이 높으며, 평균적으로 남성이 여성의 2배 가량
- 참고로, 노인(65세 이상)에서 여성 비율이 증가하여, 75세 이상부터 비슷해짐

3. 병태생리

1) 일차 손상 : 수상 당시 발생

(1) 미만성 축삭 손상(Diffuse axonal injury, DAI)

가. 가속-감속 및 회전의 관성력에 의한 인장 변형(tensile strain)이 축삭 손상/
단절을 일으킴

나. 호발 부위 : 뇌 표면 주변, 회색질-백질 경계부, 뇌량(Corpus callosum), 중
뇌, 뇌교, 소뇌 백질부, 대뇌반구

다. 증상 : 초기 의식 소실 및 혼수와 연관됨, 전반적인 의식 결손 유발
(Confusion, Incoordination)

라. 회복 : 점진적 회복, 혼수 기간과 관련됨

(2) 뇌좌상(Cortical contusion)

가. 상대적으로 느린 속도의 외력에 의한 손상과 관련(지면에서의 낙상, Local
blunt trauma)되어 발생, Coup-Contercoup 손상과 주로 연관됨. 양측 대뇌
에 함께 손상이 흔하나 대칭적이지는 않음

나. 호발 부위 : Crest of gyri, 특히 전두엽 및 측두엽 앞쪽 부위 손상

다. 증상 : 간질, 기타 국소 손상(Focal deficits : aphasia, motor weakness,
cognitive, sensory deficit)

라. 회복 : 국소 손상의 크기 및 위치와 연관

2) 이차 손상 : 수상 이후 수 초~수 주에 걸쳐 손상과 관련되어 진행되는 연쇄반응

- 외상성 뇌손상 이후 급성기 및 재활 기간 동안 손상 정도를 확인(by Biomarker, Imaging)하고, 이차 손상 진행 과정 및 회복 과정에 개입(with treatment)함으로 써 예후(outcome and prognosis)를 호전시키려는 다양한 연구들이 진행 중임

(1) 관련 인자들 : 뇌혈류 및 대사변화(뇌출혈, 허혈 등), 신경전달 물질의 과분비(Excitotoxicity, Oxidant injury 등), 뇌부종 및 뇌압 상승

가. 뇌부종 : 뇌압상승 및 뇌관류압 감소를 야기하며, 심할 경우, 뇌탈출 (herniation)까지 발생
  - 원인
  ① 혈관성 부종 - 혈뇌장벽(Blood-Brain Barrier, BBB) 기능 저하/손상, 손 상에 의한 뇌조직삼투압 농도의 증가 등이 원인
  ② 세포독성에 의한 부종 - Glutamate 등 흥분성 독성대사에 의한 신경세 포(Neuron) 및 별아교세포(Astrocyte) 등의 부종이 원인

나. 흥분성 신경전달물질 : Glutamate, Aspartate 등
  - Hippocampus (learning & memory)가 손상에 취약
  ① Influx of Na+ & Cl- ↑ → 신경세포 및 별아교세포 부종
  ② Influx of Ca₂+ ↑ → NO, Superoxide, Free radical ↑ → DNA & 세포벽 손상

다. 미토콘드리아 기능장애
  ① 에너지 대사 불균형 및 흥분성 세포독성의 결과
  ② Free radical 생성으로 DNA와 세포벽의 산화 손상을 일으키며, 미세혈 관손상(microvascular damage)의 주원인

라. 뇌세포조직(CNS tissue)의 Necrosis & Apoptosis
  ① Cysteine-aspartic acid protease (caspase)에 의한 cytoskeletal proteins and DNA repair proteins 손상 기전
    a. 세포 외 신호경로 : TNFα receptor, FAS ligand receptor, caspase-8 & caspase-3 receptor
    b. 세포 내 신호경로 : 미토콘드리아 기능장애 → cytochrome C ↑ caspase-9 & caspase-3
  ② Caspase 이외의 기전

- 세포 내에서 미토콘드리아로부터 BCL-2 단백물질인 Apoptosis Inducing Factor (AIF)를 유리하여 DNA 파괴. Estrogen을 통해 BCL-2 expression을 조절하여 중추신경계 손상 이후 cell survival을 촉진할 수 있을 것으로 기대되나 추가 연구가 필요

마. 염증 반응

- IL-1β & TNFα 등의 cytokine이 염증 반응을 전파하고, 흥분독성 (excitotoxity) 및 산화손상을 통해 신경손상 및 뇌부종을 일으킴(세포성 염증반응 + BBB 손상)
- Dose-dependent Cytokine's effect : 높은 농도에서는 손상 작용, 낮은 농도에서는 보호 작용을 하는 것으로 생각되며, CNS cortisol 농도와도 관련될 것으로 기대됨
- Time-dependent TNFα function : 동물실험에서 급성기에는 신경손상, 만성기에는 신경보호
- Adenosine (neuroinhibitory molecule) : A1 receptor 활성화를 통해 a. 흥분성 신경전달물질을 조절하고, b. 신경막을 과분극시키며, c. 세포 내 Ca_2+ 축적을 줄임
- 중추신경계의 신경염증반응은 수상 이후 수 개월~수 년까지 지속될 수 있으며, 예후에 영향을 미칠 수 있음

바. 보호 작용

① Lactate
- 증가된 대사 요구량을 반영(marker for anaerobic metabolism)
- 외상성 뇌손상의 경우, 별아교세포에서 해당대사작용(glycolytic metabolism)에 의해 만들어진 Lactete가 Estradiol에 의해 자극된 Lactate transporter에 의해 신경세포(Neuron)로 옮겨져 에너지원의 대체제로서 사용되며, 이를 통해 신경세포보호 및 인지손상 예방에 도움이 될 것으로 기대되나 추가 연구가 필요

② Neurotrophins : 주로 신경보호 역할
- 그런데, Brain-derived neurotrophic factor (BDNF) 역할은 다양함. 고령 환자의 사망률 증가에 기여하는 듯

4. 외상성 뇌손상 환자의 평가

: 외상 환자는 신경학적 평가뿐 아니라 전신에 대한 포괄적인 평가가 필요하며, 중증 환자의 경우 초기에는 여러 가지 이유로 완벽한 평가가 이루어지기 어려울 수 있다. 따라서 재활의학과로 전과된 경우, 반드시 과거 의무기록을 바탕으로 환자 상태를 다시 한 번 검토하여야 하며, 재활 과정 중 환자의 의식과 인지가 회복되면서 새로운 병변을 발견하게 되는 경우가 흔함. 또한 골절(약 11%가 초기 평가에서 누락됨), 내부 장기 손상, 말초신경 손상 등 외상 관련 동반 손상뿐 아니라 수술 부위 관련 부작용과 합병증에 대한 꼼꼼한 기록 확인과 진찰, 추적 진료가 반드시 이루어져야 함

: 재활 과정에서 흔히 활용되는 외상성 뇌손상환자 평가도구는 COMBI (The Center for Outcome Measurement in Brain Injury, www.tbims.org/combi)를 참조

1) 중증도 평가

(1) Glasgow Coma Scale (GCS) : 가장 널리 이용되는 중증도 판정도구. 수상 초기 응급실과 신경외과에서 주로 활용됨

(2) 혼수 지속시간(Loss or alteration of consciousness, LOC or AOC) : CRS-R 활용

(3) 외상 후 기억상실(Post traumatic amnesia, PTA)

　가. Galveston Orientation and Amnesia Test (GOAT), Revised GOAT

　　- 1~3일 이내 재평가한 검사 결과가 GOAT 76점, revised GOAT 11점 이상 연속해서 측정되면 회복된 것으로 판단

　나. Orientation Log (O-Log) : 25점 이상이 회복

(4) 영상 의학적 검사

　가. CT

　　a. Moderate to Severe TBI에서 표준 검사 방법

　　　- 빠르게, 3차원 영상 획득(Coup-Counter Coup), 동반된 안면골

절 및 두개골 골절 확인

* TBI에서는 3 plane CT(시상 및 관상면 추가)가 도움이 됨. 두개저 부위의 뇌
손상 확인이 보다 쉽고, Coup-Counter Coup 손상에 의한 연관 부위 확인에
도 도움이 됨(참고로; 검사 시간 동일, 찍고 나서 3D-reconstruction 함)

  b. Mild TBI

   - 10% 미만에서 병변 관찰되며, 1%에서 수술적 치료 필요

   - CT 검사에 대한 American College of Emergency Physicians (ACEP)
/ Centers for Disease Control and Prevention (CDC) Clinical Policy
(2008)

   ① 권고수준 A

    (ㄱ) LOC(≤ 30 min) 또는 PTA(< 24 hr)가 있는 경우,

    (ㄴ) 다음 중 하나 이상에 해당할 때 non-enhance CT 시행 : 두통, 구
토, 60세 이상, 약물, 음주, 단기기억력 장애, 쇄골상부 외상, 발작,
GCS 13 or 14, 국소적인 신경학적 이상 소견, 혈액응고 이상

   ② 권고수준 B

    (ㄱ) LOC나 PTA가 없는 경우,

    (ㄴ) 다음에 해당할 때 non-enhance CT 시행 : 국소적인 신경학적
이상 소견, 구토, 심한 두통, 65세 이상, Basilar skull fracutre
징후(Battle's sign, Raccoon eyes, CSF rhinorrhea, CN palsy,
Hemotympanum, Nystagmus 등), GCS 13 or 14, 혈액응고 이상,
또는 위험한 손상 역학(교통사고, 1m 이상 낙상 등)

   - Other Rules : New Orleans Criteria (2000), Canadian CT Head Rule (2001)

나. MRI : 뇌손상의 범위와 정도를 보다 정확히 파악할 수 있어 치료 및 예후
판정에 도움이 됨. 주로 급성기 이후 환자의 전신 상태가 안정된 후 시행

  a. 단점

   - 시간이 오래 걸리고, 움직임에 민감하여 초조 상태의 환자를 검사하기
에 어려울 수 있음

   - 두개골 골절이나 급성기 출혈의 경우, CT가 더욱 민감한 검사임

   - 환자 상태 파악을 위한 Continuous monitor, VP shunt programmable

valve, Pacemaker, 수상 시 박힌 금속 조각 등이 자력에 의해 영향을 받을 수 있어 검사에 제한이 있음

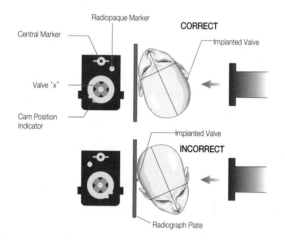

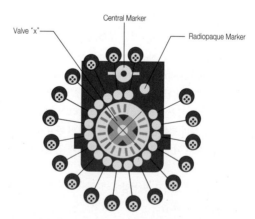

그림 3-7 A. 단순방사선검사 또는 C-arm검사 기기를 활용한 Shunt pressure 확인을 위한 검사법, B. 오목한 부분(cam)과 Central marker, Radiopaque marker 위치에 따른 Shunt pressure확인법(From Codman Hakim valve manual, Codman & Shurtleff, MA, USA)

* VP shunt의 경우, MRI 검사 후 shunt pressure가 바뀔 수 있으므로, 검사 전 미리 의무기록이나 X-ray 검사(Skull Series or C-arm examination)를 통해 shunt pressure를 확인하고, 필요시 해당 shunt 회사의 controller를 이용하여 간단히 조절(3 T MRI 검사 가능 여부 및 시간 등은 각 제조사 manual에 기재되어 있음)

    b. 장점
- 해상도가 좋음 : 뇌간 및 전두엽 부분 손상, DAI 등에서 관찰되는 미세출혈이나 백질손상

    c. 흔히 사용하는 Sequence
① T1-weighted : 해부학적 구조
② T2-weighted : 부종(Water)과 출혈부위(시기에 따라 변화) 신호고강도로 확인
③ T2 Fluid-attenuated inversion recovery(FLAIR) : 뇌척수액(CSF) 신호를 줄여 피질과 뇌실주위 병변을 잘 확인할 수 있고, 미만성 축삭손상과 관련된 비출혈성 손상 확인에 좋으며, 특히 관상면과 시상면 영상은 fornix와 corpus callosum 부위의 병변 확인에 도움이 됨
④ Diffusion-weighted imaging (DWI) : 급성 경색 확인
⑤ T2 weighted gradient echo imaging (GRE), Susceptibility-weighted imaging (SWI) : 출혈에 보다 민감, 미만성 축삭손상과 관련된 미세출혈 확인

다. 그 외 영상검사
- Single-Photon Emission CT (SPECT), Diffusion tensor imaging (DTI), Magnetic resonance spectroscopy imaging (MRSI) 등이 다양한 연구적, 임상적 목적으로 활용됨

2) 회복 정도의 측정

(1) Glasgow outcome scale-extended (GOS-E)

표 3-14 Glasgow outcome scale-extended (GOS-E)

1	Death	D
2	Vegetative State	VS
3	Lower severe disability	SD-
4	Upper severe disability	SD+
5	Lower moderate disability	MD-
6	Upper moderate disability	MD+
7	Lower good recovery	GR-
8	Upper good recovery	GR+

(2) Disability rating scale (DRS)

표 3-15 Disability Rating Scale

척도	점수
환자의 반응	
눈 뜨기	0~3
언어 반응	0~4
운동 반응	0~4
식사에 대한 인지 기능	0~3
용변 처리에 대한 인지 기능	0~3
개인 위생에 대한 인지 기능	0~3
타인에 대한 의존	0~5
취업 능력	0~3
합계	0~30
장애(Disability)	
비장애(No disability)	0
경증 장애(Mild disability)	1

부분적 장애(Partial disability)	2~3
중등도 장애(Moderate disability)	4~6
중등 및 중증 장애(Moderately severe disability)	7~11
중증 장애(Severe disability)	12~16
최중증 장애(Extremely severe disability)	17~21
식물 인간 상태(Vegetative state)	22~24
심한 식물 인간 상태(Extreme vegetative state)	25~29
사망	30

(3) Rancho Los Amigos 인지 기능 척도(Ranchos scale)

표 3-16 Rancho Los Amigos Levels of Cognitive Functioning Scale

| I. No response |
| II. Generalized response to stimulation |
| III. Localized response to stimuli |
| IV. Confused and agitated behavior |
| V. Confused with inappropriate behavior(nonagitated) |
| VI. Confused but appropriated behavior |
| VII. Automatic and appropriate behavior |
| VIII. Purposeful and appropriate behavior |

(4) FIM, FAM, MBI

FIM 및 MBI가 일반적인 의료재활 시 가장 널리 사용되나, 신체 능력을 강조하여 인지 행동학적 요소가 적음. 외상성 뇌손상에서는 인지 행동학적 요소가 강화된 FAM (Functional assessment measure)을 사용하기도 함

(5) Neurobehavioral Functioning Inventory (NFI), Mayo-Portland Adaptability Inventory (MPAI)

행동 및 사회에서의 기능에 대한 측정 도구로 개발

5. 외상성 뇌손상 환자의 증상

1) 외상성 뇌손상 환자의 주요 인지기능장애

(1) Arousal - Norepinephrine : reticulothalamic, thalamocortical, and reticulocortical networks

(2) Attention - Dopamine

(3) Memory - Cholinergic system (hippocampus), Dopamine system (prefrontal cortex and corticostriatal)

　가. Explicit memory - declarative; hippocampus for memory consolidation and uses the frontal cortex for memory retrieval

　나. Implicit memory - procedural memory; hippocampal-independent, implicit learning and memory networks are relatively intact after TBI

2) 외상성 뇌손상 환자의 인지기능장애 치료

(1) 약물치료

Methylphenidate : 5~20 mg bid(아침,정오), 60 mg/day까지

Amantadine : 100~150 mg bid

Atomoxetine : 40~80 mg qd(아침) or #2

Donepezil : 5~10 mg qd hs

Bromocriptine, CDP choline (citicholine) - 전통적으로 사용되어지고 있으나, 최근 연구에서는 뚜렷한 효과가 보이지 않음

* Zolpidem : 10 mg - 주말 등 치료 없는 낮 시간에 복용토록 하고, 이후 3시간 동안 CRS-R 변화 확인 필요, 약 5%에서 responder (+)

(2) 비약물치료

표 3-17 외상성뇌손상 환자를 위한 바람직한 환경 및 인지행동치료

[치료초기 : 혼돈상태에서 지남력을 비롯한 인지기능향상을 위한 방법들]

의료진은 환자를 만날 때마다 자신을 소개한다. 환자가 의료진의 이름을 기억할 때까지 반복.

일정한 의료진(의사, 간호사, 치료사 등)과 만날 수 있도록 배정

방에 큰 달력과 시계를 배치하고, 매일 같은 스케줄 속에서 생활할 수 있도록 한다.

의료진은 자주 환자의 지남력을 묻고, 확인·교육한다.

짧고 간단한 문장으로 대화한다.

필요한 경우, 환자에게 힌트와 큐를 주어 지시를 따를 수 있도록 한다.

환자에게 지시를 따를 수 있는 충분한 시간을 주고, 충분히 반복할 수 있도록 한다.

환자가 깨어있고, 집중할 수 있는 시간에 인지치료를 시행한다(환자를 신체적으로 자극하는
운동 치료 직후 등).

[환자가 놀라거나 초조하지 않도록 하기 위한 방법들]

환자의 주의를 뺏거나 시끄럽지 않은 환경(조용하고, 편안한 밝기의 조명 등)에서 간호, 치료
한다.

동시에 환자를 마주하고 대화하는 사람의 수를 제한한다.

환자가 인지할 수 있는 곳에서 천천히 다가가고, 부드럽게 환자를 대한다(뒤에서 환자를 갑자
기 잡거나 하지 않는다).

한 번에 여러 가지를 교육하기보다 한 단계씩 단계별로 교육한다.

환자의 초조 증상이 나타나지 않도록 주의를 기울이고, 환자가 초조해질 경우, 환자의 주의를
전혀 다른 곳으로 돌리거나, 잠시 휴식하거나, 다른 종류의 치료로 넘어간다.

환자의 행동에 대하여 어떠한 경우라도 환자와 함께 흥분하지 말아야 한다.

항상 명료하며, 중간 정도의 목소리로, 간단하지만 정확하게 지시하여야 한다.

수면문제, 통증, 피로 등이 환자의 초조를 야기하지 않는지 항상 확인해야 한다.

[환자의 충동성과 산만한 주의력을 안전하게 조절하기 위한 방법들]

지시하기 전 항상 환자가 의료진에게 집중하고 있는지를 확인할 것.

환자의 집중을 유지하기 위하여 천천히, 또렷하고 부드럽게 환자의 이름을 부를 것.

말로만 지시하기보다는 가급적 실제 시범을 보일 것.

필요한 경우, 주어진 지시를 환자가 실패하지 않고 지속적으로 잘 수행할 수 있도록 힌트와 큐
를 활용한다.

환자 가족에 대한 교육과 재활팀 회의를 통해 환자에게 이러한 방법들이 일관적으로 제시되
도록 할 것.

3) 외상 후 초조

(1) 정의 by Bogner and Corrigan

an excess of one or more behaviors that occurs during an altered state of consciousness. This definition includes not only aggressive physical or verbal behaviors, but also restlessness and disinhibition

가. 환자는 내적, 외적 자극에 대하여 혼돈된 상태에서 '바로 그 상황(moment) 에만' 반응하는 것

나. 관련 인자 : 고령, 지남력 상실. 통증, 수면 각성 주기 손상 등이 관련

(2) 외상 후 초조의 경과

가. 혼수, 외상 후 기억상실에서 벗어나면서 초조 반응이 나타남

나. 약 1/3~1/2 환자가 혼수 상태에서 벗어나면서 초조 반응을 보임

다. 일반적으로 2~3주 지속되나, 환자에 따라 편차가 있음

라. 외상 후 기억상실(PTA)에서 벗어나면서 지남력 및 인지 기능과 함께 호전 되는 양상

마. 급성 초조를 보이는 환자는 재원 기간이 길고, 퇴원 시 기능적 독립 수준이 낮음

바. 초조가 있는 경우 인지 기능 손상도 동반되는 경향이 있음

(3) 초조의 평가

가. Agitated Behavior Scale (ABS)

① 14가지 평가 항목; 세부 항목 - 탈억제(1, 2, 3, 6, 7, 8, 9, 10), 공격성(3, 4, 5, 14), 정동장애(11, 12, 13)

② 치료사가 30분 치료 후 평가, 3교대 간호사가 근무후 평가, 재활간호사나 심리사가 10분간 관찰하고 평가 가능

③ 22~28 Mild, 29~35 Moderate, > 35 Severe로 평가 가능. 그러나 한 사 람에서 시간·치료에 따른 변화를 보는 데 좋음

표 3-18 Agitated Behavior Scale

항목	점수
1. Short attention span, easy distractibility, inability to concentrate.	
2. Impulsive, impatient, low tolerance for pain or frustration.	
3. Uncooperative, resistant to care, demanding.	
4. Violent or threatening violence toward people or property.	
5. Explosive and/or unpredictable behavior.	
6. Rocking, rubbing, moaning, or other self-stimulating behavior.	
7. Pulling at tubes, restraints, and so on.	
8. Wandering from treatment areas.	
9. Restlessness, pacing, excessive movement.	
10. Repetitive behaviors, motor and/or verbal.	
11. Rapid, loud or excessive talking.	
12. Sudden changes of mood.	
13. Easily initiated or excessive talking.	
14. Self-abusive physically and/or verbally.	
총점	

1 = absent: the behavior is not present

2 = present to a slight degree: the behavior is present but does not prevent the conduct of other, contextually appropriate behavior. (The individual may redirect spontaneously, or the continuation of the agitated behavior does not disrupt appropriate behavior.)

3 = present to a moderate degree: the individual needs to be redirected from an agitated to an appropriate behavior, but benefits from such cueing.

4 = present to an extreme degree: the individual is not able to engage in appropriate behavior because of the interference of the agitated behavior, even when the external cueing or redirection is provided.

나. 다른 평가 방법들 : Overt Agitation Severity Scale, Neurobehavioral Rating Scale

(4) 그 외 특징

가. 전두엽 손상으로 충동성 및 부적절한 반응이 흔히 나타남

나. 측두엽 손상으로 부분 복잡 간질(Partial complex seizure) 및 Sudden burst of rage 나타날 수 있음

다. 급작스런 짜증내기보다는 지속적으로 짜증내기를 보이는 경우 기능적 회복이 나쁨

라. 외상성 뇌손상 후 분노 및 공격성은 병전 인격 장애, 충동적 행동, 약물남용 등과 연관이 있음

(5) 지속적인 초조 및 병적인 행동(예 : 공격적 행동)

가. 적극적 조절 필요(약물 치료 혹은 행동 교정)

나. 기본적인 자료 수집(ABS or Overt Aggression Scale)

다. 빈도, 지속 기간, 강도, 환경요인(어려운 과제 수행 or 식사가 늦게 도착하거나 등), 그에 따른 결과 등을 평가

(6) 비약물 치료

가. 자극이 적은 환경

나. Mattress on the floor : 낙상 방지

다. 행동 요법

① 원하지 않는 행동을 예방하는 것이 특정 행동을 만들려고 하는 것보다 효율적

② Redirection technique : 행동(초조)을 유발하는 요인에서 관심을 돌리도록 함

③ 적절한 행동에 대한 차별화된 강화(Differential Reinforcement of Appropriate behavior, DRA) : 협조적인 행동에 대해서는 칭찬과 관심을 주어 강화하고, 파괴적 행동에 대해서는 무시

④ 행동 조절 시 차별화된 강화(Differential Reinforcement of low rates of responding, DRL) : 파괴적인 행동을 줄였을 때 보상을 주는 방법

⑤ DRA, DRL은 explicit memory를 필요로 하지 않으며 인지 기능이 떨어지는 사람에서도 효과적인 방법

라. 보행이 불가능한 환자에서는 Craig bed, 벙어리장갑, 헬멧 사용, 묶는 제한 금지 등이 도움

(7) 약물 치료

* Cochrane review를 통해 β-blocker가 효과 있는 것처럼 보이지만, 매우 오래 전 연구 외에는 추가 연구가 없고, 그 사용량(60~420 mg) 또한 현재 일반적으로 사용되는 용량보다 수 배 많아 문제가 있음. SOFMER group (2016)에서는 Tranquilizer로서 Valproate, Carbamazepine 1st line medication으로 추천함

가. 항정신병약물 - 인지·운동기능 회복을 저하시킴. 단, Quetiapine은 dopamine보다 serotonin antagonist mechanism으로 인해 이러한 부작용이 상대적으로 적음

나. β-blockers : 40~80 mg #3, 혈압 및 맥박수 확인하며 사용

다. Valproate 900~1,200 mg #3, Carbamazepine 400~900 mg #2

4) 수면장애

Insomnia, Hypersomnia, Obstructive sleep apnea, Periodic limb movement during sleep 등이 흔함. 때로 Narcolepsy도 관찰됨

(1) 비약물치료

가. 일정한 수면 리듬을 갖도록 교육

나. 저녁 시간 조용하고, 낮보다는 어두운 수면 환경 조성

다. 아침, 낮 동안 활발한 신체적, 정신적 활동을 하도록 함

라. 낮잠을 줄이거나 피할 수 있도록 함

마. 낮과 대비하여 저녁 시간 인지활동을 줄이고 쉴 수 있도록 환경 조성

(2) 약물치료

가. Trazodone : serotonin-2 antagonist / receptor inhibitor, 25~100 mg qd hs, 항콜린성 작용 적음. 기립성저혈압 가능

나. Melatonin 2 mg qd hs

5) 운동 시작 감소(Reduced Initiation)

(1) 외상성 뇌손상 환자의 운동 시작 감소 병태 생리

가. 운동 시작 : 의도와 행동, 즉 의도와 그에 따른 행동 사이의 연결 고리

나. 변연 회로(Limbic circuitry), Mesial frontal region와 관련

다. 미만성 축삭 손상에서 자주 발생

라. 정동 장애(Mood disorder), 각성 저하(Hypoarousal), Apathy(행동의 동기 부여 감소)와 감별 필요

(2) 치료

가. Noradrenergic agonists : Desipramine, Amitriptyline

나. Dopaminergic agonists

① 레보도파 : 25~250 mg q8 hrs

② Bromocriptine : 매일 아침 2.5 mg 복용으로 시작 이후 5~10 mg까지 증량

(3) 비약물적 재활치료

가. 작업과 관련된 단서(몸짓, 언어, 단어카드, 그림카드 등) 사용

나. 전 단계를 마치기 전에 다음 단계에 대한 행동학적 강화(Behavioral reinforcement)를 줌(흐름이 끊기지 않게)

다. Timer를 사용하여 시간 내에 작업을 마치도록 함

라. 환자의 목소리로 step-by-step 지시를 녹음하여 task를 수행하도록 함

마. 문자 삐삐, 휴대폰 등을 이용하여 특정 시간에 자동으로 알려주어 일상생활을 수행할 수 있도록 함

바. 특정 동작을 일반화할 수 있도록 훈련, 지지, 강화해야 함

6) 우울증

(1) 유병율

약 1/3(연구에 따라 6~77%), 발병 첫 해에 가장 높음

(2) 원인

가. 신경전달물질 인자들 : 미만성 축삭손상 후 신경전달 시스템이 망가져

Noradrenergic 및 Serotonergic 신경전달물질의 고갈로 급성 우울 증상이 유발

나. 심리적 인자들

다. 좌측 전두엽 및 피질 하부 병변 : 일시적인 우울증(3개월 이내에 증상 소실)과 관련

(2) 외상성 뇌손상의 중증도로 우울증을 예측할 수 없음

(3) 손상 전후의 심리적 인자가 우울증의 발생과 연관 있음

(4) 외상성 뇌손상과 관련된 우울증에서 고려해야 할 사항

가. 우울증을 유발하거나 약화시킬 수 있는 약물 : 항간질제, Narcotics, Benzodiazepine

나. 병전 알코올 남용, 병전 환경(Self-destructive behavior) 등을 보였다면 병전에 우울증을 진단받지 않았더라도 우울증이 있었을 수 있음을 의심

다. 우울증의 Vegetative sign(불면증, 수면과다, 식욕감퇴) 등은 외상성 뇌손상의 다른 증상일 수 있음

라. 선별 검사 : Beck Depression Inventory, Neurobehavioral Functioning Inventory

(5) 치료

가. 약물치료, 정신 요법(Psychotherapy), 사회 복귀 훈련을 같이 사용

나. 약물치료

① 동반되는 작용 위주로 사용 여부를 선택하고, 임상적 효과까지 2주 이상 걸리는 경우가 많음

② GI trouble 있을 수 있으므로 식사와 함께 또는 직후 복용

③ Sertraline 25~50 mg qd (저녁)부터 시작, 200 mg까지 1주 간격으로 증량 가능, 가장 흔히 사용되며, 강박증상에도 사용. diarrhea 가능

④ Fluoxetine : 40 mg(20~80 mg) qd (아침), 주로 negative symptom을 stimulation, 불안증상 나타나기도, 성기능 장애

⑤ Paroxetine : 20 mg(10~50 mg) qd (저녁), 졸음 오고, 진정작용으로 불안

장애 치료. Constipation, 성기능 장애, 체중 증가. Pathologic cry에 사용

⑥ Escitalopram : 10 mg (5~20 mg) qd(아침), 부작용이 적음

⑦ Mirtazapine : 15~45 mg qd(저녁), 식욕 증가, Agranulocytosis (0.1%)

  * Bupropion (Norepinephrine and Dopamine reuptake inhibitor, NDRI)은 경련역치를 낮추므로 주의!

다. 비약물적 치료

  ① 환경 변화 : 환경을 밝게 꾸미거나 가족 친구의 사진을 보여줌

  ② 의료진 행동 : 치료의 효과에 대하여 긍정적으로 설명하고, 가족을 격려, 유머와 치료 성취도에 초점을 맞춘 대화

  ③ 그룹, 가족 및 개별화된 치료

7) Awareness Deficits

(1) 외상성 뇌손상 환자들은 일반적으로 자신의 손상에 비하여 인지나 행동 장애에 대한 의식 저하

(2) 착오를 발견하고 교정하는 능력이 저하

(3) 신경학적 회복이 일어나고 자신의 결손에 대한 경험이 늘면서 점차 호전

(4) 치료

  가. 교육 : 결손에 대해 직접 알려줌

  나. 경험 : Feedback을 주거나 '계획된 실패'를 경험하게 함

  다. 환자가 익숙하고 환자에게 중요한 영역의 일을 이용하여 치료.

  라. 치료사는 Negative한 것을 너무 강조하지는 않아야 함

8) 각성 저하

(1) Awake 및 Alert state 유지 능력이 저하

(2) 각성 저하를 암시하는 소견

  가. 피로를 호소

  나. 병실로 돌아가려고 함

다. 수면 성향(Sleep tendency)

라. 재활치료 중 환자의 명료함과 각성이 떨어짐이 관찰

(3) 치료

가. 환경 변화

① 체력을 위해 자주 휴식을 취함

② 치료 시기 조절 : 가장 각성된 시기에 치료를 받을 수 있도록 함

③ 심한 악화가 있은 후에는 작업 요구도를 낮춤

④ 강한 작업 수행과 약한 작업 수행을 교대로 시행

나. 약물치료 : Methylphenidate, Amantadine sulfate 등의 정신 흥분제 (Psychostimulant)가 효과

6. 외상성 뇌손상의 재활 치료

1) 약물치료

(1) 초기 일반적인 약물 치료

가. 효과적인 관류의 회복

나. 부종의 감소

다. 진정 효과 약물을 줄여감

(2) 인지기능 향상을 위한 신경 전달물질

가. 병변과 증상에 따라 필요한 신경 전달물질을 판단하여 적절히 사용

나. 잔존하는 신경 전달물질에 대한 수용체 감수성의 변화가 있으므로 고려하여 용량 결정

2) 운동 회복 및 치료

(1) 운동치료로는 일반적인 물리치료의 방법을 운동 기능 회복 유도. 보행이 가능하더라도 균형 및 운동조절 문제에 대한 치료가 지속적으로 필요

(2) 지속적인 연습을 통한 경험은 감각-운동 피질 Representation을 변

화. Structured therapy가 기능 회복 유도하므로 지속 반복적인 치료를 작업 치료 시 이용. 정교한 손동작에 대한 치료, 인지기능에 대한 치료 등이 지속적으로 필요

(3) 운동 회복

가. 합동 운동(Coordination) 및 운동 기능의 회복에 대한 예후는 전반적으로 좋음

나. 중증도 외상성 뇌손상 환자의 85%에서 독립보행 가능

다. 수상 후 첫 2~3개월 이내에 대부분의 빠른 회복이 일어남

라. 균형과 Coordination 문제점 : 시각 및 전정 경로, 소뇌 및 기저 핵의 병변으로 발생

3) 작업 치료

(1) 일반인 뇌졸중 환자와 유사한 치료적 계획

(2) 인지치료, 연하장애 치료, 일상생활 훈련 및 직업 훈련 등으로 나누어 치료 계획을 수립

(3) 인지치료

가. 집중력 및 기억력 손상에 대한 훈련, 사회적 기술, 행동 조절, 실행 기능 결손 훈련(Executive function deficits training)

나. 지남력과 기억력을 향상시키는 작업이 훈련이 필요

4) 언어치료

(1) 외상성 뇌손상 환자에서 언어적인 결손 특징

가. Dysarthria, deficits in naming, auditory and reading comprehension, writing, discourse cohesion, Social language skills, non-verbal communication, impaired attention and information processing

나. Problems retrieving auditory and visual information

다. Anomia

라. Decreased auditory comprehension, especially for longer and syntactically more complex utterances

　　마. Reduced reading comprehension

　　바. Difficulty integrating, analyzing, and synthesizing through all modalities

(2) Concrete language skills이 지남력 및 기억력 회복보다 먼저 회복

(3) 의사소통 회복 순서(순서대로 나열)

　　가. 집중력을 통한 비언어적 수단(Prelinguistic skills of internal and external attention)

　　나. 분별(Discrimination)

　　다. 시간에 따른 흐름(Seriation)

　　라. 기억력 회복(Recovery of memory)

　　마. Categorization

　　바. Association

　　사. Analysis and synthesis

(4) 선별 검사

Brief Test of Head Injury, Scale of Cognitive Abilities for Traumatic Brain Injury, Ross Information Processing Assessment

(5) 치료 프로그램

　　가. 일반적인 언어 치료 외에 인지 기능으로 인한 언어 장애에 대한 접근이 필요

　　나. 선택적 집중력(Selective attention)과 분별력(Discrimination)을 향상시키며, 받아들이고 표현하는 언어 작업을 향상시켜 분석과 합성 능력을 유도

　　다. 긴 말에서 정보를 얻어내는 능력 및 주제 이동 훈련

　　라. 기억력 손상을 보상할 수 있는 방법 및 도구 사용

7. 외상성 뇌손상의 합병증 및 치료

1) 외상 후 간질(Posttraumatic Seizure, PTS)

　: 대부분 수상 2년 이내 발생

- 수상 1달 이내 33%, 수상 1년 이내 80%, 수상 2년 이내 86% 발생

: tremor나 muscle spasm 환자, limbic or association area seizure 환자
는 증상만으로는 정확한 진단이 어려우므로, 30 min routine EEG뿐
아니라 필요시 24-hr EEG도 고려하여야 함

(1) 정의

가. Immediate seizure : 수상 후 24시간 이내 발생(< 24hrs after injury)

나. Early seizure : 수상 후 1일에서 7일 사이 발생

다. Late seizure (=Posttraumatic epilepsy, PTE) : 수상 7일 이후 발생(> 7 days after injury)

(2) 위험 인자

가. 손상의 중증도 : acute inflammatory burden for IL-1β

나. 유전자 : 주로 Excitotoxicity 관련

- ApoE- ϵ 4 allele, adenosine A1 receptor (A1AR), glutamic acid decarboxylase (GAD) gene, gene coding for IL-1β

(3) 보호인자

Adenosine, GABA 등의 neuroinhibitory molecules

(4) 예방

moderate to severe TBI 환자에서 수상 후 7일간만 예방적으로 사용

가. Phenytoin : 전통적 약제

나. Levetiracetam : 아직 충분한 evidence는 부족하나 간편한 사용과 적은 부
작용으로 최근 많이 사용됨

a. synaptic vesicle protein 2A (SV2A) modulator

b. 주로 신장에서 대사.

c. 2,000 mg #2 or 55 mg/kg #2

d. 일부 연구에서 3주간 사용 시 신경 보호 효과가 관찰되었다는 보고가
있음

(5) 치료

다양한 약제가 사용되나 최근 예방과 더불어 Levetiracetam이 흔히 처방되며, Valproate도 TBI 환자에서 흔히 처방된다.

   a. Valproate : 진정 작용(Tranquilizing effect)이 있어 초조 환자에서 도움이 됨

   b. Levetiracetam

   c. 치료 중단은 명확한 guideline이 없으나, 발작 없이 1~2년이 경과한 경우 고려해 볼 수 있음

2) 수두증(Hydrocephalus)

   (1) 중증 외상성 뇌손상의 40~45%에서 관찰되며, 이 중 3/4은 재활 과정 중 발견됨

   (2) 비폐쇄성(Communicating) 혹은 정상 뇌압 유형이 호발

   - 뇌실이나 지주막하 출혈에 의한 CSF 흡수기능 문제

   - 두개골 절제술에 의한 hydrodynamic 문제

   (3) brain CT검사에서 Flattening of the cortical sulci 및 Periventricular lucency 관찰

   - sulcus가 더욱 두드러지는 hydrocephalus ex-vacuo(대뇌 위축에 의한 뇌실확장)와 구분할 것

   (4) 3가지 특징적 임상 양상 : 보행 실조, 인지기능 저하, 소변 실금

   - 신경학적 이상소견이 있는 환자들이므로, 상기 증상의 관찰이 어려울 수도 있으므로 주의를 요하며, 필요시 연속적인 brain CT 촬영이 요구됨

   - 또한, 수상 초기 급성 수두증 시에는 두통, 오심, 구토, 기면 등이 관찰될 수 있으나, 지연성 수두증이나 정상뇌압 수두증에서는 잘 관찰되지 않을 수 있음

   (5) 진단

   가. CT without enhance : 과거 소견과 비교

   나. MRI cine flow study

   다. Tap test : Large-volume (40~50 mL) CSF drainage via lumbar puncture

이후 증상 비교

- specific하나 sensitive하지는 않음

라. CSF infusion test, prolonged drainage of CSF

- 비교적 민감하고 좋은 검사이나, 감염의 위험을 조심해야 함

(6) 치료 : 뇌실-복강 단락술

- 합병증 : shunt failure, infection, over/under drainage

3) 이소성 골화증(Heterotopic ossification) : 관절 주변 조직에 Mature lamella bone의 형성

: 원인은 불명확하나 cannabinoid-mediated downregulation of norepinephrine at osteoblast, Leptin 등이 관련된 것으로 추정됨

(1) 유병률

11~28%에서 발생

(2) 증상

동통, 관절가동범위 감소, 관절 주변부 열감, 종창, 홍조

- 주로 신경학적 이상이 있는 쪽의 대관절 침범 : Shoulder, Hip, Knee, Elbow

(3) 진단

가. 3상 골주사 검사(3 phase bone scan)로 진단

나. 진행 후(약 3~4주 이후)에 일반 방사선 검사상 관찰되기 시작.

다. 혈중 알칼라인 포스파타제 농도 : 진단적으로는 의미 없으나 치료 효과 판정에 유용. 뼈의 성숙도 평가

(4) 위험 인자

경직, 지속적인 혼수, 부동(Immobilization), 골절, Autonomic dysregulation

(5) 예방 및 치료

: 병태생리 가설에 따른 치료 - 초기에 칼슘 침착, 중기에 염증반응, 말기에 osteoclast & osteoblast 출현

가. 관절운동 : 관절구축을 예방하기 위해 시행

나. Indomethacin : 중기에 효과적으로 추정

- 최근 발표된 2가지 체계적 논문고찰 연구에서 아직 충분한 증거를 찾지 못함

다. Bisphosphonate : 초기에 효과적으로 추정

- Etidronate 2주간 20 mg/kg/day 이후 10주간 10 mg/kg/day 혹은 3일간 300 mg/day 정맥 주사 이후 6개월간 20 mg/kg/day 투여

라. 수술적 제거

　　a. 뚜렷한 기능적 목표를 가지고 시행

　　b. 골성숙(Bone maturation) 이후 시행(약 18개월 이후), ALP 감소 및 3-phasic Bone scan에서 activity 증가 없을 때

마. 방사선치료 : 치료 및 수술 후 예방

4) 심폐 기능

(1) 중증 외상성 뇌손상에서 심폐 정지 또는 부정맥이 생길 수 있고, 이차적인 저산소 손상 유발 가능

(2) 심장 손상 : Blunt trauma(흉골에서 우심실)로 심장 특이 효소치(Cardiac enzyme) 증가 가능, 심벽 운동 이상 등이 유발 가능

(3) 심전도상 변화 : Q waves, ST 분절 변화

5) 장 및 방광기능

(1) 실금(Incontinence) : Early urinary incontinence : 62%, 전두엽 손상 후 빈번하게 발생

　　가. Uninhibited overactive bladder, Poor perception of bladder fullness, Poor sphincter control

　　나. 초기에는 Condom catheters, pads 등과 같은 외부 수집 기구 착용

　　다. 가능한 한 빨리 방광 재훈련 프로그램 시작 : 시간 배뇨, 수액량 조절

　　라. Anticholinergics 사용 주의 : 인지기능 저하

(2) 뇌간 손상 이후 배뇨 괄약근 조절 운동 장애(Detrusor-sphincter

dyssynergia)가 발생 가능 : 간헐적 도관 배뇨 프로그램(Intermittent catheterization) 혹은 장기적 도관 배뇨로 치료

(3) 변 실금(Bowel incontinence) : 장운동 프로그램, 고 섬유소 식이, Glycerin 좌약

(4) 설사 : 감염성 원인, 삼투 설사 등

6) 자율신경계 부전

(1) 외상성 뇌손상에서 자율신경계 부전의 증상으로는 38.5℃ 이상으로 체온 상승, 분당 130회 이상의 맥박수, 분당 20회 이상의 호흡수, 수축기 혈압이 140 mmHg으로 상승하며, 발한, 근 이상긴장 (Dystonia) 및 불안이 있으며, 이러한 증상이 3일 이상 지속되는 것을 정의함

(2) 자율신경계 부전의 치료로는 여러 형태의 치료(Opiate Agonist, GABA A Agonist, GABA B Agonist, Alpha Antagonist, Beta Antagonist, Dopamine Agonist, Dopamine Antagonist 등)가 시도되고 있으나, 규명된 치료는 없는 상태임

- β-blocker : Atenolol 등의 polar agent가 propranolol 보다 인지저하가 덜할 것으로 예상되나 아직 불확실

7) 내분비계 이상

(1) 위험인자

외상성뇌손상의 중증도와 관련 있으며, 두개저골절(Basal skull fracture), 미만성축삭손상 환자에서 흔함

(2) 원인

Direct trauma, 출혈, 경색, 뇌압상승, 뇌부종 등임

- 직접적인 Hypothalamus, Pituitary gland 손상 뿐 아니라, 이 두 부위는 Orbitofrontal cortex과 풍부한 축삭연결이 있어, 안와전두엽 손상에 의한 이차적인 기능저하가 발생하기도 함

(3) 발생 시기

대부분 급성기로 수상 6개월 이후 새로 발생하는 경우는 드묾

가. anterior pituitary dysfunction 급성기 거의 100%의 환자가 발생하여, 만성기에는 37% 가량에서 지속

    a. gonadotropin : follicular stimulating hormone (FSH), leuteinizing hormone (LH)

    b. adrenocorticotropic hormone (ACTH) deficiency : adrenal crisis (저나트륨혈증, 근병증, 저혈압, 저혈당)

    c. thyroid-stimulating hormone (TSH) : Hypothyroidism : 1~22%, 인지기능저하와 관련

    d. prolactin : Hyperprolactinemia 50%

    e. growth hormone (GH) deficiency : 소아는 저신장의 원인, 성인은 근육량, 기력감퇴, 인지기능 저하

      - chronic GH deficiency : 16~18%, QOL 저하, 유산소운동 능력 감소, Depression 증가

나. posterior pituitary dysfunction 급성기 21~26% 발생, 만성기 7%에서 지속

    a. Oxytocin : 자궁수축, 유즙분비, 대뇌에도 수용체가 있으나 작용기전은 미상

    b. Vasopressin (antidiuretic hormone, ADH)

      ① 요붕증(Diabetes insipidus, DI) : ADH deficiency

        - 구갈, diluted urine 과다 배출, 고나트륨혈증(Hypernatremia), Hypovolemia

        - 치료 : Vasopressin hormone replacement

      ② 항이뇨호르몬부적절분비증후군(syndrome of inappropriate antidiuretic hormone, SIADH)

        - excess natriuresis, 저나트륨혈증(Hyponatremia)

        - 치료 : Fluid restriction, Hydrocortisone

      ③ 대뇌 작용 관련 : Aggression, Thermal regulation

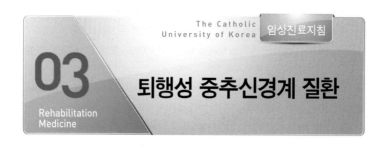

03
Rehabilitation
Medicine

퇴행성 중추신경계 질환

1. 파킨슨병의 재활 치료

1) 파킨슨병 환자의 증상 및 진단

(1) 문진 시 주요 증상이 있는지 확인하여 임상적으로 진단함. 파킨슨병
 은 중뇌의 도파민성 신경세포의 소실로 인해 발생

(2) 파킨슨 증상을 유발할 수 있는 약제 등의 다른 원인 확인

 가. 약제(도파민 길항제) : Haloperidol, Thioridazine, Fluphenazine,
  Metoclopramide

 나. 감염 질환 : 에이즈, St. Louis encephalitis, von Economo's 및 기타 인플
  루엔자 유사 뇌병증

(3) 파킨슨병의 주요 증상

 가. 서동증(Bradykinesia) : 파킨슨병의 가장 중요한 증상의 하나. 엄지-검지
  로 빠르게 치기(Finger tapping), 주먹을 쥐었다가 펴기(Grasping), 손을 빠
  르게 회전시키기(Pronation-supination), 발로 바닥 치기(Leg agility) 등

 나. 안정 시 진전(Resting tremor) : 보통 3~5 Hz 정도의 속도의 진전, 수면이
  나 활동 시 억제되고 스트레스나 피로 시 증가됨

 다. 강직(Rigidity) : Lead pipe and cogwheel 양상

 라. 자세불안(Postural instability) : Pull test로 검사, Postural reflex도 영향

 마. 가면양 얼굴(Masked face) : 얼굴 표정이 줄어들고, 눈 깜빡임 감소

 바. 자세와 보행 장애

(4) 파킨슨병의 진단에 도움이 되는 검사 : 뇌 자기공명영상, 도파민 수송체 SPECT과 PET, 도파민 D2 수용체 SPECT와 PET

(5) 파킨슨 플러스 병이나 증후성 파킨슨병을 의심해야 하는 경우

　가. 반복적 뇌졸중 과거력을 가지고 점차 나빠지는 경우

　나. 반복적으로 두부외상의 경험이 있는 경우

　다. 뇌염을 앓은 적이 분명한 경우

　라. 증상이 나타나기 전에 정신과 약물을 복용한 경우

　마. 친, 인척 중에 한 명 이상에서 같은 증상을 보이는 경우

　바. 사지 중 한쪽 편 증상이 3년 후까지 지속되는 경우

　사. 평형 장애가 초기부터 지속적이고 심한 경우

　아. 초기에 심한 자율신경 증상 혹은 심한 치매증상이 나타나는 경우

　자. 여러 독성 화학물질(예 : 망간)에 노출된 직업력이 있는 경우

　차. 신경학적 증상에서 편마비 혹은 병적 징후가 동반되는 경우

　카. 뇌 촬영에서 수두증이나 뇌종양, 뇌경색이 있는 경우

　타. 다량의 레보도파 투여에도 반응이 없는 경우

(6) 자세 이상 : Slumped over posture with protracted shoulder

(7) 파킨슨병의 보행 특징

　가. 보행 불능이 18%에서 발생

　나. 보폭 감소(일차적인 변화)

　다. 발을 끌면서 걸음(보속 감소 및 다리 움직임 크기의 감소)

　라. 팔 흔들기의 감소

　마. 체간 회전 감소

　바. 걷기 시작 시 지연

　사. Festination : small, rapid steps to keep COG offset by a flexed trunk

　아. 심해지면 걷거나 회전 시 움직임이 잠깐 멈춤

2) 파킨슨병 환자의 치료

(1) 파킨슨병의 진행 정도에 따라 약물 사용 결정

　가. 도파민 분해 억제나 분비를 촉진하는 약제 : Selegiline, Amantadine

　　나. 도파민 제제 : 스타레보(Stalevo), 마도파(Madopa) 등

　　다. 도파민 작용제 : 르큅(Requip), 미라펙스(Mirapex), 브로모크립틴(Bromocriptine) 등

　　라. 항콜린제제 : 프로싸이클리딘(Procyclidine), 벤즈트로핀(Benztropine, 아르테인), 트리헥시페니딜(Trihexyphenidyl, 코젠틴) 등

(2) 물리치료 및 운동치료

　　가. 온열 및 전기 치료 : 강직의 완화, 이차적인 관절 및 근육통의 완화

　　나. 운동 치료 : 균형 감각 및 보행 치료가 주로 시행, 환자의 중증도에 따라 운동, 목표 및 강도의 조정이 필요함

　　　① 보행 훈련 및 운동 조절에 대한 재학습 Postural instability 교정

　　　② 발 위치, 넓은 곡선으로 돌기, 리듬을 이용한 운동

　　　③ 지구력 향상을 위한 유산소 운동

　　　④ 기립 자세 유지를 위한 등 및 복부 근력 강화 운동

　　　⑤ 체간 굴곡 근육 스트레칭

　　다. 작업치료

　　　① 일상생활 동작 치료를 통하여 독립적인 생활의 유지

　　　② 연하장애가 있을 때에는 연하 치료

　　　③ 연하장애 특징 : Loss of lingual control, Inability to propel due to delayed contraction of pharyngeal muscle, Esophageal dysmotility.

　　　④ VFSS 소견 : Impaired motility, Hypopharyngeal stasis, aspiration, Deficient positioning of esophagus

　　　⑤ 인지 저하가 동반되었을 때에는 인지 치료가 필요

　　라. 언어치료 : 언어능력 향상 및 유지를 위하여 필요

(3) 신경 외과적 수술요법

　　가. 뇌정위 절제술

　　　① Thalamus VIM (ventral intermediate) : effective only in tremor

　　　② Globus pallidus pars interna (Gpi) : effective in other cardinal symptoms

　　　③ Subthalamic nucleus (STN) : effective in other cardinal symptoms

　　나. 뇌 심부 전기 자극법

　　다. 기타 : 태아 중뇌 이식 수술, 신경모세포 이식 수술

(4) 기타

가. 방광기능 손상

① 야간뇨(초기 증상), 급박뇨, 배뇨근 반사 과항진으로 인한 잦은 뇨의

② 배뇨근 반사 부전, 배뇨 괄약근 이상 발생가능

③ 조절 : Timed voiding, CIC, 약물 치료(Peripheral acting anti-cholinergics), 음용수 식이의 시간 조절

나. 인지 장애

① 치매가 10~15%에서 발생

② 기억력, 시공간 수행, 사고 능력, 언어 유창도에서 손상 발생

③ 치료 : 병발한 의료적인 문제 치료, 진정 작용이 있거나 인지 기능을 저해하는 약물 제거, Cholinesterase inhibitor 투여(Donepezil, Rivastigmine) 등

2. 저산소성 허혈성 뇌질환의 재활치료

1) 저산소성 허혈성 뇌질환의 병태생리 및 특징

(1) 저산소성 뇌손상은 뇌간 반사는 어느 정도 유지되지만, 대뇌의 기능이 상대적으로 심하게 손상됨

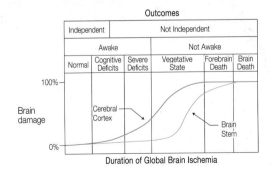

그림 3-8 Rostral-caudal deterioration of brain function and the hypothetical relationship between duration of ischemia and resulting brain damage (Khot S, Tirschwell DL. Long-term neurological complications after hypoxic-ischemic encephalopathy. Semin Neurol. 2006;26:422-431, p423 Fig 1)

(2) 저산소성 허혈성 손상에 취약한 뇌의 부위로는 해마체(The CA1 hippocampal cells), 소뇌의 퍼킨제 세포(Cerebellar Purkinje cells), 신피질 세포층 3, 5, 6 (Neocortical neurons in layers 3, 5, 6)으로 알려져 있으며, 그 밖에 혈관의 분기점 지역(Watershed zone)도 취약한 것으로 알려져 있음

(3) 저산소성 손상에 대한 뇌 부위의 저항성의 차이는 다양한 임상 양상의 차이를 가져오게 되며, 식물 인간과 같은 각성 상태의 저하, 인지 저하, 뇌전증, 자율 신경계 부전, 운동 장애(Movement disorders) 등의 다양한 형태의 임상 증상 및 합병증으로 증상이 발현됨

2) 저산소성 허혈성 뇌질환의 특징적 증상 증후군 및 치료

(1) 지속적 식물인간 상태(Persistent Vegetative State)

지속적 식물인간 상태는 뇌간 기능의 회복은 일어났으나 각성(Wakefulness and awareness) 상태는 회복되지 않은 상태로, 심한 뇌손상으로 수면-각성주기가 유지되고, 시상하부 및 뇌간의 기능이 유지되는 상태에서 무의미한 움직임이나 얼굴 및 사지의 상동 운동이 유지됨. 주된 병리적인 소견으로는 대뇌 피질 및 해마체의 전반적인 laminar necrosis로 알려져 있으며, 3개월 이상 지속되는 식물인간 상태는 15%만이 회복하며, 중증의 후유 장애를 남김

(2) 뇌전증(Seizure)

대뇌 반구의 기능 저하와 뇌간 보존이라는 병태 생리에 의해 제뇌 경직(Decerebrate rigidity)과 비슷한 현상으로 발생함. 심근 경색 이후에 뇌전증이나 근간대의 유병률은 15~44%에 이름. 5분 이상 뇌전증 발작이 지속되면 뇌전증 지속증이라고 정의하며, 뇌손상이 진행하므로 적극적인 치료를 요함. 뇌전증의 치료는 로라제팜(Lorazepam)과 항 전간제는 초기에 사용하며, 만약 초기 치료에 반응이 없다면, 미다졸람(Midazolam), 프로포폴(Propofol), 티오펜탈(Thiopental) 등의 마취제를 사용하여 조절하여야 함

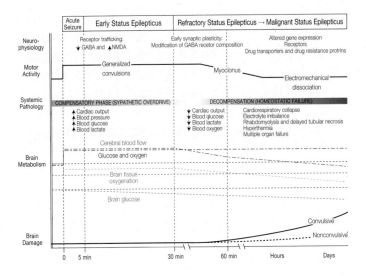

그림 3-9 Sample status epilepticus treatment algorithm for adults (IV = intravenous; ED = emergency department; IM = intramuscular; O2 = oxygen; HR = heart rate; BP = blood pressure; EKG = electrocardiogram; CBC= complete blood count; BMP = basic metabolic profile; Ca = calcium; Mg = magnesium; PO4 = phosphate; LFT = liver function test; ABG = arterial blood gas; AED = antiepileptic drug; HCG = human chorionic gonadotropin; PE = phenytoin equivalent; EEG = electroencephalogram).
(Hirsch LJ, Gaspard N. Status epilepticus. *Continuum (Minneap Minn)*. 2013;19:767-794, p773 Fig 12-2)

(3) 운동 장애(Movement disorders)

가. 저산소성 허혈성 뇌병증 이후에는 여러 형태의 운동 장애가 발생할 수 있으며, 근간대(Myoclonus), 이차성 파킨슨병, 근긴장이상(Dystonia), 무도증(Chorea), 틱(Tics), 무정위 운동(Athetosis), 진전(Tremor) 등이 발생한다고 알려져 있음

나. 수상 24시간 이내에 공격적인 굴곡근 움직임을 보이는 급성 저산소증 후 근간대(Acute posthypoxic myoclonus)와 24시간 이후에 발현되며 근간대

움직임이 주로 나타나는 만성 저산소증 후 근간대(Chronic post-hypoxic myoclonus, Lance-Adams syndrome)의 2가지 형태로 분류하며, 소리나 촉각, 통각 자극 혹은 기도 자극 등의 자극에 의해 잘 유발되는 특징이 있음

다. 기저핵 중, 담창구의 손상은 시상(Thalamus)에서 보조운동 영역(Supplementary motor area)으로 가는 회로의 억압이 훼손(Disinhibition)되면서 무운동성 강직 증후군(Akinetic-rigid syndrome)이 발생하며, 저운동증(Bradykinesia) 체간 강직(axial rigidity), 체간 진전 및 불안정성(postural tremor and instability)이 흔히 나타남. 피각(Putamen)의 손상은 근육 긴장이상(Dystonia)가 주로 발현 및 카테콜라민 불균형으로 여러 증상이 유발되게 됨

라. 치료는 일반적인 파킨슨병에 준하여 레보도파, 도파민 길항제 및 항콜린 제재를 사용하게 되며, 약물에 대한 반응이 파킨슨병에 비하여 저산소성 허혈성 뇌병증에 동반된 2차성 파킨슨 증후군에서는 떨어짐

(4) 저산소증 후 탈수초화(Post-hypoxic demyelination)

대뇌 반구의 광범위한 탈수초화 및 기저핵의 변성을 특징적으로 관찰되며, 심한 저산소 손상을 겪은 환자에서 급작스런 의식의 변화와 배뇨 장애 및 보행 장애를 호소할 때 의심할 수 있음. 일반적으로 예방법은 아직 없으나, 50~75%에서는 특별한 치료 없이 잘 회복되는 임상 경과를 보이며, 최근에는 면역 억제제 등의 치료가 증례 보고 등을 통하여 보고되고 있음

3. 치매의 재활 치료

1) 치매 환자의 증상 및 진단

(1) 알츠하이머병과 혈관성 치매가 차지하는 비율이 각각 40%, 35% 임

(2) 환자와 보호자로부터 자세한 문진, 치매 스크리닝 검사(K-MMSE, K-HDR, KDSQ)를 통하여 진단하며, 원인을 알아보기 위해 뇌 촬영, 혈액검사 등을 실시하며, 고칠 수 있는 치매의 원인을 찾아 감별

(3) 증상은 다발성 인지기능 장애와 그로 인한 일상생활능력 장애로 나타나며, 주의 집중력, 언어 장애, 시공간 인지능력 장애, 기억장애, 전두엽 및 집행 기능장애, 성격 및 감정의 변화로 나타나며 이상 6개 중 3개 이상으로 정의하기도 함

(4) 알츠하이머병의 위험요인으로는 고령, 저학력, 여성, 가족력, 우울증, 두부외상, Apolipoprotein E가 ε 4/ε 4 유전 형질 등

(5) 진단 전 평가 사항 : 기억장애, 언어장애, 시공간 인지 능력 저하, 계산 능력의 저하, 성격의 변화, 전두엽 혹은 집행 기능장애

2) 알츠하이머 치매 환자의 약물 치료

(1) 아세틸콜린 분해효소 억제제(Acetylcholinesterase inhibitor)

가. Donepezil hydrochloride (Aricept) : 5 mg으로 시작하여 4~6주 후에 10 mg까지 증량

나. Rivastigmine (Exelon) : 1.5 mg을 하루 두 번 복용하는 것으로 시작, 점차 증량하여 총량을 6~12 mg/day로 유지

다. Galantamine (Reminyl) : 4 mg bid로 시작, 4주 간격으로 8 mg 증량하여 최대 12 mg bid까지 투여

(2) NMDA receptor antagonist (Memantine)

초기 용량은 하루 5 mg 투여, 1주일 간격으로 5 mg씩 증량, 하루 최대 용량은 10 mg bid로 투여

(3) 그 외 신경세포 보호 효과가 있을 것으로 생각되는 약물들

비타민 E (Vitamin E, Alpha-tocopherol), 은행잎 추출제(Ginkgo biloba) 등

(4) 이상행동이 있을 경우 증상에 따라 적절한 약물을 투여

가. 공격적인 행동이 있을 때 : 비전형 정신병약 혹은 전형적 정신병약의 투여
Risperidone 1 mg (0.5~6 mg), Olanzapine 5 mg (5~20 mg), Haloperidol 1 mg (0.5~3 mg)을 고려

나. 초조(Agitation) 행동이 있을 때 : 간질약 혹은 항정신병 약의 투여

Carbamazepine 400 mg (200~1,200 mg), Risperidone 1 mg (0.5~6 mg), Olanzapine 5 mg (5~20 mg), Haloperidol 1 mg (0.5~3 mg)

다. 우울 증상이 있을 때 : TCA 혹은 SSRI 계통의 항우울제 투여

Nortriptyline 50 mg (50~100 mg), Fluoxetine 40 mg (20~80 mg), Paroxetine 20 mg (10~50 mg), Venlafaxine 100 mg (50~300 mg)

(5) 물리치료 및 운동치료

가. 온열 및 전기 치료 : 병발한 근골격계 통증의 완화

나. 운동 치료 : 낙상 예방을 위한 균형 감각 및 보행 치료가 주로 시행, 환자의 중증도에 따라 운동 목표 및 강도의 조정이 필요함

다. 작업치료 : 일상생활 동작 치료를 통하여 독립성을 유지하거나 개호를 줄이는 방향으로 치료, 연하장애가 있을 때에는 연하 치료, 인지 저하가 동반되었을 때에는 인지 치료가 필요함

라. 언어치료 : 언어능력 향상 및 유지를 위하여 필요

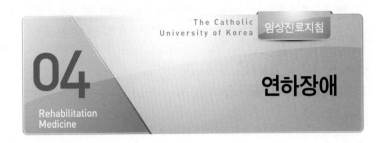

The Catholic
University of Korea   임상진료지침

04
Rehabilitation
Medicine

연하장애

1. 연하의 생리적 기전

1) 생리 작용 : 구강(Oral), 인후부(Pharyngeal), 식도부(Esophageal stage)로 구성

(1) Oral prepatory stage

음식물은 침과 섞이게 됨. 이후 음식물은 혀에 의해 모여서 혀 표면과 구개(Palate) 사이에 위치하는 'swallow-ready' position. 인후부로의 premature spillage는 혀-구개 접촉(Tongue-palate contact)에 의해 방지

(2) Oral propulsive stage

가. 음식물은 Faucial isthmus를 통해 구강에서 인후부로 이동

나. 혀는 위 치아 바로 뒤의 앞쪽 구개를 닿은 후, 혀의 앞쪽 부위부터 뒤쪽 부위로 순차적으로 위로 움직이면서(혀-구개 접촉) 음식물을 인후부로 이동

(3) Pharyngeal stage

가. 연구개는 올라가면서 인후부의 외측 뒷벽을 향해 밀착시켜 비인후부를 차단

나. 혀의 기저부는 뒤로 움직여 음식물을 인후부 벽을 향해 누름

다. Pharyngeal constrictor muscle은 위부터 아래로 수축하면서 음식물을 아래로 이동

라. 인후부는 짧아지면서 인후부 부피를 감소

마. 후두부는 흡인(Aspiration)을 예방하기 위해 닫히며, 윗 식도 괄약근
(Upper esophageal sphincter, UES)는 열리면서 음식물이 식도로 넘어가
게 함

(4) Upper esophageal sphincter opening

가. 설골과 후두부는 Suprahyoid, hypothyroid muscle의 수축으로 위 앞쪽으
로 이동

나. 연구개는 내려가고 후두부와 인후부는 다시 열림. UES는 음식물이 지나간
후 다시 닫힘

2) 흡인에 대한 방어기제

(1) 삼킴 시 호흡 중단 : Swallowing apnea, 보통 0.3~1.0초

(2) 설골과 후두부의 위 앞 쪽으로의 이동

(3) 성대 닫힘 : 성문(Glottis) 봉쇄

(4) 피열 연골(Arytenoids)의 위로 기울어짐, 후두 덮개가 뒤로 접힘

(5) UES 열림과 관련된 근육들 : Cricopharyngeal muscle 이완,
Suprahyoid 및 Thyrohyoid muscles의 수축

3) 신경해부학

(1) 저작, 삼킴, 호흡은 뇌간의 망상체에 존재하는 Central pattern
generator에 의해 조절

(2) Central pattern generator는 연수의 nucleus tractus solitarius에 위치

(3) 구강, 인후부, 후두부의 감각은 Trigeminal nerve, Glossopharyngeal
nerve, Vagus nerve에 의해 central pattern generator로 전달

(4) 삼킴이 시작되면 뇌신경 V, VII, XII, IX, X을 통해 구강 인후부의 근
육을 조절

4) 삼킴의 발달 및 노화

(1) 영아의 삼킴

후두부가 높이 위치, 후두 덮개가 연구개와 살짝 겹칠 정도까지 맞닿음, 음식물이 지나가는 길과 기도를 삼킴 시 분리시켜 흡인의 위험성을 감소, 성장하면서 소실

(2) 영아의 성장에 따른 흡인 패턴의 변화

가. 빨기(Suckling) : 가장 빨리 나타나는 삼킴 패턴, 혀가 위에서 앞으로 움직이며 일어나는 Licking motion

나. 이후 빨기는 볼의 지방층이 흡수되고, 자라면서 입술의 힘이 증가하고 혀의 위아래로의 움직임이 발현됨

다. Early phasic up-down jaw motion

라. Diagonal movement : 6~9개월에 나타남

마. Rotatory chewing pattern(to coronary plane) : 24개월에 나타남

바. 24개월쯤 되면 액체 삼킴을 위한 구강 운동 조절이 거의 완성됨

사. 씹기를 위한 성숙은 발달이 느려서 6~7세에 성숙이 완성

(3) 노인의 삼킴 : 운동 수행 및 호흡 조절과 관련되어 변화가 일어남

가. 입술 및 혀의 근력 및 조절 감소 → 느린 구강기의 조작 능력

나. 치아의 문제 발생 → 씹는 시간의 증가 및 효율성 감소

다. 식도 기능의 감소 : Amplitude of esophageal peristatic wave 감소, Sliding hiatial hernia 빈도의 증가

라. 삼킴 무호흡(Swallowing apnea)이 일찍 일어나서 유지되는 시간이 늘어남 → 호흡의 흡기 시기에 삼킴이 시작되는 빈도가 증가되고, 삼킴 후 바로 호흡수가 증가되는 일이 증가

마. 후두부 Penetration 빈도 증가

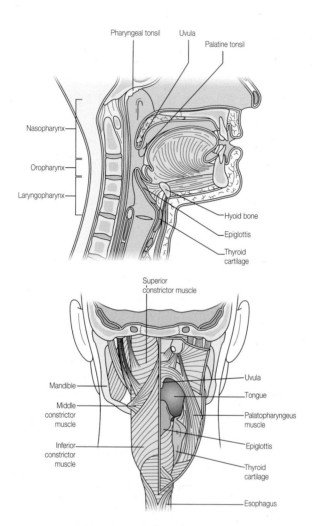

그림 3-10 Image of oral cavity, larynx and pharynx
(Braddom RL Physical medicine and rehabilitation, 3rd ed, China: Sauders, 2007. Fig. 28-1,
p598)

표 3-19 삼킴과 관련된 주된 근육의 신경 지배

Cranial nerve	Muscles
Trigeminal nerve	Masticatory muscles Mylohyoid Tensor veli palatini digastrics
Facial nerve	Facial muscle Stylohyoid Posterior belly of digastrics
Glossopharyngeal nerve	Stylopharyngeus
Vagus nerve	palatini Palatopharyngeus Intrinsic laryngeal muscles Cricopharyngeus Pharyngeal contrictors
Hypoglossal nerve	Intrinsic tongue muscles Hyoglossus Geniohyoid Genioglossus Styloglossus Thyrohyoid

(Braddom RL Physical medicine and rehabilitation, 3rd ed, China: Sauders, 2007, Table 28-1, p602)

2. 연하장애의 병태생리

1) 분류 : Oral, pharyngeal, esophageal dysphagia

(1) Oropharyngeal dysphagia : Oral dysphagia는 pharyngeal dysphagia와 흔히 동반

(2) 삼킴의 이상이 음식물 이동(음식물의 준비 및 밀기)에 있는지, 기도 보호(후두부 흡인의 예방)에 있는지 확인하여 기본적인 치료계획 수립

2) Oral dysfunction

   (1) 구강 내의 음식물 조절 및 Awareness 감소로 음식물이 입술(앞쪽)이나 후두부(뒷쪽)로 leakage가 발생

   (2) 후두부로의 음식물 밀기나 삼킴 시작에 이상 발생

3) Pharyngeal dysfunction

   (1) 삼킴 시작의 이상, 비효과적이거나 적절하지 않은 음식물 이동, 삼킴 이후 저류(Retention) 등을 유발

   (2) Velopharyngeal incompetence는 Velopharyngeal isthmus를 닫는 능력 감소로 비강 역류 유발. 혀 기저부 오므리기 혹은 Pharyngeal constrictor muscle 약하면 Pharyngeal propulsion force가 약해 Pharyngeal recess에 저류 발생

   (3) UES opening에 이상이 있는 경우에도 인후부로의 저류 발생 가능. UES opening 이상의 원인으로는 섬유화나 염증 등으로 인한 UES stiffness 증가, 괄약근 근육(Cricopharyngeal muscle)의 이완 이상이 있음

   (4) 후두부 보호 기전의 이상은 후두부 상승 감소, Laryngeal vestibule의 부적절한 닫힘, 성대의 부적절한 닫힘 등에 의해 발생

   (5) 퇴행성 변화나 경추부 수술에 의하여 하악골 위치가 후방으로 전이되는 경우 후두부 시기에서 음식을 이동에 영향을 주어 비강 역류나 흡인 등이 나타날 수 있음

3. 연하장애의 평가

1) 삼킴 부전(Swallowing dysfunction)의 평가 기준

   (1) 침습(Penetration) : 인후부 내로 물질이 통과는 있지만 성대 아래까지 통과하지 않는 것

(2) 흡인(Aspiration) : 인후부 내로 물질이 통과한 후 성대 아래로까지 통과하는 것

(3) 미세한 양의 흡인은 정상인에서도 보일 수 있으나, VFSS나 endoscopy에서 보일 정도의 aspiration은 병적이며 흡인성 폐렴이나 기도 폐쇄의 위험률을 증가시킴

(4) 흡인 시 강한 반사적 기침이나 목구멍 clearing이 정상적으로 유발. 하지만 심한 연하장애가 있는 경우 후두부 감각이 감소될 수 있음

(5) 무증상 흡인은 연하장애가 의뢰된 환자의 25~30%에서 관찰

(6) 흡인의 효과를 결정하는 인자 : 흡인의 양, 흡인 물질의 투과 깊이, 흡인 물질의 물리적인 성상, 개인의 호흡기 청결 기전(Clearance mechanism)

(7) 흡인성 폐렴의 예상인자 : 만성 폐쇄성 폐질환, 울혈성 심장 질환, 식사용 도관, 구강 및 치아의 상태, 연하장애의 유무

2) 이학적 검사

(1) 전신적인 모습, 뇌신경 검사를 포함한 신경학적 검사 수행

(2) 구역 반사(Gag reflex)의 유무가 안전한 삼킴을 알려주지 않는다는 것을 명심

3) 침상에서 수행할 수 있는 삼킴에 대한 검사들

(1) 현재 여러 형태의 침상에서 수행하는 삼킴 검사법이 사용되고 있으며, Gold standard evaluation은 현재까지 정해지지 않음

(2) 일반적으로 Observation of dry swallow, trial swallow of food and liquid, trial behavioral and dietary modification로 구성

　가. Trial of liquid swallow : 물을 조금씩 마시게 하고 문제점 없이 진행되면 조금 더 많은 양의 물과 일부 고형 물질에 대해 시도

　나. Water test : 일정양의 물을 지속적으로 마시게 하여 기침, 숨참, throat clearing 등의 연하장애 증상이 나타나는지 확인- 연하장애를 확인하는

표 3-20 Selected causes of oral and pharyngeal dysphagia

Neurologic disorder and stroke	Cerebral infarction Brain stem infarction Intracranial hemorrhage Parkinson disease Multiple sclerosis Motor neuron disease Poliomyelitis Myathenia gravis Dementia
Structural lesions	Thyromegaly cervical hyperostosis Congenital web Zenker diverticulum Ingestion of caustic material Neoplasm
Psychiatric disorder	Psychogenic dysphagia
Connective tissue diseases	Poliomyositis Muscular dystrophy
Iatrogenic causes	Surgical resection Radiation fibrosis Medication

(Braddom RL Physical medicine and rehabilitation, 3rd ed, China: Sauders, 2007. Box 28-1, p603)

데 유용하나 무증상 흡인을 발견하지 못하고, 연하장애의 원인 기전을
알아낼 수 없다는 것이 한계

다. Oral phase evaluation : 입술 다물기, Rotary mastication, 구강 내 저류
및 잔류 여부, 구강기의 시간을 확인

라. 연하장애의 인후부 증상 : 삼킴의 지연된 시작, 기침, 삼킴 후 Throat
clearing, 젖은 목소리로의 변화, 연습 시도 후 발생하는 숨참

마. 삼킴 시도 시 설골 및 후두부의 촉지 : 후두부 상승의 양을 측정하기에
부정확

바. 경부 청진 : '삼키는 소리에 대한 청진'

(3) 뇌졸중 이후 연하장애에 대해서는 선별 검사를 발병 초기에 적용하
여 평가한 후, 임상가가 환자의 상태에 따라 비디오투시삼킴검사와

내시경삼킴검사 중 적절한 검사를 선택하여 검사함

4) Videofluoroscopic Swallow Study

(1) 연하장애의 진단 및 치료 방법 결정의 gold standard

(2) 아래의 Protocol 대로 검사 진행(표 3-21)

(3) 목적

　가. 삼킴과 관련된 구조적인 혹은 기능적인 이상을 확인

　나. 안전하고 효과적인 삼킴의 환경을 확인

(4) VFSS는 단순한 '통과 혹은 실패' 검사법이 아님. 흡인이 보이는 경우 물질의 성상을 바꾼다거나 보상적인 방법의 적용을 통하여 효과적인 삼킴 방법을 확인해야 함

5) Fiberoptic Endoscopic Evaluation of Swallowing (FEES)

(1) 부드러운 후두경을 코를 통해 삽입하여 인후부를 관찰하는 검사법

표 3-21 The Videofluoroscopic Swallow Study Protocol

Lateral projection(환자는 정면을 보고 편안히 앉음)
간단한 단어의 발성을 통하여 연구개 움직임 확인
숟가락으로 5 mL 정도의 묽은 액체를 삼키게 함
묽은 액체를 컵에 담아 삼키게 함(환자의 속도와 양을 조절)
넥타 정도 농도의 액체(Nectar-thick liquid) 5 mL를 숟가락으로 삼키게 함
넥타 정도 농도의 액체를 컵으로 삼키게 함
푸딩 정도 농도의 액체(Pudding-thick) 숟가락으로 삼키게 함
부드러운 음식(예; 바나나) 숟가락으로 삼키게 함
작은 쿠키를(예; 초컬릿 쿠키 절반) 삼키게 함
숟가락으로 5 mL 정도의 묽은 액체를 삼키게 함
기타 성상의 음식물을 필요시 검사함

Anteroposterior projection (환자가 기계를 정면으로 바라보며, 안전하다면 약간 목을 신전하여 검사)
'이' 발음을 여러 번 발성시켜, 성대 및 Arytenoids의 움직임 관찰
묽은 혹은 넥타 정도의 액체를 5~10 mL 삼키게 함
숟가락으로 5 mL 정도의 묽은 액체를 삼키게 함
식도의 영상이 필요하면 좀 더 추가적으로 삼키게 하여 검사.

(Braddom RL Physical medicine and rehabilitation, 3rd ed, China: Saunders, 2007, Box 28-3, p607)

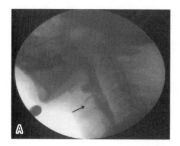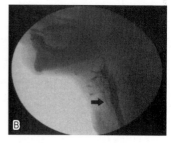

그림 3-11 전형적인 VFSS 소견. A : Penetration, B : Aspiration

(2) 인후부 및 후두부의 해부학적 구조물 및 성대의 기능을 평가하는 데 효과적
(3) 흡인을 확인하는 데 가장 예민하며, 방사선 노출의 위험이 없음
(4) 단점

    가. 구강 및 식도기를 확인하지 못함

    나. Pharyngeal swallowing 동안 UES opening, 후두부 상승, 인후부 수축
       과 같은 과정을 확인할 수 없음

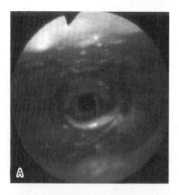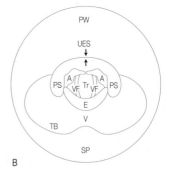

그림 3-12 A Fiberoptic Endoscopic Image of Pharynx and Drawing. A: Fiberoptic
Endoscopic Image, B: Drawing(A, arytenoid; E, epiglottis; PS, pyriform sinus; PW, posterior
pharyngeal wall; SP, soft palate; TB, tongue base; Tr, trachea; UES, upper esophageal sphincter; V,
valleculae; VF, vocal folds) **(Braddom RL Physical medicine and rehabilitation, 3rd ed, China: Sauders,
2007. Fig 28-11, p608)**

표 3-22 Advantage and disadvantage of FEES

장점	방사선 노출이 없음 검사장비의 이동이 용이함 성대 움직임을 직접 확인할 수 있음 해부학적 구조물은 직접 확인할 수 있음 흡인의 평가하기에 민감도가 높음 삼킴 후 후두부의 저류를 관찰하기에 민감도가 높음
단점	구강 및 식도를 검사할 수 없음 삼킴 이후 인후부를 관찰할 수 없음 일반적으로 기능 부전의 기전을 평가하지 못함.

(Braddom RL Physical medicine and rehabilitation, 3rd ed, China: Sauders, 2007. Box 28-4, p608)

6) 기타 : Esophagoscopy, Manometry, Electromyography

4. 연하장애의 치료

1) Direct swallow therapy

(1) 식이 변화(Dietary modification)

가. 구강기 조작이나 음식물 조절이 감소된 경우 음식물의 성상을 변화시켜서 보완

나. 일반적으로 점성이 낮은 묽은 액체는 구강 및 인후부에서 조절하기가 어려워 더 쉽게 흡인이 일어남. 삼킴 효율(Swallow efficacy, ability to propel a bolus into esophagus)은 묽을수록 용이함. 따라서 이 두 관점에서 밸런스를 잘 맞춰 개인에 맞춘 식이 변화는 시행. 식이 변화 시에는 탈수가 되지 않도록 주의

(2) 행동 및 자세적 방법(Behavioral and postural technique)

이 방법들이 모든 환자들에게 도움이 되는 것이 아니며 방법에 따라 오히려 해가 되는 경우가 있으므로 환자에 맞는 적절한 방법을 고르는 것이 중요

가. Laryngeal vestibule closure를 호전시키고 중력과 관련된 음식물의 구강 조절(Preventing posterior loss of the bolus)을 유도하여 후두부 penetration과 흡인을 감소

나. 목 굴곡 작용으로 인후부 최고 수축 압력을 감소시키는 효과

다. Pharyngeal constrictor muscle 약화나 혀 기저부 오므리기가 감소된 경우에는 효과적이지 않음

라. 어린아이에서 시행하는 것은 금기

마. 머리 회전은 편측 인후부 벽의 장애나 편측 성대 근력 약화가 있을 때 유용. 문제가 있는 측의 인후부를 좁아지게 하여 음식물이 정상적인 측으로 내려가게 하는 효과. 또한 마비된 성대가 중앙으로 밀려나게 하여 잘 모아지게 함

바. 머리 기울이기도 마찬가지로 정상 측으로 고개를 기울여 중력에 의해서 정상측 인후부를 통해 음식물이 식도로 흘러내려가도록 하는 효과. 추가적으로 편측 구강 기능의 문제가 있을 때 유용

사. UES 압력을 감소시키고 UES 이완 시간을 연장시켜 음식물이 식도로의 이동을 촉진

아. Anteroposterior imaging을 통해 인후부 근력 약화가 비대칭적인지 확인하고 이 방법이 유용한 지 확인

자. 머리 회전 : 이상이 있는 쪽으로 고개를 돌림, 머리 기울이기 : 정상적인 쪽으로 고개를 기울임

(3) Neck extension

가. 혀가 구강 내 음식물 이동을 효과적으로 수행하지 못할 때 oral clearance를 위해 사용

나. 머리를 뒤로하여 기울임으로 중력을 이용하여 음식물이 아랫 인두로 이동하는 것을 도움

다. 인후부 조절이 손상된 경우에는 주의해서 사용해야 하며, delayed UES relaxation, incomplete UES relaxation, premature UES closure를 일으킬 수 있음

(4) Supraglottic swallow

가. Supraglottic swallow의 목적은 삼키기 전에 성대를 닫음으로써 기도를 보호하는 것

나. 삼킴 전에 숨을 멈춰 성대를 닫은 후 삼키고, 이후 기침을 의식적으로 하는 방법

다. 음식물 조절이 나쁘고, 성대 폐쇄가 감소되거나 지연된 환자 및 인두 연하가 지연된 환자에서 성대를 닫음으로써 흡인 감소

라. 방법

① 크게 숨을 들이마신 후 숨을 참으세요

② (Tracheostomy가 있는 경우) 숨을 계속 참고 Tracheostomy tube를 가볍게 막으세요

③ 숨을 참은 상태에서 침을 삼키세요

④ 삼킨 후에 즉시 기침하세요

마. 삼킨 후에 기침을 시키면 기침하기 위해 삼킨 직후 잠시 숨을 들이마시고 기침을 하는 경우가 있음. 이 경우 삼킨 직후 숨을 들이마시면서 음식이 기도로 빨려 들어가는 것을 조장하므로, 반드시 확인하여 고쳐 주어야 함

바. 먼저 환자의 침을 삼키도록 연습하고 잘 수행하면 연습 식이로 시행

(5) Supersupraglottic swallow

가. 힘주어 숨을 참아서 후두부 폐쇄는 낮추어 환자의 기도를 보호

나. Supraglottic swallow에 Valsalva를 더한 것

다. Valsalva는 삼키기 전에 Arytenoids cartilage를 앞쪽으로 기울이면서 기도의 입구를 막게 함

(6) Mendelsohn maneuver

가. Cricopharyngeal muscle이 잘 이완되지 않거나 이완되는 시간이 부족하여 음식물이 상부식도를 원활히 통과하지 못하는 환자에서 후두 거상을 강화하고, 거상된 시간을 연장시켜서 결과적으로 cricopharyngeal muscle의 열림을 개선

나. 정상적인 연하과정에서 이루어지는 후두거상 상태를 2~3초 이상으로 길게

유지

다. 환자가 거울을 보거나 직접 자기 손가락으로 목을 촉지하게 해서 후두골
(Adam's apple)이 연하 시에 위로 올라갔다가 내려가는 움직임을 인식하
게 함. 이후 후두골이 내려가지 않게 힘을 주고 유지하도록 교육할 수 있
게 함

(7) Double swallow

Pharyngeal constriction으로 인해 삼키고 저류가 발생하는 환자에서 사용

표 3-23 흔히 사용되는 자세적 방법들 및 각각의 적응증

Compensatory Technique	Indication
Chin tuck	Reduce oral bolus control with aspiration before or during the swallow
Neck extension	Impaired oral bolus propulsion
Head turn(to weak side)	Unilateral pharyngeal weakness with retention after swallowing
Head tilit(to strong side)	Unilateral oral and pharyngeal weakness
Reclining position	Pharyngeal weakness with retention and overflow aspiration after swallowing
Supraglottic swallow	Inadequate or delayed vocal fold closure
Supersupraglottic swallow	Inadequate or delayed closure of laryngeal aditus (entrance)
Effortful swallow	Poor tongue base retraction
Mendelsohn maneuver	Inadequate upper esophageal sphincter opening
Syringe feeding	Impaired oral bolus propulsion
Double swallow	Retention in the pharynx after swallowing
Alternating solids and liquids	Retention in the pharynx after swallowing

(Braddom RL Physical medicine and rehabilitation, 3rd ed, China: Sauders, 2007. Table 28-3, p609)

2) Prosthetic devices

Velopharyngeal insufficiency, Loss of lingual or velar tissue, Velar and lingual paralysis 환자에서 Intraoral prosthesis가 사용 가능

3) 구강 감각 훈련

(1) 음식물에 대한 각성을 증가시키고, 삼킴 운동 조절을 향상

(2) 시거나 찬 물질은 구강 내 이동 시간 및 삼킴 시작 시간을 향상시키고 이차적으로 흡인이나 Penetration의 감소를 유도

(3) 감각 치료에는 얼굴 마사지, 진동자극, 구강 근육 두들기기도 포함

(4) 일반적으로 차가운 것으로 30초 정도 감각 자극을 식전에 시행

4) 전기 자극

Submental이나 anterior cervical strap muscle 위 피부에 피부 전극을 붙인 후 전기 자극을 가함

5) Indirect therapy

표 3-24 Common Indirect Therapy Techniques

Therapy technique	Description
Oral cavity	
Oral motor control exercise (Jaw, tongue, lip)	Jaw opening and closing Tongue rotation, lateralization, protrusion, retraction, Lip protrusion, lateralization and opening-closing,
Relaxation and range of motion (Jaw, tongue, lip)	Stretching and increasing range of motion
Resistance exercise (Jaw, tongue, lip)	Opening-closing the jaw against resistance Pushing the tongue against resistance
Pharynx	
Laryngeal elevation exercise	Volitional laryngeal elevation by saying a high-pitched 'ee'
Vocal cord adduction excercise	Pushing wall or table, uttering 'ah' simultaneously
Masako maneuver	Swallowing with the tongue tip held anteriorly outside the mouth
Sensory stimulation	Tactile stimulation of the faucial arches with cold or sour stimuli

Therapy technique	Description
	Upper esophageal sphincter opening
Shaker exercise	Active head raising (neck flexion in the supine position)
Upper esophageal sphincter dilatation	Expansion of a ballon catheter in the upper esophageal sphincter

(Braddom RL Physical medicine and rehabilitation, 3rd ed, China: Sauders, 2007. Table 28-4, p612)

6) 연하장애의 수술적 치료

(1) Oropharyngeal dysphagia의 치료로 드물게 사용

(2) 적응증

　가. 재활 치료로 실패한 UES 협착증에서 확장술

　나. Zenker diverticulum이 너무 커서 삼킴을 방해할 때

　다. Cricopharyngeal myotomy : UES 압력을 감소시켜 인후부에서 식도로의 저항을 감소시키기 위해

(3) Oromandibular, lingual dystonia, trismus, UES relaxation 실패로 인한 Cricopharyngeal dysfunction 시 Botox 주사 요법을 고려

(4) 만성 중증 연하장애에서 기도와 음식물의 통로를 분리하는 시술 고려 : 후두절개술 혹은 Close larynx 및 영구적인 기관 삽관

7) Pharyngeal bypass

(1) 적절한 구강 섭취가 불가능한 경우 영양 상태와 적절한 물 공급을 위해 Pharyngeal bypass를 시행

　가. 단기적으로 필요한 경우 : 비위관(Nasogastric tube), 구위관(Orogastric tube)

　나. 중장기적으로 필요한 경우 : 위루(Gastrostomy), 소장루(Jejunostomy)

(2) 위루 도관 식이

　가. 중증 연하장애에서 안전하게 사용

　나. 도관 식이도 위식도 역류에 의한 흡인 유발 가능

다. 흡인을 줄이기 위해 머리 들기, 도관 및 식이 주머니 조작주의, 주입 속도, 위에 저류되는 물질에 대한 감독 필요

라. 위루를 시행하기 전 Aspirin 등의 항 혈소판 제제는 5~10일 전에 끊으며, NSAID도 같은 시기에 중단하는 것이 필요함. Aspirin 및 Clopidogrel 병합요법 시행하는 경우에는 Clopidogrel만 중단하며, 시술 후 적절한 시기에 항 혈소판제의 재사용이 필요하며, 일반적으로 수술 후 다음날부터 투여 시작함

마. Warfarin을 통한 anticoagulation은 일반적으로 3~5일 이전에 중단 후 LMW heparin으로 유지하다가 시술 전 날 중단하는 것이 권고됨, 시술 후 LMW heparin을 투여하며, 이후 Warfarin으로 다시 조절

바. 전날 Midnight 금식 후 시행하며, 항생제는 시술 전부터 시술 후 5일 정도 사용

사. 일반적으로 72시간 이후 도관 식이를 시작하며 식이 주입 속도에 대한 주의가 필요

(3) 소장루나 위루를 시행하여 음식물을 공급하면서 연하장애 치료를 병행

표 3-25 Alternative Feeding Options

Feeding tube	Insertion	Indication	Possible complication
Nasogastric	Inserted transnasally at bedside; confirmed via stethoscope or x-ray	Short-term feeding	Easily dislodged; can lead to ulceration and stricture
Orogastric	Inserted transorally at bedside	Short-term feeding; patients on ventilator, unable to use nasal passage	
Gastrostomy	Generally inserted endoscopically	Long term nutrition and hydration	Infection, bleeding, perforation, clogging and aspiration

Feeding tube	Insertion	Indication	Possible complication
Jejunostomy	Inserted surgically into small intestine	Absence of or inability to use the stomach; severe reflux aspiration	Clogging, diarrhea; questionable benefit for reducing aspiration

(Braddom RL Physical medicine and rehabilitation, 3rd ed, China: Sauders, 2007. Table 28-5, p613)

8) Hygienic considerations

(1) 적절한 구강 관리 : 세균 감소 및 흡인 폐렴 예방

(2) 기립 자세 유지

　가. 음식물 및 역류된 음식물에 의한 흡인 위험 감소

　나. 재활 치료 효과 증대

(3) 특수 조정 도구

　가. 영아 : 조정 젖꼭지 통해 빠는 양, 힘을 조절

　나. 꺾인 젖병(Angled neck bottle) : 자연스럽게 Chin tuck 유도

9) 물리적인 손상이 있는 질환의 연하장애 치료 시 고려사항

(1) 부분적인 혹은 전체적인 설 절제 환자 : 인후부 감각 및 운동 기능이 유지되면, 플런저(Plunger)가 달려있는 특수 식이 숟가락 사용

(2) 두경부 수술 혹은 방사선 치료 환자

　가. 방사선 치료에 의한 합병증 : 구내 건조증(Xerostomia)

　　① 식전에 인공 침을 사용

　　② 레몬-글리세린으로 구강 내부를 닦을 것 권고, 하지만 건조증 심해질 수 있음

　나. 방사선 치료 후 점막 통증

　다. Supraglottic laryngectomy

　　① 후두 덮개 소실, 감각 변화로 인하여 흡인 가능성 증가

　　② Supraglottic swallowing, supersupraglottic swallowing 고려

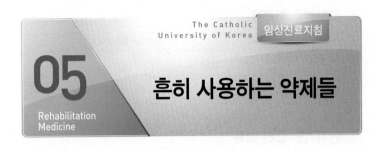

The Catholic
University of Korea 임상진료지침

05

Rehabilitation
Medicine

흔히 사용하는 약제들

1. 항혈소판제 및 항응고제

항혈소판제			
Clopidogrel (Plavix)	75 mg/day	ADP 유도성 혈소판 응집 및 점착 억제	일차선택약물
Aspirin	75~325 mg/day 사용, 일반적으로 100 mg/day 사용	Prostaglandin 합성 억제	Dypiridamole과 병용투여 시 일차선택약물
Cilostazol (Pletaal)	100 mg bid	Phosphodiesterase	일차 선택은 아니지만, 대체제로 권고함
Ticlopidine (HCl Ticlid, Clid)	250 mg/day	ADP 유도성 혈소판 응집 및 점착 억제	Aspirin 및 Triflusal 에 비해 부작용 호발
Dipyridamole	200 mg bid	Thromboxane synthase 억제	단독 사용은 예방적으로 권고되지 않음
항응고제			
Factor Xa inhibitors	Apixaban (Eliquis) 5 mg bid Rivaroxaban (Xarelto) 20 mg qd	Direct Xa inhibitors	심방세동환자에서 일차 선택약물

2. 고지혈증 치료제

약제	용법	목표(모든 약제에서 동일)
Atorvastatin	10~80 mg/day	LDL cholesterol<100 mg/dL
Pravastatin	20~40 mg/day	Total cholesterol<200 mg/dL
Rosuvastatin	10~20 mg/day	HDL cholesterol >60 mg/dL

3. 인지기능 증진 약물

Catecholamine 계열	
Methylphenidate (Penid)	5~20 mg b.i.d., 필요시 60 mg/day까지 사용
Amantadine sulfate	50~150 mg b.i.d, 300 mg/day 이상 사용 시 seizure risk 증가
Levo-dopa containing drug (Stalevo, Sinemet)	Proper dose 기준 없음, 150~100 mg t.i.d. Parkinson disease의 경우 증상에 따라 조절
Acetylcholinesterase Inhibitor	
Donepezil (Aricept)	5 mg/day으로 시작, 5~10 mg/day으로 유지
Rivastigmine (Exelon)	1.5 mg b.i.d.로 시작 3~6 mg b.i.d.로 유지
Galantamine (Reminyl)	4 mg bid로 시작, 4주 간격으로 8 mg 증량하여 최대 12 mg bid까지 투여
Glutamate Antagonist	
Memantine HCL (Ebixa)	5 mg/day로 시작, 10 mg b.i.d.로 유지

4. 간질 치료제

	용법	치료적 혈중 농도
Carbamazepine	400~1,200 mg/day	8~12 ug/mL
Phenytoin	300~400 mg/day	10~20 ug/mL
Valproic acid	20 mg/kg/day	50~100 ug/mlL
Phenobarbital	30~200 mg/day	10~40 ug/mL
Levetiracetam	200~500 mg/day	Drug monitoring 필요 없음
Topiramate	100~200 mg/day	Drug monitoring 필요 없음

5. 비정상적인 행동 및 감정 조절

약제	용법	참조
공격적인 행동(Aggressive Behavior)		
Risperidone	1 mg (0.5~6 mg)	Benzisoxazole계 atypical antipsychotics
Olanzapine	5 mg (5~20 mg)	Thienobenzodiazepine계 atypical antipsychotics
Haloperidol	1 mg (0.5~3 mg)	Butyrophenone계 typical antipsychotics
초조(Agitation)		
Carbamazepine	400 mg (200~1,200 mg) /day	
Risperidone	1 mg (0.5~6 mg) /day	
Olanzapine	5 mg (5~20 mg) /day	
Haloperidol	1 mg (0.5~3 mg) /day	
Quetiapine	150~700 mg /day	Dibenzothiazepine계 atypical antipsychotics
우울(Depressive mood)		
Sertraline	100 mg (50~200 mg)/day	Selective Serotonin Reuptake Inhibitor
Fluoxetine	40 mg (20~80 mg)/day	Selective Serotonin Reuptake Inhibitor
Escitalopram	10 mg (5~20 mg)/day	Selective Serotonin Reuptake Inhibitor
Milnacipran	50 mg b.i.d.	Serotonin norepinephrine reuptake inhibitor
venlafaxine	75 mg (37.5~225 mg) / day	Serotonin norepinephrine reuptake inhibitor

| 참고문헌 |

1. Alberts MJ, Eikelboom JW, Hankey GJ. Antithrombotic therapy for stroke prevention in non-valvular atrial fibrillation. Lancet Neurol. 2012;11(12):1066-81.

2. Ballard CG, Gauthier S, Cummings JL, Brodaty H, Grossberg GT, Robert P, Lyketsos CG. .Management of agitation and aggression associated with Alzheimer disease.Nat Rev Neurol. 2009;5:245-55.

3. Blumenfeld H. Neuroanatomy through clinical cases. Sinauer: Massachusetts, 2002.

4. Brown NJ, Mannix RC, O'Brien MJ, et al. Effect of cognitive activity level on duration of post-concussion symptoms. Pediatrics. 2014 Feb;133(2):e299-304.

5. Corti M, Patten C, Triggs W. Repetitive transcranial magnetic stimulation of motor cortex after stroke: a focused review. Am J Phys Med Rehabil. 2012;91:254-270.

6. David X. Cifu, Braddom's Physical medicine and rehabilitation, 5th ed, Elsevier, Philadelphia, 2016.

7. Dobkin BH Clinical practice. Rehabilitation after stroke. N Engl J Med. 2005;352:1677-84.

8. Giacino JT, Ashwal S, Childs N. The minimally conscious state: definition and diagnostic criteria. Neurology. 2002;58:349-53.

9. Giacino, J & Kalmar, K. Coma Recovery Scale-Revised. The Center for Outcome Measurement in Brain Injury. 2006: http://www.tbims. org/combi/crs.

10. Hebert D, Lindsay MP, McIntyre A et al. Canadian stroke best practice recommendations: Stroke rehabilitation practice guidelines, update 2015. Int J Stroke 2016;11:459-84.

11. Hirsch LJ, Gaspard N. Status epilepticus. Continuum (Minneap Minn). 2013;19:767-794.

12. Hong J, Lim S. Dysphagia after Occipitocervical Fusion. N Engl J Med. 2017;376:e46.

13. Khot S, Tirschwell DL. Long-term neurological complications after hypoxic-ischemic encephalopathy. Semin Neurol. 2006;26:422-431.

14. Langhorne P, Coupar F, Pollock A. Motor recovery after stroke: a systematic review. Lancet Neurol. 2009; 8:741-54.

15. Langhorne P, Bernhardt J, Kwakkel G. Stroke rehabilitation. Lancet. 2011; 377:1693-702.

16. Management of Concussion/mTBI Working Group. VA/DoD Clinical

Practice Guideline for Management of Concussion/Mild Traumatic Brain Injury. J Rehabil Res Dev. 2009;46(6):CP1-68.

17. Menon DK, Schwab K, Wright DW, et al: Demographics and Clinical Assessment Working Group of the International and Interagency Initiative toward Common Data Elements for Research on Traumatic Brain Injury and Psychological Health. Position statement: definition of traumatic brain injury. Arch Phys Med Rehabil 2010, 91:1637-1640.

18. Mesulam MM. Spatial attention and neglect: parietal, frontal and cigulate contributions to the mental representation and attentional targeting of salient extrapersonal events. Phil. Trans. R. Soc. Lond. B. 1999;354:1325-46.

19. Rah UW, Kim Y, Ohn SH et al. Clinical practice guideline for stroke rehabilitation in korea 2012. Brain & NeuroRehabilitation 2014; s1:1-75.

20. Shinohara Y, Katayama Y, Uchiyama S et al. Cilostazol for prevention of secondary stroke (CSPS 2): an aspirin-controlled, double-blind, randomised non-inferiority trial. Lancet Neurol. 2010 ;9(10):959-68.

21. Sivan M, Neumann V. Pharmacotherapy for treatment of attention deficits after non-progressive acquired brain injury. A systematic review. Clinical Rehabilitation 2010;24:110-1217.

22. Traumatic Brain Injury in the United States: Emergency Department Visits, Hospitalizations and Deaths 2002-2006 (Blue Book), CDC.

23. Winstein CJ, Stein J, Arena R, et al. Guidelines for Adult Stroke Rehabilitation and Recovery: A Guideline for Healthcare Professionals From the American Heart Association/American Stroke Association. Stroke 2016; 47: e98-e169.

The Catholic
University of Korea

가톨릭대학교 임상진료지침

4. 척수손상재활

Rehabilitation of Spinal Cord Injury

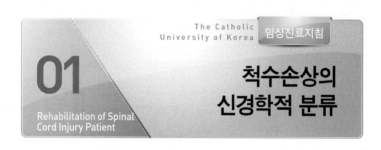

01
Rehabilitation of Spinal
Cord Injury Patient

척수손상의
신경학적 분류

척수손상은 The International Standards for Neurologic Classification of Spinal Cord Injury (ISNCSCI)에 의해 분류(http://asia-spinalinjury.org/) 하는데 웹사이트(http://isncscialgorithm.azurewebsites.net/)에서 척수손상의 신경학적 분류 평가 알고리즘을 제공하고 있음

1. 완전 척수손상 vs 불완전 척수손상

ASIA Impairment Scale (AIS)에서 sacral area 감각 보존 유무로 완전 척수손상과 불완전 척수손상으로 분류

2. 불완전 척수손상은 다음으로 분류

① 중심 척수 증후군(Central cord syndrome) : 불완전 척수손상 중 가장 호발하는 손상으로 경추부 과신전으로 인해 발생하고 하지보다는 상지의 근력저하가 뚜렷하게 나타남

② 브라운-시쿼드 증후군(Brown-Sequard syndrome) : 병변측 척수손상 부위 이하에서 고유수용감각과 진동감각마비와 수의 운동 마비, 모든 피부감각마비, 병변 반대측에서 통각과 온도감각 마비가 특징

③ 전 척수 증후군(anterior cord syndrome) : 손상부위 이하로 운동기능소실과 통각 및 온도감각 소실이 있으나 촉각과 관절위치감각은 보

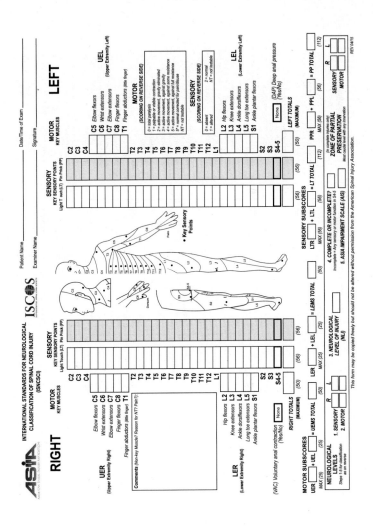

Muscle Function Grading

0 = Total paralysis
1 = palpable or visible contraction
2 = active movement, full range of motion (ROM) with gravity eliminated
3 = active movement, full ROM against gravity
4 = active movement, full ROM against gravity and moderate resistance in a muscle specific position
5 = (normal) active movement, full ROM against gravity and full resistance in a functional muscle position expected from an otherwise unimpaired person
5* = (normal) active movement, full ROM against gravity and sufficient resistance to be considered normal if identified inhibiting factors (i.e. pain, disuse) were not present
NT = not testable (i.e. due to immobilization, severe pain such that the patient cannot be graded, amputation of limb, or contracture of > 50% of the normal ROM)

Sensory Grading

0 = Absent
1 = Altered, either decreased/impaired sensation or hypersensitivity
2 = Normal
NT = Not testable

When to Test Non-Key Muscles:

In a patient with an apparent AIS B classification, non-key muscle functions more than 3 levels below the motor level on each side should be tested to most accurately classify the injury (differentiate between AIS B and C).

Movement	Root level
Shoulder: Flexion, extension, abduction, adduction, internal and external rotation / Elbow: Supination	C5
Elbow: Pronation / Wrist: Flexion	C6
Finger: Flexion at proximal joint, extension. Thumb: Flexion, extension and abduction in plane of thumb	C7
Finger: Flexion at MCP joint / Thumb: Opposition, adduction and abduction perpendicular to palm	C8
Finger: Abduction of the index finger	T1
Hip: Adduction	L2
Hip: External rotation	L3
Hip: Extension, abduction, internal rotation / Knee: Flexion / Ankle: Inversion and eversion / Toe: MP and IP extension	L4
Hallux and Toe: DIP and PIP flexion and abduction	L5
Hallux: Adduction	S1

ASIA Impairment Scale (AIS)

A = Complete. No sensory or motor function is preserved in the sacral segments S4-5.

B = Sensory Incomplete. Sensory but not motor function is preserved below the neurological level and includes the sacral segments S4-5 (light touch or pin prick at S4-5 or deep anal pressure) AND no motor function is preserved more than three levels below the motor level on either side of the body.

C = Motor Incomplete. Motor function is preserved at the most caudal sacral segments for voluntary anal contraction (VAC) OR the patient meets the criteria for sensory incomplete status (sensory function preserved at the most caudal sacral segments (S4-S5) by LT, PP or DAP), and has some sparing of motor function more than three levels below the ipsilateral motor level on either side of the body.
(This includes key or non-key muscle functions to determine motor incomplete status.) For AIS C – less than half of key muscle functions below the single NLI have a muscle grade ≥ 3.

D = Motor Incomplete. Motor incomplete status as defined above, with at least half (half or more) of key muscle functions below the single NLI having a muscle grade ≥ 3.

E = Normal. If sensation and motor function as tested with the ISNCSCI are graded as normal in all segments, and the patient had prior deficits, then the AIS grade is E. Someone without an initial SCI does not receive an AIS grade.

Using ND: To document the sensory, motor and NLI levels, the ASIA Impairment Scale grade, and/or the zone of partial preservation (ZPP) when they are unable to be determined based on the examination results.

Steps in Classification

The following order is recommended for determining the classification of individuals with SCI.

1. Determine sensory levels for right and left sides.
The sensory level is the most caudal, intact dermatome for both pin prick and light touch sensation.

2. Determine motor levels for right and left sides.
Defined by the lowest key muscle function that has a grade of at least 3 (on supine testing), providing the key muscle functions represented by segments above that level are judged to be intact (graded as a 5).
Note: in regions where there is no myotome to test, the motor level is presumed to be the same as the sensory level, if testable motor function above that level is also normal.

3. Determine the neurological level of injury (NLI).
This refers to the most caudal segment of the cord with intact sensation and antigravity (3 or more) muscle function strength, provided that there is normal (intact) sensory and motor function rostrally respectively.
The NLI is the most cephalad of the sensory and motor levels determined in steps 1 and 2.

4. Determine whether the injury is Complete or Incomplete.
(i.e. absence or presence of sacral sparing)
If voluntary anal contraction = **No** AND all S4-5 sensory scores = **0**
AND deep anal pressure = **No**, then injury is **Complete**.
Otherwise, injury is **Incomplete**.

5. Determine ASIA Impairment Scale (AIS) Grade:

Is injury Complete? If YES, AIS=A and can record ZPP (lowest dermatome or myotome on each side with some preservation)

NO ↓

Is injury Motor Complete? If YES, AIS=B

NO ↓ (No=voluntary anal contraction OR motor function more than three levels below the motor level on a given side, if the patient has sensory incomplete classification)

Are at least half (half or more) of the key muscles below the neurological level of injury graded 3 or better?

NO → AIS=C   YES → AIS=D

If sensation and motor function is normal in all segments, AIS=E
Note: AIS E is used in follow-up testing when an individual with a documented SCI has recovered normal function. If at initial testing no deficits are found, the individual is neurologically intact; the ASIA Impairment Scale does not apply.

ASIA
AMERICAN SPINAL INJURY ASSOCIATION

ISCOS
INTERNATIONAL SPINAL CORD SOCIETY

INTERNATIONAL STANDARDS FOR NEUROLOGICAL CLASSIFICATION OF SPINAL CORD INJURY

그림 4-1 ASIA IMPAIRMENT SCALE (Copyright© American Spinal Injury Association)

존됨

④ 후 척수 증후군(posterior cord syndrome)

⑤ 마미증후군(cauda equina syndrome) : L2 척추레벨 이하의 손상

⑥ 척추 원추 증후군(conus medullaris syndrome) : L1 또는 L2 척추레벨의 손상

The Catholic
University of Korea 임상진료지침

02

척수손상의 예후

Rehabilitation of Spinal
Cord Injury Patient

- 수상 72시간 이후 실시한 신경학적 평가가 예후 판정에 도움이 되며, 척수 수상 부위의 초기 근력등급이 I 또는 II 단계인 경우 1년이 경과하면 70~80%의 환자에서 III단계의 근력으로 회복되지만 0단계의 경우에는 30~40% 정도만 III단계로 회복됨
- ASIA A로 분류된 완전척수손상의 경우 20~30%에서 수상 후 1년 경과할 때 ASIA B로 회복될 수 있음
- 의식이 없거나 협조가 되지 않는 환자의 경우 중추신경손상 또는 말초신경손상 유무를 감별하는 데 전기신경학적 평가가 유용하지만 일반적으로는 초기 기본검사로 추천되지 않음

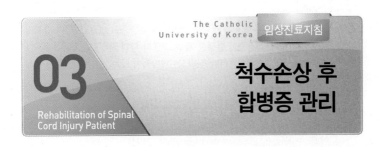

03

Rehabilitation of Spinal
Cord Injury Patient

척수손상 후
합병증 관리

1. 호흡기 합병증

무기폐(atelectasis), 폐렴(pneumonia), 호흡기능부전(respiratory failure), 흉막의 병변(pleural complications), 폐색전증(pulmonary embolism)이 척수손상 후 주요 사망 원인임

*기계호흡을 실시하는 기준

A. physical signs of respiratory distress (cyanosis, accessory muscle use, tachypnea, tachycardia, diaphoresis, altered mental status, hypotension, hypertension)
B. hypercarbia (partial pressure of carbon dioxide in arterial blood [$PaCO_2$] > 50 mm Hg)
C. hypoxia (partial pressure of oxygen in arterial blood [PaO_2] < 50 mm Hg) unresponsive to oxygen therapy
D. falling VC (<15 mL/kg IBW), and/or an inability to handle secretions
E. 기관절개술은 5일 이상 기관삽관이 필요할 경우에 실시한다.

폐색전증 또는 심부정맥혈전증

① 수상 후 7일에서 10일 사이에 발생 위험이 가장 증가함
② 척수손상 환자들은 임상증상이 거의 나타나지 않으므로 duplex ultrasound 등의 선별검사를 실시함
③ 예방적으로 수상 후 8에서 12주 동안 lowmolecular weight heparin (LMWH) 또는 항응고제를 사용함
④ 발생 시에는 lowmolecular weight heparin (LMWH) 또는 항응고제를 6개

월 동안 사용함

⑤ 항응고제의 예방적 사용이 실패한 경우, Inferior vena cava (IVC)나 장골정맥(iliac vein)에 혈전증이 발생한 경우, 출혈의 위험성이 있는 경우 Inferior vena cava (IVC) 필터를 사용함. 필터는 재발하지 않는 경우 8~12주 이후 제거할 수 있음

Venous thromboembolism (VTE)의 항응고제 치료

A. 초기 치료
- 약물 : Parenteral anticoagulant (usually LMWH)
- 용법 : LMWH 1 mg/kg q12hr, 5~10 days
- 의미 : VTE의 재발을 방지하고 VTE 관련 사망을 낮추는 데 매우 중요함

B. 유지기 치료
- 약물 종류
  : Factor Xa inhibitor (rivaroxaban, apixaban, edoxaban), Direct thrombin inhibitor (dabigatran), Warfarin, Parenteral subcutaneous anticoagulatns (LMWH, fondaparinux)
- 기간 : 최소 3개월간 약물 유지, 3~6개월 또는 12개월까지도 투약함
- 약물 선택 : 출혈 위험도, 만성질환 여부, 환자의 선호도, 비용 등을 고려하여 약물을 선택

▶ Direct oral anticoagulants (rivaroxaban, apixaban, edoxaban, dabigatran)
  - Non-pregnant, Non active cancer, Non renal insufficiency에서 일차적으로 추천됨
  - Hemodynamic unstable PTE, massive iliofemoral DVT, Pregnant, chronic liver disease에서는 부적절하여 사용을 피함
  - 신질환 환자에서는 용량 조절이 필요하며, 중증의 신기능장애(CrCl < 30 mL/min)는 투약 금기
  - INR f/u이 필요 없다. 출혈 위험이 warfarin 보다 낮음
  - 용법 :
    a. Rivaroxaban - 3주 동안 15 mg bid 이후 20 mg qd로 유지
    b. Apixaban - 7일간 10 mg bid 이후 5 mg bid로 유지
      - rivaroxaban, apixaban : LMWH 사용 없이 단일투약하되, 투약

지연 시엔 LMWH 단기간 사용함

   c. Edoxaban - 초기 치료로 LMWH (1 mg/kg q12hr) 5일간 사용 후 이어서 60 mg qd로 유지

   d. Dabigatran - 초기 치료로 LMWH (1 mg/kg q12hr) 5일간 사용 후 이어서 150 mg bid 로 유지

▶ Warfarin

  - 중증의 신기능장애(CrCl < 30 mL/min)에서 우선적으로 추천됨

  - INR f/u이 필요함. 출혈의 위험이 direct oral anticoagulants 보다 높음

  - 용법

   : LMWH (1 mg/kg q12hr) 투약 첫날에 동시에 warfarin (5 mg/day) 투약을 시작하고, 이 때 LMWH은 4~5일 간 유지 후 종료

   : INR이 치료적 범위(2~3) 안에 들어오도록 warfarin 용량을 조절함

▶ Low molecular weight heparin (LMWH) - subcutaneous

  - Enoxaparin, Dalteparin etc. : 항응고요법의 초기 치료로 주로 사용함

  - Pregnant, Active cancer, chronic liver disease에서 우선적으로 추천됨

  - 중증의 신기능장애(CrCl < 30 mL/min)에서 사용 금기

  - INR f/u이 필요 없음

  - 용법

   : LMWH을 유지 치료로 선택할 경우 초기치료는 Unfractionated heparin으로 시작

   : 몸무게에 따라 용량을 조절한다. 1 mg/kg q12hr 피하주사

▶ Fondaparinux - subcutaneous

  - heparin induced thrombocytopenia 시에 LMWH의 대체약물로 투약

  - 용법 : 초기에 warfarin (5 mg/day)과 동시 투여

   : 50 kg 이하 - 5 mg qd 피하주사, 50~100 kg - 7.5 mg qd 피하주사

▶ Unfractionated heparin - subcutaneous

  - 용법 : 333 units/kg qd - 250 units/kg bid 피하주사

2. 심혈관계와 자율신경계 합병증

1) 기립성 저혈압(Orthostatic hypotension)

① 정의 : 60° 기립 시 3분 이내에 수축기 혈압 20 mmHg 이상 또는 이완기 혈압 10 mmHg 이상 하강하는 경우로 정의됨

② 치료

    A. 압박스타킹, 복대, gradually progressive daily head-up tilt

    B. Repeated postural changes on tilt table or High-back reclining wheelchair

    C. 염분(1 g qid) 및 수분 섭취 증가

    D. Midodrine 2.5 mg tid(밤에는 가급적 쓰지 말 것)

    E. Fludrocortisone 0.05~0.4 mg/day(단기간 저용량만 사용할 것)

    F. Ephedrine(Midodrine보다 효과 떨어짐) 30~60 mg tid(max : 240 mg / day)

    G. 기능적 전기자극치료(FES)

2) 서맥(Bradycardia)

① 상위경추부 완전척수손상의 경우 거의 모든 환자에서 발생하며 대개 수상 2~4주 내에 신경학적 속에서 회복되고 교감신경기능이 돌아오면서 심박수는 정상화됨

② 수상 후 첫 한 달 동안 sinus node arrest (up to 30%), supraventricular arrhythmias (up to 40%)이 발생하나 심정지는 거의 발생하지 않음. 그러나 C1-2 ASIA A 환자의 경우 심정지가 흔히 발생하므로 주의가 필요함

③ 치료

    A. 급성기에는 신체활력징후에 대한 적극적 감시가 필요하나, 특별한 치료가 반드시 필요하지는 않음

    B. 맥박이 분당 40회 미만인 경우, 동차단(Sinus block)과 관계된 경우에는 치료가 필요하며, 지속적으로 중증의 서맥인 경우에는 인공심박조율기를 고려함

    C. 기관지 흡인을 하거나 미주신경을 자극할 가능성이 있는 경우 Atropine 0.1~1.0 mg iv 투여

3) 자율신경 반사이상(Autonomic dysreflexia)

① 제8 흉수 손상환자에서도 발생하기도 하나, 주로 제6 흉수부 이상 손상환자에서 척수쇽(spinal shock)시기 이후에 발생(18~90%)하며 완전척수손상이거나 손상 부위가 높을수록 증상이 심하며 수상 후 1달 내에는 거의 나타나지 않고, 대부분 1년 내에 발생

② 발생원인

  A. 방광의 과팽창이나 감염, 변비가 전체 발생 원인의 80% 차지함

  B. 욕창

  C. 내향성 발톱

  D. 골절

  E. 위장관계 복부질환

  F. 감염

  G. 심부정맥혈전증

③ 증상

  A. 두통(Pounding nature, 주로 전두부와 후두부)

  B. 수축기 및 이완기 고혈압(대뇌 출혈이나 사망에 이를 정도)

    - 20~40 mmHg 이상 상승 시 진단

  C. 부교감신경 항진증상 : 발한 및 입모, 동공축소, 비울혈 및 동울혈, 반사적 서맥, 손상 근위부 홍조

  D. 간질, 뇌출혈, 심근경색, 폐부종, 부정맥

④ 치료 : 증상을 인지하고, 원인을 확인하는 것이 가장 중요

  A. 즉시, 방광 및 소변이 잘 나오는지 도뇨관을 확인하고 막혔으면 방광세척을 실시함

  B. 안정화될 때까지 매 2~5분간 혈압 측정하며 조이는 옷 등은 느슨하게 할 것

  C. 고혈압이 유지되는 경우(수축기혈압 > 150 mmHg) 속효성 항고혈압제(Nifedipine 10~30 mg) 사용

  D. 자율신경 반사이상 증상이 호전된 이후에도 증상과 혈압을 적어도 2시간은 관찰할 것

  E. 자율신경 반사이상이 반복적으로 재발하는 경우 지속적인 약물치료 실시

- α-adrenergic agent (Terazosin) : 초기 1 mg qd (유지용량 : 1~10 mg)
- Phenoxybenzamine : 초기 : 10 mg bid, 혈압조절 정도에 따라 2일마다 10 mg씩 증량하여 최적용량까지 도달함. 상용량 : 20~40 mg bid~tid
- β-blocker (propranolol) : 초회량 : 40 mg bid, 유지량 : 120~240 mg/D (Max. 640 mg/D)
- Hydralazine : 초회량 : 10 mg tid~qid, 유지량 : 1회 20~1일 30~200 mg

F. 비뇨기계나 직장에 조작을 가할 경우, 국소마취제를 반드시 사용할 것!

3. 신경인성 방광 및 장관리

1) 신경인성 방광관리

- 상, 하부 요로합병증 예방하고 적절한 배뇨 방법을 획득해 사회 복귀를 위한 방광관리방법을 설정을 목적으로 하며 경험적인 약물치료는 시도하지 않음
  평가 방법 : urinalysis, 24hrs urine collection (creatinine clearance), KUB, Kidney US, Urodynamic study, VCUG, IVP
- Clean Intermittent bladder catheterization (CIC)이 일반적으로 권고되는 배뇨 방법으로 1일 2,000 mL의 수분 섭취 시 500 mL로 1회 배뇨량 유지를 목표로 실시하는데 anticholinergic 약제를 보조적으로 사용할 수 있다. CIC 간격이 길어지면 symptomatic bacteriuria 위험성이 높아지므로 최소한 하루에 3번(safe emptying interval)은 실시해야 함
- suprapubic tapping or jabbing 등의 반사배뇨(reflex voiding)를 사용할 수 있으나 방광내압을 증가시켜 vesicoureteral reflux, hydronephrosis, renal failure를 유발할 수 있으므로 반사배뇨(reflex voiding)를 사용하는 경우 정기적인 영상검사가 필요함

● 약제

과민성 방광(Overactive bladder)

Medication	Daily Dosage (range)	Mechanism of Action	Comments
Oxybutynin	5~30 mg	무스카린 수용체 (M3,1) 길항제 직접적 평활근 수축 억제 효과	- 부작용 : 구갈, 안구건조, 요정체, 소화 장애, 변비, 시야흐림, 빈맥, QT 간격 증가, 어지럼증, 혈압상승 - 금기 : 녹내장, 무력장폐쇄증 (paralytic ileus), 요정체, Myasthenia gravis
Propiverine	20~40mg	무스카린 수용체 길항제 직접적 평활근 수축 억제 효과	- 부작용 : 구갈, 안구건조, 소변정체, 소화장애, 변비, 시야흐림, 빈맥, 어지럼증, 두통
Fesoterodine	4~8 mg	무스카린 수용체 길항제	- 주의 : cytochrome P450 3A4저해제 (케토코나졸 등) 투약 시, 신기능장애, 간질환
Tolterodine	2~4 mg	무스카린 수용체(M2,3) 길항제	- 부작용 : 구갈, 안구건조, 소변정체, 소화장애, 변비, 시야흐림, 빈맥, 두통 - 금기 : 녹내장, Myasthenia gravis
Solifenacin	5~10 mg	무스카린 수용체(M3) 길항제	- 부작용 : 구갈, 안구건조, 소변정체, 변비, 시야흐림, 고체온증 - 주의 : cytochrome P450 3A4저해제 (케토코나졸 등) 투약 시, 신기능장애, 간질환
Mirabegron	50 mg	선택적 베타3 아드레날린 작용제	- 부작용 : 혈압상승(>10%), 구갈, 관절통, 빈맥, 신생물, 상부호흡기 감염

방광 훈련 기록장

가톨릭대학교 의과대학 재활의학교실

환자와 가족이 지켜야 할 사항

1. 저녁 8시 이후에는 약을 먹는 외에 수분 섭취를 하지 말아야 합니다.
2. 수분 섭취를 규칙적으로 하여야 하며 하루에 1800 cc를 넘지 않도록 합시다.
3. 정해진 시간을 꼭 지키도록 합시다.
4. 수분 섭취량과 배출량을 정해진 시간대로 기록하여 비교하여 봅시다.
5. 뇨관 삽입은 무균조작법에 의하여 배운 대로 시행하여야 합니다.

수분 섭취량 기록표

년   월   일

시 간	정규 식사	수액주사	식사 내용과 양	총량
06 : 00 - 08 : 00	아침			( ) mL
08 : 00 - 11 : 00				( ) mL
11 : 00 - 01 : 00	점심			( ) mL
01 : 00 - 04 : 00				( ) mL
04 : 00 - 06 : 00	저녁			( ) mL
06 : 00 - 08 : 00				( ) mL
08 : 00 - 12 : 00				( ) mL
12 : 00 - 06 : 00				( ) mL
하루 수분 총 섭취량	( ) mL	( ) mL		( ) mL

수분 배설량 기록표

년   월   일

시 간	스스로 배뇨	자극배뇨	뇨실금	뇨관배뇨	합계
06 : 00 - 08 : 00					( ) mL
08 : 00 - 11 : 00					( ) mL
11 : 00 - 01 : 00					( ) mL
01 : 00 - 04 : 00					( ) mL
04 : 00 - 06 : 00					( ) mL
06 : 00 - 08 : 00					( ) mL
08 : 00 - 12 : 00					( ) mL
12 : 00 - 06 : 00					( ) mL
하루 수분 총 배설량	( ) mL	( ) mL	( ) mL	( ) mL	( ) mL

방광 훈련 경과 추적 기록표

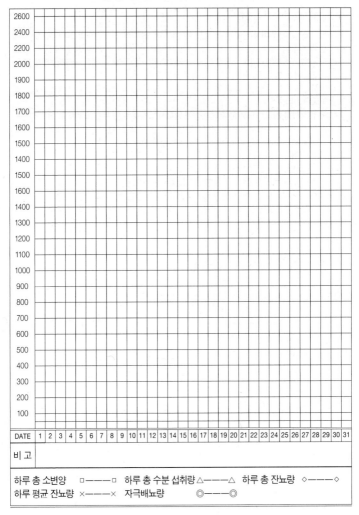

DATE	1	2	3	4	5	6	7	8	9	10	11	12	13	14	15	16	17	18	19	20	21	22	23	24	25	26	27	28	29	30	31
비 고																															

하루 총 소변양 □————□ 하루 총 수분 섭취량 △————△ 하루 총 잔뇨량 ◇————◇
하루 평균 잔뇨량 ×————× 자극배뇨량 ◎————◎

2) 신경인성 장관리

신경인성 대장을 위한 장훈련

1) 아침 6시경에 일어나 찬물 한컵(200~300 cc), 아락실 1봉(5 g), 산화마그네슘 반알(0.5 g)을 먹는다.
2) 약을 먹고 복부마사지를 오른쪽 아래 → 오른쪽 위 → 왼쪽 위 → 왼쪽 아래의 방향으로 시행하고 배에 힘주기와 두드리기를 교대로 15분 정도 시행한다.
3) 아침밥은 특히 섬유질이 많이 들어있는 음식을 먹도록 하고 특히 충분한 양의 수분을 섭취하도록 한다.
4) 아침 식사를 하고 20~30분 후에 변기에 앉아서 발판을 깔아 무릎을 높이고 복부 마사지 및 배 힘주기와 두드리기를 시행한다. 만일 변이 안 나오면 아침 식사를 하고 15분 지나서 좌약을 넣고 15분 후에 위와 같이 변기에 앉아서 훈련을 한다.
5) 이래도 변이 안 나오면 비닐장갑을 끼고 손가락으로 항문을 자극한다.
6) 만일 위와 같은 방법으로 변을 보지 못하면 다음 배변 훈련을 기다린다.
7) 저녁 식사 후에도 섬유질이 풍부한 음식을 섭취한 후에 물 한 컵과 아락실 및 산화마그네슘을 같이 먹고 나서 20~30분이 지나면 변기에서 배변 훈련을 시작한다.
참고 / 섬유질이 많은 음식: 메밀국수, 미숫가루, 검정콩, 고사리, 산나물, 무말랭이, 무시래기, 표고버섯, 파래, 김, 참외, 된장, 고추장

4. 근골격계 및 피부 합병증

1) 이소성 골화증(Heterotopic ossification)

① 정의 : 관절낭, 근육, 골막이 아닌 관절주변 연부조직 내에 층판뼈가 형성되는 현상
② 호발시기 : 수상 후 4개월 이내에 가장 흔함. 1년 이후에도 발생할 수 있지만 수상 후 1년 이후부터는 일반적으로 발생률이 감소하며 보통 욕창, 골절, 심부정맥혈전증 등과 연관되어 발생
③ 발생 부위 : 고관절의 전내측 부위(90%) 〉 슬관절 〉 어깨관절, 팔꿈치관절
④ 발생 위험인자 : 완전척수손상, 수상 시 연령이 높을수록, 경직이 동반되어 있는 경우, 욕창이 있는 경우, 심부정맥혈전증이 동반되어 있는 경우
⑤ 증상 : 수상 1주일 이후 관절구축이 발생하는 경우나 관절주위에 열감을 동반한 부종 발생 시 의심해야 함
⑥ 감별 질환 : 심부정맥혈전증, 감염(septic joint, cellulitis), 외상, 염증성 관절염, 욕창

⑦ 검사 소견
- Serum alkaline phosphatase (ALP) : 임상 증상 및 방사선 소견이 나타나기 전 증가하여 민감도는 높으나 특이도는 낮음. 처음 수주 간은 정상소견으로 나타날 수 있음. 골화의 정도나 양을 반영하는 것은 아니며 이소성 골화증의 숙성 정도나 재발을 예측하는 데 이용할 수 없음
- 3-phase bone scan : 수상 2주 이내 진단 가능하고 이소성골화증의 숙성 정도를 평가하는 데 유용
- 일반방사선검사 : 3-phase bone scan에서 양성 소견을 보이고 2~6주 이후 or 임상 증상 발생 1~10주 이후 양성 소견을 보임
- 초음파검사 : 저렴하며 초기에 진단할 수도 있음

⑧ 치료 : 진단 즉시 시작. 골화 진행을 막고 관절운동범위 유지가 목표
- Acute inflammation 가라앉을 때까지 forceful stretching은 금지하며 Acute inflammatory phase가 지나고(1~2주) PROM & AAROM with gentle stretching
- 수술 적응증 : 심한 관절 구축, self-care나 W/C sitting 제한, 그 외에도 욕창이 발생하거나 신경이나 혈관압박 시 고려하며 골주사검사에서 성숙된 이후(보통 12~18개월)에 수술을 고려한다.

Medication	Usage	Comments
Etidronate disodium	Treatment : 발생된 이소성 골화증의 진행 억제 * Oral 20 mg/kg/day for 2주 → 10 mg/kg/day for 10주 또는 * 고용량 : IV 300 mg/day for 3일 → Oral 20 mg/kg/day for 6개월	부작용 : 오심, 설사, 복통(daily dose을 qd로 주면 부작용 최소화)
NSAID	Prophylactic use : 유골형성 초기단계에서 prostaglandin 및 염증 물질 억제	부작용 : 위장관 출혈, 골절부위 치유 억제

2) 경직(Spasticity)

- 약 70% 환자에서 나타나고 경추부나 상위 흉추부 손상 환자에서 더 많이 생기며 불완전손상인 ASIA B나 C에서 A나 D보다 더 심하게 나타남
- 경직을 이용하면 기립, 이동이나 보행 등 일상생활 동작 시 기능 향상에 도움이 되기는 하지만 관절구축이나 통증, 피부문제, 골절 등의 문제를 야기하므로 대부분 약물치료가 요구됨
- 치료 전 요로감염, 욕창, 복부 이상 등 경직 유발 인자 유무를 먼저 확인

(1) 정의

신장 반사의 과흥분으로 인한 근육 신장(늘림) 속도에 비례하여 증가하는 근육 긴장을 뜻함

(2) 경직의 평가 방법

① Modified Ashworth Scale : 쉽고 간편한 측정 방법

---

0 No increase in muscle tone

1 Slight increase in muscle tone, manifested by a catch and release or by minimal resistance at the end of the range of motion when the affected part(s) is moved in flexion or extension

1+ Slight increase in muscle tone, manifested by a catch, followed by minimal resistance throughout the remainder (less than half) of the ROM

2 More marked increase in muscle tone through most of the ROM, but affected part(s) easily moved

3 Considerable increase in muscle tone, passive movement difficult

4 Affected part(s) rigid in flexion or extension

General Information)

Place the patient in a supine position

If testing a muscle that primarily flexes a joint, place the joint in a maximally flexed position and move to a position of maximal extension over one second (count "one thousand one")

If testing a muscle that primarily extends a joint, place the joint in a maximally extended position and move to a position of maximal flexion over one second (count "one thousand one")

② Tardieu Scale

0 No resistance throughout passive movement
1 Slight resistance throughout passive movement
2 Clear catch at precise angle, interrupting passive movement, followed by release
3 Fatigable clonus (10s when maintaining pressure) occurring at a precise angle
Notes
: If spasticity angle = 0, grade must be a 0 or 1 by definition
If spasticity angle > 0, grade must be at least a 2, even if no definite "release" felt

③ 경직의 치료

표 4-1 경직의 치료법

치료법	적응증	장점	단점
물리치료	다른 치료 실시 전 실시	부작용이 미미	효과지속시간이 짧다.
경구약제	국소경직이 아닌 전신경직에 사용	광범위한 부위의 경직을 조절할 수 있다.	전신부작용이 나타난다.
보툴리눔독소	국소부위경직조절에 사용	전신에 영향이 별로 없다.	가격이 비싸고 3개월 정도 경과하면 다시 시술해야 한다.
페놀	국소부위경직조절에 사용	전신에 영향이 별로 없고 보툴리눔독소보다 싸고 효과지속시간이 길다.	시술 시 숙련도가 필요하고 이상감각이나 통증이 발생할 수 있다.
정형외과적 수술법	신경학적으로 안정되어 있고 일상생활동작에서 증진을 기대할 수 있는 잠재능력이 있는 환자	효과 지속 시간이 길다.	수술의 위험성 및 근력이 저하될 수 있다.
뇌경막하 Baclofen 치료법	다른 치료에 반응하지 않는 경우	전신에 흡수는 적으면서 척수에 작용한다.	펌프나 카테터 등의 교체가 필요하며, 가격이 비싸며, 카테터가 뒤틀리거나 빠질 위험이 있다.

① 비약물적 치료

- 경직 유발인자 제거 : 욕창, 내향성 발톱, 관절구축, 카테터 뒤틀림, 요로 결석증 및 요로감염, 심부정맥혈전증, 이소성골화증, 변비, 패혈증, 골절 등
- 침대나 의자차에서 적절한 자세 유지 : 근긴장도 조절 및 장시간 정적 스트레칭을 할 수 있음
  : Scissoring posture (양측 고관절이 신전, 내전, 내회전되어 두 다리가 가위 모양으로 겹쳐지는 양상)를 피함
  : Windswept posture (한쪽 고관절은 굴곡, 외전, 외회전되고 다른쪽 고관절은 신전, 내전, 내회전되는 양상)를 피함
  : 개구리 다리 모양 자세(frog leg position)을 피함
  : 의자차에서 골반은 중립, 무릎관절은 90°로 앉히고, 바른 몸통자세를 유지해서 앉음
- 관절운동 : 경직이 있는 관절 부위에 하루에 2번 이상 실시
- 보조기(orthoses) 또는 serial casting : 근육을 늘린 상태로 관절 고정시 근길이를 확보하고 유지하는 데 도움이 될 수 있음
- 물리치료
- 한랭치료 : 단일 시냅스 신장반사 감소 및 수용체의 민감도를 낮춤
- 온열치료 : 지속 효과 시간은 짧으며 치료 후 바로 신전 운동 시행
  : 주된 효과는 탄성도를 증가시켜 신전을 돕는 데 있는 것으로 추정
  : 심부열치료를 신전운동과 병행 시 단독적인 신전운동보다 더 좋은 결과를 보였다는 연구가 있음
- 마사지 : 환자나 보호자들이 원하는 치료지만, 효과의 증거는 없음
- 경피적전기자극치료 : 통각자극(nociceptive stimulation)으로 촉진되는 굴근반사구심성(flexor reflex afferent)를 줄여 통증 완화로 경직을 감소시킬 수 있음

② 경구약제

** FDA 공인약제 : baclofen, tizanidine, dantrolene sodium, diazepam

표 4-2 Commonly Used Oral Medications for Spasticity

Medication	Daily Dosage (range)	Mechanism of Action	Comments
Baclofen	초기 : 5~10 mg bid~qid 최대 : 300 mg/day (단, 권고 최대용량은 80 mg/day)	GABA 의 구조적 아날로그 GABAB수용체 결합	-갑작스런 투약 중단 시 간질, 환각 등 유발할 수 있음 -신장질환 시 용량 조절 필요함
Diazepam	초기 : 2 mg bid 또는 5 mg HS 최대 : 60 mg/day	GABAA 수용체 결합	-부작용 : 신체적 의존, 졸음증, 집중력감퇴, 기억력 저하, 인지장애 -긴 반감기(20~80 hr)
Dantrolene sodium	초기 : 25 mg qd 증량 : 4~7 day 마다 25 mg 씩 증량 최대 : 400 mg/day	근소포체에서 칼슘 방출 억제	-말초신경계에 작용 -부작용 : 간독성(주기적인 간 수치 확인 필요함)
Clonidine	0.05 mg bid ~ 0.4 mg/day	Alpha-2 작용제 구심성 감각의 시냅스 전 억제	-고혈압치료제 -부작용 : 입마름, 서맥, 저혈압
Tizanidine	초기 : 2~4 mg HS 증량 : 2~4 day 마다 2~4 mg 씩 증량 최대 : 36 mg/day	Alpha-2 작용제 흥분성 신경전달물질 억제, 억제성 신경전달물질 촉진	-짧은 반응시간(1 hr)으로 잦은 투약 필요 -부작용 : 졸림, 입마름, 저혈압, 간기능 저하

Baclofen : 척수성 경직조절 시 일차약제

- 약리
  • 흡수 : 대부분 소장의 근위부에서 일어남
  • 배설 : 간, 신장에서 대사되므로 간기능의 경과관찰 필요하며 신기능 저하 시 용량조절 필요
  • 평균 반감기 : 3.5시간(2 ~ 6시간)
- 용량

- 초기 용량 5~10 mg bid to qid → 7일마다 5~10 mg/day씩 증량
- 최대 용량 80 mg/day까지 사용 권고되나 300 mg/day까지도 안전하게 사용 됨
- 부작용
- 피로감, 어지러움증, 기면, 근력저하, 구역, 이상감각, 환각, 간질 역치저하. 갑작스러운 투약 중단 시 간질, 정신상태의 혼란, 경직의 증가, 시각장애, 환각을 유발할 수 있음

Tizanidine hydrochloride

- 약리
  : 경구투여로도 잘 흡수되며, 간에 대사되어 불활성화 형태로 소변으로 제거
- 반감기 : 2.5시간, 1시간 정도로 짧은 반응시간, frequent dosing 필요
- 용량 :
- 초기 용량 자기전 2~4 mg → 2~4일마다 2~4 mg/day씩 증량, 최대 용량 36 mg/day
- 부작용
- 졸림, 입마름, 피로감, 어지러움, 간기능 저하, 저혈압, 근력저하, 구역, 구토
- 주의사항
  : 간기능 검사를 투여 전, 투여 후 1, 3, 6개월에 시행
  : 항고혈압제 병용 시 저혈압 증상이 보고된 바 있어 항고혈압제와의 병용은 피해야 함
  : ciprofloxacin 병용 시 tizanidine의 간대사가 감소해 혈장 농도가 높아져 부작용이 발생할 수 있음

Dantrolene sodium

- 약리
- 흡수 : 대부분 소장에서 흡수되고 간에서 대부분 대사됨
- 평균 반감기 : 15.5 hr(PO), 12.1 hr(IV)
- 친유성으로 세포막을 잘 통과하여 광범위한 체내 확산이 용이하며 임산부에서는 태반에 고농도로 침착될 위험성이 있음
- 용량
- 초기 25 mg씩 하루에 한 번 복용하며 4~7일마다 25 mg씩 증량, 최대 용량

400 mg/day
- 효과
  • 근경련(spontaneous spasm)보다는 근긴장(muscle tone)을 감소시키는 데 효과적임
    : 말초신경계에 작용하며 인지기능에 영향이 없어 뇌졸중, 뇌성마비, 외상성 뇌손상 환자에게 효과적임
    : 악성고열 및 악성신경이완증후군 치료에 사용
    : 바클로펜 중단후 발생하는 고열증상의 치료에도 유용
- 부작용 : 간독성 - 일반적으로 가역적 변화, 2개월 이상 복용한 경우 약 1.8% 에서 발생
- 고위험군 : 30세 이상의 여성, 300 mg/day 이상, 60일 이상 사용한 경우
    : 근력저하, 이상감각, 구역, 구토
- 주의사항 : 간기능 검사 - 첫 달은 매주, 첫 해는 매달, 그 이후는 1년에 4번씩 시행

Diazepams : Benzodiazepine (BDZ) 계열

- 약리
  • 간 대사(microenzyme) - N-desmethyldiazepam에서 oxazepam으로 대사
  • 반감기 - 20~80 hr, peak blood level은 1시간에 도달
  • 대부분 혈중 내에서 단백질 결합형태로 존재, 혈중 알부민 수치가 낮거나 단백질결합 능력이 낮은 경우 sedation이 증가함
- 용량
  • 초기용량 자기 전 5 mg, 낮에는 2 mg로 시작 → 최대 용량 60 mg/day까지 사용
- 부작용
  • 신체적 의존, 졸음증, 집중력 감퇴, 약물중독, 조화운동불능, 근력저하, 인지 장애, 기억 장애, 협동장애, 피로, 우울증(중독 시 flumazenil 0.3 mg (IV) 사용)
- 금단증상
  • 발생 : short-acting BDZ 사용 후 1~2일, long-acting BDZ 사용 후 2~4일째 발생함
  • high-dose(> 40 mg/day) : 불안, 초조, 화, 떨림, 근육 진떨림, 구역질, 감각 자극에 대한 과민반응, 불면증, 악몽, 간질, 고열증, 정신증

- low-dose(< 40 mg/day) : 8개월 이상 사용했을 때 발생 가능
- 금단증상의 강도는 prewithdrawal dose와 관련 있음
- 4~6주에 걸쳐 천천히 끊었더라도, 금단증상은 6개월간 지속될 수 있음
  ※ 참고
  Long acting : Diazepam (Valium), chlordiazepoxide, clonazepam (Klonipin)
  Short acting : oxazepam, alprazolam, lorazepam
  기타 : clorazepate (Tranxene), , ketazolam (Loftran)

Clonidine : 고혈압 치료제

- 기전
  - 자율신경계에 작용, Alpha-2-mediated inhibition에 의해 혈압과 심박수를 낮춤
  - 항경직 효과 : Alpha-2 작용제 구심성 감각(afferent sensory)의 시냅스 전 억제
  - 반감기 : 5~19시간, peak blood level 3~5시간에 도달
- 부작용
  - 입마름, 발부종, 우울증, 서맥, 실신, 저혈압
- 주의사항
  - 인슐린 의존성 당뇨에서 저혈당 발생 시 빈맥반응을 느리게 하여 저혈당 진단이 지연될 수 있음

③ 주사요법

Botulinum toxin A

- 기전
  - 시냅스 전 신경말단부위의 수용체에 결합하여 아세틸콜린 방출 억제
- 임상효과 및 특징
  - 주사 후 2~3일 내 효과 나타나 3~6개월 간 지속됨
  - 효과는 투여 용량과 연관 있어 환자의 몸무게, 근육 크기, 경직의 정도 등을 고려하여 용량을 고려하여야 함
  - 반복적으로 주입하여도 안전하고 효과적

- 부작용
  - 항체 형성 가능
  - 두통, 근력저하, 부종, 감기 증상, 시술에 의한 감염, 출혈
- 용량
  - 성인에서 안전한 총 용량은 400 units
  - 성인에서 3,000 units (70 kg × 40 units/kg)은 치사량

알코올(benzyl alcohol : phenol / ethyl alcohol)

- 기전
  - 신경조직에 탈수작용을 일으켜 신경섬유 및 수초의 경화를 유도 신경축삭이나 근육을 파괴하는 비선택적인 치료법
- 임상효과 및 특징
  - 지속 시간은 1개월에서 수 년까지
  - 운동신경과 감각신경섬유에 모두 작용
  - 근전도로 운동점 또는 해당 신경 부위를 찾아 정확한 위치에 주사해야 함
  - 페놀과 비교하여 독성이 적음
- 부작용
  - 주사 부위 통증, 출혈, 부종, 이상감각, 과도한 근력저하, 방어반사의 소실
  - 이상감각은 폐쇄신경나 근피신경에 시술 시엔 발생위험이 적으나, 정중신경에 시술 시엔 발생 가능성이 높음. 이상감각 발생 시에는 물리치료, 항경련제, 항우울제를 사용할 수 있음

④ 경막하 바클로펜 치료
- 임상효과 및 특징
  - 치료 대상 - 비약물적치료, 약물치료로 경직이 조절되지 않고 정기적 외래 관찰을 잘 받을 수 있는 환자
  - 중증의 전신 경직이 있는 경우 효과적인 치료법
  - 경구투여보다 100배의 효과, 경구투여 시 나타나는 중추신경계 부작용을 감소시킬 수 있음
  - 체간이나 상지보다는 하지의 강직에 더욱 효과적
- 문제점
  - 감염, 간질, 용량 과다, 펌프 고장, 카테터 꼬임, 카테터 분리
  - 시술 비용

3) 욕창

① Staging : National Pressure Ulcer Advisory Panel (NPUAP, 2007)

GRADE	CRITERIA
I	표피 조직은 정상이나 30분 이내로 없어지지 않는 홍반
II	피부조직의 부분 손상으로 표피 혹은 진피가 손상된 경우
III	피부와 피하조직까지 침범된 경우
IV	근막, 근육, 골조직이나 관절 등까지 침범된 경우

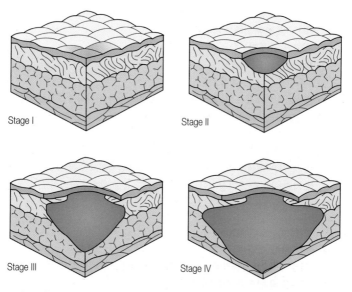

Stage I

Stage II

Stage III

Stage IV

그림 4-2 Pressure ulcer stage

* 단계 측정 불가 : 전층 피부 손상이나 부육조직 또는 건조가피로 실질 깊이가 불명확한 경우
* 심부조직 손상 의심 단계 : 보라색 혹은 갈색으로 탈색된 국소부위 또는 혈액이 찬 수포가 존재하는 경우

② management

A. 욕창 예방법

- Bed position 시 water or air mattress 사용하고 최소한 2시간마다 position change
- Sitting position 시 wheelchair cushion 사용하며 15~30분마다 pressure relieve : push up 또는 weight shift
- 매일 목욕하고 완전히 피부를 말리며 특히 발가락 사이와 둔부 피부의 건조
- 대변 및 소변 후 청결을 유지하고 완전히 건조시키며 젖은 옷이나 침대보는 즉시 교환
- 건조한 피부 부위에 lotion을 바르면서 순환자극을 위해 massage 시행
- 침대나 wheelchair에서 이동하거나 position change 시 sliding board를 이용해 피부가 긁히지 않도록 함
- Wheelchair activity 시 발이 끌리지 않도록 함
- Nutritional balance 유지를 위해 high protein, vitamin과 mineral이 풍부한 음식 섭취함

B. 변연절제술 : 괴사 조직의 제거

- Sharp debridement : 수술용 칼이나 가위 등을 이용해 괴사 조직을 절제
- Mechanical debridement : Wet-to-dry 방법, 수치료, 압력 세척 등의 방법을 사용하여 비선택적으로 괴사 조직을 제거
- Enzymatic debridement : collagenase, papain-urea 등을 사용하여 괴사 조직을 제거
- Autolytic debridement : natural protease, collagenase를 이용하는 방법
- Surgical debridement

C. Dressing materials

- Transparent adhesive dressing : 건조한 괴사성 조직의 제거 ex) Opsite®, Tegaderm®
- Hydrocolloid : 상처를 밀폐하여 성장 인자의 증식으로 조직의 재생을 촉진시킴, 감염되거나 삼출물이 많은 경우 금기 ex) Duoderm®, Comfeel®, Tegasorb®
- Hydrogel : 상처에 빈 공간이 있을 때 적당함 ex) Duoderm®gel, Intrasite®gel
- Foam : 상처에 부착력이 없고 흡수력이 강해 삼출물이 있는 오염된 상처에 도움 ex) Mediform®, Allevyn®

- Alginate : 삼출물이 많을 때 사용하며, 사강을 채울 수 있으나 추가적인 드레싱이 필요함 ex) Aquacel®

4) 신경증상 악화의 원인

- 20~30%에서 새로운 신경이상이 나타나는데 대부분은 정중신경이나 척골신경의 포획증후군이 원인임

① Posttraumatic syringomyelia (PTS)

- 발생률은 5%로 보고됨.
- 발생 원인은 척수 손상 부위의 scarring이나 canal narrowing으로 인한 뇌척수액의 순환의 장애와 연관이 있음
- 증상 : 통증, 감각 소실, 근력 약화 및 자율신경계이상 증상 등의 임상증상이 다양하게 나타나며 임상증상의 진행 양상도 다양하게 나타남
- 진단 : MRI or CT myelo-gram with delayed images
- 치료 : 임상증상의 변화가 없는 척수 손상 환자에서 추적 관찰 시 영상검사에서 발견될 수 있으므로 치료는 증상을 고려해서 실시함. venous and CSF pressure를 증가시킬 수 있는 strenuous exercise 등의 활동은 제한함. 지속적으로 신경학적 증상나 통증이 조절 안될 시에 수술을 고려함

② 이외의 원인 : progressive spondylosis, spinal stenosis, intervertebral disk herniations, and posttraumatic changes으로 인한 late compression of the spinal cord or nerve roots 또는 tethering of the spinal cord

5) Osteoporosis

① 진단 : DEXA
② 치료약제 : 1차 약제로 bisphosphonate 사용

|참고문헌|

1. Braddom's Physical Medicine and Rehabilitation, 5th Edition.
2. DeLisa's Physical Medicine and Rehabilitation: Principles and Practice, 5th Edition.
3. URL : http://www.isncscialgorithm.com/.

가톨릭대학교 임상진료지침

5. 통증 및 근골격계 재활

Rehabilitation of Pain and
Musculoskeletal Disorders

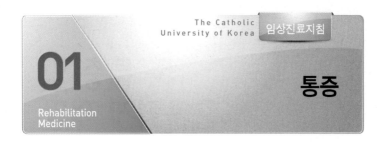

01

통증

Rehabilitation
Medicine

1. 정의

실질적 또는 잠재적인 조직 손상에 동반되거나 이러한 손상과 관련된
불유쾌한 감각과 정서적인 경험

표 5-1 흔히 사용되는 통증 관련 용어

이질통증(Allodynia)	정상적으로는 통증을 유발하지 않는 자극으로 인한 통증
무통증(Analgesia)	정상적으로는 통증이 유발되는 자극에 통증이 없는 상태
이상감각(Dysesthesia)	자발성이거나 유발된 불쾌한 감각
감각이상(Paresthesia)	자발성이거나 유발된 비정상적인 감각(흔히 불쾌하지 않은 비정상적인 감각). 이상감각(dysesthesia)을 포함할 수 있으나 그 반대로 감각이상(paresthesia)이 이상감각에 포함되지는 않음.
통각과민(Hyperalgesia)	정상적으로 통증을 유발하는 자극에 대해 통증이 증가한 것
통각감퇴(Hypoalgesia)	정상적으로 통증을 유발하는 자극에 대해 통증이 감소한 것
감각과민(Hyperesthesia)	특수감각(미각, 후각, 청각, 시각)을 제외한 자극에 대한 과민성. 이질통증 및 통각과민이 포함됨
감각저하(Hypoesthesia)	특수감각(미각, 후각, 청각, 시각)을 제외한 자극에 대한 감각 저하
신경통(Neuralgia)	신경분포에 따라 발생하는 통증
신경병증성통증 (Neuropathic pain)	체성감각 신경계의 질환이나 병변으로 유발된 통증
중추신경병증성통증 (Central neuropathic pain)	중추 체성감각 신경계의 질환이나 병변으로 유발된 통증

| 말초신경병증성통증
(Peripheral neuropathic
pain) | 말초 체성감각 신경계의 질환이나 병변으로 유발된 통증 |

2. 분류

1) 시간에 따른 분류

(1) 급성통증
질병이나 외상에 의한 조직 손상에 대한 생물학적인 증상

(2) 만성통증
질병이나 조직 손상이 치유되는 보편적인 기간보다 지속되는 통증(보통 3개월 이상)으로 증상이 아닌 질병으로 생각

2) 병태생리학적 분류

(1) 침해수용성 통증(nociceptive pain)
통각수용기(nociceptor)를 활성화시키는 조직손상(신경조직 제외)에 의한 통증

가. 체성 침해수용성 통증(somatic nociceptive pain)

  A. 표층 체성통증 : 농양, 수술 절개 부위, 표층의 외상 또는 화상 등에서 오는 날카롭거나 화끈한 통증 등으로 통증의 위치가 명확함

  B. 심부 체성통증 : 관절, 근육, 암의 뼈 전이, 골절, 근육경련 등에서 오는 둔통, 박동성 등의 통증 등으로 통증의 위치를 알기 쉽고, 촉진 시 압통이 있음

나. 내장성 침해수용성 통증(visceral nociceptive pain)

  간, 췌장, 흉막 등의 체내 기관의 통각수용기에서 오는 통증으로 둔통, 쥐어짜는 듯한 또는 경련성 통증 등으로 통증의 위치를 알기가 어려움

  예) 복막염, 장폐색 통증 등

(2) 신경병증성 통증(neuropathic pain)

체성감각 신경계의 질환이나 병변으로 유발된 화끈거리거나, 전기가 통하는 듯한, 또는 칼로 베는 듯한 통증

가. 중추신경병증성통증

예) 뇌병변, 척수 손상 또는 종양에 의한 중추성 통증 등

나. 말초신경병증성통증

예) 신경종, 환상통(phantom pain), 항암제에 의한 말초신경 손상 등

3. 평가

1) 병력 청취

(1) 통증이 시작된 경위

예) 외상, 수술 후, 저절로 갑자기, 저절로 서서히 등

(2) 통증 양상

예) 통증의 시간(지속 시간, 횟수), 위치, 방사통의 유무 및 방향 등

(3) 통증의 정도

예) 시각적상사척도(visual analog scale), 숫자통증등급(numerical rating scale(0-10)), 얼굴통증등급(facial pain scale)

(4) 통증을 경감시키는 요인

(5) 중요한 과거력(전에 시행한 검사 결과 등 포함)

(6) 통증이 일상생활에 미치는 영향

2) 이학적 검사

신경학적 검사, 근력검사, 관절운동 검사, 근육 긴장도, 근육 크기, 기능 평가 등

4. 치료

1) 약물적 치료

(1) 소염 및 진통제

종류		성분명	용법(경구)
아세틸살리실산		아스피린	1회 0.5~1.5 g, 1일 2~3회
파라-아미노페놀유도체		아세트아미노펜	1회 0.3~1.0 g, 1일 3~4회, max 4 g
비선택적 COX 저해제	살리실산유도체	디플루니살(Diflunisal)	1T(500 mg), 4T #2(max 6 T, long term 2T #2)
		살살레이트(Salsalate)	0.9~3.6 g #2~3
	아세트산유도체	인도메타신(Indomethacin)	(서방성 제제) 1회 25 mg, 1일 2회, max 200 mg
		설린닥(Sulindac)	1회 100~200 mg, 1일 2회
		디클로페낙(Diclofenac)	1일 100~150 mg, 정기투여 시 75~100 mg, #2~3
		아세클로페낙(Aceclofenac)	1회 1T (100 mg), 1일 2회
	프로피온산유도체	이부프로펜(Ibuprofen)	1회 200~600 mg, 1일 3~4회, max 3,200 mg
		나프록센(Naproxen)	1회 250~500 mg, 1일 2회, max 1,250 mg
		케토프로펜(Ketoprofen)	1회 50~100 mg, 1일 2~3회
		옥사프로진(Oxaprozin)	1일 400 mg, #1~2, max 600 mg
	에놀릭산유도체	피록시캄(Piroxicam)	1회 20 mg, 1일 1회, max 20 mg
COX-2 부분-선택적 저해제		멜록시캄(Meloxicam)	1일 7.5~15 mg, 1일 1회 max 15 mg
		나부메톤(Nabumetone)	1일 1 g, 1일 1회 취침 전
		니메술리드(Nimesulide)	1회 50~100 mg, 1일 2회
		에토돌락(Etodolac)	(서방정) 1회 400~1,000 mg 1일 1회
COX-2 선택적 저해제		세레콕시브(Celecoxib)	1일 200 mg 1회 또는 100 mg 2회, max 400 mg

※ 약물 사용 시 주의할 점

가. 위장관계 이상반응 위험을 줄이기 위한 방안

- COX-2 부분-선택적 저해제 또는 COX-2 선택적 저해제 단일 요법
- 비선택적 COX 저해제와 프로톤펌프 저해제(proton pump inhibitors)인 오메프라졸(omeprazole), 에스오메프라졸(esomeprazole), 란소프라졸(lansoprazole) 병용 요법
- 비선택적 COX 저해제와 미소프로스톨(misoprostol) 병용 요법

나. 중증 간장애 또는 간질환 보유자

1차 선택약으로 아세트아미노펜은 피함. COX 저해제 약물(비선택적 COX 저해제, COX-2 부분-선택적 저해제, COX-2 선택적 저해제) 중 설린닥, 디클로페낙, 니메술리드가 간독성 관련 이상반응 보고가 많은 편이므로 해당 질환 보유 환자에서는 주의가 필요

다. 중증 신장애 또는 신질환 보유자

1차 선택약으로 아세트아미노펜이 권장되며, 대개의 COX 저해제 약물(비선택적 COX 저해제, COX-2 부분-선택적 저해제, COX-2 선택적 저해제)들은 신부전 위험이 있으므로 피하는 것이 좋음

라. 위장관계 기저질환(활동성 소화성 궤양/출혈/천공 등), 헬리코박터균(Helicobacter pyroli) 감염 및 소화성 궤양 병력이 있는 환자

1차 선택약으로 아세트아미노펜이 권장되며, 모든 COX 저해제 약물(비선택적 COX 저해제, COX-2 부분-선택적 저해제, COX-2 선택적 저해제)들은 심각한 위장관계 궤양/출혈/천공 위험이 있지만 비선택적 COX 저해제와 비교해서 COX-2 부분-선택적 저해제, COX-2 선택적 저해제 순서대로 그 위험이 감소. 따라서 아세트아미노펜에 불응성인 환자는 COX-2 선택적 저해제가 1차 선택약

마. 심혈관계 기저질환이 있는 환자

모든 COX 저해제 약물(비선택적 COX 저해제, COX-2 부분-선택적 저해제, COX-2 선택적 저해제)은 심혈관계 혈전 반응(심근경

색증 및 뇌졸중) 위험을 증가시킬 수 있으므로 관상동맥 우회로
술(CABG) 전후에 발생하는 통증의 치료에는 1차 선택약으로 이
들 약물 사용은 피함. 특히, 심혈관계 기저질환을 가지고 있는 관
절증 환자로 소염·진통제를 장기간 복용할 필요가 있는 환자의
경우에는 COX-2 선택적 저해제 대신 비선택적 COX저해제나 아
세트아미노펜이 1차 선택약

(2) 마약성 진통제

성분명	용법
Morphine HCl Morphine sulfate	(경구) 5~30 mg, 4시간마다 (서방제) 15~60 mg, 2회 * 증가용량은 약 50~100%이며 환자 개개별로 용량을 조절
Codein	15~60 mg, 4시간마다(권장 : 20 mg 1 T, 3회)
Hydromorphone	(경구) 1~4 mg, 4~6시간마다. (주사) 1~2 mg, 4~6시간마다, SC or IM
Oxycodone	<Oxycodone으로 약 변경 및 시작 시 용량 정하는 법> 1. 이전에 마약성 진통제를 복용한 적이 없는 환자 : 10 mg, 12시간 마다 비마약성 진통제(Aspirin, AAP, NSAIDs)를 복용하고 있다 면, 그대로 사용 가능 2. 마약성 진통제를 복용하고 있던 환자 : 표준 전환 비율 평가표를 사용, 본제로 치료를 시작하면 이전에 투여하던 마약성 진통제의 투약 중단
Meperidine (pethidine) HCl	1회 35~50 mg, SC, IM, 필요에 따라 3~4시간마다 추가. 긴급을 요 할 때에는 서서히 IV.
Fentanyl	Transdermal patch : duration 72 hrs Transdermal iontophoretic system : duration 24 hrs Buccal tabs : duration >1 hr Transmucosal lozenges : duration >1 hr
Tramadol	1회 50~100 mg PO, 30~60분 후 진통이 약할 경우 50 mg을 추가. 1일 2회 PO. Max 400 mg

동등 진통 용량표 [단위: mg]

마약성 진통제	정맥·피하	경구	정맥·피하 : 경구
Morphine	10	30	1:3
Oxycodone	10	15~20	1:1.5~2
Hydromorphone	1.5	7.5	1:5
Hydrocodone	-	30~45	-
Codeine	-	200	-

가. 마약성 진통제 투여의 일반 원칙(암성통증)

- 환자마다 적절한 마약성 진통제의 종류, 용량, 투여 경로를 개별화하여 선택함
- 진통제 투여 경로는 경구를 우선으로 하되, 상황에 따라 적절한 경로를 선택함
- 적정 용량은 부작용 없이 통증이 조절되는 용량으로, 환자마다 개별화하여 투여함
- 통증 강도의 어느 단계에서나 마약성 진통제를 투여하여 통증을 조절할 수 있음
- 신기능/간기능 저하, 만성 폐질환, 호흡기 합병증, 전신 쇠약 환자의 경우 용량 적정에 주의함
- 서방형 진통제를 주기적으로 투여하고, 돌발 통증에 대비하여 속효성 진통제를 처방함
- 고용량의 진통제 필요시 복합 성분 마약성 진통제보다 단일 성분 마약성 진통제를 투여함
- 마약성 진통제 용량을 충분히 증량해도 통증이 지속되거나 지속적인 부작용 발생 시 통증을 재평가하고 진통제 전환(Rotation), 보조진통제 투여, 중재적 통증 치료 등을 고려함

나. 마약성 진통제의 종류 및 선택

- 마약성 진통제 수용체에 대한 작용에 따라 순수 작동제, 부분 작동제, 혼

합 작동-길항제로 분류함
- 암성 통증 치료를 위해서는 순수 작동제를 투여함. 단, Pethidine은 반복 투여 시 대사 산물 축적으로 발적 및 부정맥 발생 위험이 있어 만성 암성 통증 조절에 사용하지 않음
- 혼합형 작동-길항제는 순수 작동제 투여 중인 환자에게 투여 시 금단증상 및 통증 악화를 유발하므로 암성 통증 조절에 사용하지 않음
- 통증 강도, 현재 치료 중인 진통제, 동반 질환, 전신 상태를 고려하여 각 환자에게 적절한 약제를 선택함

분류	약제	비고
순수 작동제	Morphine Oxycodone Hydromorphone Hydrocodone Fentanyl Codeine Tramadol	Pethidine: 만성 암성 통증 치료에 사용 금지
부분 작동제	Buprenorphine	
혼합형 작동-길항제	Pentazocine, Butorphanol, Nalbuphine	만성 암성 통증 치료에 사용 금지

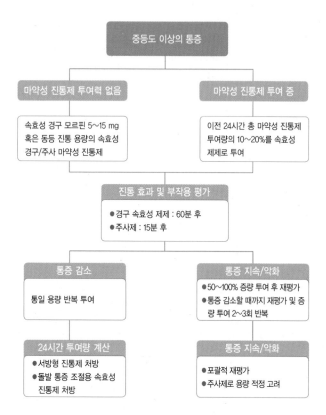

그림 5-1 **마약성 진통제 용량 적정**

(3) 항우울제

종류	성분명	용법(경구)
삼환계 항우울제 (TCA)	Amitriptyline	1회 10~25 mg, 1일 3회, 필요시 150 mg까지 드물게 1일 300 mg까지
	Nortriptyline	1회 10~25 mg, 1일 3회, Max 150 mg
세로토닌 재흡수 억제제(SSRI)	시탈로프람	5~20 mg/QD
	파록세틴	20~50 mg, CR 25~62.5 mg/QD
	플루오세틴	초회량 20 mg 1회 오전 투여 20 mg 초과 용량은 2회(아침, 정오), max 80 mg
이중 수용제 차단제(Dual uptake inhibitor)	밀나시프란	1회 50 mg, 1일 2회(아침, 저녁)
	둘로세틴	1회 60 mg, 1일 1회, max 120 mg (1주일간은 30 mg으로 적응)
	벤라팍신	초기 용량 75 mg, 1회 4~7일 동안 1일 37.5 mg을 적응 투여 2주 투여 후 1일 150 mg 필요한 경우 1일 225 mg까지 증량 용량 증가 시 1일 75 mg 이하로 증량

(4) 항경련제

성분명	용법(경구)
Carbamazepine	1회 100~200 mg, 1~2회. 증량 가능
Oxcarbazepine	600 mg (8~10 mg/kg)#2, 권장 용량 1,200~2,400 mg, max 2,400 mg
Valproic acid	초회량 15 mg/kg/day, max 30 mg/kg/day 투여량이 250 mg을 초과하면 분할 투여
Clonazepam	초회량 1.5 mg # 3회 동량으로 분할 3일 간격으로 0.5 mg씩 증량, 유지량 3~6 mg, 유지용량 시에 1일 1회 투여
Gabapentine	첫째 날 : 300 mg 1회 or 100 mg 3회(300 mg/day) 둘째 날 : 300 mg 2회 or 100 mg 2캡슐 3회(600 mg/day) 셋째 날부터 : 300 mg, 3회 or 100 mg 3캡슐, 3회(900 mg/day) 1,200 mg/day까지 증량할 수 있으며, 필요시, 일주일 내에 1,800 mg/day까지 증량, max 3,600 mg
Pregabalin	시작 용량 150 mg #2, 3일 내지 7일 후에 300 mg으로 증량. max 600 mg

※ 병용 요법

- COX 저해제인 NSAIDs를 2개 이상 동시 투여하는 것은 이상반응 만 증가시킬 뿐 치료 효과가 증가되지 않으므로 병용하지 않음
- 관절증(골관절염, 류마티스성 관절염 및 강직성척수염 등)의 통증 에는 1차적으로 아세트아미노펜이나 COX 저해제 단일 요법을 사 용. 그러나 통증 경감 효과가 충분하지 못한 경우에는 아세트아미 노펜 + 트라마돌 염산염(tramadol hydrochloride), 아세트아미노 펜 + COX 저해제인 NSAIDs, 또는 아세트아미노펜 + 마약성진통 제 병용 요법
- 단일 요법으로 치료 효과가 충분하지 못한 급성 경 또는 중증 통 증에는 아세트아미노펜 + COX 저해제인 NSAIDs 또는 트라마돌 염산염 + COX 저해제인 NSAIDs
  더 강한 중증 통증에는 마약성(opioid) 진통제 + 아세트아미노펜 또는 마약성(opioid) 진통제 + COX 저해제인 NSAIDs

2) 비약물적 치료

(1) 주사요법

가. 주사 치료의 흔한 적응 질환

표 5-2 주사 치료의 흔한 적응 질환

염증성 관절염	Adult and juvenile rheumatoid arthritis Crystal-induced arthritis (gout; pseudogout) Spondyloarthropathies (Reiter syndrome; psoriatic arthritis)
비염증성 관절염	Osteoarthritis
관절주위 또는 연부 조직	Bursitis Carpal tunnel syndrome Tenosynovitis Epicondylitis

나. 흔히 사용되는 약물

표 5-3 스테로이드

스테로이드	흔한 일반 농도 (mg per mL)	동등 용량(mg)	작용 기간(일)
Methylprednisolone acetate (Depo-Medrol)	40, 80	40	8
Triamcinolone acetonide (Kenalog)	10, 40	40	14
Triamcinolone hexacetonide (Aristospan)	20	40	21
Dexamethasone acetate	8	8	8
Dexamethasone sodium	4	8	6

표 5-4 국소마취제

국소마취제	작용 시작(분)	작용 기간(시간)	최대 용량
0.25% Bupivacaine (Marcaine)	30	8	60 mL
0.5% Bupivacaine	30	8	30 mL
1% lidocaine (Xylocaine)	1 to 2	1	20 mL
2% lidocaine	1 to 2	1	10 mL

다. 주요 관절별 주사 요법

표 5-5 관절 주사

관절	스테로이드 용량 (mg)	마취제 용량(mL)	바늘 길이(inch)	바늘 두께 (gauge)
어깨관절	20~40	5	1.5	21
팔꿈치관절	20	3	1.0	23
손목관절	20~40	3	0.5~1.5	23 또는 25
무릎관절	20~80	5	1.5	21
발목관절	20~40	3~5	1.0~1.5	23

※ Methylprednisolone acetate 및 1% lidocaine (Xylocaine)의 용량 기준

라. 관절 주사 시 금기되는 경우
- 주사 부위의 피부가 손상되었거나 감염이 의심되는 경우
- 주사 약물에 과민반응이 있었던 경우
- 관절 내 골절이 동반된 경우
- 관절이 심하게 손상된 경우
- 불안정한 응고 장애가 있을 경우

(2) 물리치료(물리의학 참고)

(3) 운동치료(스포츠재활 참고)

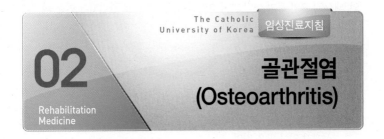

02

Rehabilitation
Medicine

골관절염
(Osteoarthritis)

1. 정의

다양한 관절염 중 가장 흔한 형태로서 퇴행성(degenerative), 비염증성 (non-inflammatory) 관절염에 해당. 관절의 연골이나 관절주위 조직의 마모(wear or tear)와 이차적인 경증의 염증소견을 동반하고, 관절강 협착 및 뼈돌기(osteophyte)를 흔히 보이며 통증 및 관절운동범위 제한 등의 기능장애를 초래

2. 분류

1) 일차성 골관절염

반복적인 기계적 스트레스와 다양한 유전적 요인에 의해 발생

2) 이차성 골관절염

외상, 수술, 선천성 기형, 패혈증, 내분비 질환, 출혈성 질환, 염증성 질환 이후 이차적으로 발생

3. 원인 및 위험인자

1) 원인

발생기전이 아직 명확히 밝혀지지 않았으나, 유전적 요인, 생화학적 요

인, 대사적 요인 등의 여러 가지 요인들이 복합적으로 관련되어 연골, 뼈, 활액막(synovium)의 변화를 초래

2) 위험인자

- 고령
- 여성
- 비만
- 신체적 일이 많은 직업
- 반복적인 스포츠 활동
- 과거 관절의 손상 기왕력
- 근위약
- 관절 고유감각의 결함
- 유전적 요인
- 말단비대증(acromegaly)
- 칼슘 크리스탈 침착 질환

4. 임상양상

1) 증상

- 활동과 연관된 관절통
- 관절의 강직 < 30분
- 관절 마찰음
- 관절운동범위의 감소
- 관절부종

2) 자주 침범하는 관절

- 무릎관절
- 엉덩이관절

- 손가락관절(DIP, PIP joints, carpometacarpal joint of thumb)
- 발가락관절(metatarsophalangeal joint of great toe)
- 척추관절

3) 부위별 분류 기준

표 5-6 ACR (American College of Rheumatology)에 따른 분류 기준

손 골관절염
손 통증, 강직과 함께 다음 소견 중 3개 이상 만족 · 10개 관절* 중 2개 이상의 결절 · 2개 이상의 원위지관절의 결절 · 2개 이하의 중수지관절의 부종 · 10개 관절* 중 적어도 한 개 관절의 변형 (*10개 관절: 2nd, 3rd DIP & PIP joints, 1st CMC joint)

엉덩이 골관절염
고관절 통증과 다음 소견 중 2개 이상 만족 · 적혈구침강속도 < 29 mm/h · 방사선학적으로 고관절의 뼈돌기 · 방사선학적으로 관절강의 협착

무릎 골관절염	
임상증상 + 검사실 소견	**임상증상**
무릎통증과 다음 소견 중 5개 이상 만족 · 나이 > 50세 · 강직 < 30분 · 마찰음 · 뼈압통 · 뼈비대 · 촉진 시 열감이 없음 · 적혈구침강속도 < 40 mm/h · 류마티스 인자 < 1:40 · 활액 검사 소견(clear, viscous, or WBC count <2,000/mm³)	무릎통증과 다음 소견 중 3개 이상 만족 · 나이 > 50세 · 강직 < 30분 · 마찰음 · 뼈압통 · 뼈비대 · 촉진 시 열감이 없음
	임상증상 + 방사선 소견
	무릎 통증과 다음 소견 중 1개 이상 만족 · 나이 > 50세 · 강직 < 30분 · 마찰음 + (방사선 검사상) 뼈돌기

5. 진단

1) 병력청취

증상 위치 및 기간, 강직 여부, 통증의 심한 정도, 악화요인 및 호전요인, 직업력, 운동 여부, 약물 복용 여부, 과거력 및 현재 앓고 있는 질병, 현재의 통증에 대해 과거에 받았던 치료와 그에 대한 효과 여부 등

2) 이학적 검사

  (1) 시진 : 환자의 자세, 습관, 걸음걸이, 관절의 부종이나 변형, 홍반 등을 관찰

    가. 흔한 변형

      - 무릎관절 : 내반슬(O형 다리) > 외반슬(X형 다리)

      - 손가락관절 : Heberden's node(원위지관절 병변), Bouchard's node(근위지관절 병변), swan-neck deformity

      - 발가락관절 : 무지외반증(hallux valgus), 엄지건막류(bunion)

  (2) 촉진 : 관절염증을 의심할 만한 열감, 관절면 압통, 결절, 뼈비대 등 확인

  (3) 관절가동 범위 : 통증을 호소하는 부위 관절의 가동 범위에 제한이 있는지 검사

  (4) 근력 : 관절 주위 근육의 근위약 확인

3) 방사선 소견

- 좁은 관절 간격
- 뼈비대나 뼈돌기(bony spur)
- 관절면 모양의 변화
- 연골하 골경화
- 연골하 골낭종

표 5-7 Kellgren-Lawrence 방법

0	정상
1	미세한 뼈돌기가 의심되는 상태
2	뚜렷한 뼈돌기가 보이나 관절강협착이 뚜렷하지 않은 경우
3	중등도의 관절간격 감소
4	관절강의 심한 협착 및 관절 변형, 연골하골의 경화

4) 검사실 소견

(1) 혈액검사 : 골관절염 진단을 위한 혈액검사는 없음. 다른 질환을 감별하기 위해 시행

- ESR, CRP : 정상

(2) 활액검사(synovial fluid analysis) (표 5-8)

- 육안검사 : fluid volume, color, clarity, viscosity
- 검사실검사 : cell counts, crystals, Gram stain, culture, chemistry (glucose, protein, immunologic factors)

표 5-8 활액 검사 소견에 따른 관절염의 분류

	정상	비염증성	염증성	세균성
Volume (mL)	< 3.5	often > 3.5	often > 3.5	often > 3.5
Viscosity	high	high	low	variable
Color	colorless to straw	straw to yellow	yellow, cloudy	yellow-white, cloudy
WBC/mm^3	< 150	< 2,000	2,000~50,000	> 50,000
% PMNs	< 25	< 25	> 70	> 90
Glucose (mg/dl)				
absolute	normal	normal	70~90	< 50
serum-SF difference	zero	zero	10~30	> 50
protein (mg/dl)	1.3~1.8	3~3.5	> 4.0	> 4.0
Culture	negative	negative	negative	often positive
Mucin clot	firm	firm	friable	friable

SF : synovial fluid

5) 감별진단

(1) 관절 증상이 비염증성인지 염증성인지를 감별

표 5-9 **다양한 관절염의 원인에 따른 분류**

비염증성	염증성	출혈성
골관절염 신경병증성 관절병증 외상성 무혈관괴사	류마티스관절염, 전신성홍반성루프스, 근육염 통풍, 가성통풍 화농성, 바이러스성, 결핵성 감염증 강직성 척추염, 건선 관절염, 라이터병	응고병증 항응고제치료 종양 겸상적혈구성빈혈

(2) 관절염의 분포가 전신성인지, 혹은 다른 전신적인 질환의 관절침범인지를 감별

표 5-10 **전신증상에 따른 감별진단**

전신증상	감별진단
피부발진	루프스, 혈관염, 건선관절염, 피부근염, 성인 스틸씨병 등
안구침범	쇼그렌증후군, 류마티스관절염, 혈청음성 척추관절증, 베체트병 등
구강궤양	루프스, 염증성장질환과 관련된 관절염, 베체트병 등
레이노증상	전신성경화증, 루프스, 혼합결합조직병, 류마티스관절염 등
심막염, 늑막염	류마티스관절염, 루프스, 혼합결합조직병, 성인 스틸씨병 등
위장관침범	염증성장질환과 관련된 관절염, 다발성근염, 전신성경화증 등

6. 치료

1) 목표

- 통증 완화
- 진행 예방
- 변형 및 구축 예방
- 기능 회복 및 삶의 질 향상

2) 비약물적 치료

(1) 환자 및 보호자 교육(질환에 대한 관리)

- 생활양식의 변화 : 관절에 과도한 부하가 가는 행위 피하기(무릎 꿇기, 쭈그려 앉는 자세 등), 바른 자세 유지
- 체중 감량
- 휴식 : 활동 중 짧은 휴식을 갖는 것이 도움
- 식이요법
- 심리상태 개선 : 동반된 우울증이나 불안 등을 개선

(2) 재활치료

- 물리치료 : 통증 완화, 염증 완화
- 작업치료 : 관절 보호 및 에너지 효율 개선

(3) 보조도구

- 보조기 및 보장구 : 보행 개선, 관절 변형 개선, 하지관절의 부하를 줄여줌
- 관절 보호대 : 감각 피드백을 향상시킴
- 신발 및 깔창 교정 : 보행 시 관절부하 줄이기(예; cushioned heel), 무릎 정렬 교정(예; 내측 구획의 무릎골관절염 : 외측 쐐기안창)
- 무릎 테이핑 요법 : 슬개대퇴 통증증후군이 있는 경우, 슬개골이 내측으로 가도록 교정

(4) 운동치료

가. 근력강화 운동

① 등척성운동(isometric exercise) : 관절에 대한 스트레스가 적어 염증성 시기일 때도 적용 가능. 자신의 신체나 지지대 등을 이용하여 시행할 수 있으며, 염증이 없어지면 등장성 운동을 함께 실시하는 것이 좋음

② 등장성운동(isotonic exercise) : 등척성보다 더 기능적인 운동에 해당하지만, 관절에 대한 스트레스가 더 크기 때문에 염증성 시기에는 적용하지 않음

- 열린 사슬형 운동(open kinetic chain exercise) : 근육을 선택적으로 강화시킬 수 있으나 관절에 대한 전단력(shearing force)이 증가
- 닫힌 사슬형 운동(closed kinetic chain exercise) : 관절에 대한 전단력을 줄여줄 수 있고 주동근(agonist)과 길항근(antagonist)의 동시 수축(co-contraction)을 유도하여 보다 더 기능적인 운동 방법임(그림 5-2)
③ 등속성운동(isokinetic exercise) : 관절에 대한 스트레스가 가장 많은 운동으로 염증이 없는 시기에 높은 각속도 및 적은 저항으로 제한적으로 시행

나. 유산소 운동
- 동적이며, 반복성이 적으며, 저항이 작은 등장성 운동
- 주 3회, 30분 이상 시행(예; 자전거 타기, 수영, 걷기)
- 동통 감소 및 지구력 증가, 심혈관계 기능 개선, 정서 상태 개선

다. 관절가동범위 운동
① 수동적 관절운동 : 근육의 쇠약이 심하거나 통증이 심할 때 통증을 참을 수 있는 범위 내에서 시행
② 능동적 보조운동 : 통증으로 인해 완전히 가동범위가 허용되지 않을 때 보조를 받아 운동

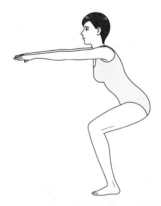

그림 5-2 두 발로 선 자세에서 무릎굽혀펴기 운동

③ 능동적 관절운동 : 환자의 근력만으로 관절가동범위 운동을 시행

라. 협동 운동 : 근육의 잘 조화된 기능적 움직임 도모

마. 수중 운동 : 물의 부력을 이용하여 관절에 가해지는 부하를 줄여줄 수 있고 따뜻한 온도의 효과로 동통 및 강직을 개선. 풀(pool) 내에서 관절운동 및 근력강화, 지구력 운동을 실시

3) 약물 치료

(1) 진통제

가. 아세트아미노펜(acetaminophen)

① 적응증 : 경증~중등도의 통증이 있는 경우 일차 선택약

② 용법 : 1회 1~2정(최대 용량 : 4 gram/일, 간질환이 있는 경우 2 gram/일)

③ 효과 : 통증경감에 있어 비스테로이드성 소염진통제만큼 효과가 있음

④ 부작용 : 간손상, 장기간 과용량에 따른 신독성

⑤ 신중투여 : 간질환, 만성적인 알코올 섭취, 말기 신장질환

⑥ 약물 상호작용 : 와파린의 반감기를 증가시킴. 와파린을 함께 사용하는 경우 프로트롬빈시간(prothrombin time)에 대한 모니터링이 필요

나. 트라마돌(tramadol)

① 적응증 : 비스테로이드성 항염제에 효과가 없거나 금기인 중등도~중증의 통증

② 용법 : 1회 1C (50 mg), 30~60분 후에도 진통이 약한 경우 50 mg 추가 복용 가능(최대 용량 : 400 mg/일, 초기 25 mg나 50 mg로 시작하여 서서히 증량)

③ 부작용 : 현기증, 오심, 구토, 변비, 졸음, 두통, 약물남용

④ 신중투여 : 약물의존의 과거력이 있던 환자, morphine 투여 환자, 간장애, 신장애, 음주 환자, CNS억제작용 약물을 투여 중인 환자, 경련의 병력이 있는 환자, 담도질환자

⑤ 약물 상호작용 : amphetamine, tricyclic antidepressant, selective serotonin reuptake inhibitor, monoamine oxidase inhibitor와 병용 시 경련 위험 증가, 수면제, 진통제, 아편, 향정신병 약물 등과 병용 시 진정작용 증가, carbamazepine과 병용 시 트라마돌 대사 증가, digoxin, warfarin의 작용 증강

다. 울트라셋, 파라마셋 : 트라마돌 37.5 mg + 아세트아미노펜 325 mg

① 적응증 : 비스테로이드성 항염제에 효과가 없거나 금기인 중등도~중증의 통증

② 용법 : 1~2정씩 최소 6시간 이상 간격으로 복용(최대 8정/일)

③ 부작용 : 기면, 현기증, 불면, 변비, 오심, 설사, 구갈, 발한, 소양증

④ 신중 투여 : morphine 투여 환자, 간장애, 신장애, 음주 환자, CNS억제제 복용 환자

⑤ 약물 상호작용 : amphetamine, tricyclic antidepressant, selective serotonin reuptake inhibitor, monoamine oxidase inhibitor와 병용 시 경련 위험 증가, cimetidine과 병용 시 이 약의 반감기 증가, carbamazepine은 진통 효과를 감소시키고 경련 위험 증가시킴. 아편계 약물과 병용 시 경련 위험 증가 및 CNS 억제 작용 증가

라. 마약제(opioid)

① 적응증 : 트라마돌에 반응하지 않거나 계속 심한 통증을 호소하는 경우 단기간 사용

② 종류 : 코데인(codeine), 프로폭시펜(propoxyphene)

③ 용법 : 코데인 15~60 mg Q 4~6 hrs(최대 용량 360 mg/일)

④ 효과 : 코데인 60 mg 단독 투여 시 아세트아미노펜 650 mg과 같은 진통 효과를 가짐

⑤ 부작용 : 구역, 구토, 어지러움, 변비, CNS 증상, 호흡곤란

⑥ 신중 투여 : 폐기종, 천식환자에서 호흡부전, 장기간 사용 시 내성과 신체적 의존성, 고령

마. 마이폴(Mypol) : codeine 10 mg + ibuprofen 200 mg + acetaminophen 250 mg

① 적응증 : 경증 내지 중등도의 통증 경감을 위한 마약성 복합진통제

② 용법 : 1~2C qid(최대 용량 12C/일)

③ 부작용 : 구성 성분에 따른 다양한 부작용 가능성

④ 신중 투여 : 간장애, 신장애, 소화성 궤양, 호흡부전, 급성 알코올 중독, warfarin 투여 환자

(2) 비스테로이드성 항염제(nonsteroidal antiinflammatory drugs; NSAIDs)

가. 비선택적 비스테로이드성 항염제(ibuprofen, naproxen, aceclofenac, zaltoprofen 등)

① 적응증 : 진통제로 충분한 효과를 얻지 못하는 중등도 내지 심한 통증

② 용법 : 저용량으로 시작하여 증상이 완화되지 않으면 최대 용량까지 증량

- 이부프로펜 : 200~600 mg tid~qid(최대 용량 3.2 g/일)
- 나프록센 : 250~500 mg bid(최대 1,500 mg/일)
- 아세크로페낙 : 100 mg bid
- 잘토프로펜 : 80 mg tid

  (위장장애가 있으면 200 μg의 misoprostol을 일일 3~4회 복용)

③ 부작용 : 위장장애(소화성궤양, 위염), 신장부작용(간질성 신염, 신부전), 부종

④ 신중 투여 : 위장관 출혈의 위험이 있는 경우(표 5-11), 신장기능이 감소된 환자(표 5-12), 고령, 장기간의 사용을 피함

⑤ 약물 상호작용 : 항응고제와 병용 시 출혈 위험 증가, methotrexate와 병용 시 혈액학적 독성 증가, 이뇨제의 이뇨작용 저하

나. 선택적 COX2 억제제(COX2-specific inhibitors)

① 적응증 : 진통제로 충분한 효과를 얻지 못하는 중등도 내지 심한 통증

② 종류 : 부분 선택적 억제제(meloxicam, nimesulide), 선택적 억제제 (celecoxib)

③ 용법 : meloxicam 7.5~15 mg qd, celecoxib 200 mg qd 또는 100 mg bid, nimesulide 50~100 mg bid

표 5-11 상부위장관 출혈의 위험요인

상부위장관 합병증의 위험인자
나이 ≥ 65세
동반된 내과적 질환
경구용 스테로이드 제제 복용
위궤양의 과거력
상부 위장관 출혈의 과거력
항응고제 복용
흡연이나 알코올 섭취

표 5-12 신장질환자의 신부전증 위험인자

신부전증의 위험인자
혈청 크레아틴 농도 ≥ 2.0 mg/dl
비스테로이드성 항염제 복용
나이 ≥ 65세
고혈압
울혈성 심부전
이뇨제
안지오텐신전환효소억제제(ACE inhibitor)

④ 효과 : 기존의 비선택적 NSAIDs보다 효과가 좋으며 위장장애가 적음. 혈소판 응집과 출혈 시간에 영향을 적게 줌

⑤ 부작용 : 신독성, 부종, 울혈성 심부전의 악화, 두통

⑥ 신중 투여 : 심한 간, 신, 심혈관계 질환자, 위장관출혈의 병력, 궤양병력, 고령

⑦ 약물 상호작용 : Sulfonamide에 알레르기 반응이 있는 환자는 celecoxib를 금지. 다른 NSAIDs와 병용 시 위장관계 부작용 증가, wafarin, heparin의 출혈위험 증가, 이뇨제의 작용 저하, methotrexate 독성 증가

(3) 관절강 내 주사

가. 스테로이드

① 적응증 : 부종과 국소 염증의 증후가 있는 중등도~중증의 경우

② 용법 : glucocorticoid를 관절 내 주사. 간격 - 최소 2주 이상으로 보통은 연골 손상의 위험 때문에 4~6개월 정도 간격을 두고 주사. 관절액이 증가된 경우 흡인하여 제거 후 주사하는 것이 효율적임

③ 효과 : 1~2일 후 효과가 나타나기 시작하여 수 주간 지속됨

④ 부작용 : 주사 자체로 인한 부작용이 있을 수 있으며, 전신부작용은 드묾

나. 히알루론산(hyaluronic acid)

① 적응증 : 비약물요법과 아세트아미노펜에 반응이 없는 경우, 비스테로이드성 항염제에 비적응증인 경우

② 용법 : 1주에 한 번씩 3~5주간 주사, 간격 - 초기 주사에 효과가 있던 경우, 6개월 이후 보험 적용 가능

③ 효과 : 스테로이드 주사보다 통증완화 속도는 느리지만 지속되는 효과가 깊

④ 부작용 : 주사 자체로 인한 부작용이 있을 수 있으며, 전신부작용은 드묾

(4) 국소도포제

아세트아미노펜에 반응이 없는 경증~중등도의 골관절염 환자가 전신적 치료를 원하지 않는 경우 사용. 전신적인 약물 독성이나 약물 상호작용으로 인한 부작용을 최소화할 수 있음

가. Methylsalicylate or capsaicin cream : C-fiber의 substance P를 고갈시킴

나. 비스테로이드성 소염진통제 연고

다. 5% 리도카인 패치

4) 수술적 치료

(1) 관절 전치환술 : 방사선학적으로 관절 손상의 증거가 있고, 중등도~ 중증의 통증이나 장애가 있는 경우(예; 엉덩이관절 전치환술. 무릎관절 치환술)

가. 엉덩이관절 전치환술 후 재활

표 5-13 엉덩이 관절 전치환술 이후 시기별 재활치료

POD		운동 프로그램	물리치료
1일	Uncomplicated surgery & cemented component - 70% or full weight bearing (the day after surgery)	Bedrest with abductor pillow (hip)	Cryotherapy Electrotherapy Compression
2일	Non-cemented components - delayed weight bearing - 10~15% partial weight bearing for 6~12 weeks	Gluteal & quadriceps strengthening exercise Bed to chair, chair to standing Ambulation with aids	Cryotherapy Electrotherapy Compression
3일 ~14일	Avoid hip flexion beyond 90° & adduction & interneal rotation to prevent hip dislocation (posterior or lateral approach) for 6weeks Avoid hip extension & external rotation (anterior approach) for 6weeks	Gluteal & quadriceps strengthening exercise Active hip flexion & abduction Straight leg raising Ambulation walker->crutches->cane transfers->short distance->long distance->stairs	Exercise/activity modification and supervision
2~6주	일상생활 및 직장으로 복귀	Job retraining, Avoid unnecessary joint wear	Exercise/activity modification and supervision

나. 무릎관절 전치환술 후 재활

표 5-14 무릎관절 전치환술 이후 시기별 재활치료
- Uncomplicated surgery and cemented components

POD	목표	운동 프로그램	물리치료
1일	Restoring mobility, strength, and flexibility Reduced pain	Bedrest	Cryotherapy Electrotherapy Compression
2일		Quadriceps strengthening exercise Bed to chair, chair to standing Ambulation with aids in room Active assistive ROM exercise Ankle pumps	Cryotherapy Electrotherapy Compression
3일~		Hip & knee muscle (esp. VMO) strengthening exercise Terminal knee extension & passive knee extension Ambulation walker → crutches → cane transfers → short distance → long distance → stairs	Exercise/activity modification and supervision
2주~	일상생활 및 직장으로 복귀	Job retraining, Avoid unnecessary joint wear	Exercise/activity modification and supervision

(2) 관절경수술 : 골관절염 외 다른 질환에 대한 치료로 적응

(3) 관절세척술 : 추천되지 않음

(4) 절골술(osteotomy) : 관절 전치환술의 적응이 되지 않는 경우 선택적으로 시행

5) 연구 중인 치료

- 글루코사민, 콘드로이틴 : 무릎 골관절염에 효과적이라 기대
- 약초추출물(예시 조인스 : 위령선, 괄루근, 하고초엑스 200 mg tid)

- 전자기장 치료
- 레이저
- 항산화 비타민의 생리학적 과용량
- 자가 연골세포 이식 등

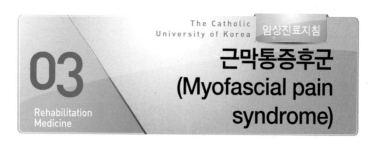

The Catholic
University of Korea 임상진료지침

03

Rehabilitation
Medicine

근막통증후군
(Myofascial pain syndrome)

1. 서론

근막통증후군은 근육과 근육을 감싸는 근막에 존재하는 통증유발점(trigger point)이 대개 단단한 띠(taut band)를 형성하며, 통증유발점의 압통 및 연관통(referred pain)을 주증상으로 하고 그 외 근육의 기능이상 및 자율신경계 이상증상을 동반할 수 있는 통증증후군. 전신의 모든 근육에서 발생할 수 있으며, 주로 경추부와 어깨 관절 주위, 요추부와 고관절 주위, 종아리근육 등에서 흔하게 발생

2. 병태생리

1) 기전

반복되는 활동에 의해 누적되는 피로 현상의 하나로 근육이나 결체조직 속에 작고, 단단하며, 예민한 통증유발점이 형성되어 압통 및 연관통을 유발

2) 병태생리

근육세포가 지속적으로 탈분극하는 상태로, 근형질세망(sarcoplasmic reticulum)에서 세포 내로 칼슘을 지속적으로 분비하면서 근섬유분절(sarcomere)의 지속적인 연축 → 이에 에너지 요구량은 증가하지만, 다른 한편으로 근육의 지속적 수축에 의한 혈관의 압박으로 혈액순환장애가 발

생하면서 에너지 공급이 감소 → 에너지 위기상태(energy crisis)로 설명. 이러한 상황에서 감각신경과 자율신경의 말단을 감작화시키는 물질들이 분비되어 국소 통증수용기가 감작화되고 자율신경계의 활동이 증가

  (1) 단단한 띠의 형성 : 근섬유분절의 지속적 연축에 의해 띠 모양으로 단단하게 됨

  (2) 활성 통증유발점 : 휴식 시에도 통증 및 연관통이 있으며 다양한 증상을 동반

  (3) 잠재성 통증유발점 : 일상생활을 할 때는 통증이 나타나지 않지만 촉진시 압통 발생

3. 평가 및 진단

1) 병력청취

증상 발생 시기, 심한 정도, 악화요인 및 호전요인, 직업력, 운동 여부, 약물 복용 여부, 과거력 및 현재 앓고 있는 질병, 현재의 통증에 대해 과거에 받았던 치료와 그에 대한 효과 여부 등

2) 증상

  (1) 국소화된 근육의 압통

  (2) 연관통 : 압통 부위보다 대개 넓게 분포. 통증유발점이 존재하는 해당 근육에 따라 특이한 분포를 함(그림 5-3A~P). 이는 환자마다, 근육마다 달라질 수 있으므로 통증이 나타나는 부위를 근거로 그 자리에 통증을 일으키는 원인 근육을 촉진을 통해 찾는 것이 중요

  (3) 관절운동 범위의 제한

  (4) 근위약

  (5) 심부건반사의 감소

  (6) 자율신경계 증상 : 눈물, 콧물, 눈의 충혈, 어지러움, 이명 등

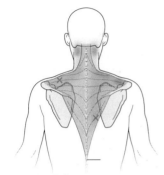

그림 5-3A 등세모근(Trapezius)

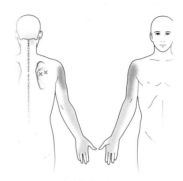

그림 5-3B 가시아래근(Infraspinatus)

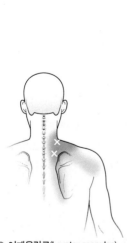

그림 5-3C 어깨올림근(Levator scapulae)

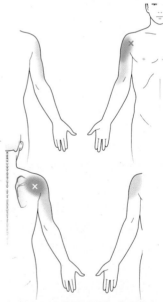

그림 5-3D 어깨세모근(Deltoid) 위전방부
아래후방부

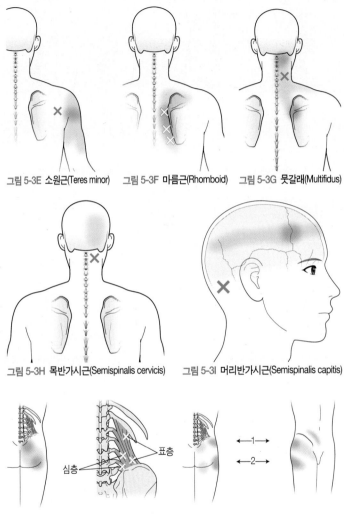

그림 5-3E 소원근(Teres minor) 그림 5-3F 마름근(Rhomboid) 그림 5-3G 뭇갈래(Multifidus)

그림 5-3H 목반가시근(Semispinalis cervicis) 그림 5-3I 머리반가시근(Semispinalis capitis)

표층

심층

그림 5-3J 허리네모근(Quadratus lumborum)

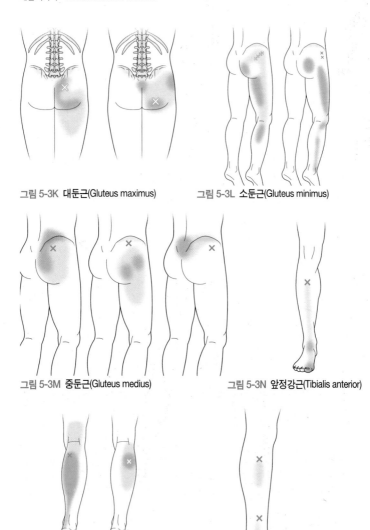

그림 5-3K 대둔근(Gluteus maximus)

그림 5-3L 소둔근(Gluteus minimus)

그림 5-3M 중둔근(Gluteus medius)

그림 5-3N 앞정강근(Tibialis anterior)

그림 5-3O 장딴지근(Gastrocnemius)

그림 5-3P 종아리근(Peroneus)

3) 이학적 검사

(1) 시진 : 환자의 자세, 습관, 걸음걸이 등을 관찰
(2) 촉진 : 통증을 호소하는 부위의 근육 촉진을 통해 단단한 띠와 통증 유발점을 확인. 간혹 심한 압통과 함께 근육의 일부가 수축하는 현상(국소연축반응)을 눈으로 보거나 손가락 끝에서 느낄 수 있음
(3) 관절가동 범위 : 통증을 호소하는 부위 관절의 가동 범위에 제한이 있는지 검사
(4) 근력 : 해당 근육의 근위약이 동반되어 있는지 확인하고 통증유발점을 가진 근육을 사용하는 운동을 시켜 통증이 발생하는지 여부를 관찰
(5) 통각기(algometer) : 압력에 대한 통증의 역치를 측정

4) 통증의 평가

(1) 통증 그리기 : 환자의 통증 부위 및 정도를 그림 5-3A~P처럼 그림 그리기로 표현하고 유발점이 확인되면 X 표시를 함. 통증의 방향을 기록하는 것도 중요
(2) 통증의 강도 : 시각상사척도(visual analogue scale)를 이용하거나, 처음 발생한 통증의 정도를 100%로 기준으로 하여 현재의 통증을 판단하여 그 경과를 보는 방법도 유용함.
(3) 통증 위치, 기간, 통증의 악화 및 호전요인, 통증 발생과 관계된 사건, 통증의 시간에 따른 변화, 통증의 깊이, 통증 이외의 동반증상을 기술

5) 심리사회적인 평가

- 통증 행동에 영향을 미치는 정서적, 인지적, 행동적, 사회적, 직업적인 요인 등에 대해 평가하는 것으로 질문서를 작성하거나 상담을 통해 평가
- 평가도구에는 미네소타 다면적 인성검사(MMPI), 증상체크리스트-90 (SCL-90), Beck 우울증 척도(BDI) 등이 있음

6) 기타

혈액 및 소변 검사, 전기생리학 검사, 초음파, 영상검사, 적외선 체열 촬영 검사, 병리조직학적 검사 등이 다른 질환의 감별진단으로 유용

7) 진단

(1) 다음과 같은 소견이 있으면 진단

- 단단한 띠 촉진
- 압통 및 연관통 확인(통증유발점을 누르면 평소 느끼고 있던 통증의 재현)
- 손으로 누르거나 주사치료 시 국소연축반응
- 관절운동범위의 제한이나 근위약과 같은 기능 이상

(2) 감별진단

- 해당 근육 주위 관절의 관절질환(관절염, 관절불안정증 등)
- 신경통(신경근병증, 말초신경병증 등)
- 윤활낭염
- 근육 염좌(근육 과도긴장)
- 인대나 건의 손상
- 뼈의 질환(골절, 골수염 등)
- 척추질환(척추 분리증, 척추 협착증, 척추염 등)
- 섬유근통(fibromyalgia)
- 만성 피로 증후군
- 기타 통증 : 긴장성 두통(sternocleidomastoid, posterior cervical, temporalis muscles), 협심증(pectoralis major muscle)

4. 치료

1) 약물치료

비스테로이드성 소염제나 근이완제를 간혹 사용하나 근막통증후군의 효과적인 치료가 되지 못하며, 통증을 줄여주어 운동치료를 할 수 있도록 하는 보조 수단으로 도움

2) 물리치료

한냉, 온열, 전기치료, 생체되먹이기 등으로 근육이완 및 통증완화를 도모하며 운동치료를 원활히 할 수 있는 환경을 만들어줄 수 있음. 간헐적인 냉치료나 심부 마사지와 함께 근육을 충분히 신장시키는 것이 중요

3) 통증유발점 압박이완법

단단한 띠 안에 있는 구축된 근섬유분절을 이완시키는 방법

손가락 끝으로 지그시 누르면서 근육을 살며시 신장 → 점차 힘을 더 주면서 근육으로부터 저항감을 느낄 때, 같은 힘으로 계속 누르면서 근육의 긴장을 감소시킴

4) 주사치료

(1) 주사 방법

- 두 손가락 사이에 단단한 띠를 움직이지 못하도록 고정하고 여러 방향으로 주사함(그림 5-4)

(2) 주사 재료

- 주사기 및 바늘 : 근육의 깊이나 주사해야 할 양에 따라 주사기 크기 선택. 바늘 두께는 다양하게 선택 가능
- 주사액 : 건침(dry needling)과 다양한 약제 주입(생리식염수, 1% 미만의 리도카인, 스테로이드, A형 보툴리눔 독소 등) 간의 주사 효과의 차이는 없음

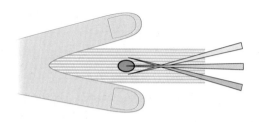

그림 5-4 통증유발점 주사방법

(3) 주사량 및 간격

- 1회 방문에 약 5~10곳까지 가능하며, 한 개의 통증유발점에 0.5~1 mL 정도면 적당
- 처음에는 약 주 1회 정도로 주사를 하며, 증상 호전에 따라 점차 그 간격을 늘려갈 수 있음

(4) 주사 후

- 주사 후 해당 근육에 Fluoromethane spray를 뿌려주고 스트레칭을 충분히 시켜줌
- Fluoromethane spray는 근육섬유의 배열 방향과 평행하게, 한 방향으로 여러 차례 시행하며 해당 근육의 길이에 충분할 정도의 길이로 뿌려줌(그림 5-5). 피부로부터 약 45 cm, 30° 각도, 초당 10 cm 정도의 속도로 해당 근육을 두세 번 덮을 수 있을 정도까지 시행

5) 운동치료

근육이 이완된 상태에서 특히, 통증유발점을 갖고 있는 근육을 충분히 스트레칭 시켜주는 것이 가장 중요. 짧아진 근섬유분절을 충분히 이완시키고 환자의 통증이 감소되면 지구력과 힘을 기르기 위한 운동을 시행. 또한 일상생활에서 같은 근육을 반복적으로 사용하는 동작은 피하도록 교육

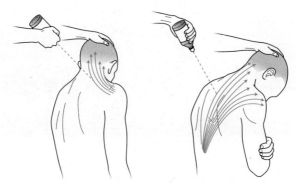

그림 5-5 Fluoromethane spray 뿌리는 방법

5. 경과

통증의 만성화를 예방하기 위해 여러 영속화 요인을 파악하여 이를 예방하고 적절한 치료를 할 수 있도록 해야 함

- 생활 습관 : 부적절한 자세 및 잘못된 운동 습관, 장시간의 운전이나 반복되는 활동
- 구조적인 문제 : 양하지 길이의 차이, 보행 이상, 척추측만증 등
- 영양부족
- 전해질 이상
- 대사장애 : 갑상선 기능저하, 저혈당증 등
- 정신적인 요인 : 우울감, 불안, 긴장, 과도한 스트레스 상태
- 동반질환 : 신체의 탈조건화를 일으킬 수 있는 여러 가지 합병된 질환들

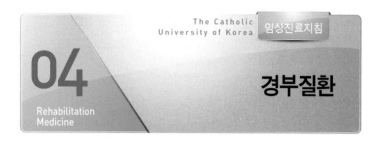

The Catholic
University of Korea 임상진료지침

04

Rehabilitation
Medicine

경부질환

1. 원인 및 병태 생리

경부질환의 흔한 원인인 cervical axial pain, radiculopathy 및 cervical myelopathy는 경추부의 퇴행성 변화와 관련

2. 질환별 분류

1) Axial pain

(1) Intervertebral disc

퇴행성 디스크 질환은 C5-6, C6-7 순서로 많음

(2) Zygapophyseal joint(그림 5-6)

- 퇴행성 변화나 외상 후에 발생(특히 whiplash 손상 후)
- 만성 후경부 통증에서 C2-3, C5-6 순서로 많음
- 두통 동반이 흔함

2) Radiculopathy

(1) 역학

- 원인 : Acute disc herniation, degenerative foraminal stenosis, trauma, tumor 등

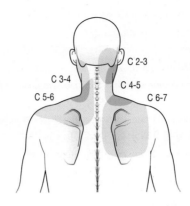

그림 5-6 Pain patterns during provocative zygapophyseal joint injection.

- 호발 침범 부위 : C7 (m/c), C6, C5, C8
- 일반적으로 55세 이전에는 HNP, 55세 이후에는 foraminal or central stenosis가 많음

(2) 진단

가. 문진

- 주로 통증, 근력 저하, 이상감각을 호소
- 많은 환자들이 외상 또는 특별한 원인없이 시작된 경부통, 상지통, 방사통 호소
- 주로 상지통이 경부통 보다 흔함
- 증상 악화요인 : 기침, 재채기, Valsalva maneuver

나. 이학적 검사

① 시진 : 근육 위축 여부 관찰(만성 radiculopathy 때 나타날 수 있음)

C5, 6 : Biceps, periscapular muscles atrophy, C7 : Triceps atrophy, C8, T1 : Hand intrinsic atrophy

② 근력 및 감각 검사

③ 심부건 반사 : 하지도 시행(상지와 비교)

④ Pathologic reflex : Hoffmann sign

⑤ Special test

- Spurling maneuver : affected side로 head rotation과 side bending 후 axial compression하면 radicular symptom이 나타남. Specificity 는 높지만 sensitivity는 낮음

- Shoulder abduction relief sign : 어깨관절을 외전하여 손을 머리 위에 얹었을 때 증상 완화되면 양성

- Tinel test 및 Phalen test는 carpal tunnel syndrome을 감별하기 위해 시행

다. 영상의학검사

- Plain film : initial screening. C-spine AP, lat, oblique : (C-curve, disc space narrowing, central canal stenosis, degenerative change 등 관찰) oblique view에서는 neural foramen의 크기 관찰

- MRI : Choice of cervical radiculopathy. 하지만 asymptomatic people에 서도 MRI abnormality가 많이 관찰되므로 임상적 소견 고려

라. 전기 진단학적 검사

radiculopathy의 level을 찾거나 상완신경총 또는 말초 신경 손상 등 을 감별 시 유용. 특히 임상증상과 영상의학적 소견이 일치하지 않을 때 도움

(3) 치료

가. 비수술적 치료

Cervical collar, medication (NSAIDs, muscle relaxant 등), 물리치료, 주사요법 등

나. 수술적 치료

적응증 : Rapid progressive neurologic defect, 보존적 치료하였으나 증상 악화 시

3) Cervical myelopathy

(1) 원인

- Degenerative cascade에 의한 cervical spondylosis가 myelopathy의 가장 흔한 원인
- Cervical spondylosis에 의한 myelopathy는 slow progression을 보임
- OPLL에 의한 central canal compression, myelopathy 유발
- Bulging disc material, anteriorly located spur가 혈관을 눌러 vascular myelopathy 유발

(2) 진단

가. 문진

- 매우 다양한 증상
- 일반적으로 상지에 diffuse하고 non-dermatomal 한 이상감각을 호소
- 근력 저하는 잘 느끼지 못하지만 어딘가 균형과 보행 시 어려움 호소
- Cord compression이 moderate to severe로 진행하면 균형 및 보행 장애가 더 심해짐
- Fine motor coordination difficulty 예) 손을 빨리 쥐었다 펴기 어려움. 글씨 쓰기나 단추 풀기 어려움
- 근위부 근력 저하 양상으로 주로 나타남 예) 의자에서 일어나기는 어렵지만 Foot drop 등은 드묾
- Myelopathy가 심할 때 대변 및 소변의 비정상 소견이 동반될 수 있지만 매우 드묾
- 증상은 척추의 손상범위에 따라 transverse lesion syndrome, motor system syndrome, central cord syndrome, Brown-Sequard syndrome, Brachialgia and cord syndrome 등으로 나타날 수 있음

나. 이학적 검사

① 시진 : C4-6 stenosis 경우 shoulder girdle muscle atrophy, upper limb muscle fasciculation 관찰될 수 있음
② 근력 및 감각 검사 : MMT, sensory exam (vibration, proprioception 포함)
③ 심부건 반사 : hyperactive 하지만 cervical root까지 침범하면

hypoactive할 수 있음

④ Pathologic reflex : Hoffmann, ankle clonus, Babinski 나타날 수 있음

⑤ Special test

- C3 level 이상의 경우

scapulohumeral reflex : acromion을 caudally tapping 시에 scapular elevation, shoulder abduction 시 양성

- Lhermitte's test : 10%에서 양성. 앉은 자세에서 목을 수동적으로 굴곡시켰을 때 체간이나 상지를 따라 전기 오는 듯한 증상 발생

- Finger escape sign : 손가락을 extended, adducted 시켰을 때 4, 5th finger (ulnar area)가 30~60초 이내에 abduction, flexion되면 양성임. myelopathic process 시사

- Grip and release test : 10초간 20회 손을 쥐었다 폈다 반복시켰을 때 수행하지 못하고 clumsy 한 pattern보이면 양성임. Cervical cord compression을 시사

- Rhomberg test : balancing 평가(posterior column dysfunction)

다. 영상의학검사

① Plain film

- C-spine series : posterior osteophyte, OPLL 관찰

- 정상 성인 cervical canal size는 17~18 mm 정도(척추 posterior margin부터 lamina까지의 거리)

- 10~13 mm까지 central canal이 좁아지면 cord compression 가능성임. 10 mm 이하로 좁아지면 spinal cord compression을 강력히 시사

- C-spine flexion & extension view : instability 관찰

② CT : spinal canal dimension 결정 시 choice

③ MRI : cervical myelopathy에서 standard image. T2WI에서 cord signal이 high signal이면 cord pathology를 시사

라. 전기 진단학적 검사

- Carpal tunnel syndrome, ulnar neuropathy, thoracic outlet syndrome 등 peripheral neuropathy와 myelopathy 감별에 유용

(3) 자연경과

- 치료되지 않은 cervical myelopathy 환자는 stepwise 악화
- Radiologic cord compression이 보이지만 myelopathy의 sign이 없는 경우 observation하고 정기적으로 임상적, 영상의학적 추적관찰 필요
- Radiologic cord compression이 너무 확연한 경우에는 cord injury를 유발할 가능성 큼

    이러한 환자들에게는 Hyperextension type injury를 줄 수 있는 행동들을 피하도록 교육
- Mild myelopathic Sx 환자들(DTR 증가, 약간의 gait abnormality)은 진행성의 신경학적 악화가 보이지 않으면, 매 6~12개월마다 신경학적 검사를 재평가 하면서 보존적 치료
- 예후인자

    Poor prognosis factor : 60세 이상

    Good prognosis factor : 증상이 1년 미만, unilateral motor defecit, Lhermitte sign 존재, younger age

(4) 치료

가. 비수술적 치료

　약물치료, 물리치료, 주사치료 등

나. 수술적 치료

　적응증 : moderate to severe myelopathy, radiologic abnormality가 심한 경우(cord atrophy, abnormal cord signal, cervical kyphosis)

3. 치료

1) 약물적 치료

통증에 대한 일반적인 약물치료

2) 보조기

Cervical collar : 72시간 이상 사용하는 것은 추천되지 않음

Soft cervical collar : postural cue를 주지만 운동제한은 주지 못함

Hard rigid cervical collar : true flexion & extension 제한

급성기에서 증상 완화 효과가 있으나 long term outcome은 영향 주지 못함

3) 물리치료

(1) 온열치료(표층열 및 심부열)

(2) 냉치료 : 급성기 때 추천

(3) 전기치료(TENS, ICT)

(4) 견인치료

(5) 도수치료

4) 주사요법

(1) Intraarticular zygapophyseal joint injection

(2) Cervical epidural injection

(3) Cervical transforaminal injection

5) 운동치료

(1) Stretching(통증이 증가하거나 방사통이 발생하는 경우 중단)
- Side stretching : 편한 자세로 앉거나 서서 한쪽으로 머리를 기울이고 어깨는 움직이지 않음. 이완하고 5~10초간 유지
- Chin tuck : 편한 자세로 앉거나 서서 시행하며 양쪽 어깨를 고정하고 턱을 Chin tuck 자세로 유지 5~20초간 유지
- Turning : 편한 자세로 앉거나 서서 고개를 한쪽으로 천천히 돌리고 어깨는 움직이지 않음. 5~10초간 유지

(2) Isometric strengthening(통증으로 경추운동이 불가능하거나 cervical collar 착용 시에도 시행 가능)
- 강도 : 최대근력의 30%에서 시작하여 75%까지 서서히 증가. 처음에

는 저항 없이, 점점 저항을 증가시킴

- **방법** : Neck flexion, extension, side bending, rotation 시행. hold-relax pattern, 5초간 hold, 5~10초간 relax
- **빈도** : 반복은 8~10회까지, 급성기는 1 set 하루 2회, 점차 증량하여 4 set 하루 4회까지 증량

(3) Aerobic fitness exercise

- 전반적 산소 소모량 증가를 유도하여 근육의 혈액 순환 증가 목적
- 추천되는 운동 : 비접촉성 운동
  예) Stational biking, calisthenics, dancing, race-walking, jogging, running, swimming 등
- 추천되지 않는 운동 : 접촉성 운동
  예) 테니스, 골프 등

6) Work ergonomics

- 일할 때 적절한 자세 유지가 경부 질환 환자에게 중요
- 경추부 통증을 악화시키는 자세를 피하도록 교육
- 책상과 컴퓨터에서의 올바른 자세 : 90° hip, knee, elbow flexion, 컴퓨터 모니터의 위쪽 1/3 지점이 눈높이가 되도록 함. 잦은 전화 사용
- 회피(마이크 달린 헤드셋 사용 등). 손목과 팔꿈치는 어딘가에 기댈 수 있도록 함

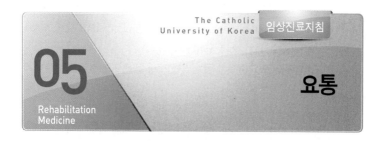

The Catholic
University of Korea 임상진료지침

05
Rehabilitation
Medicine

요통

1. 원인 및 병태 생리

1) 기계적 병변 : 추간판 탈출증, 퇴행성 변화, 척추관 협착증, 척추전방전
위증

2) 척추를 침범하지 않는 내장질환 : 신결석증, 자궁내막증식증, 대동맥류

3) 척추외의 기계적 병변 : 천장관절병변, 이상근 증후군, 대전자통증 증
후군, 장경인대 증후군, 근막통 증후군

4) 전신질환 : 전이성암, 척추관절병변

2. 평가 및 진단

1) 이학적 검사

(1) 시진

가. 전체적인 자세를 보아 구조적인 이상이나 근육의 불균형이 있는지 양
측어깨, 장골능, 전상장골극, 후상장골극이 좌우 대칭하는지 확인

나. 요추 배부 근육의 윤곽이 대칭인지 전후, 측면에서 후만증이나 측만
증이 있는지 확인

다. 보행 관찰하여 증상에 기인하는 근육이나, 신경학적 이상, 관절의 문
제가 있는지 역학 고리를 확인

(2) 촉진

뼈에 골절이나 염증이 있는지, 척추후관절에 압통이 있는지, 인대나 intradiscal space에 압통이 있는지, 근육의 압통점이나 근경련, 근위축이 있는지 확인

(3) 운동범위 평가

가. 척추의 능동적 운동범위 : 굴곡, 신전, 측굴, 회전

나. 척추의 수동적 운동범위 : 능동적 관절운동의 한계점에서 과압박을 가하여 측정

다. 하지의 수동적 운동범위와 양하지 길이를 측정

(4) 신경학적 평가

가. 근력검사 : 고관절 굴곡근(L1-L3), 대퇴사두근(L2-L4), 전경골근(L4), 장무지신근(L5), 비복근/가자미근(S1)

나. 감각검사 : 양측을 비교. 원위부 대퇴(L3), 내측 다리 및 내과(L4), 외측 다리 및 족배부(L5), 장딴지 및 외과(S1)

다. 심부건 반사 : 슬개(L4), 내측 슬괵(L5), 아킬레스(S1)

라. 균형 및 협응운동 검사 : 상위부 신경병증이 있는지 확인

마. 하지 직거상 검사(straight leg raising test, SLR) : L5나 S1의 신경긴장 확인

바. 대퇴신장검사(reverse SLR) : L3나 L4의 신경긴장 확인

(5) 유연성 평가

가. 고관절 굴곡근이나 회전근의 긴장도나 뻣뻣함 : Thomas 검사. Ober 검사

나. 슬괵근의 긴장도나 뻣뻣함 : 오금 각도 측정

(6) 정형외과적 특수 검사

가. 복근의 근력 측정

나. 골반 안정화 근육의 근력 측정

다. Prone instability test

라. Patrick 검사 : 천장관절의 기능장애 검사

2) 영상학적 검사

(1) 단순방사선 촬영

가. 추간판 탈출증 : 요추 측만을 보일 수 있으며 추간판 높이 감소는 추간판의 퇴행성 변화를 반영하며 심할 경우엔 추간판 내 공기음영이 검게 나타날 수 있음

나. 분절성 불안정(척추전방전위증) : 요추 신전/굴곡 역동성 측면사진으로 확인

다. 척추분리증 : 사위방향 촬영에서 'Scottie dog(그림 5-7)'를 확인

(2) 자기공명영상 촬영 : 추간판을 포함한 연부조직 확인에 좋음

(3) 전산화단층촬영 : 주로 골조직을 확인하는 데 유용하며 심박동기 같은 삽입물이 있거나 수술 후 하드웨어가 있는 환자에서 이용

(4) 척추조영술 : 경막낭의 경계와 내용물을 확인하기 위함

(5) Scintigraphy : 숨은 골절이나 골전이, 염증을 찾는 데 유용

3) 근전도 검사 : 척추 신경의 기능에 대한 정보 제공

3. 치료

1) 약물적 치료

(1) 비스테로이드성 항염제 : 급성 및 만성요통 감소에 도움

(2) 근이완제 : 급성요통에 단기간 효과

(3) 항우울제 : 만성요통에 효과

(4) 마약성진통제

(5) 국소적 치료제 : 리도카인 패취 등

2) 비약물적 치료

(1) 주사요법 : 경막외 스테로이드 주사, 추간공(transforaminal) 스테로이드 주사, 요추부 후관절 주사, 요추부 내측지 차단, 요추 후관절 고주파 열 응고술, 천장골관절 주사, 추간판 내 조영술 및 주사

(2) 물리치료 : 열치료, 전기치료, 견인 치료 등

(3) 요통학교 : 예방적 또는 치료적 재활프로그램을 통해 환자에게 바른 자세와 바르지 않은 자세, 기본적인 신체역학에 대해 교육

(4) 운동요법

가. 기계적 허리통증이나 골관절염 : 복근과 허리근육 강화 운동

나. 후관절 증후군 : 과신전 되지 않게 복근과 요방형근의 강화운동

다. 추간판 탈출증 : 처음에는 통증을 적게 유발하는 운동을 하다가 점차적으로 움직임을 늘려감

라. 척추분리증, 척추전방전위증, 척추 협착증 : 굴곡운동으로 척추전만 교정

(5) 도수치료

(6) 수술

3) 원인에 따른 치료

(1) 후관절 증후군

가. 주로 제4번 요추와 제5번 요추, 제5번 요추와 제1번 천추 사이의 관절

나. 증상 : 허리를 신전시킬 때 통증이 증가하며 주로 엉덩이나 근위부 허벅지의 통증임

다. 진단 : 임상증상이나 투시장치 하에 척추 후관절 또는 척수신경 후지 내측지(medial branch of posterior primary ramus)에 마취제를 투여하여 통증이 감소하는지 확인

라. 치료

- 신체활동 조절 : 체중조절, 상대적인 안정, 통증을 악화시키는 활동의

제한
- 약물치료 : 아세트아미노펜, 비스테로이드성 항염제 등
- 주사요법 : 투시장치 하에 척추 후관절에 마취제를 투여하거나 척수신경 후지 내측지(medial branch of posterior primary ramus)의 신경차단
- 운동요법 : 후관절로 가는 힘이 줄도록 척추전만을 감소시키기 위한 고 관절 굴곡근의 스트레칭과 골반 경사운동, 척추 지지근 강화운동
- 요추 보조기나 코르셋 : 오래 사용하지 않음

(2) 추간판 병변

추간판성 통증은 일반적으로 굴곡 시에 심해지는 밴드형 통증임. 퇴행 성 추간판 질환, 추간판 내장증, 추간판 탈출증

가. 추간판 내장증
① 해부학적 외형을 변형시키지 않으면서 요통을 유발하는 추간판의 병적 상태. 비틀림 스트레스에 취약
② 검사 : 추간판 조영술
③ 치료 : 비스테로이드성 항염제, 상대적인 안정, 척추지지근 강화운동, 경 막외 스테로이드 주사, 수술

나. 추간판 탈출증
① 빈도 : 제4-5번 요추, 제5번 요추-제1번 천추 추간판에서 가장 많음. 후외 측의 탈출이 가장 많음
② 증상 : 중심성 탈출인 경우에는 후종인대에 신경이 많이 분포하여 허리 통증이 심함. 극외극(far lateral) 추간판 탈출증은 50~60대의 나이든 환 자에서 퇴행성 변화로 추간판의 뒤쪽 가장자리에 석회화가 되어 나타날 수 있으며 허리통증보다는 하지의 통증, 감각변화, 근력약화가 흔함
③ 치료 : 상대적인 안정, 약물(아세트아미노펜, 비스테로이드성 항염제, 제 한적으로 마약성진통제를 사용), 물리치료, 올바른 자세교육, 심한 경우 는 경막외 주사요법이나 추간판 제거술 등의 수술 고려

(3) 척추분리증

가. 정의 : 협부의 결손이며 양측인 경우 척추전방전위증이 될 수 있음
나. 역학 : 소아, 청소년에서 흔함. 90%가 제5번 요추-제1번 천추에서 발

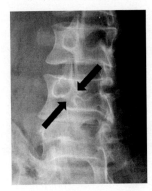

그림 5-7 사위방향 X선 촬영에서 'Scottie dog'

생. 성장 급증기에 증가

다. 원인

미성숙한 척추에서의 반복적인 과신전(체조선수나 풋볼선수) + 협부
의 유전적 형성 이상

라. 증상 : 허리통증이 신전 시 심해지고 휴식으로 좋아짐

마. 검사

- 사위방향 X선 촬영에서 'Scottie dog'을 확인함(그림 5-7)
- Bone scan
- SPECT; bone scan보다 급성 척추분리증에 민감도와 특이도가 높음

바. 치료

- 상대적인 안정, 신전을 피함
- Modified Boston overlap brace
- 통증이 유발되지 않는 범위에서 유산소운동과 재활프로그램 시작
- 수술 : 거의 하지 않으며 척추 전방전위증이나 신경뿌리병증에서 고려

사. 예후

- 유합 여부는 중요하지는 않음

- 척추분리증과 심하지 않은(grade < 2) 척추전방전위증은 양호
- 성장 급증기에서는 악화될 수 있으므로 어린 소아의 경우 굴곡과 신전의 측면 X선 촬영으로 추후 관찰

(4) 척추전방전위증

가. 원인

- 협부 척추전방전위증 : 척추분리증 또는 협부의 스트레스 골절이 원인
- 이형성 척추전방전위증
- 퇴행성 척추전방전위증 : 요추 제4-5번이 제일 흔함
- 외상성 척추전방전위증 : 드묾
- 병적 척추전방전위증 : 주로 뼈를 약화시키는 골질환이 원인
- 수술후 척추전방전위증 : 광범위한 감압술에 의한 불안정이 원인

나. 증상 : 신전시 심해지는 허리통증이 신경뿌리 증상과 동반될 수 있음

다. 검사 : 굴곡과 신전의 측면 X선 촬영

라. 예후 : 대부분 저절로 안정화됨

마. 치료 : 척추분리증과 비슷

바. 수술을 고려하는 경우 : 청소년기에서 grade 3 이상일 때, 참을 수 없는 통증, 지속적인 신경뿌리병증, 불안정이 진행되는 경우(표 5-15)

표 5-15 Meyerding's grade system for spondylolisthesis

grade	percentage slip
1	< 25
2	25~49
3	50~74
4	75~99
5	≥100 (spondyloptosis)

Meyerding divided the anterior-posterior diameter of the superior surface of the first sacral vertebral into quarters and assigned the grade accordingly

(5) 신경뿌리병증

가장 흔한 압박병변은 추간판 탈출증

가. 역학 : 제5번 요추 신경, 제1번 천추 신경근이 가장 흔함

나. 치료 : 시간이 지남에 따라 저절로 좋아지는 경우가 대부분이기 때문에 보존적 요법

- 약물치료 : 비스테로이드성 항염제
- 물리 치료 및 운동요법 : 처음에는 1~3일간 상대적인 휴식
- 주사요법 : 요추 경막외 스테로이드 주사, 추간공(transforaminal) 스테로이드 주사
- 수술요법 : 6~8주의 치료에도 지속적으로 통증이 심하게 있는 경우 고려, 신경학적으로 진행할 때나 마미증후군 시

(6) 척추관 협착증

가. 원인 : 노화와 퇴행성 변화

나. 증상 : 중심관이 좁아져 생기는 증상으로 신경인성 파행은 양쪽 다리의 통증이며, 걷거나 오랫동안 서있거나 상대적으로 요추가 신전되는 경사로 내려갈 때에 증상이 악화, 앉거나 허리를 숙일 때 증상이 완화되는 것이 특징

다. 자연경과 : 비교적 양호하며 빠른 신경학적 변화는 유발하지 않음. 경도 및 중등도의 증상은 보존적인 치료

라. 진단

- 근전도 : 대부분에서 정상 소견
- 단순방사선 촬영 : 퇴행성 관절이나 추간판 병변 소견, 척추전방전위증이 보일 수도 있음
- 척추조영술 : 완전 혹은 부분 폐색
- 전산화 단층 촬영이나 자기공명영상 촬영 : central canal, lateral recess, root canal의 협착을 보임

마. 치료 : 일차적인 목적은 통증 감소와 기능적 제한의 감소

- 경구 약제 : 비스테로이드성 항염제, 말초순환개선제(limaprost alphacyclodextrin (as limaprost) 5 ㎍, 상품명 : Opalmon tab. 5 mcg)

- 경막외 스테로이드 주사
- 재활치료 : 굴곡 중심의 요추 안정화(stabilization) 운동(복근 및 골반 주위 지지근 강화운동), 스트레칭(특히, iliopsoas, rectus femoris muscles)을 통한 고관절 운동범위 향상, 유산소 운동
- 수술(후궁절제술이나 고정술) : 조절되지 않는 통증, 신경학적 증상이 진행하는 경우, 지속적으로 일상생활에 방해될 때 수술 고려

(7) 임산부의 요통

가. 임산부에서 흔한 증상으로 유병률은 약 49~76%. 이전에 요통, 임신과 연관된 요통 또는, 생리 중 요통이 있었던 환자에서 더 잘 발생. 산모의 나이와도 연관(증가할수록 감소)

나. 증상 : 환자의 1/3 이상에서 야간 요통. 출산 후 호전되지만 20~25%에서는 얼마간 통증이 남아있음

- 야간요통 : 누운 후 1~2시간 안에 발생. 기전은 누워 있는 동안 vertebral venous plexus의 순환장애
- 천장관절통증 : 일측성 또는 양측성일수도 있으며 넓적다리 상부로 연관통. 늙더라도 회복되지 않을 수 있음. 기전은 임신 동안 태반에서 생성되는 relaxin의 영향으로 관절이 이완
- 하배부 밑 요통 : 육체적 활동 시 악화되고 휴식하면 호전
- 방사통을 동반하는 요통 : 임신 시 커진 자궁에 의해 요천수신경총에 직접적인 압박을 가하기 때문

다. 예방 : 생활습관의 교정, 작업환경의 개선으로 척추의 부담을 감소, 임신 기간 동안 과도한 체중 증가를 피함. 요추전만을 감소시키는 적절한 자세, 물건을 드는 안전한 자세 등을 교육. 윗몸일으키기 나 Valsalva maneuver는 특히 임신 4개월 이후 피함

라. 치료 : 요통이 조절되지 않는 경우에는 어깨 지지대를 가진 복부 지지대를 사용. 물리치료, 마사지가 도움. 천장관절의 통증인 경우에는 trochanteric 벨트나 천장관절 코르셋을 사용. 약물은 아세트아미노펜

(8) 소아환자의 요통

10세 이전에는 흔하지 않으며 나이가 증가할수록, 여아에서 흔하며 오래
앉아있을 때 심해지는 특징

가. 척추분리증과 척추전방전위증 : 지속적인 요통의 가장 흔한 원인

- 급성기의 척추분리증은 바디자켓을 10~12주 착용함으로써 호전
- 만성기에는 복근, 척추 주위근육, 고관절 굴곡근 및 아킬레스건의 스트
  레칭이 중요

나. 쇼우만병

- 추간판의 종판에서 추체로 추간판이 탈출되면서 발생. 골연골염과 외상
  이 주요 역할
- 휴식과 적절한 척추보조기 착용

다. 특발성 척추측만증

- 대체로 통증은 없으며 통증이 있다면 종양이나 감염, 척추전방전위증 등
  의 다른 병변에 대한 조사 필요
- 커브는 주로 우측 흉추, 좌측 요추 방향

라. 종양 : 드묾

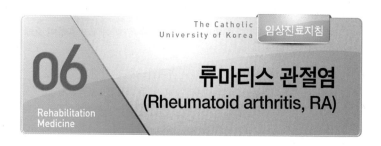

The Catholic
University of Korea 임상진료지침

06

Rehabilitation
Medicine

류마티스 관절염
(Rheumatoid arthritis, RA)

1. 정의

대칭성 염증성 다발성 관절염과 관절외 증상의 특징을 갖고 있는 원인이
밝혀지지 않은 만성 전신성 염증질환

2. 유병률

성인의 0.5~1%, 남:여 = 1:2.5, 20~50대 호발

3. 진단

표 5-16 2010년 미국 류마티스 학회/유럽 류마티스 협회 분류 기준

점수의 합이 총 6점 이상인 경우 류마티스 관절염으로 분류함	
분류기준	점수
관절침범	
대관절* 1	0
대관절 2~10	1
소관절** 1~3(대관절침범 여부에 관계 없음)	2
소관절 4~10	3
관절 10개 초과(소관절 1개 이상 포함)	5
혈청검사(최소 한 가지 이상 검사 필요)	
RF-, ACPA-	0
Low positive*** RF 또는 low positive ACPA	2
High positive RF 또는 high positive ACPA	3
급성반응기물질(최소 한 가지 이상 검사 필요)	
정상 CRP와 정상 ESR	0
비정상 CRP 또는 비정상 ESR	1
증상기간	
< 6주	0
> 6주	1

* 대관절, shoulders, elbows, hips, knees, ankles
** 소관절, metacarpophalangeal joints, proximal interphalangeal joints, 2-5 metatarsophalangeal joints, thumb interphalangeal joints, wrist joints
*** Low-positive, upper limit of normal의 3배인 경우
RF : rheumatoid factor
ACPA : anti-CCP antibody

4. 임상양상

1) 관절증상

대칭적으로 수부, 손목, 슬관절 및 족부 관절에 잘 발생. 척추관절은 보존되나 상부경추는 발생 가능

2) 관절외 증상

류마티스 결절, 류마티스 혈관염, 호흡기계 증상, 심낭염, 심근염, 심장판막질환, 간증상, 상공막염, 천공성 공막연화증, 이차성 쇼그렌 증후군, 혈액학적 증상(빈혈, 호중구 증가 혹은 감소, 혈소판 증가 혹은 감소), 신경학적

증상(포착성 신경병증 등), Caplan 증후군, Felty 증후군 등

5. 검사실 소견

1) 류마티스 인자 - 환자의 70~75%에서 양성, 관절외 증상의 진행도와 연관성 있음
2) anti-CCP (anti-citrullinated peptide) antibody - RA에 특이도 높음. 경과 예측에 도움
3) 빈혈, 혈소판 증가 및 ESR, CRP, ceruloplasmin 증가
4) 활액막 분석-혼탁함, 점도↓, 단백질↑, 포도당 농도↓, 백혈구수(2천~5만/uL), 호중구 80% 이상

6. 방사선 소견

연부종창, 관절주위 골연화, 관절 연골의 파괴 및 골의 미란, 관절강의 협착

7. 치료

1) 안정

(1) 전신적 안정(Systemic rest)

적절한 움직임과 운동을 조기의 약물과 병행하여야 하나 심각하게 새로 발생한 RA인 경우 침상 안정 필요할 수도 있음

(2) 국소적 안정(Local rest)

밤에 nonfunctional resting splint, 낮에 functional splint로 염증과 통증 감소, 관절구축 예방

(3) 단기 휴식(Short rest periods)

하루에 20~30분 local splint 착용하고 안정하는 방법

2) 약물치료의 원칙(그림 5-8)

(1) 조기 진단 및 치료를 통해 관해를 목표로 함

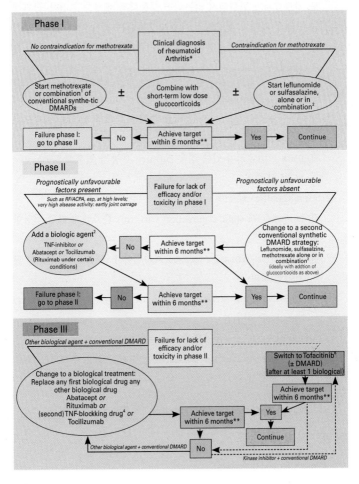

그림 5-8 2013년 유럽 류마티스 학회 권고에 기초한 류마티스 관절염의 약물치료 알고리즘

(2) 일반적으로 발병 후 3개월 이내에 disease modifying antirheumatic drugs (DMARDs)을 시작하며, DMARDs를 투여한 후 6~12개월까지도 치료효과가 관찰되지 않는다면 생물학적 제제를 고려함. 근래에는 관절의 파괴가 질병의 초기에 발생한다는 것이 알려지면서 초기부터 DMARDs를 적용하는 적극적인 치료를 주장하는 보고들이 늘어나고 있음

3) 운동치료

(1) Passive exercise - acute joint flare 환자도 limit of motion 예방으로 bid로 필요

※ Joint effusion이 있는 경우 rupture 가능성 있으므로 passive ROM 시 주의

(2) Strengthening exercise

가. Isometric or static contraction - arthritis 환자에게 가장 적당한 운동

나. Isotonic or dynamic exercise - 효과적이나 급성기나 관절손상 환자에선 주의

다. Resistive high-intensity isotonic or isokinetic (low-velocity) exercise는 비추천

(3) Stretching exercise - 급성 염증기엔 금기

(4) Aquatic, recreational exercise, dance는 추천, 조깅은 추천되지 않음

4) 물리치료

Cold therapy(급성기), hot pack, paraffin, US, TENS

5) 환자 및 보호자 교육

(1) Joint protection principles

- 통증을 해당관절의 운동(activity)을 중지하는 신호로 여김

- 근력과 관절가동범위를 유지
- 각 관절을 가장 안정된 해부학적, 기능적 평면(plane)에서 움직임
- 해당관절에 스트레스를 주는 자세나 동작 피하기
- 작업량을 여러 관절에 분산시키기
- 변형된 자세나 변형되는 방향으로의 힘을 피함
- 가능한 크고 강한 관절 및 근육을 주로 사용
- 동작의 정확한 패턴을 익힘
- 오랜 시간 한 자세로 있지 않기
- 휴식과 활동의 균형 맞추기

(2) Energy conservation principles

가. 태도 및 감성

- 스트레스 상황 제거
- 긴장하게 만드는 일들에 신경 쓰지 말기
- 눈을 감고 즐거운 생각을 떠올리기

나. 인체역학

- 낮게 위치해있는 물건을 들어 올릴 때, 무릎을 굽혔다 피면서 들어 올림. 이때 허리를 곧게 유지하도록 함
- Reaching(reacher 사용 권장), stretching, bending, carrying, climbing 피하기. 구부리는 자세를 해야 할 때는 허리를 곧게 유지하도록 함
- 활동 시 바른 자세 유지
- 가능하면 앉아서 일하기
- 의자에서 일어날 때는 약간 앞쪽으로 나온 후, 발을 바닥에 편평하게 놓고 상체를 앞으로 구부리면서, 손바닥으로 팔걸이를 밀면서 다리를 피고 일어남
- 피로해지기 전에 휴식을 취함

다. 작업 속도(pace)

- 하루 중 10~12시간 쉬도록 계획(낮잠과 밤 시간 포함)
- 자신만의 pace로 일함
- 지루한 일은 일주에 걸쳐 나눠 작업

- 가장 에너지가 많을 때 가장 큰 에너지를 필요로 하는 일을 수행
- 쉽고 어려운 일을 교대로 수행하고 시간당 10~15분 가량 휴식을 갖기

라. 레저 시간
- 하루 중 일부를 즐길 수 있고 긴장을 풀 수 있는 활동으로 할애하기
- 지역사회에서 가능할 활동을 찾아보기

마. 작업 방법
- 쉽게 닿을 수 있는 범위 내에서의 아이템으로 작업
- 밝은 조명과 좋은 환기상태, 적정 실내 온도를 유지
- joint protection technique을 사용
- 작업대의 높이를 알맞게 유지

바. 구성
- 계획을 세울 때는 자신을 너무 몰아붙이거나 압박하지 말 것
- 어떤 일이 꼭 필요한 일인지를 결정
- 가족이나 친구들과 일을 공유

사. 방법
- 하루 스케줄을 정하기
- 해야 할 일의 리스트를 정하고 스케줄 내 분산하기
- 일하는 시간 사이에 쉬는 시간을 넣기

8. 부위별 재활

1) 어깨관절

Limit of motion(초기-limited internal rotation, 후기-humeral head subluxation) → Mild RA에서 static, dynamic rotator cuff exercise가 도움

2) 팔꿈치(20~65%에서 침범)

신전 제한, loss of lateral stability, RA nodule, olecranon bursitis, epicondylitis
- 굴곡의 보존이 ADL에 필요, lateral & medial epicondylitis도 흔함

3) 손목 및 손목관절

MCP의 ulnar deviation, Swan neck deformity, Boutonniere deformity

→ Tight intrinsic을 stretching, functional wrist splints, finger ring-type splints

4) 엉덩이 관절

초기에 internal rotation 감소

→ ROM exercise(최소 30° 굴곡 유지), stretching exercise, isometric exercise, 초음파치료는 심부관절이어서 염증상태 파악이 어려우므로 주의

5) 무릎관절

Knee instability, quadriceps atrophy or excess recurvatum, quadriceps sensorimotor dysfunction, 초기 full extension 제한

→ Early ROM exercise, hamstring stretching exercise
  Strengthening exercise(non-acute 시기 : isometric exercise ⇒ isotonic exercise with flexion 30°)

6) 발목 및 발(심하거나 진행한 RA때 잘 발생)

MTP > talonavicular > ankle joint
Hallux valgus, plantar fasciitis, subachilles bursitis → 적절한 footwear가 매우 중요

7) 경추부

(1) Anterior atlantoaxial subluxation (AAS) : most common

　가. 굴곡 시 뚜렷

　나. Lateral radiography : post. inf. Tubercle of C1~ant. aspect of odontoid - 3 mm(여), 2.5 mm(남) 이상 시 진단

(2) Vertical subluxation - projection of the odontoid tip greater than

4.5 mm superior to McGregor's line (posterior hard palate to base of occiput)

(3) Lateral subluxation - anteroposterior radiography : lateral mass of C1 : greater than 2 mm lateral to the C2 masses

9. 경과 및 예후

1) 약 50% 환자에서 일을 하는 데 어려움
2) 활액막이 손상되어 연골까지 침범한 경우 disease activity가 줄어도 비가역적 손상 가능성이 높음

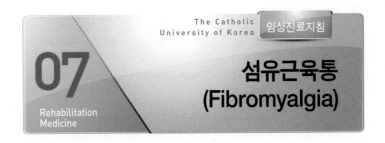

1. 원인 및 병태 생리

섬유근육통의 정확한 원인은 모르나, 현재까지는 여러 신체적, 심리적, 환경적 자극 등에 의해 증상이 유발되며, 이런 여러 가지 인자에 의해서 중추신경계 감각전달체계에 이상이 생겨 발병하는 것으로 봄. 또한, 질환 발생에 가족적 성향이 있으며 어떠한 유전적 소인을 가진 사람이 특정 환경에 노출되었을 경우에 증상이 발생하는 것으로 추측

2. 증상

- 전신에 있는 통증
- 누르면 아픈 압통점이 여러 곳에 산재
- 하루 종일 몸이 피곤함
- 아침에 일어나면 몸이 뻣뻣함
- 수면장애
- 이상감각
- 두통
- 그 외 증상 : 안구 건조, 입안이 마르는 증상, 우울 증상, 배가 아프거나 설사 등을 호소

3. 진단 및 평가

1) 진단기준

(1) 1990년 미국 류마티스 학회(American College of Rheumatology, ACR)에 서 제정한 기준)

아래 두 가지의 증상이 있으면 진단

- 3개월 이상 지속되는 신체 전신의 광범위한 근골격계 통증
- 18개의 특정 부위 중 11군데 이상의 압통점(그림 5-9)

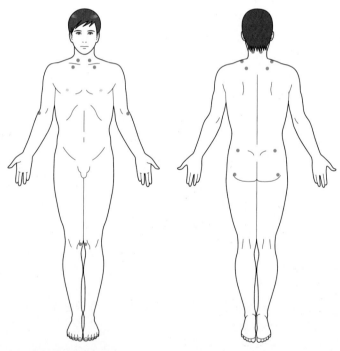

그림 5-9 섬유근육통의 압통점

몸 앞	몸 뒤
하부 경추 주위 근육 (목의 앞쪽 약간 아래의 양측)	후두하 근육 부착부위 (두개골 뒤쪽 목근육이 붙는곳)
앞쪽 두 번째 늑골-연골 접합부	승모근의 상부 경계선의 중심(어깨의 안쪽)
전박의 외상과 2 cm 하방 (양쪽 팔꿈치 바깥쪽 부위)	견갑골 돌기 내측 위의 극상근 기시점
무릎 내측 관절의 바로 상부(무릎 안쪽 바로 위)	양쪽 둔부의 외상방 부위
	양쪽 대전자의 뒤쪽 부위

※ 1990년 진단기준은 임의로 지정된 11개의 압통점을 중요시하고 통증
이외의 증상을 진단기준에 포함시키지 않음으로써 압통을 섬유근육
통의 주된 증상인 것으로 오인하게 하는 등 실제 진단에 적용 시 제
한이 있었음. 이에 2010년 미국 류마티스 학회에서는 새로운 진단 기
준을 제시하였으며, 현재는 두 가지를 혼용하여 사용하고 있음

(2) 2010년 미국 류마티스 학회 진단기준(다음의 3가지 조건을 충족하여야 함)

가. WPI $\geq$ 7 + SS scale score $\geq$ 5 또는 WPI $\geq$ 3-6 + SS scale score
$\geq$ 9

나. 증상이 비슷한 수준에서 최소 3개월 정도는 있어야 함

다. 환자의 통증을 설명할 수 있는 다른 질환은 없어야 함

표 5-17 Wide spread pain index (WPI) (0-19) : 환자가 지난 1주일간 느꼈던 통증 부위를 평가

Shoulder	
Hip (buttock, trochanter)	
Jaw	
Upper arm	좌, 우 각각 1점
Lower arm	
Upper leg	
Lower leg	
Neck	1점
Upper back	1점
Lower back	1점
Chest	1점
Abdomen	1점

표 5-18 Symptom severity (SS) scale (0-12)

피곤함 또는 피로 정도	0~3점
아침에 잠에서 깨어날 때의 기분	0~3점
인지장애 정도	0~3점
신체증상 정도	0~3점

2) 병력청취

- 증상의 발생 시기, 심한 정도, 과거병력, 약물 복용 여부, 일반 건강상태 등 전반에 걸친 내용을 확인
- 하루 종일 몸이 피곤한지, 아침에 일어나면 몸이 뻣뻣한지, 수면장애, 이상 감각, 두통, 불안하거나 우울한 증상, 안구가 건조하다거나 입안이 마르는지 등의 유무 확인
- 크게 10개의 항목으로 구성된 섬유근육통 진단 설문지[Fibromyalgia Impact Questionnaire (FIQ)] 사용

3) 이학적 검사

- 일반적인 근골격계 및 신경학적 검사를 통하여 다른 질환을 감별하거나 혹은 동반되었는지 확인
- 압통점에 일정한 압력($4\,kg/cm^2$)을 가하여 통증이 심하게 발생하는 부위가 몇 개나 되는지를 확인

4) 혈액 검사

- 진단을 위해 밝혀진 검사는 없고, 다른 질환 감별 위해 시행
- 전혈구계산치(CBC), 적혈구 침강 속도(ESR), 갑상선 기능검사, 근효소 등

4. 치료

1) 약물적 치료

(1) 단순 진통제와 비스테로이드성 소염제

진통제 또는 소염제가 단독으로 효과가 있는 경우는 적지만 항우울제 또는 항전간제와 병용 시 효과

- 아세트아미노펜, 트라마돌, 나프록센, 부루펜, 세레콕시브 등

(2) 항우울제

통증, 피로, 수면 장애, 우울한 증상 및 삶의 질 개선 등에 효과

- 삼환계 항우울제 : 아미트립틸린, 데시프라민, 사이클로벤자프린 등
- 세로토닌 재흡수 억제제 : 플루오세틴, 시탈로프람, 파록세틴 등
- 이중 수용체 차단제 : 밀나시프란, 듈로세틴, 벤라팍신 등. 최근에 밀나시프란과 듈로세틴은 FDA(미국 식품의약청)에서 섬유근육통 치료제로 승인

(3) 항경련제

프리가발린은 FDA 및 우리나라 식약청에서 섬유근육통 치료제로 승인

- 가바펜틴, 프리가발린

2) 비약물적 치료

(1) 운동치료
유산소 운동, 근력 강화운동, 스트레칭 등

(2) 인지행동치료
어떤 부정적인 생각이 문제를 일으키는지 파악하고 이런 문제점을 긍정
적인 방향으로 치료해 나감으로써 부정적인 생각으로 발생하는 기분이
나 행동장애를 교정하는 치료

(3) 기타
- 압통점 또는 유발점 주사
- 마사지
- 카이로 프렉티스
- 전기침 요법 등

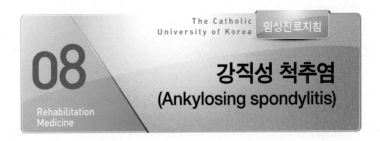

The Catholic
University of Korea 임상진료지침

08
Rehabilitation
Medicine

강직성 척추염
(Ankylosing spondylitis)

1. 정의

류마티스 인자가 음성인 seronegative spondyloarthropathy 중 하나로서 천장관절과 척추관절의 만성 염증성 관절염으로 말초관절염과 관절외 증상도 나타남

※ Seronegative spondyloarthropathy
- Ankylosing spondylitis
- Psoriatic arthritis
- Reactive arthritis
- Enteropathic spondylitis
- Undifferentiated spondyloarthropathy

※ Symptomatic subgroups of spondyloarthropathy

Axial spondyloarthritis : non-radiographic axial spondyloarthropathy,
ankylosing spondylitis

Peripheral spondyloarthritis : psoriatic arthritis, reactive arthritis,
enteropathic arthritis, undifferentiated
spondyloarthropathy

2. 유병률

1) 성인의 약 0.2%, 남:여 = 3:1
2) 발생 : 10대 말~20대 증상 발생

3. 진단 기준(Modified New York criteria, 1984년)

1) 임상기준

(1) 3개월 이상의 염증성 허리 통증
(2) 요추 운동이 전후 좌우로 감소
(3) 흉부 신전(chest expansion)의 제한

2) 방사선 기준

- 천장골염 : 양측으로 grade 2 이상 또는 일측으로 grade 3 or 4
- Definite Dx. - 방사선학적 기준과 최소한 1개 이상의 임상 기준을 만족 시
- Probable Dx. - 3개의 임상기준 존재 or 임상기준 없이 방사선 기준만 존재

4. 임상 양상

1) 축성(axial)관절의 증상

(1) 대개 청소년 후기나 젊은 성인(평균 23세)에 시작. 약 5%는 40세 이후에 시작
(2) 서서히 시작하는 하부 요추나 둔부의 deep pain, 조조강직, 운동 후에 호전, 쉬면 악화
(3) 대개 지속적이면서 양측성, 야간에 통증이 악화
(4) Costovertebral, costosternal 및 manubriosternal 관절을 침범하는

경우 기침이나 재채기로 악화되는 흉통을 호소

2) 말초(peripheral)관절의 증상

(1) 어깨와 고관절 염증(25~35%, 주로 초기), Sterno-costal junction pain

(2) 말초관절은 비대칭성으로 침범

3) 관절외 증상

급성 전방 포도막염, aortic insufficiency, heart block, 대장이나 소장 염증

4) 신체검사 소견

척추 관절운동 제한(Schober's test), 흉곽운동 제한(최대 흡기와 최대 호기시 정상은 5 cm 이상의 둘레 차이), 천장관절의 압통

5. 검사실 소견

1) HLA-B27 gene : 환자의 90%에서 존재, 정상인의 약 2~3%에서도 나타남

2) ESR, CRP 증가 : 활성도와 연관

3) 만성빈혈(mild normochromic, normocytic anemia)

4) 혈청면역 글로불린 A 증가

5) Vital capacity↓, Functional residual capacity↑ : 흉곽 운동이 제한된 경우

6. 치료

1) 재활치료

(1) 통증 조절, 관절운동 제한 예방 및 향상

(2) 운동치료 : 흉곽 확장 운동 및 척추 관절 운동, 수중 운동

- Head turns and tilts(그림 5-10), side bends and waist turns(그림 5-11), back stretch(그림 5-12)

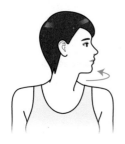 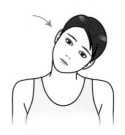

그림 5-10 Head turns and tilts

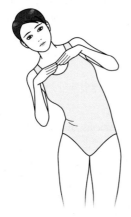 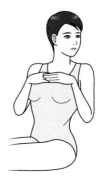

그림 5-11 Side bends and waist turns

(3) 환자 교육 : 바른 자세 교육, 척추 골절(경추 > 흉추, 요추) 및 척수 손
상 가능성(11배)이 일반인보다 높은 것에 대한 교육, 심한 접촉이 있
는 운동은 금기

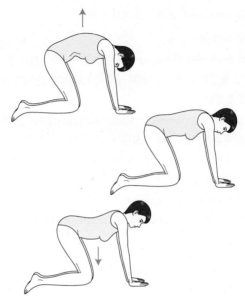

그림 5-12 Back stretch

2) 약물 치료

(1) NSAIDs

- 통증, 압통을 줄이고 mobility를 증가시킴
- 간헐적 복용보다 꾸준히 매일 복용하는 것이 방사선학적 악화 (radiographic progression)를 지연시킨다는 보고가 있음
- 사용 약제 : Indomethacin 25~50 mg tid, Naproxen: total daily dose is 1 to 1.5 gm

(2) DMARDs

- Sulfasalazine 2 to 3 gm daily, peripheral arthritis에서만 효과 있음

- 다른 DMARDs의 효과는 증명되지 않음

(3) Anti-TNF therapy

- 치료 2~4주부터 질환의 활성도를 측정하는 BASDAI, 조조강직, 통 증 및 잠설침 등 모든 임상적 소견과 ESR, CRP를 포함하는 염증검 사가 호전됨
- Long-standing disease, complete ankylosis를 보이는 경우에도 객 관적, 주관적 지표 모두 호전됨
- 사용약제 : Etanercept (Enbrel®), Infliximab (Remicade®), Adalimumab (Humira®)
- Contraindicated in patients with infections, tuberculosis, multiple sclerosis, lupus, malignancy and pregnancy/lactation

3) 주사치료

Intraarticular, periarticular steroid injection on peripheral arthritis or enthesitis

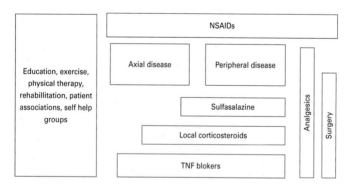

그림 5-13 강직성척추염 전문가모임(ASAS)/유럽 류마티스학회(EULAR) 강직성 척추염 권고안

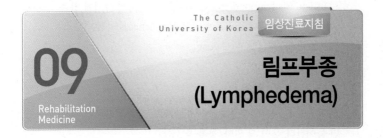

09
Rehabilitation
Medicine

The Catholic
University of Korea 임상진료지침

림프부종
(Lymphedema)

1. 정의 및 분류

림프액의 생성과 흡수의 불균형으로 인하여 간질(interstitial) 조직에 단백질이 풍부한 체액이 고여 발생하는 부종으로 선천성 혹은 림프계의 비정상적인 발달로 생기는 일차성 림프부종과, 감염, 수술, 방사선 조사, 종양 또는 외상 등에 의해 생기는 이차성 림프부종으로 분류

연령에 의한 일차성 림프부종 분류
1) Congenital lymphedema(1세 이하)
   Milroy disease라 불림. 상염체우성소질
   관련 유전자 : 염색체 5q(5q34-q35) vascular endothelial growth
            factor receptor-3(VEGFR-3)
2) Lymphedema praecox(1 to 35세)
   Meige disease라 불림. 가장 흔한 일차성 림프부종(일차성 림프부종의 65~80%)
   사춘기 때 발현되며, 70%는 일측성. 좌측 하지가 우측 하지보다 잘 생기며, 여성에서 남성보다 4배 정도 잘 생김
3) Lymphedema tarda(35세 이상)
4) 그 외 여러 유전자와 관련된 일차성 림프부종

Distichiasis lymphedema syndrome : 8~30세 사이에 양측 하지에 발현됨. 상염체우성소질로 이열첩모(distichiasis)가 보임
　　관련 유전자 : FOXC2 gene

2. 임상 양상 및 단계

- 자각 증상으로는 팔 또는 다리가 두꺼워졌다, 부었다, 무거워졌다, 누르면 들어간다, 옷이 꽉 낀다 등을 호소함
- 함요부종(pitting edema) : 부종부위를 손으로 눌렀다 떼었을 때 바로 피부가 돌아오지 못하고 함몰되는 부종
- 스태머 징후(Stemmer sign) : 손가락으로 발가락의 배측 피부를 꼬집어 평가하는 방법으로 꼬집기 어려운 경우가 스태머 징후 양성
- 국제림프학회(International Society of Lymphology)에서는 림프부종을 0, I, II, III단계로 구분함

단계	특징
0(Ia)기	잠복기로, 림프액의 이동 능력이 감소되고 조직의 변화가 미묘하게 생긴 경우이지만, 임상적으로 부종이 보이지 않는 시기
1기	부종이 보이며, 함요부종이 관찰됨. 부종 부위를 올리면 부종이 사라짐.
2기	부종 부위를 올려도 부종이 사라지지 않으며, 함요부종이 관찰됨. 그러나 단계가 진행되면서 조직이 섬유화가 되면, 함요부종이 관찰되지 않음.
3기	점점 지방이 쌓이고, 섬유화가 진행됨. 극세포증(Acanthosis)과 같은 영양(trophic) 피부변화, 사마귀모양의 과성장(warty overgrowths), 림프정체의 코끼리피부종(lymphostatic elephantiasis) 등이 관찰됨.

3. 진단

과거력, 임상적 소견과 이학적 검사를 통해 진단함

둘레 측정, 물 대치법 또는 perometer에 의한 부피 측정, 생체임피던스 등을 이용하여 부종을 측정함

1) 둘레 측정

4부위(중수골지관절, 손목, 상완골 외상과에서 10 cm 아래 및 12~15 cm 위)에서 측정하여 어느 부위라도 정상부위보다 2 cm가 차이가 나거나 또는 중수골지관절, 손목 및 손목 위 10 cm 간격으로 근위부의 둘레를 측정하여 더한 합이 정상 팔의 같은 부위를 측정하여 더한 합보다 5 cm 이상 차이가 날 때 진단

2) 부피 측정

수조에 물을 담은 후 상지 또는 하지를 수조에 넣어 흘러나온 물의 부피를 직접 측정하는 방법 또는, 팔 여러 부위의 둘레를 측정한 다음에 공식을 이용하여 부피를 구하거나 적외선이나 레이저를 이용한 perometer를 사용하여 부피를 측정. 대부분 정상부위 보다 200 mL 차이 또는 10%의 차이가 나는 경우 부종으로 진단

3) 생체임피던스 분석

미세교류전류를 이용하여 조직 내의 저항을 측정하고 병변 측과 정상 측의 저항을 비교하여 세포외액 수분량을 비례값으로 평가. 일반적으로 사지지수비율limb index ratio을 임상적으로 사용하며, 유방암 환자에서는 부종부위가 우세손인 경우 사지지수비율 값이 1.139 이상, 비우세손인 경우 사지지수비율 값이 1.066 이상이면 림프부종을 의심함

4) 림프신티그라피(lymphoscintigraphy)

콜로이드 계통의 방사성 약품을 피하주사하고 의약품이 림프관을 따라 이동하는 것을 영상화하여 림프절의 상태와 림프액이 림프관을 따라 어떠한 흐름을 보이는지 관찰. 진단이 불확실하거나, 다른 질환과의 감별진단이 필요한 경우, 치료 효과 또는 예후 등을 보기 위하여 시행함

림프부종을 시사하는 소견 : 림프절 섭취 감소, 주림프관 섭취 감소 또는 부재, 부행 림프관의 관찰, 피부역류의 관찰, 각종 정량지표들의 이상 등

4. 치료

1) 비수술적 치료

(1) 복합림프물리치료(complex decongestive physical therapy)

림프액의 배출 촉진, 림프관 기능 향상, 딱딱해진 피부조직의 유연화, 증가된 결체조직의 감소, 피부 위생 증진 및 감염 예방 등을 위하여 시행되는 치료로 도수림프배출법, 압박치료, 운동, 피부 관리 등이 포함되며, 일반적으로 두 단계로 구분함

1단계는 부종을 감소시키는 시기로, 피부관리, 도수림프배출법, 압박치료(주로 압박붕대요법), 운동 등이 포함되며, 2~4주간의 집중치료 시기

2단계는 감소된 부종을 지속적으로 유지하는 시기로, 피부관리, 자가마사지, 압박치료(주로 압박스타킹 또는 슬리브), 운동 등으로 이루어짐

(2) 도수림프배출법(manual lymphatic drainage)

림프액의 움직임을 증가시키기 위해서 고안된 마사지 방법으로 피부표면에 부드럽게, 천천히, 낮은 압력으로 적용하며, 부위에 따라 원 그리기, 펌프, 말아올리기, 회전 등의 기본 동작으로 시행하며, 먼저 정상부위를 시행한 후에 병변부위를 시행

금기 : 급성 감염, 급성 심부정맥 혈전증, 급성 울혈심부전 등이 있는 경우

(3) 압박치료

압박붕대, 압박스타킹(슬리브), 간헐적 공기 압박 펌프 등이 포함

금기 : 급성 감염, 급성 심부정맥 혈전증, 급성 울혈심부전 및 심한 말초동맥질환(ankle brachial 지수 < 0.5) 등이 있는 경우

가. 압박붕대

붕대에 의한 압박으로, 조직압을 높여 모세혈관의 여과를 감소시키고, 정맥의 흐름을 좋게 하며, 정맥의 역류를 줄임. 또한, 림프액이 원활히 흡수되게 도와주며, 국소부위의 부종을 고루 퍼지게 하여, 재

흡수할 수 있는 면적을 넓히고, 경화된 조직을 부드럽게 함

휴식압력(resting pressure)이란 근육이 이완되어 있을 때 압박에 의해 조직에 가해지는 압력을 말하며, 활동압력(working pressure)이란 근육이 수축하였을 때 조직에 가해지는 압력을 말함. 고탄력 붕대는 휴식압력이 높고 활동압력이 낮아서, 붕대를 착용하고 일어나거나 걸으면, 누워서 착용할 때보다 조직에 가해지는 압력 증가가 크지 않아 압박효과가 적음. 반대로 비탄력 붕대는 일어나거나 걸으면 조직에 가해지는 압력 증가가 커지면서 기립자세에서 증가된 정맥압을 극복하게 되고 압박효과가 나타나게 됨. 이런 작용에 의해 림프부종환자에서는 휴식압력은 낮고 활동압력은 높은 비탄력 붕대를 사용하게 됨. 손가락붕대, 솜붕대, 스터키넷, 여러 크기의 저탄력 붕대 등을 사용하여 근위부보다 원위부의 압력을 높게 하며, 관절부위에 압력이 집중되지 않게 하는 것이 중요함. 국제림프학회에서는 압박붕대치료는 반드시 전문가가 시행할 것을 권유함

나. 압박스타킹(슬리브)

환자에 맞게 압력 정도, 크기 및 모양(장갑, 어깨형, 겨드랑이형, 팬티형, 허벅지형 등)을 선택하는 것이 중요하며, 순응도를 높이기 위해서는 착용 및 관리하는 방법을 잘 교육하는 것이 중요함. 림프부종이 있거나 발생 가능성이 높은 환자는 림프부종이 있는 부위의 근력 운동시에는 압박스타킹(슬리브)을 착용하도록 권고하며, 압박스타킹(슬리브)은 활동 시 착용하며 취침 시에는 사용하지 않음

다. 간헐적 공기 압박 펌프

아직 효과에 대해서는 의견이 일치하지 않고 있으며, 도수림프배출법과 함께 보조적으로 시행하는 것을 권함. 압력 범위는 30~60 mmHg 정도, 치료시간은 30분 정도로 추천함. 압박치료 시 근위부에 오히려 부종이 심해지거나 섬유경화고리(fibrosclerotic ring)가 형성될 수 있으므로 주의를 필요로 함

(4) 운동치료

부종이 있는 팔, 다리의 림프혈관들에 압력을 가할 수 있을 정도로 리듬감 있는 순차적 근육 운동들로 구성된 다양한 활동을 수행하며 1번에 10~40회 정도의 수축을 시행하도록 권장. 운동 시 피부와 근육의 수축 및 이완은 림프액의 순환에 도움이 되어 운동 중 림프액 흐름 속도를 증가시킴. 근력 강화운동이 림프부종을 악화시키지 않고, 증상의 경감과 삶의 질을 향상시켰다는 최근의 무작위배정 대규모 임상연구를 근거로 림프부종 환자에게 근력 운동을 금하지 않음

2) 수술적 치료

수술적 치료는 크게 비생리학적 수술과 생리학적 수술로 나누어 볼 수 있으며, 비생리학적 수술에는 수술적 축소술(surgical reduction)과 지방흡입술(liposuction)이, 생리학적 수술에는 림프관 정맥 문합술(lymphaticovenous anastomosis)과 림프절전이술(lymph node transfer)이 포함됨

5. 감염(Infection)

감염은 단독(erysipelas), 연조직염(cellulitis) 또는 림프관염(lymphangitis) 등으로 나타남. 단독은 상부 진피와 표층 림프관의 감염이며, 연조직염은 피부와 피하조직에 생기는 감염이고, 림프관염은 감염이 림프통로를 따라 생기는 염증임

림프부종환자에서 감염이 잘 발생하는 이유 : 림프흐름 및 포식된 박테리아의 제거에 장애가 있고, 단백질이 풍부한 림프액은 세균이 자라기 좋은 배지가 되기 때문

림프부종은 감염을 일으키는 위험요소이며, 감염은 림프관의 손상을 일으킬 수 있으므로, 림프부종과 감염은 서로 악순환을 반복시킴. 따라서, 즉각적인 감염 치료 및 림프부종의 지속적인 관리가 중요

(1) 원인균

가장 흔한 원인균은 Group A Streptococci이며, Staphylococcus aureus 도 원인균이 될 수 있음. 하지만, 감염증상이 있는 환자의 혈액 배양 시에는 대부분에서 원인균이 나오지 않는 경우가 많음

(2) 임상소견 및 진단

피부 병변과 임상 양상으로 임상적 진단이 가능

피부가 붉어지면서 붓고, 열감 등이 나타남. 붉어진 부위가 림프관을 따라 관찰되며, 주변 림프절의 비대가 관찰되기도 함. 환자는 오한을 느끼고 통증과 열이 동반될 수 있음. 혈액검사(CRP, ESR, CBC)가 진단 및 치료 효과를 파악하는 데 도움이 되며, 감염이 심한 경우에는 혈액 배양을 시행함. 상처부위가 있으면 항생제 처방 전 조직 배양 검사를 하며. 발진의 범위 및 심한 정도를 표시하고 추적 관찰하는 것이 도움이 됨

(3) 치료

가. 약물치료

즉각적인 약물치료가 중요. 항생제는 Streptococci와 Staphyloco-ccus aureus에 효과 있는 항생제를 사용하는 것이 추천. 페니실린 분해효소에 저항이 있는 합성(penicillinase-resistant synthetic) 페니실린 또는 1세대 세팔로스포린계 항생제를 사용. 영국 림프학회에서는 경구용 amoxicillin (500 mg, 8시간마다)을 최우선 약제로 추천하며, Staphylococcus aureus가 의심되는 농 형성 등이 있으면 flucloxacillin (500 mg, 6시간마다)을 추가하거나 대체하여 사용하는 것을 추천. 페니실린에 알레르기가 있으면 erythromycin (500 mg, 6시간마다) 또는 clarithromycin (500 mg, 12시간마다)을 투여. 약 투여 후 2일 후에 추적 관찰하며, 염증이 가라앉지 않거나, 심해지면 clindamycin (300 mg, 6시간마다)으로 바꾸는 것을 고려함. 비경구 항생제는 전신적인 증상(열, 오한 및 근육통 등)이 심한 경우

고려될 수 있으며, 빈맥(분당 100회 이상), 고열(38° 이상), 빠른 호흡(분당 20회 이상) 등의 증상이 있거나, 2일간의 항생제 투여에도 증상이 악화되는 경우에는 입원 치료를 고려함. 항생제는 급성 염증소견이 완전히 없어질 때까지 사용되어야 하며, 임상증상이 호전되는 시점부터 최소한 14일 이상을 사용하도록 권고함. 급성 감염시기에는 감염부위의 사용을 줄이고, 자가마사지를 하지 않으며, 압박 붕대, 스타킹 또는 슬리브는 사용하지 않음. 염증이 가라앉고 감염소견이 없어지면, 바로 림프부종 관리를 시작함

나. 예방적 치료

감염된 적이 있는 림프부종 환자는 여행 시에 항생제를 지참하여 증상이 있으면 즉시 복용하고, 빠른 시일 내에 의사의 진료를 보도록 권유함. 잦은 감염이 있는 환자의 경우 예방적으로 항생제를 투여할 수도 있지만, 아직 정립된 권고안은 없음

14일 간격으로 2.4 MU benzathin-penicilline G를 근육 내로 주사한 후 예방 효과를 평균 4.2년간 추적 관찰한 연구 및 1년간 phenoxy-methylpenicillin(하루에 250 mg 두 번 복용)을 복용한 최근 연구가 있음

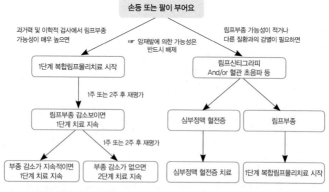

그림 5-14 **림프부종 치료 흐름도**

|참고문헌|

1. British Lympology Society. Consensus Document on the Management of Cellulitis in Lymphoedema. 2015. Available from: URL: http://www. thebls.com/the-bls-professional-and-patients/cellulitis-in-lymphoedema/.

2. Földi M, Földi E. Földi's Textbook of Lymphology for Physicians and Lymphedema Therapists, 2nd ed,Munchen:Elsevier,2006,629-667.

3. Hochberg MC, Altman RD, April KT et al. American college of rheumatology 2012 recommendations for the use of nonpharmacologic and pharmacologic therapies in osteoarthritis of the hand, hip, and knee. Arthritis Care Res. 2012;64:465-474.

4. Hochberg MC, Silman AJ, Smolen JS et al. Rheumatology. 6th ed. Philadelphia:Elsevier Mosby,2015.

5. Hsieh LF, Watson CP, Mao HF. Rheumatologic rehabilitation. In: Braddom's Physical Medicine & Rehabilitation.5th ed: Elsevier, 2015: 769-784.

6. International Society of Lymphology. The diagnosis and treatment of peripheral lymphedema: 2013 Consensus Document of the International Society of Lymphology. Lymphology 2013;46:1-11.

7. Janet G. Travell, David G. Simons, Lois S. Simons. Travell & Simons' Myofascial Pain and Dysfunction: The Trigger Point Manual Vol. 1 & Vol. 2. 2nd ed: Lippincott Williams & Wilkins, 1998.

8. Jason S. Lipetz, David I. Lipetz. Disorders of the Cervical Spine. In: Joel A. DeLisa. Physical medicine and rehabilitation.5th ed: Lippincott Williams & Wilkins, 2010: 811-836.

9. Karen P. Barr, Leah G. Concannon, Mark A. Harrast. Low Back Pain. In: Braddom's Physical Medicine & Rehabilitation.5th ed: Elsevier, 2015: 871-911.

10. Koh EM. KCR textbook of rheumatology.1st ed.Seoul:Koonja,2014.

11. Korean society of Lymphedema. Clinical practice guideline for cancer-

related lymphedema. 2015. Available from: URL: http://www.kslymph. or.kr/file/151204.pdf.

12. Korean society of Lymphedema. Lymphedema, 2nd, Seoul:Koonja, 2017.

13. McBeth J, Mulvey MR. Fibromyalgia: mechanisms and potential impact of the ACR 2010 classification criteria. Nat Rev Rheumatol. 2012;24:108-116.

14. Ministry of health & welfare, Natioanl Cancer Center. Cancer Pain Management Guideline. 6th ed. 2015. Available from: URL: http://www.cancer.go.kr/mbs/cancer/jsp/album/gallery.jsp.

15. Sieper J, Rudwaleit M, Baraliakos X et al. The Assessment of spondyloArthritis international society (ASAS) handbook: a guide to assess spondyloarthritis. Ann Rheum Dis 2009;68:ii1-ii44.

16. Smolen JS, Landewe R, Breedveld FC et al. EULAR recommendations for the management of rheumatoid arthritis with synthetic and biological disease-modifying antirheumatic drugs: 2013 update. Ann Rheum Dis 2014;73:492-509.

17. Thomas KS, Crook AM, Nunn AJ et al. U.K. Dermatology Clinical Trials Network's PATCH I Trial Team. Penicillin to prevent recurrent leg cellulitis. N Engl J Med 2013;368:1695-1703.

18. Vignes S, Dupuy A. Recurrence of lymphoedema-associated cellulitis (erysipelas) under prophylactic antibiotherapy: a retrospective cohort study. J Eur Acad Dermatol Venereol 2006;20:818-822.

19. Yoon Kyu Kang. Myofascial Pain Syndrome and Chronic Pain. Clinical Pain.2003;2:7-16.

20. Yoon Kyu Kang. Trigger Point Management for Pain Patients. Clinical Pain.2002;1:43-50.

6. 소아재활

Pediatric Rehabilitation

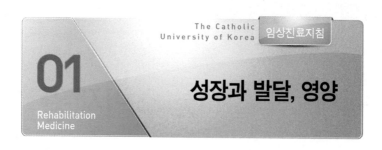

1. 성장

1) 소아의 성장곡선과 성장부전

(1) 성장곡선의 percentile을 따라 성장하는 것이 일반적임

(2) 급성성장장애 : 체중 5백분위수 미만, 일정기간 동안 백분위수 곡선이 2개 이상 밑으로 떨어진 때

키별 체중 백분위수(weight for height)가 5백분위수 미만

(3) 만성성장장애 : 키와 성장이 모두 저하되어 키별 체중 백분위수는 정상

(4) 비만 : 키별 체중이 평균치의 120%를 초과하거나, 체질량 지수가 95 백분위수를 넘는 경우

2. 영양

1) 미숙아는 생후 24개월까지는 교정 연령 이용

2) 신체 계측을 이용한 평가, 삼두박근, 견갑골 하부 피부 두께 평가

3) 장애아 신장 측정은 상박, 하지길이, 슬관절 높이를 이용한 간접 평가

4) Lab : 전혈검사, 소변 검사, 단백질, 알부민, transferrin 포화도, BUN/ Creatinine

5) 뇌성마비아 필요 열량

    (1) 정상 활동도가 증가된 뇌성마비 환아 : 15 kcal/cm (Pomberton)

    (2) 5~11세 경도, 중증도 운동장애 : 11.1 kcal/cm (Cully & Middlestone)

    (3) 활동도가 감소된 뇌성마비 환아 : 10 kcal/cm (Pomberton)

3. 발달의 영역

1) 운동발달-대근육, 소근육, 균형능력, 동작

2) 대인관계 및 사회성 발달

3) 신변처리 혹은 적응 능력의 발달

4) 의사소통 및 언어발달

5) 학습, 청각, 시각

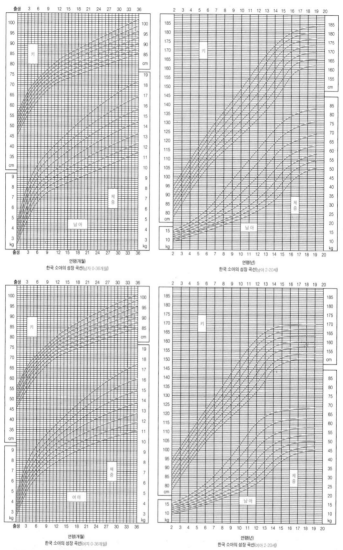

그림 6-1 소아 성장 곡선

홍창의, 소아과학, 9th ed. 대한교과서(주), 2008

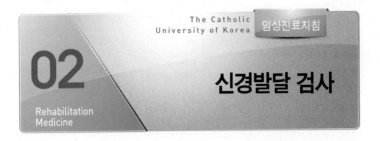

02 신경발달 검사

1. Level & pattern in posture and motor

1) Prone

until 1st 6wks : holokinesia - reflexive, involuntary, irregular, movement to various stimuli

(1) new born : all flexion state, hyperlordosis of thoracolumbar junction

no support area, only weight bearing surface, COG-umbilicus

(2) 6 wk : both forearm support

(3) 3 mo : both elbow support, COG-moving towards the legs

(4) 4 mo : head control

(5) $4\frac{1}{2}$ mo : one elbow support, supporting triangle

(6) 6 mo : swimming movement, two-hand support

(7) 7 mo : quadruped state

2) Supine

(1) newborn : physiologic dystonic movement

(2) 8 wk : hand-hand coordination

(3) 4 mo : voluntary grasping motion

(4) 5 mo : cross the midline

(5) 6 mo : rolling (supine, prone)

3) Sitting

(1) 6 mo : sitting with round back

(2) 7 mo : sitting without support

(3) 8 mo : come to sit

4) Standing & gait

(1) 11~14 mo : Walks independently

(2) $1\frac{1}{2}$~2 yrs : Begins to run, jump

(3) 2 yrs : Walks up and down stairs

(4) 3 yrs : Runs well, walks up stairs alternating feet

(5) 4 yrs : Walks down stairs alternating feet

(6) $3\frac{1}{2}$~4 yrs : Hops on one foot

- Heel to toe gait : 2~3 yrs

- Adult pattern of gait (kinematic : 3 yrs, kinetic : 5 yrs)

2. Abnormal posture and motor pattern

- Intermittent head control by opisthotonic posture with shoulder retraction, both

- Increased space between bed and neck, shoulder, or both in full-term baby

- Increased space between bed and shoulder in preterm baby

- Not lie comfortably in supine : side lying posture

- Turning from prone to supine by opisthotonus

- Turning by Rt. down or Lt. down position

- Crawling
- No alternated movement of 4 extremities
- Both hands partial grasped
- Less flexion & extension in hip, knee, & ankle motion
- Asymmetric movement of trunk
- Ambulation by turning or rolling, pivoting, bunny hopping, shuffling

3. Primitive Reflexes

표 6-1 Reflex level & Prognosis

Reflex level	Reflex	소실, 발생시기	Prognosis
Spinal	CER, SPER	2개월(소실)	Bed-Ridden
Brain Stem	STNR, ATNR Neck Righting Rx.	4~6개월(소실) 4~6개월(발생)	Bed-Ridden Sitting
Mid-Brain	Labyrinthine Rx. Optic Righting Rx.	10개월(소실)	Quadruped Position
Cortical	Equilibrium Rx.	8개월(발생)	Poor Px. for Independent walking

표 6-2 Reflex Development

Reflex	Stimulus	Reponses	Age of suppression	Clinical Significance
Moro	Sudden neck extension	Shoulder abduction, shoulder, elbow, and finger extension followed by arm flexion adduction	4~6 months	Persists in CNS pathology, static encephalopathy
Startle	Sudden noise, clapping	same as Moro reflex	4~6 months	Persists in CNS pathology, static encephalopathy
Rooting	Stroking lips or around mouth	Moving mouth, head toward stimulus in search of nipple	4 months	Diminished in CNS pathology, may persist in CNS pathology
Positive supporting	Light pressure or weight bearing on plantar surface	Leg extend for partial support of body weight	3~5 months Replaced by volitional weight bearing with support	Obligatory or hyperactive abnormal at any age, early sign of lower extremity spasticity, may be associated with scissoring
Asymmetric tonic neck	Head turning to side	Extremities extend on face side, flex on occiput side	6~7 months	Obligatory response abnormal at any age, persist in static encephalopathy
Symmetric tonic neck	Neck flexion Neck extension	Arm flex, leg extend Arm extend, leg flex	6~7 months	Obligatory response abnormal at any age, persist in static encephalopathy

	Stimulus	Response	Age of disappearance	Significance
Palmar grasp	Touch or pressure on palm or stretching finger flexors	Flexion of all fingers, hand fisting	3–6 months	Diminished in CNS suppression, absent in LMN paralysis: persist or hyperactive in spasticity
Plantar grasp	Pressure on sole distal to metatarsal heads	Flexion of all toes	12–14 months when walking is achieved	Diminished in CNS suppression, absent in LMN paralysis: persist or hyperactive in spasticity
Automatic neonatal walking	On vertical support plantar contact and passive tilting of body forward and side to side	Alternating automatic steps with support	3~4 months	variable activity in normal infants, absent in LMN paralysis
Placement or placing	Tactile contact on dorsum of foot or hand	Extremity flexion to place hand or foot over an obstacle	Before end of first year	Absent in LMN paralysis or with lower extremity spasticity
Neck righting or body derotation	Neck rotation in supine	Sequential body rotation from shoulder to pelvis toward direction of face	4 months, replaced by volitional rolling	Nonsequential leg rolling suggests increased tone
Tonic labyrinthine	Head position in space, strongest at 45° from horizontal	Supine: predominant extensor tone / Prone: predominant flexor tone	4~6 months	Hyperactive/obligatory abnormal at any age, persist in CNS damage/static encephalopathy

Gabriella E. Molnar, Michael A. Alexander, Pediatric Rehabilitation, 3rd ed. Philadelphia: Hanley & Belfus 20p

표 6-3 Physiologic Postural Reflex Response

Postural Reflex	Stimulus	Response	Age of Emergence	Clinical Significance
Head righting	Visual and vestibular	Align face/head vertical, mouth horizontal	Prone : 2 months Supine : 3~4 month	Delays or absent in CNS immaturity or damage
Head and body righting	Tactile, vestibular proprioceptive	Align body parts in anatomic position relative to each other and gravity	4~6 months	As above
Protective extension or parachute reactions	Displacement of center of gravity outside supporting base in sitting, standing	Extension/abduction of lateral extremity toward displacement to prevent falling	Sitting anterior : 5~6 m Lateral : 6~8 m Posterior :7~8 m Standing : 12~14 m	As above
Equilibrium or tilting reaction	Displacement of center of gravity	Adjustment of tone and posture of trunk to maintain balance	Sitting : 6~8 m Standing : 12~14 m	As above

Gabriella E, Molnar, Michael A, Alexander, Pediatric Rehabilitation, 3rd ed, Philadelphia: Hanley & Belfus 21p

그림 6-2 Primitive Reflex

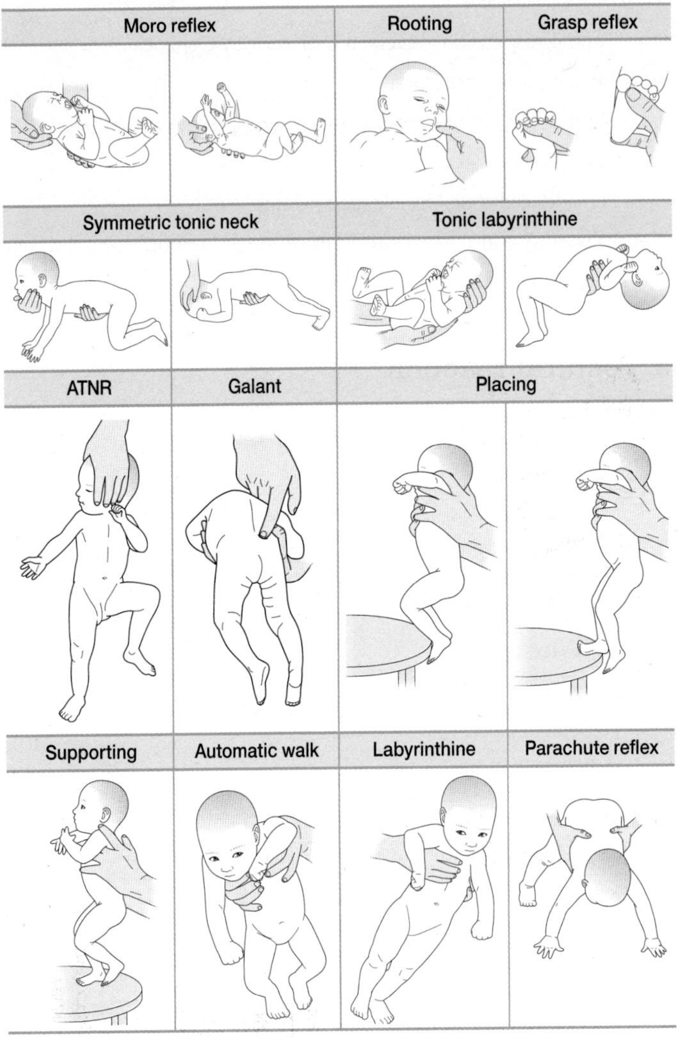

Moro reflex		Rooting	Grasp reflex
Symmetric tonic neck		Tonic labyrinthine	
ATNR	Galant	Placing	
Supporting	Automatic walk	Labyrinthine	Parachute reflex

4. Muscle tone

- Ventral suspension : reversed U or sideway C shape
- Neck m. tone : pull to sit
- Shoulder m. tone : anterior scarf sign, posterior scarf sign, slip through shoulders
- Hip adductor tone : frog legged posture
- Extremity tone : flexor tone in full-term newborn, heel to ear angle, popliteal angle, active recoil

5. Postural reaction

1) VOJTA'S POSTURAL REACTIONS

(1) 검사 종류

- Traction Rx.
- Landau Rx.
- Axillary hanger Rx.
- Vojta's Rx.
- Collis-horisontalis Rx.
- Peiper and Isbert Rx.
- Collis-verticalis R

(2) Central Coordination Disorder (CCD)

구분	비정상 개수	예후
Very Light	1~2	추적 검사 시 90% 이상이 치료 없이 정상화
Light	3~5	76% 이상이 후에 정상화, 22%에서 짧은 기간 치료 후 정상화
Moderate	6~7	95% 이상이 치료받은 후 정상화, 4%는 CP로 됨
Severe	7 #	PT 후 80% 이상에서 운동은 정상화되나 15%는 치료해도 CP로 됨

(3) Abnormal postural reaction

- Opisthotonus
- Shoulder retraction with arm adduction
- Hand ulnar deviation with pronation
- Clenched fists
- Hip adduction with knee extension & leg int. rotation
- Foot eversion and/or supination
- Athetoid movement
- Delayed flexion state eg. extension state
- Torticollis etc.
- 머리와 다리, 또는 팔과 다리의 서로 다른 시기의 자세 반응
- 그 외, 자세 반응의 해당 연령이 생물학적 연령보다 떨어지는 경우도 비정상

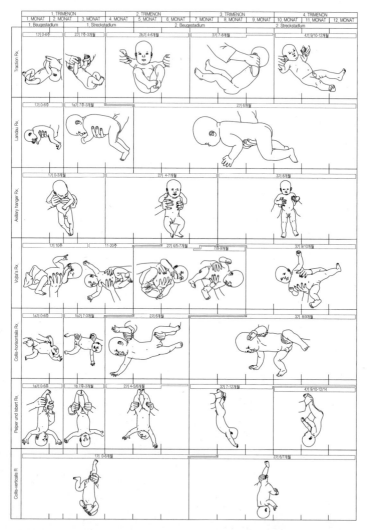

그림 6-3 Vojta's Postural Reactions(참고문헌 : https://www.vojta.com/en/the-vojta-principle/vojta-diagnostic/postural-responses)

6. Developmental evaluation

표 6-4 연령에 따른 주요 발달 이정표

발달 지표	연령 (개월)
운동발달 지표(대운동)	
엎드린 자세에서 머리 좌우로 돌리기	1
앉힌 자세에서 머리 들고 유지하기	3
뒤집기	4~5
잡아주면 앉아있기	5
잡지 않아도 앉아있기	6
스스로 일어나 앉기	8
기기	8
잡고 일어 서기	9
잡고 옆으로 걷기	9
혼자 걷기	12
뛰기	15
한 손 잡고 층계 오르기	18
잘 뛴다, 층계를 오르내린다	24
세발자전거 탄다. 한 발로 잠깐 서 있는다.	36
한 발로 뛴다.	48
줄넘기를 한다.	60

발달 지표	연령 (개월)
운동발달 지표(미세운동)	
주먹 펴기	3
물체를 중심선까지 이동하기	4
물체 옮겨 쥐기	5~7
한 손을 뻗어 물건 쥐기	5~6
엄지와 다른 손가락 끝으로 물건 잡기	9~11
스스로 물건 놓기	12
우세 손의 출현	8~24
수직선 흉내내어 그리기, 적목 8개 쌓기	24

발달 지표	연령 (개월)
신변 처리 능력 발달 지표	
먹기	
손가락으로 먹기	7
우유병을 스스로 잡고 먹기	11
숟가락을 사용하여 먹기 시작	15
컵을 사용하여 물 마시기	15
포크를 사용하여 먹기	30
칼을 이용하여 버터 바르기	60~72
옷 입기	
옷 입을 때 도와주기	12
부분적으로 신기(신발, 양말)	24
독립적으로 옷 벗기	36
단추 끼우기	48
스스로 옷 입고 벗기	48
신발 끈 묶기	60
용변 보기	
배변 훈련에 흥미를 보이고 훈련 참여	18~24
낮 동안 소변 가리기	30
밤에도 소변 가리기	36
용변을 보고 혼자 닦기	56

발달 지표	연령 (개월)
문제해결 능력 발달 지표	
인지-적응	
시선의 고정	출생 시
움직이는 물체 정중선까지 따라보기	2~3
180° 로 움직이는 물체 따라보기	3~4
거울에 반응	5
낯선 사람을 구별	6
문제 해결 능력	
물건을 자세히 보기	7~8
"안 돼" 에 반응을 보임	9
이름을 부르면 온다	12
간단한 심부름 하기	16
쓰기	
흉내 내어 낙서하기	16
자발적으로 낙서하기	18
수직선 흉내 내어 그리기	24
원 그리기	36
+ 보고 그리기	40
사각형 보고 그리기	48
작은물건 다루기	
적목을 컵 안에 넣기	11
물건을 던지기	14
병 속의 콩알을 쏟기	18

발달 지표	연령 (개월)
언어발달 지표(수용언어)	
소리에 반응	1~2주
사회적인 웃음	5주
소리나는 쪽으로 옆으로 보기	3~5
동작(제스처)를 취한다	9
동작을 수반한 1단계 지시 따르기	11
동작을 수반하지 않는 1단계 지시 따르기	14
신체 부위 5곳 알기	17
신체 부위 8곳 알기	19
언어발달 지표(표현 언어)	
의미없는 발성(아아, 우우)	2
옹알이 소리 내기	4
의미없는 '마마, 빠빠'	8
'엄마, 아빠' 외 한 단어를 말한다(1st word)	11
의미 없는 재잘거림(immature jargon)	12
두 번째 단어(2nd word)	12
의미 있게 재잘거림(mature jargon)	17
2단어로 문장 만들기	21
50단어 사용	21
자기 이름 말하기	25
성별, 나이 말하기	36
2단계 지시어를 따른다	24
전치사의 이해, 3색 구별	36
3단계 지시어를 따른다	54
주소를 안다	60

(대한소아재활의학회, 소아재활의학, 1st ed, 2006, 군자출판사 36-7p)

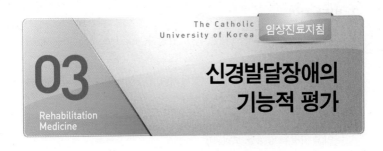

신경발달장애의 기능적 평가

1. 발달 장애의 정의(미국 장애인 복지법 2003)

다음의 5가지 영역에서 1가지 이상 정상발달에 비해 상당히 뒤쳐진 아동

1) 정상 발달보다 25~30% 이상 뒤쳐지거나 교정연령으로 6개월 이상 뒤쳐진 경우

2) 아동의 기능 발달이 최소한 한 가지 영역 이상 정상아동에 비해 2표준 편차 이상 떨어진 경우, 혹은 두 가지 영역 이상에서 1.5 표준편차 이상 떨어진 경우

   (1) 인지 발달 : 추리력 혹은 문제 해결 능력

   (2) 신체발달(시각, 청각 포함) : 자세조절이나 이동 등을 위한 큰 근육운동기능 및 작은 근육을 이용하는 섬세한 운동기술 영역, 또한 촉각, 균형, 청각, 그리고 관절감각과 관련된 감각수용 기능

   (3) 의사소통 : 표현언어, 수용언어, 비언어적 의사소통을 포함한 말, 언어발달 기능

   (4) 사회/정서 발달 : 애착, 대인관계

   (5) 적응 발달 : 섭식, 옷 입기, 대소변 가리기, 목욕 등 일상생활동작 기술

2. 발달 지연

1) Developmental delay(발달지연) : 발달지수(developmental quotient : DQ) 75% 이하

2) Developmental dissociation(발달해리) : 다른 영역의 발달과 15% 이상 차이가 있을 때

3) Developmental deviance(발달일탈) : 발달 지표의 성취가 비순서적이고 일탈된 양상을 보일 때

표 6-5 소아 평가 도구

---

(1) 신생아 발달평가 방법
 - Pretchl's Assessment of General Movements (GMs)
 - Dubowitz Neurological Assessment of the Preterm and Full term Infant (DNAPFI)
 - Brazelton Neonatal Behavioral Assessment Scale (BNBAS)
 - Alberta Infant Motor Scale (AIMS)
(2) 발달평가
 - 한국영유아발달선별검사(K-DST)
 - 임상적응검사/임상언어청각표준검사(CAT/CLAMS)
 - 덴버발달판별검사 II (DDST II)
 - Gesell Developmental Assessment (GDS)
 - Bayley Scales of Infant and Toddler Development (BSID II or III)
(3) 인지(지능), 행동평가 도구
 - Korean-Wechsler Preschool and Primary Scale of Intelligence (K-WPSSI-IV)
 - Korean-Wechsler Intelligence Scale for Children (K-WISC-IV)
 - Korean Kaufman Assessment Battery for Children II (K-ABC-II)
 - 사회성숙도 검사(SMS)
 - 주의력 검사(CAT/ATA)
 - 아동 자폐증 평정 척도(CARS)
 - 유아행동 평가 척도(CBCL 1.5-5)
(4) 운동기능 평가
 - 대운동기능평가(GMFM : Gross Motor Function Measure)
 - Bruininks-Oseretsky Test of Motor Proficiency (BOT-2 Test)
 - Peabody Developmental Motor Scales-2nd Edition (PDMS-2)
(5) 일상생활 동작 평가
 - 소아장애평가(PEDI : Pediatric Evaluation of Disability Inventory)
 - 소아 기능적 독립성평가(WeeFIM)
(6) 시지각 기능 검사
 - Developmental Test of Visual Perception (K-DTVP-2)
 - Developmental Test of Visual-Motor Integration (VMI-6)
 - Motor-Free Visual Perception Test (MVPT-3)
(7) 감각 기능 검사
 - Sensory Profile
 - DeGangi-Berk Test of Sensory Integration

3. 검사 도구의 해석

1) Pretchl's Assessment of General Movements (GMs)

(1) General Movement (GM)

Part of the spontaneous movement repertoire and present from early fetal life until the end of 1st half a year of life. Variable sequence of arm, leg, neck, trunk movement, wax and wane in intensity, force, speed, gradual beginning and end, rotation along the axis of limbs, fluent & elegant, complexity and variability

(2) Fidgety Movement (FM)

- Small movement of moderate speed, variable acceleration of neck, trunk, limbs
- Seen early as 6 weeks, around 9 weeks, present until 20 weeks
- Wiggling oscillating arm movements, kicking, swipes, manipulation (fiddling) of clothing
- No FMs : high predictive value of CP

(3) Poor Repertoire GMs

- Sequence is monotonous, amplitude is less variable, speed is less variable, intensity is less variable
- Predictive power is low

(4) Cramped Synchronized (CS) GMs

Contraction & relaxation at the same time, stiff, cramped, high predictive value of spastic cerebral palsy

2) 한국영유아발달선별검사(K-DST)

4~71개월, 대근육 운동, 소근육 운동, 인지, 언어, 사회성, 자조(18개월 이상)

표 6-6 K-DST (Korean Developmental Screening Test for Infants & Children)의 해석

또래수준	나(-1SD) ≤ X 〈다(+1SD)
추적검사권고	가(-2SD) ≤ X 〈나(-1SD), 2세 미만 2개월 후, 2세 이상 3개월 후 K-DST 다시 실시
심화평가권고	가(-2SD) < X 전문기관 의뢰, 다음 추적 검진까지는 추적 관찰 요망

3) 덴버발달판별검사(K-DDST, 2002 신희선)

- 개인-사회성, 미세운동-적응, 언어, 전체운동, 1개월부터 6세
- 월등(advanced) : 연령선 오른쪽 항목을 pass
- 정상(normal) : 연령선 오른쪽 항목을 fail
- 주의(caution) : 해당연령 아동 75%가 합격한 항목에서 fail
- 지연(delayed) : 해당연령 아동 90%가 합격한 항목에서 fail
- 정상(normal) 발달 지연 없음 / 주의 1개 이하
- 의심스런(questionable) 발달지연 1개 and/or 주의 2개 이상
- 비정상(abnormal)발달 : 지연 2개 이상
- 검사불능(untestable) : 연령선 왼쪽 항목 1개 이상 거부, 75~90% 항목 2개 이상 거부

4) Bayley Scales of Infant and Toddler Development (BSID II or III) : 1~42개월

(1) BSID II scoring system

- Mental Developmental Index (MDI)
- Psychomotor Developmental Index (PDI)

≥ 115 Accelerated performance

85 - 114 Within normal limits

70 - 84 Mildly delayed performance

≤ 69 Significantly delayed performance

(2) Interpretation of Behavior Rating Scale, BSID-II

- Within Normal Limits : scores ranking at or above the 26th percentile relative to age
- Questionable : from the 11th to 25th percentile for age
- Non-optimal : at or below the 10th percentile relative to age

(3) BSID III sub test

- Cognitive scale
- Language scale : receptive communication/ expressive communication
- Motor scale : fine motor / gross motor
- Social-emotional scale
- Adaptive behavior scale
- Behavior observation inventory : examiner rating & care rating (13 items)
- Developmental risk indicators : detect atypical behaviors (5 areas)

(4) BSID III scoring system

- Scaled score : calculate for all subtests, cognitive, social-emotional scale, ranged from 1 to 19 (10 ± 3, 1 SD)
- Composite score : various sums of subtest scaled scores, ranged from 40 to 160 (100 ±15, 1 SD)
- Percentile rank : ranged from 1 to 99, 50 as mean & median

5) GMFM (Gross Motor Function Measure)-88 : published in 1993 as an 88 item test

GMFM-66 : GMFM were examined using Rasch analysis

- 항목 A : 눕기와 뒤집기(Lying & Rolling)
- 항목 B : 앉기(Sitting)
- 항목 C : 네발기기와 무릎서기(Crawling & Kneeling)
- 항목 D : 서기(Standing)
- 항목 E : 걷기, 달리기, 뛰기(Walking, Running & Jumping)

  = (%A + %B + %C + %D + %E)/ Total # of Dimensions

- 점수기준 0 : 시도도 하지 않음

  1 : 시도는 함(그 항목을 약 10% 미만을 수행할 때는 시도하는 것)

  2 : 부분적으로 수행함(그 항목을 약 10~90% 미만을 수행할 때 부분적 수행)

  3 : 완전히 수행함

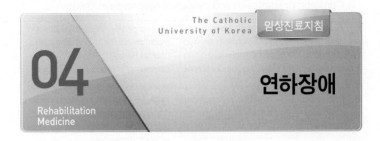

The Catholic
University of Korea 임상진료지침

04

Rehabilitation
Medicine

연하장애

1) 연하기능의 발달

Age (mo)	Food Type	Oral Motor Activity	Method of Food presentation
Birth-6	Milk, liquids	Suckling-progression to suck on bottle/breast	Bottle/breast
4~6	Cereals, pureed foods	Maturation of sucking/swallowing	spoon
5~7	Liquid, purees, teething, biscuits	Diminishing bite/suck reflexes cleaning spoon with lips	spoon
8~12	Ground, junior, mashed, finger foods, introduction of chopped fine	Active upper lip in spoon feeding Lateralization of tongue begins with movement of food to teeth Biting on objects	Cup introduced
12~15	Chopped fine	Refinement of tongue lateralization Emergency of munching with rotatory chewing Licking food off lips	Bottle/breast weaning Cup Spoon
15~24	Table food	Decreased drooling Increased maturity of rotary chew Internal jaw stability in cup drinking Tongue tip elevation for swallowing	Cup Spoon Fork

From Walter RS : Issues surrounding the development of feeding and swallowing, in Tuckman DN, Walter RS (eds) : Disorders of Feeding and Swallowing in infants and Children. San Diego Singular Publishing, 1994

2) Common presentation and causes of dysphagia in children

Oral phase (sucking, drinking, chewing, biting)	Absent oral reflexes, weak suck, uncoordinated suck, immature biting and chewing, oral apraxia	Cleft lip or palate, tongue-tie, micro-and macroglossia, micro- and retrognathia, cranial nerve damage (V, VII, XII), developmental or acquired brain injury
Pharyngeal phase (swallowing)	Poor suck-swallow breath coordination, delayed triggering of the swallow, poor pharyngeal clearance	Respiratory disorder, prematurity , enlarged tonsils, laryngeal cleft, ingestional injuries, cranial nerve damage (IX, X, XI), recurrent laryngeal nerve damage, developmental or acquired brain injury
Esophageal phase	Impaired UES or LES opening, LES relaxation causing reflux, poor motility	Esophageal atresia, T-E fistula, esophagitis, esophageal stricture, achalasia, developmental or acquired brain injury

3) 연하장애의 평가

(1) 임상적인 평가

Critical component of first stage	2nd stage of evaluation
1. Level of arousal/alertness 2. Sensitivity of the environment 3. General physical presentation 4. Positioning for optimal feeding 5. Facial appearance including tone, mouth, posture at rest, and symmetry 6. Oromotor structure and function 7. Presence or absence of defensive, developmental, and/or pathologic oral reflexes	1. Food consistencies clinically evaluated 2. Adaptive equipment used to facilitate feeding, including nipples, bottles, spoons, cups, or seating system 3. Clinical evaluation of oral phase management according ot food consistency 4. Clinical evaluation of pharyngeal phase management according to food consistency

Gabriella E. Molnar, Michael A. Alexander, Pediatric Rehabilitation. 3rd ed, Philadellphia: Hanley & Belfus

(2) 연하조영검사

- 방사선 조사 시간은 2분을 넘기지 않도록
- 협조도를 높이기 위하여 굶겨서 준비하고 평소 먹던 그릇과 음식 준

비(우유병, 죽)
- 음식물과 방사선 조영제의 비율은 2:1로 혼합
- 자세유지를 위한 영아용 의자가 따로 마련되어 있지 않은 경우 어머니가 앉고 검사

4) 이상 부위와 증상에 따른 재활치료법

구조/문제	치료
턱 내밀기	손가락이나 장난감으로 구강 주위 자극, 보조적 칫솔질, 치아 사이에 부드러운 것을 넣어 턱을 닫도록 유도
턱 뒤로 당기기	복와위 자세, 턱 부위를 잡고 당김
입을 악물기	입을 점차 벌릴 수 있도록 구강 주위 자극, 안면 부위를 기분 좋게 자극
턱이 불안정	턱을 닫을 수 있도록 격려하는 활동
긴장성 입 악물기 반사	악 관절에 압력, 감각 자극, 치아를 보호하기 위해 특수 숟가락 사용
입술 움츠림	볼 안쪽이나 입술에 손가락으로 두드리거나 진동, 턱을 안정시키는 치료들
윗입술 움직임 제한	여러 가지 구성이나 온도의 음식 준비, 가볍게 두드려 주기, 빨대로 마시는 연습
볼근긴장도저하	볼을 가볍게 두드려 주기
감각 인식 저하	여러 가지 구성이나 온도의 음식 준비, 입술 가장자리에 음료 떨어 뜨리기
혀 내밀기	턱을 안정, 입술에 고점도 액상식, 어금니 부위로 음식 넣기, 양 측방으로 혀를 움직이는 운동, 숟가락으로 혀를 아래로 누르는 동작
혀 뒤로 당기기	복와위 자세, 혀를 뒤에서 앞으로 쓰다듬기, 턱 아래로 숙이는 동작, 턱 밑을 두드리는 동작
혀 긴장도 저하	감각을 자극하기 위해 여러 가지 구성이나 맛의 음식 준비
혀 한쪽 치우침	머리를 중앙으로 유지, 손가락이나 장난감, 칫솔 등으로 혀의 밀린 쪽을 자극
혀 움직임 제한	여러 가지 구성이나 온도, 맛의 음식 진동 자극
연구개 : 비강-인두 반사	직립 혹은 복와위 자세, 볼이나 혀 기능 조절 동작, 고농도 액상식

대한소아재활의학회, 소아재활의학, 1st ed. 2006, 군자출판사

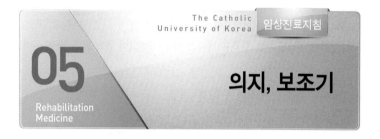

1. Classification

- Static vs. Dynamic/ Daytime vs. Nighttime / Rigid vs. Flexible

2. Lower extremity orthosis(표 6-8)

Solid AFO indication

Pre-ambulatory stability : standing, strong spasticity, apparent equinus in diplegia, mild crouch gait with no flexion contracture of hip and knee

3. Wheel chair sitting system : Linear / Contoured / Molded

- Positioning component : lateral supports, chest supports, positioning belts, sub ASIS bar, abductor pads, shoe holder, headrests
- Dependent mobility : strollers, recliner chairs, tilt-in-space
- Independent mobility : manual wheelchair, power wheelchair
- Recreational equipment : adaptive tricycle, scooters, roller racers, crawlers

표 6-8 Function and limitation of pediatric lower extremity orthosis

name	function	limitation
AFO solid ankle foot orthosis	Reduces tone, prevent contracture, provides knee and ankle stability	Dose not allow any ankle movement so limits smooth progression from heel strike to push off
HAFO Hinged or articulated ankle foot orthosis	(+ PF stop) Allows foot to dorsiflex for balance reactions and improves ambulation on uneven surfaces and stairs → "1ST and 3rd rocker blocked" (+ DF stop) to limit amount of DF → "2nd rocker controlled by hinge" (+ PF stop in 2–5° of DF) Control genu recurvatum	Does not control "crouched" posture, allowing increased DF and knee flexion Children with strong extensor posturing may break ankle joint May allow hindfoot to slip causing midfoot break if insufficient
GRAFO ground reaction AFO	Limits "crouch" posture at heel strike, it encourages force up through anterior cuff, giving knee extension torque. Knee extension is maintained throughout stance	Children with significant hamstring or hindfoot tightness or tone will not benefit from this orthosis
PLS posterior leaf spring	Trimlines: posterior to the malleoli Gives flexibility to allow for some DF in stance and PF at push-off	Does not allow full motion into DF or PF. Does not control foot deformity or extensor tone
DAFO Dynamic ankle foot orthosis	A supramalleolar orthosis which uses foot board to support arches of the foot Provides medial-lateral ankle stability with control for pron/sup Allows some ankle DF/PF	Difficult to fit into shoes Difficult for self donning Child may quickly outgrow this splint because it is finely contoured to the foot
twister cable	Control for increased internal rotation Work well with children with normal to floppy tone	Do not work well with children with extensor spasticity

Michael A. Alexander, Dennis J Matthews, Pediatric Rehabilitation Principle and Practice, 4th ed, 2009, Demos Medical Publishing

자세유지도구 체크리스트

- 처음 제작 시 아동이나 가족들의 요구가 반영되는가?
- 최종 완성전 직접 앉아보고 점검을 받는가?
- 사용 후 기능 향상이 있는가?
- 휠체어에서 나오고 타는 것이 매우 힘들어지는가?
- 휠체어가 너무 무거워지지 않는가?
- 사용 후 착석 가능한 시간이 늘어나는가?
- 편안하게 바른 자세에 가까워지는가?
- 사용자가 외관에 만족하는가?
- 패딩 등이 압력 분산에 적절하고 부드러운가?
- 성장에 따라 적절한 A/S를 받을 수 있는가? (모듈라 타입 6개월, 몰딩형 약 1년마다 한번씩)
- 장착 후 사용시 휠체어가 기울어지지 않는가?
- 세탁이나 세척이 용이한가?
- 부속품이 여러 개로 나누어져서 분실의 위험이 있는가?
- 차량에 넣을 수가 있는가?
- 집의 환경에 적절히 맞는가(책상 높이 등)?

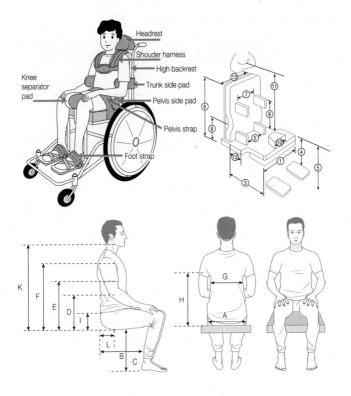

그림 6-5 자세유지도구 신체 계측 및 휠체어 부위별 측정

표 6-9 자세유지도구 신체 계측 및 휠체어 부위별 측정

	Body measurement (mm)		Wheelchair component measurement (mm)	
	Seat width, depth and footrest height			
A	Hip width		= seat width OR	1
			= distance between pelvis side pads	2
B	Seat depth (back of pelvis to back of the knee)	L	B less 30~50 mm = seat depth (if L, R lengths are different, use shorter)	3
		R		
C	Calf length	L	= distance between top of the seat to footrest OR	4
		R	= distance between top of the seat to floor for foot propelling	5
	Backrest height			
D	Seat* to bottom of rib cage		= distance between top of the seat to top of backrest (measure D, E or F - depending on the wheelchair user`s need)	6
E	Seat* to bottom of shoulder blade			
F	Seat* to top of shoulder			
	Modifications and/or PSDs			
G	Trunk width		= distance between trunk side pads/wedges	7
H	Seat* to axilla (armpit)	L	H less 30 mm = maximum distance between the top of the seat and the top of trunk side pads/wedges (adjust according to hand simulation)	8
		R		
I	Seat* to top of the pelvis (PSIS)		= distance between the top of the seat mid-height of rear pelvis pad	9
J	Distance between knees		= width of knee separator pad	10
K	Seat* to base of skull		= distance between the top of seat to middle headrest	11
L	Back of pelvis to seat bones		L plus 20~40 mm = distance from the backrest support to the beginning of the pre seat bone shelf.	12

*When taking body measurements, the 'seat' is the surface on which the seat bones are sitting
Wheelchair Service Training Package, Reference Manual for Participants, intermediate level, World Health Organization, USAID

4. Gait aids

표 6-10 Gait aids in children

Forward walker	Reverse walker	Gait trainer
Promote trunk flexion Blind children Children with low cognitive ability Adult-sized children: more narrow based design, smaller, easier to transfer	Postural control walker Increase extension at the trunk and hips Widely used in children with CP	Who are unable to ambulate with other aids Provides significant trunk and pelvic support

5. Stander

표 6-11 Supine and prone standers in children

Supine	Prone
Maintain the child's posture Bilateral upper extremity strengthening can be performed No upper extremity weight bearing Not work to improve head and trunk control A child with significant extensor tone and posturing and/or poor or absent head control Larger child - ease in positioning	Improve antigravity head control "NO hanging" To promote bilateral upper extremity weight bearing May not be appropriate for some children with extensor tone Gravity increases the work required for neck and trunk extension as well as shoulder Retraction, thus feeding into primitive posturing

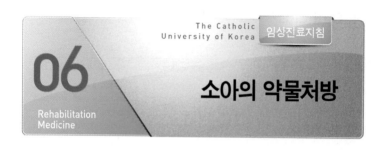

06

Rehabilitation
Medicine

소아의 약물처방

1. 해열진통제(Antipyretic analgesics)

약물	비고	소아	어른
Acetaminophen (Tylenol)	정 : 80, 300, 500, 650 mg 시럽 : 32 mg/ml 좌약 : 125 mg	≤12세 : 10~15 mg/kg/회, 4~6시간마다 (최대량 : 75 mg/kg/일) >12세 : 성인 동일	325~650 mg/회, 4~6 시간마다 1,000 mg/회, 6~8시간마다 최대량 4g/일
Aspirin (Aspirin, Rhonal for child)	정 : 100, 300, 500 mg Enteric coated : 100 mg Reye증후군 관련성으로 바이러스 질환시 금기	통증, 염증, 발열 : 10~15 mg/kg/회, 4~6시간마다 항응고제 : 3~5 mg/kg/일	통증, 염증, 발열 : 650~1,000 mg/회, 4~6시간마다 최대량 4g/일
Ibuprofen (brufen)	정 : 100, 200, 400, 600 mg 시럽 : 20 mg/mL 좌약 : 50 mg	통증, 발열 : 5~10 mg/kg/회 주장 : 소아기류마티스관절염 30~40 mg/kg/일, ÷3	400~800 mg/회
Ketorolac (Tarasyn)	정 : 10 mg 주사 : 30 mg/mL	IV 2~16세 : 0.4~1 mg/kg/회, 6시간마다 prn IM : 6시간마다 prn	IV 30 mg/회, prn IM 60 mg

홍창의, 소아과학, 9th ed. 2008, 부록 Ⅵ 소아의 약용량표, 대한교과서(주)

2. 마약진통제(Narcotic analgesics)

약물	비고	소아	어른
Codein (Codein)	정 : 20 mg 분말 : 100 mg/g 졸음, 변비, 구역, 구토, 식욕 부진, 진정, 현기증	통증 : 0.5~1 mg/kg/회, 4~6시간(최대량 : 60 mg) 기침 : 1~1.5 mg/kg/일, ÷4-6	통증 : 15~60 mg/회 기침 : 10~20 mg/회, 4~6 시간마다 (최대량 : 120 mg/일)
Fentanyl (Fentanyl)	주사 : 100μg/2mL 5 μg/kg 이상 시 골격근, 흉 벽의 강직, 호흡근 장애	영아 IV : 1~4μg/kg/회, 2~4시간마다 반복 투여 가능함 1~12세 : IM,IV 1~3 μg/ kg/회, 0.5~1시간마다 반복 투여 가능	통증 IV,IM : 0.5~1 μg/ kg/회, 0.5~1시간마다 반복 투여 가능함

홍창의, 소아과학, 9th ed. 2008, 부록 VI 소아의 약용량표, 대한교과서(주)

3. 하제(Laxatives)

약물	비고	소아	어른
Bisacodyl (Dulcolax, Laxadol)	정 : 5 mg 좌약 : 10 mg 6시간 전 복용	3~12세 : 5~10 mg/일 >12세 : 5~15 mg/일 좌제 : <2세 1/2정, 2~11 세 : 1/2~1정	5~15 mg/일 좌제 : 1정 직장 내 삽입
Lactulose (Duphalac)	시럽 :134 g/100 mL 부작용 : 오심, 구토, 설 사, 복통	영아 : 2.5~10 mL/일, ÷ 3-4 소아 : 40~90 mL/일, ÷ 3-4	30~45 mL/회, 6~8시 간마다
Magnesium hydroxide (Milk of magnesia)	시럽 : 400 mg/5 mL 고마그네슘혈증, 저혈 압, 복통증근력 저하	<2세 : 0.5 mL/kg/회, ÷ 1-4 2~5세 : 5~15 mL/일 6~12세 : 15~30 mL/일 >12세 : 30~60 mL/일	30~60 mL/일, ÷ 1-4

홍창의, 소아과학, 9th ed. 2008, 부록 VI 소아의 약용량표, 대한교과서(주)

4. 영양제

약물	비고	소아	어른
Alfacalcidol (Onealfa)	캡슐 : 0.5 μg 정 : 0.5 μg	골조송증 : 0.01~0.03 μg/kg/일	0.5~1 μg/일
Iron (Hemo-Q, Infed)	시럽 15 mL 내에 Elemetal iron 40 mg 함유	예방 : 1~2 mg/kg/일 결핍 : 3~6 mg/kg/일	예방 : 60 mg/일 결핍 : 1일 2~4회

홍창의, 소아과학, 9th ed, 2008, 부록 VI 소아의 약용량표, 대한교과서(주)

5. 항경련제(Anticonvulsant) 및 중추신경계통 약물

약물	비고	소아	어른
Carbamazepine (Tegretol)	정 : 200 mg 부작용 : 기면, 발진, 조화운동불능, 식욕부진, 오심, 감염, SIADH, 백내장, 골수억제, 정기적 CBC, 간기능검사 치료혈중농도 : 4~12 μg/mL	<6세 : 처음: 10~20 mg/kg/일÷2-3, 효과에 따라 증량(최대량 35 mg/kg/일) 6~12세 : 처음 : 100 mg/회×2, 치료용량까지 1주일에 100 mg씩 증량(보통 유지량 : 400~800 mg/일) (최대량 : 1,000 mg/일) >12세 : 성인용량 참고	처음 : 200 mg/회, 1일 2회, 필요시 주 200 mg씩 증량 유지량 : 800~1,200 mg/일÷2-4 (성인최대량 : 1.6~2.4 g/일)
Clonazepam (Rivotril)	Benzodiazepine계 정 : 0.5 mg 치료농도 : 20~80 μg/mL 졸림, 행동 변화, 기관지분비물 증가, 조혈장애	<10세 또는 <30 kg 처음 : 0.01~0.03 mg/kg/일, ÷2-3 최대량 : 0.05 mg/kg/일÷3 유지량 : 0.1~0.2 mg/kg/일÷3 (최대량 : 0.2 mg/kg/일)	≥10세 또는≥ 30 kg, 성인 처음 : 1.5 mg/일 ÷ 3 0.5~1 mg씩 3일마다 증량 유지량 : 0.05~0.2 mg/kg/일 (최대량 : 20 mg/일)
Chloral hydrate (Pocral)	위점막자극, 과량시 CNS, 호흡기, 심근의 억제	25~75 mg/kg/회	심각한 간, 신질환 환아에게 사용 금함

약물	비고	소아	어른
Diazepam (Valium)	Benzodiazepine계 정 : 2 mg, 5 mg 주사 : 10 mg/2 mL IV 주사속도 : 2 mg/분 이상 빨리주지 말 것 저혈압, 호흡 억제, IV 용액과 혼합하지 말것	간질중첩증 IV, IM 1개월~5세 : 0.05~0.3 mg/kg/회 15~30분마다 2~3회(최대 : 5 mg) >5세 : 0.05~0.3 mg/kg/회, 15~30분마다 2~3회(최대 : 10 mg) 진정제 IV, IM : 0.04~0.3 mg/kg/회 2~4시간마다(최대량 : 8시간동안 0.6 mg/kg)	경련 IV, IM 5~10 mg/회 필요시 10~15분마다 증량(최대량 : 8시간 동안 30 mg)
Lorazepam (Ativan)	정 : 2 mg 주사 : 4 mg/mL 호흡 억제, 정맥염	간질중첩증 IV(2~5분에 걸쳐서) 0.1 mg/kg/회(최대량 : 4 mg/회) 15~20분 후 0.05 mg/kg 반복 가능	간질중첩증 IV 4 mg/회, 2~5분에 걸쳐서(최대량 : 8 mg/12시간)
Midazolam (Dormicum)	Benzodiazepine계 정 : 7.5 mg 주사 : 5 mg/5 mL 호흡 억제, 저혈압, 느린맥	간질중첩증 처음 : 0.15 mg/kg, IV 다음 : 1 μg/kg/분 진정(기계호흡 중) 처음 : 0.05~0.2 mg/kg 다음 : 0.06~0.12 mg/kg/시간	진정 0.5~2 mg/회(2분간에 걸쳐서), 2~3분 간격으로 반복, 보통 총량 : 2.5~5 mg 지속주입
Phenobarbital (Luminal)	행동과다, 보챔, 불면 치료농도 : 15~20 μg/mL	영아 : 5~8 mg/kg/일,÷1-2 소아 : 3~5 mg/kg/일,÷1-2	120~250 mg/일÷1-2 (1~3 mg/kg/일)
Phenytoin (Dilantin)	정 : 100 mg 주사 : 50 mg/mL 느린맥, 눈떨림, 조화운동불능, 치근비대, SLE	6개월~3세 : 8~10 mg/kg/일 4~6세 : 7.5~9 mg/kg/일 7~9세 : 7~8 mg/kg/일 10~16세 : 6~7 mg/kg/일÷2-3	300 mg/일 또는 4~6 mg/kg/일÷2-3

약물	비고	소아	어른
Topiramate (Topamax)	정 : 25, 100 mg 캡슐 : 15, 25, 50 mg 졸림, 피로, 집중력 부족, 체중 감소, 흥분, 수면장애, 신결석	처음 :1 mg/kg/일, ÷2-3 주 간격 증량, 사용량 : 3~10 mg/kg/일	200~600 mg/일, ÷2
Valproic acid (Orfil, Depakine, Epilam)	정 : 150, 200, 300, 600 mg 시럽 : 60 mg/mL 소화기장애, 간장애(<2세), 탈모, 췌장염, 구역, 구토, 침흘리기 혈청농도 : 50~100 μg/mL	처음 : 15 mg/kg/일, ÷ 2-3 1주 간격 5~10 mg/ kg/일씩 증량 유지량 : 30~60 mg/kg/일 ÷2-3	처음 : 15 mg/kg/일, ÷2-3 1주 간격으로 5~10 mg/kg/일씩 증량
Vigagatrin (sabril)	정 : 500 mg 치료농도 20~30 μg/mL	50~100 mg/kg/일, ÷ 2	2,000 mg/일, ÷ 1-2

홍창의, 소아과학, 9th ed, 2008, 부록 VI 소아의 약용량표, 대한교과서(주)

6. 항경직약

약물	작용기전	소아	어른
Baclofen (Baclofen)	GABA B agonist	초회량 2.5 mg bid 최대량 30 mg for < 8 y/o 60 mg for > 8 y/o	초회량 : 25 mg 최대량 : 80 mg/day
Dantrolene	direct muscle relaxant	초회량 0.5 mg/kg bid 최대량 3 mg/kg qid <100 mg qid	초회량 : 25 mg 최대량 : 400 mg/day
Diazepam	GABA A agonist	0.12~0.8 mg/kg/day	초회량 : 2 mg bid 최대량 : 40~80 mg/day
Tizanidine	alpha 2 agonist	0.3~0.5 mg/kg	초회량 : 2 mg 최대량 : 36 mg/kg

홍창의, 소아과학, 9th ed, 2008, 부록 VI 소아의 약용량표, 대한교과서(주)

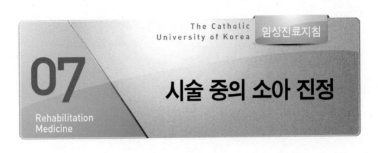

07

Rehabilitation
Medicine

시술 중의 소아 진정

약물	용량	onset (min)	duration (min)	comment
Chloral hydrate	oral : 25~100 mg/kg (syrup 1g/10ml) after 30 min, can repeat 25~50 mg/kg	oral : 15~30	oral : 60~120	Effects unreliable if age > 3years Single use only in neonate
Diazepam	IV : initial 0.05~0.1 mg/kg, then maximum 0.25 mg/kg	IV : 4~5	IV : 60~120	Reduce dose when used in combination with opioids
Midazolam	IV(0.5~5yrs) : initial 0.05~0.1 mg/kg then titrated max 0.6 mg/kg IV(6~12yrs) : initial 0.025~0.05 mg/kg then titrated to max 0.4 mg/kg IM : 0.1~0.15 mg/kg Oral : 0.5~0.75 mg/kg	IV : 2~3 IM : 10~20 Oral : 15~30	IV : 45~60 IM : 60~120 Oral : 60~90	Reduce dose when used in combination with opioids. May produce paradoxical excitement
Flumazenil (antidote)	IV : 0.02 mg/kg/dose, may repeat every 1 min up to 1 mg	IV : 1~2	IV : 30~60	Serial doses may be required if shorter acting than the reverse drug

Lancet, 2006 Mar 4;367 (9512):766-80. Procedural sedation and analgesia in children. Krauss B, Green SM. 771p

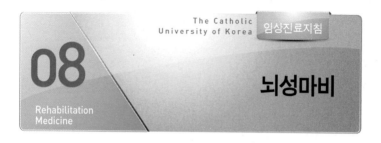

1. Definition

- Group of disorders of development of movement & posture, causing activity limitation
- Non-progressive disturbance
- Developing fetal and infant brain injury
- Often accompanied by Sensation, Cognition, Perception, Communication, Behavior, Seizure disorder

Dev Med Child Neurol, 2005 Aug;47(8):571-6

- 뇌성마비로 정의되는 질환의 예 : prenatal stroke, periventricular leukomalacia (PVL) at born, diffuse encephalomalacia and hydrocephalus that required shunting at born
- 뇌성마비로 정의되지 않는 질환군의 예 : 진행성 질환(genetic or metabolic disease), 일차적으로 말초성 원인인 질환(neuromuscular or peripheral nerve injury), 중추신경계의 발달이 완성된 후 발생한 질환(traumatic injuries or oncologic manifestations)

2. Development

(1) Very important aspect in CP

　　가. distinguishes CP from phenotypically similar disorders

　　나. with regard to management strategies

(2) The motor impairments of CP manifest very early, usually before 18 months of age

3. Reason of Classification

(1) Description : delineate the nature of the problem and its severity

(2) Prediction : information about current and future service needs

(3) Comparison : permit reasonable comparison of series of CP cases

(4) Evaluation of change : comparison of the same individual with CP at different points in time

4. Classification of CP

(1) Spastic : bilateral, unilateral

(2) Dyskinetic : dystonic, choreo-athetotic

(3) Ataxic

(4) Non-classifiable

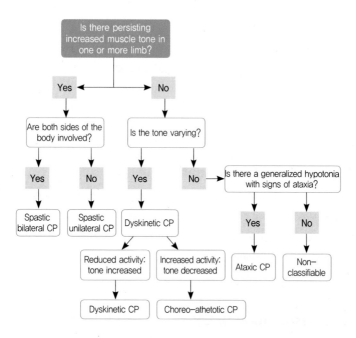

그림 6-6 Hierarchical classification tree of cerebral palsy sub-types (SCPE)
Dev Med Child Neurol, 2000 Dec;42(12):816-24.

5. Components of CP classification

1) Motor abnormalities

가. *Nature and typology of the motor disorder*: the observed tonal abnormalities assessed on examination (e.g. hypertonia or hypotonia) as well as the diagnosed movement disorders present, such as spasticity, ataxia, dystonia, or athetosis

나. *Functional motor abilities* : the extent to which the individual is limited in his or her motor function in all body areas, including oromotor and speech function

2) Associated impairments

The presence or absence of associated non-motor neurodevelopmental or sensory problems, such as seizures, hearing or vision impairments, or attentional, behavioral, communicative, and/or cognitive deficits, and the extent to which impairments interact in individuals with CP

3) Anatomic and radiological findings

가. *Anatomic distribution* : the parts of the body (such as limbs, trunk, or bulbar region) affected by motor impairments or limitations

나. *Radiological findings* : the neuroanatomic findings on computed tomography or magnetic resonance imaging, such as ventricular enlargement, white matter loss, or brain anomaly

4) Causation and timing

Whether there is a clearly identified cause, as is usually the case with postnatal CP (e.g. meningitis or head injury) or when brain malformations are present, and the presumed time frame during which the injury occurred, if known

6. Functional classification

(1) Gross Motor Function And Classification System (GMFCS)

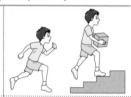

1단계 - 제한 없이 걷는다.

2단계 - 걷지만 제한적이다.

단계 1과 2의 구분
1단계의 아동/청소년에 비해, 2 단계의 아동/청소년은 장거리를 걷거나 균형을 잡는 데 제한적이다. 처음 걸음마를 배울 때 손으로 잡는 보행 보조 기구가 필요할 수도 있다. 실외나 지역 사회에서 장거리를 갈 때 바퀴 달린 이동장비를 쓰는 수도 있다. 계단을 오르내릴 때 난간을 잡아야 한다. 달리기나 점프를 하지 못할 수도 있다.

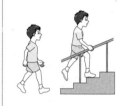

3단계 - 손으로 잡는 보행 보조 기구를 사용하여 걷는다.

단계 2와 3의 구분
2단계의 아동/청소년은 4세 이후에는 손으로 잡는 보행 보조 기구 없이도 걸을 수 있다(물론 가끔씩은 쓸 수 있다). 3단계의 아동/청소년은 실내에서 걸으려면 손으로 잡는 보행 보조 기구가 필요하고 실외나 지역 사회에서 바퀴 달린 이동장비를 사용한다.

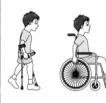

4단계 - 자가 이동 가능하나 제한적임; 전동 이동 장비를 사용할 수 있다.

단계 3과 4의 구분
3단계의 아동/청소년은 혼자서 앉거나 약간 잡아주거나 받쳐 주면 앉을 수 있고, 4단계에 비해 더 독립적으로 일어설 수 있으며, 손으로 잡는 보행 보조 기구가 있으면 걷는다. 4단계의 아동/청소년은 앉을 수는 있지만 (대개 잡아줘야 한다) 독립적인 이동은 제한적이다. 4단계의 아동/청소년은 수동 휠체어에 태워 다른 사람이 옮겨줘야 하거나 전동 이동 장비를 사용할 가능성이 더 높다.

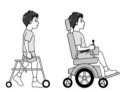

5단계 - 수동 휠체어로 다른 사람이 옮겨줘야 한다.

단계 4와 5의 구분
5단계의 아동/청소년은 목과 몸통을 가누는 것이 매우 제한적이며 상당한 정도의 보조 기술과 신체적 보조가 필요하다. 아동/청소년이 전동 휠체어 작동법을 배워야만 스스로 이동할 수 있다.

(2) 대기능 기능 평가 GMFM (%) 88 item : achievable by 5-year-olds

소아 총론 3. 신경발달장애의 기능적 평가 참조

(3) Manual Ability Classification System (MACS) : 4~18세까지의 환아를 대상

Level I : 사물을 쉽고 성공적으로 조작한다. 속도와 정확도가 필요한 일에 일부 제한이 있지만 일상생활을 독립적으로 수행하는 데 지장이 없다.

Level I은 아주 작거나 무겁거나 깨지기 쉬운 물건 조작에 일부 제한이 있는 정도이다. Level II는 level I과 거의 유사한 수행능력을 보이나 조금 느리고 수행의 질이 떨어진다. 두 손 간의 기능차이로 두 손 사용이 필요할 때 기능이 나쁜 손을 쓰는 대신 바닥, 벽 등을 이용하기도 한다.

Level II : 대부분의 사물을 잘 조작하지만 속도와 질이 떨어진다. 어려운 수행을 일부 피하거나 변칙적인 방법을 쓰기도 하지만 일상생활을 독립적으로 수행하는데 지장이 없다.

Level III는 수행의 범위나 조작할 수 있는 사물이 제한되기 때문에 흔히 미리 준비가 필요하거나 동작수행을 환경에 맞게 적응(adjustment)시킬 필요가 있다. 또한 수행할 수 없는 일도 있기 때문에, 일상생활의 독립성 정도는 환경이 얼마나 적절히 준비되었는가에 영향을 받는다.

Level III : 사물 조작에 어려움이 있으며, 준비에 도움이 필요하거나 동작수행의 변형(modification)이 필요하다. 하지만 환아를 위해 잘 준비되고 적응(adapted)된 환경에서는 독립적인 동작수행이 가능하다.

Level III는 잘 분비된 환경에서는 독립적 수행이 가능하나, level IV는 지속적인 도움이 필요하고 일을 부분적으로만 독립적 수행이 가능하다.

Level IV : 준비된 환경에서 쉽게 다룰 수 있는 사물만 제한적으로 조작이 가능하다. 일의 부분적인 수행을 위해서도 지속적인 도움, 적응을 위한 장비 등이 필요하다.

Level IV에서는 도움이 지속적으로 필요하지만 일의 부분적 수행이 가능한 반면, level V에서는 버튼 누르기 같은 단순한 동작만 수행가능하다.

Level V : 사물 조작이 안되고 단순한 동작 수행 정도만 가능하여 일상생활 동작 수행에 완전한 도움이 필요하다.

(4) BMFM (Bimanual Fine Motor Function) : 3~18세까지의 환아를 대상

1. one hand: manipulates without restriction
   the other hand: manipulates without restriction or limitations in more advanced fine motor skills

2(a). one hand: manipulates without restriction
   the other hand: only ability to grasp or hold
2(b). both hand: limitations in more advanced fine motor skills

3(a). one hand: manipulates without restriction, The other hand: no functional ability
3(b). one hand: limitations in more advanced fine motor skills,
      The other hand: only ability to grasp or hold

4(a). both hands: only ability to grasp
4(b). one hand: only ability to grasp
      the other hand: only ability to hold or worse

5. both hands: only ability to hold or worse

(5) Communication Function Classification System (CFCS)

Level I : 친숙하지 않은 그리고 친숙한 상대와의 효과적인 화자 청자
I 과 II 수준 사이의 차이는 대화의 속도이다.

Level II : 친숙하지 않은 그리고/혹은 친숙한 상대와 느리지만 효과적인 속도의 화자 그리고/혹은 청자
II와 III 수준 사이의 차이는 대화 상대의 유형과 속도와 관련 있다.

Level III : 친숙한 상대와 효과적인 화자 청자
III과 IV 수준 사이의 차이는 친숙한 상대와 화자와 청자 사이의 역할을 얼마나 일관성 있게 바꾸는지이다.

Level IV : 친숙한 상대와 일관성 없는 화자 그리고/혹은 청자
IV와 V 수준 사이의 차이는 친숙한 상대와 의사 소통 할 때 어려움을 가지는 정도이다.

Level V : 친숙한 상대와도 의사소통이 어려운 화자와 청자

7. Key Points for Diagnosis

1) Detection of abnormalities in movement and posture

(1) Neurologic Examination

focal neurologic deficits, functional impairment, abnormal muscle tone

    A. Spontaneous motility(소아 총론 2. 신경 발달 검사 참조)

    B. Primitive Reflexes & Reactions(소아 총론 2. 신경 발달 검사 참조)

(2) Detection of Brain Injury : neuroimaging studies, pathogenesis

  * Brain MRI

   - Sensitive for structural abnormalities

   - Mal development : hemigalencephaly, lissencephaly-pachygyria, polymicrogyria, schizencephaly, cortical dysplasia, agenesis or hypogenesis of corpus callosum

   - Lesions of gray matter and white matter

     A. periventricular leukomalacia : high signal intensities on T2WI, enlarged scalloped ventricle, periventricular gliosis, decreased white matter, thinning of corpus callosum

     B. hydrocephalus

     C. basal ganglia/thalamic lesion

     D. parasagittal lesion

     E. multicystic encephalomalacia

     F. infarction, hemorrhage

  * Brain sono

   - Reliable methods for periventricular hemorrhage

   - Unreliable beyond 6~9 months (when anterior fontanelle closed)

- Difficult to visualize cortical abnormalities

grade 1 : Hemorrhage that is confined to the germinal matrix

grade 2 : Extension of the hemorrhage into the lateral ventricles without hydrocephalus

grade 3 : Ventricular hemorrhage with the presence of associated hydrocephalus

grade 4 : Intraventricular hemorrhage with ipsilateral periventricular echodensity (which indicates the presence of periventricular hemorrhagic infarction or of other parenchymal lesion)

(3) History

표 6-12 Etiology/Risk Factors

Preconception	Antenatal	Intrapartum	Neonatal	Postnatal
Maternal seizures Intellectual disability Thyroid disease History of stillbirth or neonatal death Maternal age >40 years Low socioeconomic status	Birth defects Small for gestational age Low birth weight Placental abnormalities Maternal disease during pregnancy Abnormalities in fluid volume Maternal bleeding in 2nd and 3rd trimesters Hypertension Preeclampsia Chorioamnionitis	Birth hypoxia Meconium staining Meconium aspiration Abnormal duration of labor Fetal presentation	Seizures Respiratory distress Hypoglycemia Infections Jaundice	Stroke Abusive head trauma Bacterial meningitis Motor vehicle crashes

Physical Medicine & Rehabilitation, 5th, Randall L. Braddom, Ch.47

A. Developmental history(소아 총론 2. 신경발달 검사 참조)

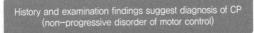

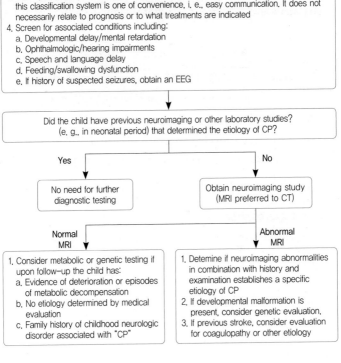

그림 6-7 Diagnostic algorithm for a child with suspected cerebral palsy

Dev Med Child Neurol. 2000 Dec;42(12):816-24.

8. Functional Prognosis

(1) 보행의 좋은 예후 인자 : 2세 이전에 독립적으로 앉기가 가능하거나 18~24개월 안에 원시 반사가 3개 미만으로 관찰되는 경우

(2) 보행의 나쁜 예후 인자 : 4세가 되어도 독립적으로 앉지 못하는 경우

(3) 전체 뇌성마비 아동의 50% 이상에서 보행이 가능(80% to 90% diplegia, 50% quadriplegia, 75% dyskinesia)

(4) GMFCS level I과 V는 유지되는 경향이 있지만 II, III, IV는 시간이 경과되면서 재평가가 필요함

9. Medical Management

- 운동 장애가 클수록(GMFCS level이 높을수록) 내과적 합병증을 더 많이 동반함

- 단, 모든 GMFCS level에서 level과 관련 없이 통증이 동반되며, Behavior disorder는 milder motor disability에서 더 흔함

1) Feeding, Growth, and Nutrition

(1) Dysphagia : common

- 원인 : Impaired oropharyngeal strength and coordination
- 결과 : caloric and fluid requirement 충족 부족 → malnutrition, aspiration

(2) swallow studies의 적응증

- impaired oropharyngeal skills with a wet vocal quality
- increased congestion during feeding
- silent aspiration and no generation of protective cough

(3) 합병증

- skin irritation d/t sialorrhea, aspiration

- growth disturbances, increased infection rates, skin breakdown, osteopenia, and decreased life expectancy d/t malnutrition, impaired absorption, endocrine abnormalities

2) Pulmonary

(1) Lung disease
important cause of morbidity and mortality in CP

(2) Prevention of pulmonary aspiration
- modified feeding consistencies, treatment of reflux, alternative means of feeding such as gastrostomy +/- fundoplication, control of sialorrhea with anticholinergic medications, botulinum injections, and sometimes surgery

(3) Upper airway obstruction
- continuous positive airway pressure and/or surgery
- lower airway obstruction
- bronchodilators and pressure

(4) Sleep-disordered breathing & impaired sleep regulation
- 증상 : snoring, irregular breathing patterns +/- daytime somnolence
- sleep apnea 평가가 필요함
- 원인 : microaspiration and cough, altered light perception, medication side effects impacting natural sleep wake cycles, and challenges in achieving comfortable positioning

(5) Hypoventilation
- Patient with neuromuscular weakness
- 치료 : noninvasive ventilator support, external aids for mobilization of secretions and assistance with cough generation

3) Neurologic Issues

(1) Seizure

increased risk in CP (quadriparetic or hemiparetic)

- AED : cognitive dulling, anorexia 등의 부작용과 연관이 있음
- Weaning of AED : 경중에 따라 다르나, 보통 2년간 seizure free한 후 고려함

(2) Intellectual disability

CP의 50%에 해당함

- Quadriplegia : severe and nonverbal
- BG injury, dyskinesia : severe dysarthria를 동반하나, 지능은 보존됨
- 의사소통 장애 원인을 시력, 청력, 구음 장애와 인지 장애를 구분할 필요가 있음
- 운동기능이 좋고 구어적 언어 능력이 보존되어 있어도 인지기능 장애나 학습 장애가 동반되는 경우가 있으므로 주의력 결핍과 실행 장애에 대한 선별이 필요함
- 정상 IQ임에도 visual perceptual deficit은 학습에 영향을 미칠 수 있음
- anxiety와 depression과 같은 감정 장애도 기능과 사회참여에 영향을 끼침

(3) Vision and hearing deficit

- prematurity : retinal damage와 myopia와 관련 있음
- occipital lobe pathology : cortical visual impairment와 관련 있음
- strabismus : amblyopia를 예방하기 위해 빠른 진단이 필요함
- dyskinetic CP d/t kernicterus : sensorineural hearing loss 선별이 필요함

4) Genitourinary (Voiding dysfunction)

(1) 원인

impaired processing of sensory feedback, muscular incoordination, detrusor sphincter dyssynergia

- Delayed in age for achieving continence

(2) 합병증

UTI, VUR c hydronephrosis & pelviectasis d/t high intravesical pressure

(3) 치료

만성적인 요정체가 있는 경우 CIC를 고려

- 검토 약물 : anticholinergics-요정체; levetiracetam-renal calculi 형성

5) Gastrointestinal

(1) 합병증

GERD, constipation로 근긴장 상승, gastric emptying 지연, esophagitis 초래

6) Musculoskeletal Pain and Osteopenia

(1) Musculoskeletal Pain

- 원인 : contracture and bony deformity d/t impaired mobility
- 운동효과 : GMFCS level IV, V는 기능이 좋은 군보다 운동효과가 적음
- 흔한 통증부위 : hips, spine, knee, and foot and ankle complex
- Aging에 따른 통증 악화 요인 : patella alta, spondylolysis with spondylolisthesis, degenerative hip conditions

(2) Osteopenia and fragility fracture

- 원인 : weight bearing↓, anticonvulsants, malnutrition, sunlight exposure↓

- 치료 : calcium and vitamin D(골밀도 호전 효과 있음, 병적골절 예방
  효과는 명백하지 않음), bisphosphonates(골밀도는 호전 효과 있음, 합
  병증 위험이 따르기 때문에 병적골절이 있는 환자에게 주로 적용함. 장
  기간 효과는 알려지지 않음)

10. Therapeutic Management

- multidisciplinary team : physiatrists, orthopedic surgeons,
  neurologists, neurosurgeons, developmental medicine specialists,
  physical therapists, occupational therapists, speech and language
  pathologists, orthotists, nutritionists, and social workers

1) Therapy Interventions

(1) Neuromotor Therapy Approaches

표 6-13 Neuromotor Therapy Approaches to Cerebral Palsy

	Developmental Treatment (Bobaths)	Sensorimotor Approach to Treatment (Rood)	Sensory Integration Approach (Ayres)	Vojta Approach	Patterning Therapy (Doman-Delacato)
Central nervous system model Goals of treatment	Hierarchic • To normalize tone • To inhibit primitive reflexes • To facilitate automatic reactions and normal movement patterns	Hierarchic • To activate postural responses (stability) • To activate movement (mobility) once stability is achieved	Hierarchic • To improve efficiency of neural processing • To better organize adaptive responses	Hierarchic • To prevent cerebral palsy in infants at risk • To improve motoric behavior in infants with fixed cerebral palsy	Hierarchic • To achieve independent mobility • To improve motor coordination • To prevent or improve communication disorders • To enhance intelligence
Primary sensory systems used to effect a motor response	• Kinesthetic • Proprioceptive • Tactile	• Tactile • Proprioceptive • Kinesthetic	• Vestibular • Tactile • Kinesthetic	• Proprioceptive • Kinesthetic • Tactile	All sensory systems are used
Emphasis of treatment activities	Positioning and handling to normalize sensory input Facilitation of active movement	Sensory stimulation to activate motor response (tapping, brushing, icing)	Therapist guides but child controls sensory input to get adaptive purposeful response	Trigger reflex locomotive zones to encourage movement patterns (e.g., reflex crawl)	Sensory and reflex stimulation, passive movement patterns, encouragement of independent movements

	Delopmental Treatment (Bobaths)	Sensorimotor Approach to Treatment (Rood)	Sensory Integration Approach (Ayres)	Vojta Approach	Patterning Therapy (Doman-Delacato)
Intended clinical population	Children with cerebral palsy Adults post-cerebrovascular accident (CVA)	Children with neuromotor disorders such as cerebral palsy Adults post-CVA	Children with learning disabilities Children with autism	Young infants at risk for cerebral palsy Young infants with fixed cerebral palsy	Children with neonatal or acquired brain damage
Emphasis on treating infants	Yes	No	No	Yes	No
Emphasis on family involvement during treatment	Yes Handling and positioning for activities of daily living	No	No Supportive role encouraged	Yes Family administers treatment at home daily	Yes Family and friends administer treatment several times daily
Empiric supports	Few studies Conflicting results	Very few studies Conflicting results	Many studies Conflicting results with school-age children Positive results for tactile and vestibular input with infants	Few studies Conflicting results	Few studies Conflicting results

Physical Medicine & Rehabilitation, 5th, Randall L. Braddom, Ch.47

(2) Stretching

- 방법 : positioning devices, orthoses, serial casting +/- BTX-A
- no strong and consistent evidence that combining casting and BTX-A is superior to using either intervention alone

(3) Strengthening

- 직접적 효과 : increased strength without any negative effects of increased spasticity or reduced range of motion
- 간접적 효과 : increased participation and improved self-esteem

(4) Aerobic Exercise

- 방법 : 1주일당 4회, 각 회당 45분간 고강도 활동(wheelchair sports, swimming, matt exercises, or cycling. 유산소 운동을 중단하면 유지 효과는 없음)
- 효과 : improved aerobic fitness without adverse effects(increased spasticity, fatigue, or musculoskeletal trauma)

(5) Constraint-Induced Movement Therapy (CIMT)

- 방법 : 3주간 intensive, structured therapy + daily activities and play
- 효과 : medium beneficial effect in ① arm function ② activity level
     : home CIMT better improvement than clinic- or camp-based settings

(6) Functional Electrical Stimulation

- FES : 근수축을 일으키는 세기의 NMS + functional activity
- threshold electrical stimulation (TES)
- 저강도, 역치하 세기의 전기 자극
- 기대효과 : increase blood flow ; stimulate muscle growth
- 효과 : more evidence to support NMS and FES than TES

(7) Robotic and Partial Body Weight Support Treadmill Training (PBWSTT)

- 방법 : repetitive and task-specific approach
- 효과 : stepping and locomotion 달성

: motor learning에 의한 more normalized gait pattern 획득

: 대부분 연구에서 gross motor function, functional status, walking performance, and gait parameters의 호전을 보이나 통계적으로 유의하지 않음

2) Durable Medical Equipment

(1) seating systems and standing frame 처방 목적

- facilitate a developmentally appropriate upright posture
- strengthening
- flexibility across the lower extremities
- weight bearing/bone density
- upper limb function
- communication
- feeding by freeing the child's hands to perform bimanual tasks
- improving breath support
- optimize the head and trunk position to facilitate a safe swallow

(2) children with adequate head and trunk support

gait trainer, walker, or crutches

dependent child : mobile mechanical lift or overhead lift device

3) Management of Hypertonia

(1) Oral medications

(소아 총론 7. 소아의 약물치료 참고)

- dystonia

- trihexyphenidyl hydrochloride, oral baclofen, levodopa-carbidopa (Sinemet)
- ITB : more effective, at higher doses than required for spasticity

(2) Chemodenervation

A. Evaluation

① passive range of motion

- dynamic range of motion : Modified Tardieu Scale
- R1 : fast velocity movement
- R2 : slow passive range of motion or muscle length
- large difference between R1 and R2 related to the expected response to BTX

② muscle strength

- muscle overactivity/spasticity (Modified Ashworth Scale)

③ selective motor control

④ functional test

- Physician Rating Scale (PRS) for Gait Analysis, GMFM

표 6-14 Physician Rating Scale (PRS) for Gait Analysis (for each limb injected)

Dynamic function		Score	
		Right	Left
1. Crouch	Severe (> 20˚ hip, knee, ankle)	0	0
	Moderate (5 to 20˚ hip, knee, ankle)	1	1
	Mild (<5˚ hip, knee, ankle)	2	2
	None	3	3
2. Knee	Recurvatum > 5˚	0	0
	Recurvatum 0 to 5	1	1
	Neutral (no recurvatum)	2	2

Dynamic function		Score	
		Right	Left
3. Gait Pattern (**Foot Contact)	** Toe	0	0
	** Toe-heel	1	1
	**Flat	2	2
	**Occasional heel-toe	3	3
	Heel-toe	4	4
Total		Right :	Left :

B. Dosage

① Botulinum toxin

- 3~6 U/kg : lower limb

- 2 U/kg : arm & shoulder

- 1~2 U/kg : forearm, tibialis posterior, flexor hallucis longus

- 0.5~1 U/kg : small m of the palm (adductor, pollicis, opponens pollicis, lumbricalis)

- Per kg total body weight : 12 U/kg proven dosage

- Maximum dose per child per session : 400 U

- Frequency : not more than one injection every 4months. Usually once per 6~12 months

- Dilution : 100 U in 1 or 2 mL 0.9% sodium chloride

- Maximum dose per injection site : 50 U

표 6-15 Botulinum toxin dosage for upper limb

Posture	Muscles	Dose Unit/kg	No. of sites
adducted internally	pectoralis complex	2	2~3
rotated shoulder	latissimus dorsi	2	2
	teres major	2	1~2
	subscapularis	1~2	1~2
flexed elbow	brachioradialis	1	1
	biceps	2	2
	brachialis	2	1~2
pronated forearm	pronator teres	1	1
	pronator quadratus	0.5~1	1
flexed wrist	flexor carpi ulnaris	1~2	1
	flexor carpi radialis	1~2	1
thumb in palm	flexor pollicis longus	0.5~1	1
	flexor follicis brevis	0.5	1
	adductor pollicis	0.5	1
clenched fist	flexor digitorum profundus	1~2	1~2
	flexor digitorum superficialis	1~2	1~2
intrinsics	lumbrical/interossei	0.5~1	1

표 6-16 Botulinum toxin dosage for lower limb

Posture	Muscles	Dose Unit/kg	No. of sites
flexed hip	iliacus/psoas	1~2	1
	rectus femoris	2~3	2
flexed knee	hamstrings	3~6	3~4
	gastrocnemius	3~6	2~4
adducted thighs	adductors	3~6	1~2
	gracillis	2~3	1~2
stiff extended knee	quadriceps	3~4	3~4
equinus foot	gastrocnemius	3~6	2~4
	soleus	2~3	1~2
equinovarus foot	tibialis posterior	1~2	1
	tibialis anterior	1~2	1
striatal toe	Extensor hallucis longus	1~2	1
flexed toe	Flexor hallucis longus/brevis	1~2	1~2
	Flexor digitorum longus/brevis	1~2	2~3

② ethanol : 50%(증류수에 희석)

③ phenol : 5%, 10 cc = 0.5 g

　- 근육당 0.25~0.5 mL/kg, 한 부위에는 1 mL 이하로, 한 개 근육
　　에는 4 ml 이하로

　- maximum (60 kg 성인) 20 cc = 1 g

　- maximum (20 kg 소아) 6.7 mL를 넘지 않도록

C. Premedication(총론 7. 시술 중의 소아 진정 참고)

① topical : EMLA 1hr before procedure, covered by occlusive
　　dressing

② pocral (100 mg/mL) 25~75 mg/kg, max 1 g

D. Additional therapy with botulinum toxin injection

① splinting, serial casting, orthoses

② electrical stimulation therapy

③ intensive PT & OT (CIMT, HABIT : hand-arm bimanual intensive training)

(3) Intrathecal Baclofen Therapy

A. Indication

- generalized spasticity or generalized moderate-to-severe dystonia

- spasticity that interfere with function or the ability to provide care; modified Ashworth scores >3; and definable goals for spasticity reduction

B. Abrupt ITB withdrawal

- 증상 : increased tone, spasms, diaphoresis, agitation, and pruritus, rhabdomyolyis, multisystem failure, urinary retention (acute), constipation and weight gain (chronic)

- 치료 : high doses of oral baclofen, benzodiazepines, cyproheptadine, ITB through lumbar drain

(4) Deep Brain Stimulation

- stereotactic implantation of electrodes into the basal ganglia and programmable pulse generator implanted subcutaneously in the infraclavicular region

- primary dystonia : TOC

- secondary dystonia (CP SQ, GMFCS IV-V) : ITB에 치료반응이 없는 경우 TOC 이나 primary dystonia 보다 치료 효과는 적음

(5) Selective Dorsal Rhizotomy

- neurosurgical procedure that involves partial sensory deafferentiation at the levels of L1 through S2 nerve rootlets

- ideal candidate : diplegic CP, 3~8세, predominantly spastic tone

(GMFCS I -III), little upper limb involvement, sufficient underlying strength, good selective motor control, minimal contractures

- positive preoperative functional predictors : rise from a squatted position with minimal support, ability to crawl on hands and knees or tall kneel
- 효과는 주로 major muscle group (hip flexors, adductors, hamstrings, and rectus femoris)에서 나타남
- SDR 5년 후 및 20년 후에 GMFM 및 gait pattern의 호전을 보였음
- negative effects : hypotonia, weakness, bladder dysfunction, late hip dislocation

10. Orthopedic Management

- 4 types : muscle releases & lengthenings, tendon transfers, osteotomies, arthrodesis

Foot and Ankle
- Tendoachilles lengthening for ankle equinus
- Split anterior tibialis transfer for inversion and dorsiflexion
- Split posterior tibialis transfer for inversion and plantar flexion
- Subtalar arthorodesis for calcaneovalgus. Often combined with lateral column (fifth metatarsal ray) lengthening

Knee
- Hamstring lengthening for crouch, internal rotated gait
- Rectus transfer (to sartorius or semitendinosus) to balance hamstring weakness and prevent recurvatum
- Tibial derotation osteotomy for internal torsion

Hip
- Psoas lengthening (intramuscular over the pelvic brim) for hip flexion
- Adductor tenotomy for scissoring gait or early hip subluxation
- Varus derotational osteotomy for hip subluxation
- Pelvic shelf procedures (Salter, Chiari, ect.) for subluxation with severe acetabular dysplasia

- goal : to improve ambulation (GMFCS I~III), to improve care and comfort (GMFCS IV, V)
- indication : contractures (hinder function, hygiene), subluxation/ dislocation of joints (m/c hips), gait problems (rotational problems, lever arm dysfunction)
- timing of surgical intervention : 재발 위험이 높아 7~9세 이후(이전은 tone 치료 위주)
- 수술 전후로 comprehensive tone management가 중요함

1) Hips

(1) Prevalence of hip displacement
1/3 with CP (high risk in nonambulatory CP)

(2) Pathophysiology
- muscle imbalance between the strong hip adductors/ flexors and the weak hip abductors/extensors(원인 근육 : iliopsoas & hip adductor)
- lack of weight bearing through the hip joint in nonambulatory children

(3) Osseous deformities
femoral anteversion, acetabular dysplasia, coxa valga

(4) Surgery
- hip subluxation : hip adductor tenotomy, psoas recession, iliopsoas tenotomy, medial hamstring lengthening
- osseous deformities : periacetabular osteotomies, external rotation osteotomies of femur

(5) Hip surveillance in children with CP

- predictors : motor disability by 24 to 30 months of age
- good predictor : walk 10 steps alone by 30 months of age

(6) Surveillance

- GMFCS level과 Migration %에 따라서 6개월~1년 간격
- acetabular index, migration percentage
- acetabular index 30° 이상, migration percentage 33% 이상 시 추가 치료 요함.
- 1년마다 migration percentage 7% 이상 증가 시 주의깊은 모니터링을 요함

(7) Surgery Goal

- ambulatory : contained and stable hip
- nonambulatory : prevention of dislocation, maintenance of sitting balance, facilitation of hygiene, prevention of pain, prevention of skin breakdown, prevention of progressive scoliosis.
- hip pain : intraarticular steroid injections, salvage surgery

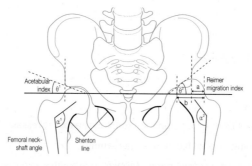

그림 6-8 Radiographic parameters for evaluation of hips in the setting of spasticity
Physical Medicine & Rehabilitation, 5th, Randall L, Braddom, Ch.47

2) Lower Limb

(1) Commonly contracted muscle in CP

biarticular m. (psoas, rectus femoris, hamstrings, and gastrocnemii)

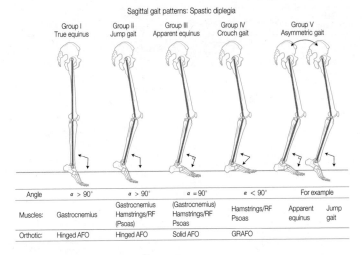

Sagittal gait patterns: Spastic diplegia

	Group I True equinus	Group II Jump gait	Group III Apparent equinus	Group IV Crouch gait	Group V Asymmetric gait	
Angle	$\alpha > 90°$	$\alpha > 90°$	$\alpha = 90°$	$\alpha < 90°$	For example	
Muscles:	Gastrocnemius	Gastrocnemius Hamstrings/RF (Psoas)	(Gastrocnemius) Hamstrings/RF Psoas	Hamstrings/RF Psoas	Apparent equinus	Jump gait
Orthotic:	Hinged AFO	Hinged AFO	Solid AFO	GRAFO		

그림 6-9 Sagittal gait patterns: spastic diplegia

Physical Medicine & Rehabilitation, 5th, Randall L. Braddom, Ch.47

(2) Scissoring gait (excessive hip adduction), stiff knee gait (overactive rectus femoris)

(3) Treatment
- Tone management before surgery
- ITB/SDR의 적응증이 되는 경우 수술을 최소화하기 위해 ITB/SDR을 먼저 시행
- Orthopedic surgeries for contractures

(4) Abnormal long-bone torsions (lever arm dysfunction or LAD)

: femoral anteversion, tibial torsion

표 6-17 Gait Deviations

Gait Deviation	Description	Causes	Surgical Treatment	Comments
Scissoring Gait	Excessive lower extremity adduction	Femoral anteversion Medial hamstring spasticity Hip adductor spasticity	Adductor tenotomy or myotomy ± hamstring lengthenings	May coexist with crouch and jump gait
Jump Gait	Excessive hip and knee flexion and ankle equinus	Multifactorial: Hamstring, psoas, rectus femoris, and gastrocnemius contractures Weakness Bony rotational deformities (lever arm dysfunction [LAD])	Usually involves extension osteotomies of the femur along with patellar tendon advancements.	Most common diplegic gait pattern in young children Jump gait may be a precursor to crouch gait.
Equinus	Gastrocnemius contracture	Spasticity of the gastrocnemius muscles	Gastrocnemius recession. In hemiplegics: Baker lengthening or tendo Achilles lengthening	A plantar flexion-knee extension couple can contribute to compensatory knee hyperextension ("recurvatum"). Rarely the soleus needs to be addressed except in hemiplegics Over lengthening (especially the soleus) may weaken the muscle and contribute to other gait abnormalities such as crouch.
Stiff knee Gait	Decreased knee flexion range of motion throughout the gait cycle	Overactive rectus femoris during swing phase	Rectus femoris transfer	Commonly observed in hemiplegics

Physical Medicine & Rehabilitation, 5th, Randall L, Braddom, Ch,47

3) Upper Limb

(1) Common functional impairments

sensation, pinch, grasp/release, reach

(2) Pattern of joint contractures

- flexor synergy
- shoulder internal rotation, elbow flexion, forearm pronation, wrist and finger flexion, thumb-in-palm deformity, swan neck deformities.

(3) Ideal candidate for surgery (significant athetoid & dystonia : do not benefit)

- motivated child with volitional use of the hand
- spasticity without fixed contractures
- reasonable sensory function (stereognosis, proprioception, light touch)

표 6-18 Operative Interventions of the Upper extremity in Cerebral Palsy

Joint	Aim	Options
Shoulder	Joint stabilization Improve external rotation Improve internal rotation	Fusion, capsular reconstructions Lengthen pectoralis major/ subscapularis; transfer LD and/ or teres major; humeral osteotomy Lengthen/release infraspinatus/teres minor
Elbow	Joint stabilization Improve extension	Fusion Lengthen biceps brachii/brachialis; BR release; flexor/pronator mass release (slide); capsulotomy
Forearm	Improve supination	Reroute, lengthen, or release PT; radius/ulna osteotomy; flexor-pronator release (slide)
Wrist	Stabilization Improve extension	Fusion Flexor tendon release; proximal row carpectomy; ECU transfer; FCU transfer to ECRB/ECRL/EDC

Thumb	Stabilization Improve extension Improve abduction	Volar plate arthroplasty; MCP fusion Release/lengthen FPL; reinforce EPL Release adductor pollicis; reinforce APL; EPL rerouting
Fingers	Flexion deformity Swan-neck deformity	FDS to EDC transfer flexor/ pronator release (slide); FDS/FDP lengthening; FDS to FDP transfer PIP joint tenodesis; central slip tenotomy; intrinsic origin release

Physical Medicine & Rehabilitation, 5th, Randall L, Braddom, Ch,47

4) Spine

(1) Scoliosis 발생률

21~76%

(2) total body involvement, functional and ambulatory status, GMFCS level와 연관됨

(3) 2 groups of scoliotic curves

- Group 1 : Curves are single thoracic or double thoracic and lumbar curves with level pelvis. Ambulatory patients (GMFCS II to III).
- Group 2 : Curves are long thoracolumbar or C-shaped curves with associated pelvic obliquity, typically associated with nonambulatory patients

(4) natural history

3~10세부터 발생하여 사춘기 성장기 때 급격히 진행함(보조기는 진행을 늦추는 효과가 매우 제한적임)

(5) 치료

- 6~12개월 간격으로 신체 검진, x-ray
- $40°$ 미만의 flexible curve : observation

- spinal instrumentation and fusion : skeletal maturity를 도달할 때까지 지연시키고, 수술 합병증의 발생률이 높기 때문에 목표설정, 환자 선택, 수술 전 준비가 매우 중요함

11. Complementary and Alternative Medicine

표 6-19 Summary of Complementary and Alternative Treatments for CP

Therapy	Theory/Benefits	Adverse Effects	Evidence	Comments
Hyperbaric oxygen	Awaken dormant brain tissue surrounding the original injury.	Ear trauma, pneumothorax, fire, explosion	Uncontrolled studies show improvements in treated children. Controlled study showed improvement in treated and control subjects.	More evidence is required before recommendations can be made
Adeli suit	Resistance across muscles can improve strength, posture, and coordination.	Discomfort from suit, expense for therapy, and for travel to centers that prescribe the suit	No conclusive evidence either in support of or against the use of the Adeli suit	
Patterning	Passively repeating steps in normal development can overcome brain injuries.	Time, energy, and expense required for treatment	Results of uncontrolled studies are inconsistent; controlled trials show no benefits.	Cannot be recommended.
Electrical stimulation				More evidence is required before recommendations can be made.
Threshold electrical stimulation	Increased blood flow from electrical current will lead to stronger muscles.	Expense for unit, generally safe	Some uncontrolled trials show subjective improvements; controlled trials are inconclusive.	
Functional neuromuscular stimulation	Increased muscle contraction will improve strength and function.	Expensive, infection from needles, discomfort	Evidence is somewhat more positive than for threshold stimulation but still inconclusive.	

Conductive education	Problems with motor skills are problems of learning; new abilities are created out of learning.	None known	Uncontrolled trials show benefit; controlled trials are mixed.	Conductive education is implemented in many different ways, making generalizations from a single program difficult.
Hippotherapy	Riding a horse can improve muscle tone, head and trunk control, mobility in the pelvis, and equilibrium.	Trauma from a fall, allergies	Uncontrolled and controlled trials show beneficial effects on body structures and functioning.	Horseback riding also increases social participation.
Craniosacral therapy	Therapy is used to remove impediments to the flow of cerebrospinal fluid within the cranium and spinal cord.	None known	No studies showing efficacy in CP; some question the basis of the intervention.	
Feldenkrais	Change of position and directed attention can relax muscles, improve movement, posture, and functioning.	None known	No studies showing efficacy in CP; studies in other conditions are equivocal.	
Acupuncture	Acupuncture can help to restore the normal flow of Qi,or energy.	Forgotten needles, pain, bruising, and infection	Uncontrolled studies show improvements in several areas; two controlled trials also showed improvements.	Appears promising, but more studies are required before specific recommendations can be made

Physical Medicine & Rehabilitation, 5th. Randall L. Braddom, Ch.47

12. Transition to Adulthood and Aging with Cerebral Palsy

- 근골격계적 상태 악화, 에너지 소모 증가, 만성 통증, 피로, 우울감으로 인하여 활동 제한, 기능 저하가 나타날 수 있음

13. Orthopedic Surgery 후 재활치료

1) 수술 후 회복 과정

수술 부위의 치유(1단계, 연부조직은 약 3주, 뼈는 약 6주) → 수술 전 상태로의 근력 강화(2단계, 6~8주) → 보행기능의 개선(3단계, 약 12개월)

2) 수술 부위 및 방법에 따른 재활치료의 내용과 시기

- 연부조직 수술 : 체중 부하는 수술 후 2~4일/능동적 관절운동은 가능한 조기에 시작
- 절골술 : 절골부위 유합이 시작되는 6~8주 후 기립 운동 및 보행 연습을 시작

3) 보조기 착용

수술 부위 보호, 변형의 재발 예방, 기능의 호전을 목적으로 필요하며 휴식 시에도 착용

- Casts, splints, plastic AFOs, or knee ankle foot orthosis (KAFO) 등을 사용함.

4) 수술 부위에 다른 재활치료 시 고려 사항

- 재활치료 공통 : 수술 근육 길이 유지, 수술 근육 및 antagonist 근육 근력 강화

표 6-20 **뇌성마비 수술 후 재활치료**

수술 부위	자세	재활치료
Hip flexor lengthening	고정은 필요하지 않음. 엎드린 자세를 취하도록 함 오래 앉지 말 것	고관절 신전과 외전, 외회전 운동
Hip adductor lengthening	외전 30° 3주간 석고 고정 또는 6주간 고관절 외전 보조기 지속 착용 후 1년 간 밤 사이 착용	수술 3일 째부터 관절 가동 범위 운동, 체중 부하 훈련
Femoral osteotomy	hip spica cast로 약 6주간 고정한 후, 석고 붕대 제거 후 적극적 재활치료 시작 고정 기간의 2배 이상의 집중 치료가 필요함	체중 부하는 점진적으로 증량 부분 체중 부하 트래드밀 등의 보조 장비를 이용하여 가능하면 조기에 보행 연습을 시작 앉기는 1시간 이상 앉지 말 것
Hamstring lengthening	슬관절을 신전 상태로 석고 고정 또는 슬관절 신전 보조기를 3주간 사용하며 무릎을 편 상태에서 다리 들어 올리는 동작은 제한	대퇴직근 전이술을 시행한 경우 수술 2~4일 후부터 부분적 체중 부하 및 능동적 슬관절 굴곡 운동을 점진적으로 시작
Achilles tendon lengthening	3~6주간 단하지 석고 고정 후 6개월 간 아킬레스건의 과도한 신전을 방지하기 위하여 고정형 단하지 보조기를 착용	수술 근육 길이 유지, 수술 근육 및 antagonist 근육 근력강화, overstretching은 crouch posture되므로 피할 것 (hinged AFO 사용 시 주의)

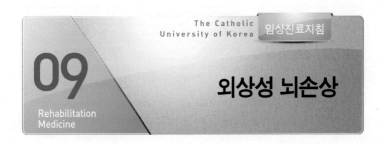

The Catholic
University of Korea 임상진료지침

09
Rehabilitation
Medicine

외상성 뇌손상

1. Injury severity

1) Glasgow Coma Scale

표 6-21 Glasgow Coma Scale for Young Children : Modification of Scoring of Verbal Responses

Verbal score	Adult and older children	Young Child
5	Oriented	Smiles, oriented to sound, follows objects, interacts
4	Confused, disordered	Cries but consolable, interacts inappropriately
3	Inappropriate words	Cries but is inconsistently consolable, moaning
2	Incomprehensible sound	Inconsolable crying, irritable
1	No response	No response

표 6-22 Pediatric Glasgow Coma Scale (PGCS)

Eye Opening		
Score	Age 1 Year or Older	Age 0~1 Year
4	Spontaneously	Spontaneously
3	To verbal command	To shout
2	To pain	To pain
1	No response	No response

Best Motor Response		
Score	Age 1 Year or Older	Age 0~1 Year
6	Obeys command	Spontaneous
5	Localizes pain	Localizes pain
4	Flexion withdrawal	Flexion withdrawal
3	Flexion abnormal (decorticate)	Flexion abnormal (decorticate)
2	Extension (decerebrate)	Extension (decerebrate)
1	No response	No response
Best Verbal Response		
Score	Age > 5 Years	Age 2~5 Years	Age 0~2 Years
5	Oriented and converses	Appropriate words/ phrases	Smiles/coos appropriately
4	Disoriented/confused	Inappropriate words	Cries and is consolable
3	Inappropriate words; cries	Persistent cries and screams	Persistent inappropriate crying and/or screaming
2	Incomprehensible sounds	Grunts	Grunts, agitated, and restless
1	No response	No response	No response

2) Posttraumatic amnesia and children's orientation and amnesia test

Children's Orientation and Amnesia Test (COAT) : 3~15 years

3) Duration of Unconsciousness

표 6-23 Rating severity of brain injury

	Mild	Moderate	Severe	Profound
Initial Glasgow Coma Scale	13~15 with no deterioration	9~12 with no deterioration	3~8	
Posttraumatic Amnesia	< 1 hr	1~24 hr	> 24 hr	
Duration of Unconsciousness	< 15~30 min	15 min~24 hr	1~90 days	> 90 days

Gabriella E. Molnar, Michael A. Alexander, Pediatric Rehabilitation. 4th ed. Philadellphia: Hanley & Belfus

2. Motor deficit

focal damage, diffuse damage, balance, tremor, dystonia, spasticity & rigidity

3. Sensory deficit

anosmia, hearing impairment, visual impairment

4. Cognitive deficit

(1) Verbal & visual intellectual functioning, attention, memory, learning, recall, academic functioning, higher order executive skills, abstract and concept learning, processing speed, visuomotor speed, adapative behavior, psychosocial functioning (학교 복귀의 어려움으로 이어짐)

(2) 평가 시 고려 사항 : Response bias, possible malingering, or variable motivation

(3) 40%에서 Behavioral problem 동반
: Anxiety, depression, atypical behavior, aggression, attitude

(4) Social functioning이 삶의 질을 결정짓는 중요한 요소이며, 학업적 성취보다 친한 친구와 친구의 수를 유지하는 것이 더 중요함.

5. Medical condition

1) Neuroendocrine dysfunction: hypothalamic or brainstem dysfunction

   : Endocrine dysfunction after TBI is common in children

   : TFT, IGF-1, IGF-BP3, cortisol, prolactin

(1) Diabetes insipidus : excessive water loss by deficiency of ADH

(2) Syndrome of Inappropriate Antidiuretic Hormone Secretion (SIADH)

    decreased urine output, hyponatremia, decreased serum osmolarity

   : fluid restriction

(3) Cerebral salt wasting : volume depleted hyponatremia

(4) Precocious puberty : advanced bone age, especially for girl

(5) Unexpected low or high body temperature: bromocriptine or morphine for central autonomic dysfunction

6. 그 외

(1) Respiratory problem

prolonged intubation, tracheostomy

(2) Gastrointestinal concerns

nutrition, tube feeding, GE reflux, GI hemorrhage

(3) Bladder management

(4) Heterotopic Ossification

14~23% in pediatric, Etidronate 금기

(5) Posttraumatic Epilepsy

- Immediate seizure $\leq$ 24 hrs, early $\leq$ 7 days, late occur anytime after within first 7 days
- Incidence early 20~39%, late 7~12%
- high risk : low GCS and younger age($\leq$ 2 yrs of age 3 fold greater risk than 2~12 yrs)
- No seizure : subtherapeutic drug can be immediately discontinued; therapeutic level-dose reduced 50% for 1 week and discontinued
- Early postperiod seizure, and no epileptic form at EEG : discontinue drug
- Seizure beyond the early posttraumatic period : continue drug
- early seizures in children are not correlated with development of late seizures; lowest clinically effective dose in order to maximize the cognitive recovery of these patients

7. Acute Management

moderate hypothermia(수상 8시간 이내 48시간 적용), neuromuscular blockage and sedation

8. Medication

- 급성기의 신경보호작용, 각성상태의 호전, 인지기능의 회복, 우울증, 행동장애 조절을 목적
- 신경흥분독성(excitotoxicity) 고려

9. Outcome

가. 평가

표 6-24 Modified Glasgow Outcome Rating Scale

Cognitive Status
0-Normal
1-Verbal communication, needs help in academic setting
2-Limited language, can express needs and wants, significant adaptation of academic setting
3-No language, responds to voices
4-Persistent vegetative state

Motor Status
0-Normal
1-Near-normal ambulation, needs supervision for ADLs
2-Ambulates with assistive devices and/or needs adaptive equipment for ADLs
3-Needs assistance for ambulation or ADLs
4-Nonambulatory, assistance for transfers, dependent for ADLs
5-No purposeful movement

Gabriella E. Molnar, Michael A. Alexander, Pediatric Rehabilitation. 4th ed. Philadellphia: Hanley & Belfus

- Glasgow Outcome Scale - Extended (GOSE), Pediatric version of the Glasgow Outcome Scale-Extended 등을 함께 사용
나. coma 기간이 짧고 어린 나이일수록 신경 가소성이 발달하여 기능적 결과가 좋음
다. 어린 나이의 Nonaccidental TBI에서 영구적인 인지장애와 감정장애 가 더 뚜렷함

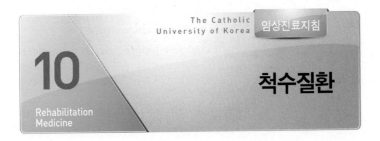

1. Etiology

Congenital	Acquired
Spinal dysraphism Ligamentous laxity in children with Down syndrome	Spinal cord injury (as a complication of birth, later trauma) Vascular events Infectious disorders (transverse myelitis)

1) Traumatic Spinal Cord Injury

(1) Unique Aspects of Pediatric SCI :

가. spinal cord injury without radiologic abnormalities (SCIWORA), upper cervical injuries, birth injuries, lap-belt injuries, delayed onset of neurologic deficits, child abuse injuries, and craniovertebral junction injuries (atlantooccipital or atlantoaxial)

나. children younger than 8 years :

① much greater mobility

② significantly higher incidences of SCIWORA(10세 이하 SCI의 60%, 10세 이상 20%)

③ delayed onset of neurologic deficits (30 min~4 days)

- Compression from an undetected unstable spine

- Vascular compromise

- Inflammation leading to expansion of an injury
- Sensory exam should be done caudal to cranial

④ more neurologically complete lesions than those of older children and adults

⑤ lateral X ray does not rule out SCI

⑥ CT and MRI can show abnormalities of ligaments, disks, and spinal cord

(2) Key anatomic difference between the child and adult spine

가. Wedge shaped vertebral bodies

나. Horizontally oriented facet joints in the younger children

다. Paraspinal muscle weakness and ligamentous injury over bony injury

라. Large head compared with body size

(3) Mobility guidelines

표 6-25 Guidelines for Pediatric SCI

Level of injury	Age	Goals	Orthotic options
C1-4	Bracing available from age 1 year-prepuberty No standing after puberty	Standing	Prone and supine standers (stationary standers)
C4-7	Encourage from ages 1~5 years Available from age 5 years-prepuberty	Static standing and mobility	As above plus parapodiums/ swivel walker/mobile standers
T1-5	Encourage ages 1~10 years after rehabilitation goals are met increase upper extremity strength/endurance; if surgery is performed, intensive gait training available postoperatively Ages 11~21 years need to meet criteria: 6 parallel bar push ups; 25 wheelchair push up; transfer level height; <20˚ of hip flexion contracture; <15˚ of ankle plantarflexion contracture	Standing and household ambulation	As above plus RGO

T6-12 and L1	Strongly encourage in ages 1~10 years	Household and limited community ambulation	Same as above
L-4	Strongly encourage for all ages	Community ambulation	Above plus HKAFOs, KAFOs, AFOs
L-5-S1	Strongly encourage for all ages	Community ambulation	Induced AFOs, GRAFOs; strongly encourage for joint protection

AFO, ankle-foot orthosis; GRAFO, ground reaction ankle-foot orthosis; HKAFO, hip-knee-ankle-foot orthosis; KAFO, knee-ankle-foot orthosis; RGO, reciprocating gait orthosis.
Source: Adapted from Betz RR, Mulcahey MJ, eds. *The Child with Spinal Cord Injury*. Rosemont, IL: American Academy of Orthopaedic Surgeons, 1996:849.
Michael A. Alexander, Dennis J Matthews, Pediatric Rehabilitation Principle and Practice, 4th ed. 2009, Demos Medical Publishing

표 6-26 Functional Independence After Spinal Cord Injury

Activities	Level of Injury				
	C1-4	C5	C6	C7	Paraplegia
Feeding	N	A	Y	Y	Y
Dressing UE	N	A	Y	Y	Y
Dressing LE	N	A	A	A	A
Bathing	N	N	N	Y*	Y
Bladder	N	Y*	A	Y	Y
Bowel	N	N	A	Y	Y
Rolling in bed	N	N	Y*	Y	Y
Transfers-level	N	N	Y*	Y	Y
Manual wheelchair	N	Y*	Y	Y	Y
Power wheelchair	Y	Y	Y	X	X
Driving	N	Y*	Y	Y	Y

N, not independent; Y, independent; A, independent with assistive devices, Y*, may be independent, but not expected;
X, not usually needed; UE, upper extremities; LE, lower extremities.
Michael A. Alexander, Dennis J Matthews, Pediatric Rehabilitation Principle and Practice, 4th ed. 2009, Demos Medical Publishing

표 6-27 Seating Systems for Children with Spinal Cord Injury

Medical Considerations	Suggested Equipment Components	Rationale	Comments
Respiratory compromised requiring daytime ventilator	Ventilator Tray	To transport ventilator	Wheelchair must have at least 1 16-inch seat width to accommodate ventilator
	Tilt-in space power option and/or power recline	Used for pressure relief and prevention of pressure ulcers; avoid transferring out of chair for catheterization for female	A tilt-in-space system maintains a consistent back (hip) angle while tilting the entire seat on its posterior axis; thus, there are no shear forces. The power recline system lowers the seat back, elevates the legs, and moves the hips into an extended position, causing shearing forces.
High tetraplegia	Elevating leg rests Arm troughs	Necessary to maintain position of legs and arms when using the tilt-in-space or power recline	
	Head rest and/or Hensinger collar	Necessary for postural alignment to promote functional abilities and to provide support for weak neck muscles	The Whitmyer SOFT head support is recommended as it is cosmetically appealing and allows for many adjustment

Medical Considerations	Suggested Equipment Components	Rationale	Comments
Spinal deformities	Lateral supports Molded seat system if severe(> 40)	Good postural alignment necessary for functional activities and appropriate sensory stimulation	Lateral supports are more easily transferred from seat to seat
Spasticity	Belts, toe and heal loops, lateral supports, molded seating system	Good postural alignment necessary for functional activities and appropriate sensory stimulation	
Hypotonicity	Thoracolumbosacral orthosis Lateral supports, molded seating system	Good postural alignment necessary for functional activities and appropriate sensory stimulation	
Hip instability /dislocation	Cut out seat for leg length discrepancy > 1 inch Molded seat	To maintain postural alignment to distribute pressure evenly	
Pressure ulcer history	Tilt-in-space or recliner system Air bladder cushion	To provide pressure relief	

Michael A. Alexander, Dennis J Matthews, Pediatric Rehabilitation Principle and Practice, 4th ed. 2009, Demos Medical Publishing

(4) Unique aspects of medical conditions associated with SCI in children

가. Pulmonary System

성인보다 소아 SCI에서 호흡기계 합병증 및 사망률이 더 높은 이유

- scoliosis로 인한 restrictive lung disease 증가
- 영아 및 유아의 미숙한 호흡기 계통 발달
- 경추 손상의 영아 및 유아에서 sleep-disordered breathing 위험 증가

나. Vascular System

청소년보다 소아 SCI에서 venous thromboembolism (VTE) 위험이 더 적음(5% 미만)

다. Bladder management : toilet training과 같은 시기에 시작하고 놀림을 받지 않도록 스스로 소변을 가릴 수 있도록 격려하는 것이 중요함.

- infant : reflex bladder emptying with a diaper
- 3 or 4 years : intermittent catheterization is started
- 5 to 7 years : self-catheterization is started

라. Bowel evacuation program : started at 2 to 4 years of age

① LMN-type

- gastrocolic reflex을 이용, 식사 후마다 변기에 앉힌 후 배변하도록 격려
- 15분을 초과하지 않도록 함

② UMN-type

-suppositories, small volume enemas (digital stimulation)

③ 기존 방법으로도 실금 발생 시 : antegrade continence enema (ACE) procedure with appendicostomy (appendix의 말단을 복벽에 연결하여 복벽 입구를 통해 enema를 주입)

마. Hypercalcemia

① common in adolescent boys within 3 months of SCI, complete high-Ievel

② 원인 : immobilization and increased bone resorption

③ 증상 : abdominal pain, N/V, malaise, polyuria, polydipsia, and dehydration

④ 치료 : hydration with saline infusion, administration of furosemide and pamidronate

F. Fractures

① 소아청소년에서 성인보다 골다공증으로 인한 골절 발생률이 더 높음(15%)

② 성인과 마찬가지로 예방법으로 체중부하, 적절한 영양, 햇빛 노출(Vit D)을 격려

G. Heterotopic ossification

① 성인 SCI와 비교하여 유의하게 적은 비율로 발생(5% 미만)

② 수상 1년 후 발생

③ 치료

- Bisphosphonate : ricket 위험이 있어 주의하여 사용

- Surgery : 유의한 기능 저하가 있을 때 시행

- Postresection radiation : 장기적인 합병증으로 인하여 흔하게 적용하지 않음

H. Orthopedic problems in growing child with SCI

① spine deformity

- 98% prevalence of scoliosis

- close observation with annual spine radiography

- curvature > 20 degrees : prophylactic TLSO is recommended

- curvature > 40 degrees : surgery

② hip instability

- 발병률 : 5세 미만 SCI는 거의 대부분, 10세 미만 SCI는 80%에서 발생함

- 원인 : 경직으로 인한 근육 불균형, femoral head와 acetabulum
  의 underdevelopment
- 결과 : 앉기나 ADL을 방해하지 않지만 pelvic obliquity와 2차적
  인 pressure ulcer를 발생시킴
- 치료법 : 구축을 예방하고 prophylactic hip abduction orthosis
  로 안정성을 제공

2) Spinal Dysraphism

(1) Definition

- It represents a group of neural tube defects caused by congenital
  dysraphic malformations of the vertebral column and spinal cord
- Often associated with other anomalies of the CNS and of
  mesodermal structures
- Decline preceded the availability of prenatal screening antenatal
  detection and consequent termination of pregnancy
- Better nutritional support and the use of folic acid

(2) Prenatal diagnosis

- Alpha fetoprotein (AFP) : between 16~18 weeks of gestation,
  reliable detection in 80% of cases
- Elevated AFP and acetylcholinesterase in the amniotic fluid
  confirm the diagnosis (elevated only in conjunction with an open
  spina bifida)
- Amniocentesis does not detect closed neural tube defects without
  leakage of fetal CSF
- Fetal USG (16~24 weeks of gestation) additional diagnostic
  method, over 90% reliability

(3) Terminology

그림 6-10 Major types of Spina Bifida

Spina Bifida Occulta	Spina Bifida Cystica		
Spina Bifida Occulta	Meningocele	Myelomeningocele	Myelocele
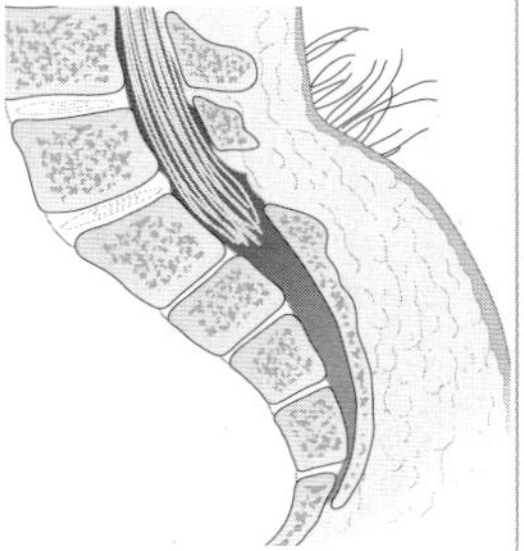	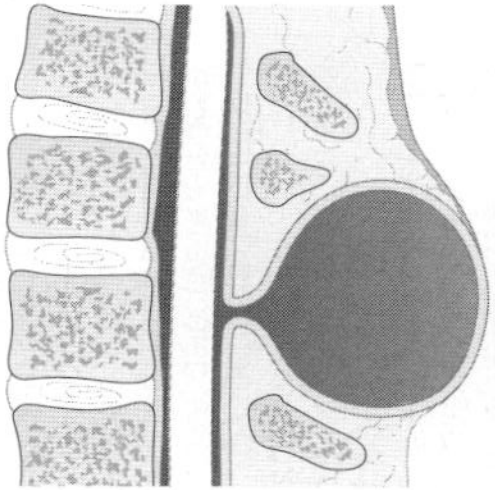	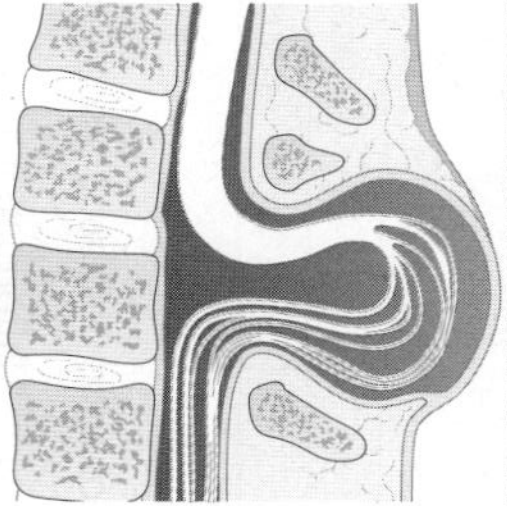	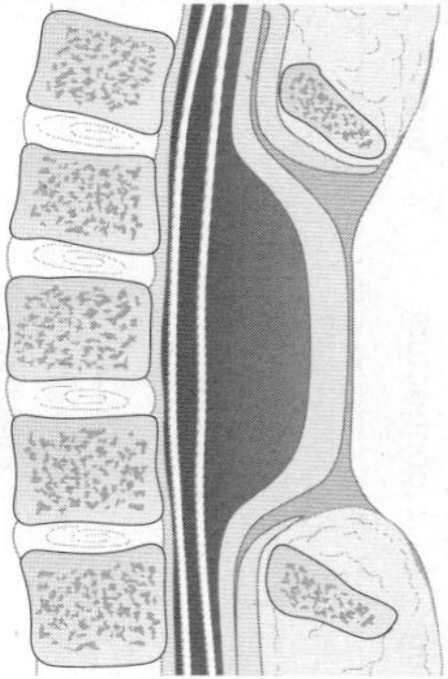
Failure of fusion of the posterior elements of the vertebrae.	The protruding sac contains meninges and spinal fluid.	The protruding sac contains meninges, spinal cord and spinal fluid.	Cystic cavity is in front of the anterior wall of the spinal cord

(4) Musculoskeletal, Sensory, and Sphincter Dysfunction by Segmental Level

level	spine	leg	contracture	foot	bladder bowel
T6-12	kyphosis scoliosis	complete leg paralysis	hip, knee flexion contracture	equinus	dysfunction
L1-3	scoliosis lordosis	early hip dislocation	hip flexion, adduction contracture knee flexion contracture	equinus	dysfunction
L4-5	scoliosis lordosis	late hip dislocation	knee extension contracture	calcaneovarus or calcaneous	dysfunction
S1-2				cavus	dysfunction
S3-4				cavus	dysfunction

(5) Associated Complications and Childhood Management

가. Central Nervous System Malformations

Spinal Cord Tethering
Distal focal abnormalities
  Thick, short filum terminale
  Supernumerary fibrous bands
  Lumbosacral tumors-lipoma, fibrolipoma, fibroma dermoid, epidermoid cyst, teratoma
  Bony vertebral ridge
  Diastematomyelia, diplomyelia, split cord
Brain stem
  Arnold-Chiari type II malformation
    kinking, inferiorly displacement of medulla

Brain stem (cont.)
    Herniation into cervical spinal canal
    Abnormalities of nuclear structures
      Dysgenesis, hypoplasia, aplasia, defective myelination
      Hemorrhage, ischemic necrosis
      Syringobulbia
Cerebellum
  Arnold-Chiari type II malformation
    Elongated vermis, inferior displacement
    Herniation into cervical spinal canal
  Abnormal nuclear structures
    Dysplasia, heterotopia, heterotaxia

Ventricular system
  Hydrocephalus
    Aqueductal stenosis, forking, atresia
Forebrain
  Polymicrogyria
  Abnormal nuclear structures
    Heterotopia-subependymal nodules
    Heterotaxia
  Prominent massa intermedia
  Thalamic fusion
  Agenesis of olfactory bulbs and tracts
  Attenuation/dysgenesis of corpus callosum

Gabriella E, Molnar, Michael A, Alexander, Pediatric Rehabilitation, 3rd ed, Philadellphia: Hanley & Belfus 225p

Shunts

① Infection
- malfunction보다 long-term morbidity가 더 높으며 ventricular meningitis를 동반한 경우 morbidity가 높음. 반복적인 감염은 인지기능에 영향을 미침
- 가장 흔한 균주 : Staphylococcus epidermidis

② Obstruction
- 50% 환자에서 revision을 요하고, revision받은 환아 중 31%에서 두 번째 revision을 요함
- chronic VP shunt를 대신하여 endoscopic third ventriculostomy가 시행될 때가 있음

③ Older children or young adults with untreated ventriculomegaly
- "arrested hydrocephalus" : 주기적인 지능검사 및 신경심리검사를 요함
- 검사결과의 차이가 없는데 방사선학적 소견만으로 shunt를 시행하는 것은 권하지 않음
- MRI 소견을 동반한 유의한 수두증 증상이 있다면 두개내압 모니터를 선시행해야 함

Arnold-Chiari type II malformation

- displacement of cerebellar tissue into the spinal canal + caudal dislocation of the lower brainstem and fourth ventricle

① 증상
- intermittent obstructive or central apnea, cyanosis, bradycardia, dysphagia, nystagmus, stridor, vocal cord paralysis, torticollis, opisthotonus, hypotonia, upper extremity weakness, and spasticity
- central ventilatory dysfunction : stridor, central apnea, and aspiration

② 치료
- careful evaluation of shunt system + hindbrain decompression
- poor preoperative prognostic signs : bilateral vocal cord paralysis, severe neurogenic dysphagia, and prolonged apnea

Hydromyelia

- dilatation of the central canal of the spinal cord

① 증상
rapidly progressive scoliosis, a change in strength/coordination of the upper or lower extremities, and spasticity

② 진단
MRI on entire neuraxis

③ 치료
Hydromyelia 수술 전 수두증 치료가 선행되어야 함

Tethered Cord SD

① 증상
increased weakness (54%), worsening gait (54%), scoliosis (51%), pain (32%), orthopedic deformity (11%), and urologic dysfunction (6%)

② 치료
early surgery로 대부분 증상은 치료가 되지만 수술이 늦으면 비가역적 기능 소실이 옴

나. Neurogenic Bladder

A. Bladder capacity

- (Age+2) × 30 mL
- Infant (Holmdahl's formula) 38 + 2.5 × Age (month) mL
- 5~15 yrs in Japan 25 × [Age (yr) + 2] mL

B. 원인

- 90%에서 불완전 또는 완전 bladder denervation → poor compliance and contractibility → unacceptable residual urine volume
- 86%에서 incompetent urethral sphincter → incontinence + intravesical pressure 상승
- 1/3에서 detrusor sphincter dyssynergia (DSD) → intraluminal pressure 상승

*sacral lesion : Overdistention of flaccid bladder → retrograde flow and reflux

thoracic lesion : Hypertonic bladder, inadequate sphincter closure, DSD

C. 자연 경과

- external sphincter가 출생 1년 후 기능 호전이 보일 수 있고 방광 기능의 변화가 있어 최소 1년 주기로 신경인성 방광 진료가 필요함
- 대부분 출생시 신기능은 정상, 진료를 보지 않으면 10세 때 신기능 저하가 관찰됨(40~90%)
- 영아기의 75%에서 요역동학검사에서 상부 요로가 정상 소견으로 관찰되고 나머지 25%에서 방광요관역류, DSD, 방광 비대, 기타 구조 이상으로 수신증이 관찰됨

*Urodynamic study

Compliance ratio < 10 : abnormal

Intravesical pressure > 40 cmH$_2$O : upper tract dilatation in 80%

D. 치료
- 1차 목표 : 신기능 보존, continence 유지를 통한 삶의 질 증진, 독립적인 배뇨
- 영아기에 정상 해부학적 소견이 관찰된 경우 : 2년 주기로 신장 초음파 시행
- 배뇨가 불완전하고 outlet resistance가 없는 경우 : Credé maneuver
- DSD, 수신증 : anticholinergic medications + clean intermittent catheterization
- 방광요관역류가 있는 경우 예방적 항생제를 대부분 처방함
- 지속적인 발열성 요로감염 또는 수신증 : 수술
- Cutaneous vesicostomy을 시행한 후 CIC을 할 수 있을 때 CIC로 전환
- 요실금 관리 : 여아는 diaper, 방관요관역류나 다량의 잔뇨가 없는 남아는 콘돔 카테터
- 1/4 환아에서만 CIC만으로 continence를 유지하지만 대부분 감소한 방광 용적과 low outlet resistance로 인하여 CIC를 4시간 미만 간격으로 자주해야 함
- 2/3 환아에서 약과 CIC로 수술 없이 continence를 유지할 수 있음
- 항콜린제 약과 보톡스로 방광 용적을 늘리는데 사용됨
- 항콜린제제와 CIC로 조절이 안되는 경우 수술을 시행
- bladder augmentation + artificial sphincter placement
- lumbar to sacral nerve rerouting
- 방광과 장 기능 호전을 위해 최근 시행되고 있으며 수술 시행 전

에는 긍정적 효과를 예측할 수 없고 하지 근약화를 유발하여 보행에 영향을 끼칠 수 있음

다. Neurogenic Bowel

  A. 20%에서 정상 배변을 하지만 이외에서 impaired rectal sensation, impaired sphincter function, and altered colonic motility로 인하여 변실금을 보임

  B. above L3 (low internal anal sphincter tone, absent sensation), low level (sensation present, but impaired)

  C. bowel continence를 결정하는 요인 : bulbocavernosus or anocutaneous reflex 보존 여부

  D. 배변 프로그램의 치료 목표 : achieve efficient, regular, and predictable emptying before the rectum becomes full enough to stimulate reflex relaxation of internal anal sphincter

  E. 치료 방법 : stool softeners, bulking agents, suppositories, digital stimulation, manual removal or enema(총론 7. 소아의 약물처방 참조)

  F. 이른 시기에 bowel continence를 성취하는 것이 유치원 등 사회생활 적응에 도움이 되지만 10대의 86%에서 배변 프로그램에서 타인의 보조가 필요한 상태임

라. Latex Allergy

마. Endocrine Disorders

  - central precocious puberty(저신장 유발, 여아에게 더 흔함, gonadotropin-releasing hormone analogues으로 치료), growth hormone deficiency(성장호르몬 치료)

바. Musculoskeletal Consideration

  A. 고관절(hip flexion deformity)

    - 원인 : 자세, hip flexor 경직(흉추 병변), unopposed hip flexors

표 6-28 Grouping and Prognostication of Motor Function by Level of Lesion

병변	기대되는 근육 기능	소아 시기의 기능적 이동성	청소년기와 성인의 기능적 이동성	흔히 사용되는 도구	보조기	Functional Mobility Scale (FMS) 분류	기능적 패턴
Lower thoracic (T11 to T12) 기능적 특징	May have some abdominal, paraspinal, and quadratus lumborum function No lower limb motor function, lack iliopsoas function	Therapeutic standing* Nonfunctional ambulation† Complete wheelchair reliance for mobility	No ambulation Complete wheelchair reliance for mobility	Standing frame* Parapodium† Wheelchair	Trunk-hip-knee-ankle-foot orthosis	1, 1, 1	Group 1*
High lumbar (L1 to L2) 기능적 특징	L1 : Iliopsoas group 2 or better L2 : Iliopsoas, sartorius, and adductors all group 3 or better May have weak quadriceps Some sensation present below hip joint Have iliopsoas function	Wheelchair reliance for distance ambulation Limited household ambulation‡	Complete wheelchair reliance for distance ambulation May exhibit nonfunctional ambulation	Wheelchair Forearm crutches Walker	Reciprocating gait orthosis Hip-knee-ankle-foot orthosis	1, 1, 1	Group 1*
Mid lumbar (L3 to L4) 기능적 특징	L3 : Meet criteria for L2 and quadriceps is group 3 or more L4 : Meet criteria for L3 with strong quadriceps and have moderate medial hamstrings Have strong knee extension Lack hip abduction	Household ambulation, limited community ambulation Partial reliance on wheelchair for distance ambulation	50% wheelchair reliance Usually maintain household ambulation with forearm crutches	Wheelchair Walker Forearm crutches	Knee-ankle-foot orthosis	3, 2, 1	Group 2 †

병변	기대되는 근육 기능	소아 시기의 기능적 이동성	청소년기와 성인의 기능적 이동성	흔히 사용되는 도구	보조기	Functional Mobility Scale (FMS) 분류	기능적 패턴
Low lumbar (L5) 기능적 특징	L5: Meet criteria for L4 and have strong medial and lateral hamstrings and tibialis anterior and posterior, have moderate hip abduction Strong knee flexion, strong ankle dorsiflexion and inversion, and great toe extension Lack active hip extension and ankle plantar flexion	Community ambulation Partial reliance on wheelchair for long-distance ambulation	Community ambulation with forearm crutches Partial reliance on wheelchair for long-distance ambulation	Wheelchair, forearm crutches	Ankle-foot orthosis	6, 6, 6	Group 2 †
Sacral (S1) (S2 to S3) 기능적 특징	S1: Meet criteria for L5 Have normal ankle dorsiflexion, inversion, eversion, and moderate ankle plantar flexion and hip extension S2 to S3: Meet criteria for S1 and have gastrocnemius and soleus Have active hip extension and ankle plantar flexion and eversion May lack foot intrinsic muscle function	Community ambulation Community ambulation	Community ambulation, partial reliance on crutch or cane in adulthood for long distances Community ambulation, may have reduced endurance and pain as a result of late foot deformities	None None	Supramalleolar foot orthosis Foot orthosis	But may be 6, 6, 3, or 6,6,4 (성인기) 6, 6, 6	Group 3 ‡

*Group 1 : 일반적인 nonambulatory/nonfunctional ambulation (pelvic elevator (quadratus lumborum) 근육이 있는 경우 집안 거동이 기능)
†Group 2 : 보조기와 보조도구를 이용한 Community ambulation; 휠체어에 부분적 의존
‡Group 3 : 발 보조기를 착용한 상태의 Community ambulation로 보조도구나 휠체어가 필요하지 않음.
Physical Medicine & Rehabilitation, 5th, Randall L. Braddom, Ch.48

    & adductors(요추 병변)

    - 치료 : Hip flexor lengthening

B. 무릎

  ① 흉추 병변에서 가장 흔함

  ② Knee flexion contracture(더 흔함)

  ③ 20° 이하의 굽힘 구축은 보행에 방해를 주지 않고 보행을 할 수 없는 환자는 구축이 더 진행되어도 기능에 방해를 주지 않음

  ④ 앉기 균형, 보행에 방해를 주는 경우 knee flexor release를 시행하며 재발율은 낮음

  ⑤ Knee extension contracture(덜 흔함)

  ⑥ Ambulatory : 보행을 보통 방해하지 않으나, 방해하는 경우 knee flexion이 90°가 되도록 serial casting을 먼저 시행하고, 여전히 보행을 방해하면 V-Y quadricepsplasty를 시행

  ⑦ Nonambulatory : 앉기, 앉았다 일어서서 이동하기를 방해함 patellar ligament 절개가 knee flexion을 도움

  ⑧ Knee pain

    - ambulatory 환자에서 흔하며 시간 경과하여 이동성을 저하시킬 수 있음

    - 원인 : valgus stress

    - anterior-medial knee laxity 및 통증의 주된 요인

    - lateral trunk sway, weak hip abductors, knee flexion 증가, external tibial torsion, and valgus foot deformity을 동반한 internal hip rotation이 원인

    - 치료 : crutch, AFO 또는 KAFO 등 보조기 : 과도한 스트레스로부터 무릎을 보호

    - distal tibial derotational osteotomy : external tibial torsion의 스트레스를 줄임

C. 발

- Myelomeningocele (MMC)에서 발과 발목 변형은 거의 대부분 발생하며 equinus contracture, clubfeet, vertical talus, calcaneal deformities with clubfeet이 가장 흔함
- 치료목표는 stable skin과 plantigrade foot이며 영아기에 splinting과 passive manipulation이 도움이 되지만 많은 경우 casting이나 corrective surgical procedures를 요함

Pure equinus 변형	-대부분 S1 innervation -흉추 및 요추 병변은 경우 gentle manipulation + serial casting을 먼저 시행 -AFO, 체중 부하 시기에 구축이 지속되는 경우 heel cord lengthening
Clubfeet 변형 (equinovarus)	-midlumbar-level -serial casting을 가장 먼저 시도 -Ponseti method : cast 후 68%에서 재발하여 수술이 필요 -수술 : 체중 부하가 가능할 때 시행(crawling 시기 수술은 재발 위험을 높힘)
Calcaneus 변형	-midlumbar-level -bracing 치료 효과가 대부분 없고 heel의 욕창을 유발, 골수염이 발생할 수 있음 -solid AFO, multiple surgical procedure
Pes cavus 변형 (intrinsic minus feet)	-학령기에는 치료를 요하지 않으나 청소년기에 2~4번째 metatarsal head로 체중이 부하되면서 피부 문제가 발생할 수 있음. -치료 : foot orthosis, custom-molded shoes를 처방하고 체중 재분배가 되지 않으면 metatarsal osteotomies를 고려
Valgus 변형	-보행하는 환아에서 흔하며 병변의 level과 관련이 없음. -medial malleolus, navicular head에 압력이 가해져 보조기 착용이 어려움

* Functional Mobility Scale (FMS)

Rating 1 : 모든 보행에서 휠체어에 의존적이며 지지 도구로 서기 또는 워
커 등으로 걸음 옮기기를 할 수 있음

Rating 2 : 워커나 프레임으로 독립적인 보행을 수행

Rating 3 : 양측 크러치로 독립적인 보행을 수행

Rating 4 : 편측 크러치 또는 양측/편측 지팡이를 이용하여 독립적인 보
행을 수행함. 집에서 가구나 벽을 잡고 걸음

Rating 5 : 보조도구 없이 평지에서 독립적인 보행을 수행함. 계단을 이
용할 때 손잡이가 필요하며 뛸 때 도움이 필요할 때가 있음

Rating 6 : 독립적인 보행이 가능하며 계단 이용이나 뛸 때 도움이 필요
하지 않음

   D. 보조기

- 종류 : AFO (m/c), parapodium(흉추 병변, upright mobility 위
함), swivel waker (trunk rotation을 통한 전진), RGO (HKAFO
+ cable system, active hip flexion이 요구됨)

- swivel walker와 RGO 중 swivel walker가 더 효율적이나 RGO
를 더 선호하는 편임

- 보조기는 효율적인 보행을 제공하지 않아 소아의 upright
mobility를 위해 대부분 사용됨

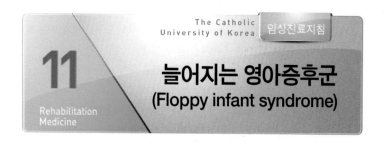

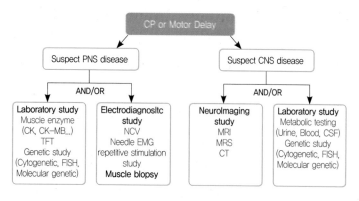

그림 6-11 운동발달지연 환자의 원인 정밀 평가 과정

1. Approach to Diagnosis

1) Physical Examination : 자세, 반사, 근육의 반동 평가

가. Pitched frog leg position

나. Scalf sign, heel-to-ear sign

다. Popliteal angle, wrist flexion, ankle dorsiflexion

라. Traction response, horizontal suspension, vertical suspension

2) Lab

CK : muscle, dystrophinopathies, inflammatory muscle disease

Electrolyte (potassium), organic acid (lactate, pyruvate), aminoacid (carnitine)

3) Genetic testing (high-resolution banding and DNA analysis)

표 6-29 Genetic Loci of Select Neuromuscular disease

Locus	Disorder
1q21.2-q23	Charcot-Marie-Tooth, type 1B
1q21-q23	Nemaline myopathy, autosomal dominant
4q35	Facioscapulohumeral muscular dystrophy
5q13	Wernig-Hoffman (infantile) spinal muscle atrophy
5q13	Kugelberg-Welander (juvenile) spinal muscle atrophy
15q	Limb-girdle muscular dystrophy
17q13.1	Charcot-Marie-Tooth, type 1A
17q13.1-q13.5	Paramyotonia congenita
19q13.3	Myotonic muscular dystrophy
19q12-q13.2	Malignant hyperthermia syndrome
19q13.1	Central core disease
Xp21.2	Duchen muscular dystrophy
Xp21.2	Becker muscular dystrophy
Xq13	Charcot-Marie-Tooth, X-linked
Xq28	Emery-Dreifuss muscular dystrophy
Xq28	Myotubular (centronuclear) myopathy

Physical Medicine & Rehabilitation, Principles and Practice 4th edi. 70. Children with Disabilities p1505

4) Electrodiagnosis

90% positive correlation with neuropathy but only 44% with myopathy

5) Biopsy of either muscle or nerve

H&E stain, APTase, NADH-trichrome, PAS, Electron microscopy

Central core disease, Nemaline myopathy, congenital fiber type disproportion myopathy, myotubular myopathy

2. Differential diagnosis

표 6-30 Differential Diagnosis of Floppy Infant Syndrome

Central disorders	
Chromosomal abnormalities	Down syndrome Turner syndrome Prader-Willi syndrome (PWS)
Inborn error of metabolism	Aminoacidopathy Hyperammonemia Lipid storage diseases Hypoglycemia Neurodegenerative diseases
Hypoxic ischemic encephalopathy	Birth asphyxia Perinatal trauma
Congenital malformation of brain development	Lissencephaly
Spinal cord disorders	Syringomyelia Spinal hypoxia
Peripheral disorders	
Motor neuron	Spinal muscular atrophy (SMA)
Nerve	Peripheral neuropathy (e.g., Dejerine-Sottas, CMT 1A, CMT 4E)
Neuromuscular junction	Congenital myasthenic syndrome Infantile botulism
Muscle	Congenital muscular dystrophies Metabolic myopathies (e.g., Pompe disease) Congenital myotonic dystrophies

3. Specific disease

1) 프라더-윌리 증후군(Prader-Willi Syndrome)

- Chromosome 15 q11-q13 PWCR (Prader-willi critical region)의 결손
- 신생아기, 영아기의 저긴장증, 영아기의 수유 장애와 성장부전
- 12개월 이후부터 6세 미만의 급격한 체중 증가, 중심성 비만
- 과식, 음식을 찾는 강박적인 행동
- 머리가 길고 좁으며, 이마 양쪽 간격이 좁고, 아몬드 모양의 눈, 윗입술 얇고 입이 작으며, 입술의 양옆이 내려와 있음(3가지 이상)
- 성선기능 저하(고환 발육장애, 잠복고환, 소음순/음핵이 없거나 미발달, 이차성징 발달지연, 불완전 발달)
- DNA 메칠화 검사(MS-PCR)

2) 척수 근위축증(Spinal Muscular Atrophy; SMA)

- Survival motor neuron gene 1 (SMN1) 동종결손, AR
- EMG : low CMAP amplitude, neurogenic MUAP with positive sharp waves and fibrillation potential

3) Congenital peripheral neuropathies

HMSN III (Dejerine-Sottas disease)

- Absent SNAPs (critical to the Dx)
- Dispersed CMAPs (small amplitude and prolonged NCV)
- Needle EMG is normal
- Nerve Bx - segmental demyelination with onion bulb formation

4) Congenital hypomyelinating neuropathy

- Extremely slow NCV (2~5 m/s), sensory response are absent
- Needle EMG is generally normal: occasional CRD and neurogenic

recruitment

5) Congential myathenic syndrome

- RNS : decremental response of at least 10% at 2 Hz stimulation

6) Botulism

- descending paralysis + frequently early involvement of cranial nerves
- RNS : Incremental response at 50 Hz stimulation (> 20% facilitation)
- needle EMG short duration, low amplitude polyphasic potentials, less commonly positive sharp waves and fibrillations

7) 선천성 근긴장성 이영양증(congenital myotonic dystrophy)

- Tenting of upper lip and temporal muscle wasting, facial weakness is frequent
- Delayed motor development, strabismus, and skeletal deformities (hip or feet)
- Baldness, gonadal atrophy, cataracts, cardiac dysrhythmias, insulin insensitivity
- Grip myotonia, percussion myotonia, greater distal than proximal weakness

  1형 : 19q13.3 DMPK gene (dystrophia myotonica-protein kinase)의 3 'UTR의 CTG 반복

  2형 : 3q21의 ZNF9 (zinc finger protein 9)의 intron 1의 CCTG의 반복

  normal motor and sensory NCS, normal EMG : myotonic discharges - after age 5 years

8) 선천성 근이영양증(congenital muscular dystrophies)

- weakness, contractures, arthrogryposis, hip dislocation

- needle EMG : low amplitude, short-duration MUAPs or no abnormalities
- laminin-2와 merosin 결핍 선천성 근이영양증(merosin-deficient congenital MD; MDC1A)
- Dystroglycan 병증(dystroglycanopathies)

  Fukuyama CMD

  muscle-eye-brain disease

  Walker-Warburg syndrome

  MDC1C

  MDC1D
- 6형 콜라젠과 Ullrich 선천성 근이영양증(Ullrich congenital muscular dystrophy)
- 사립체 질환(mitochondrial disease MD)

9) Duchenne/Becker muscular dystrophy (DMD/BMD)

- dystrophin gene sequencing으로 DMD/BMD가 확진되면 근전도나 근생검을 생략할 수도 있음
- Western blot analysis, dystrophin immunohistochemical staining
- BMD : dystrophin의 무발현으로 발현양이 감소하거나 변형된 크기의 dystrophin이 발현

10) Limb-girdle muscular dystrophy

근조직으로 alpha, beta, gamma, delta sarcoglycan, dystrophin, dystroglycan, merosin에 대한 항체를 이용하여 면역 조직화학 염색을 시행함

11) 선천성 근육병증(congenital myopathy)

- 실제 진단에 이용되는 DNA 검사법이 없어서 근생검을 통해 enzyme

histochemistry를 중심으로 하는 특수 염색을 시행하고 근육조직에서의 형태학적 특징을 관찰

- 근세관 근육병(myotubular centronuclear myopathy) : 유일하게 비정상 자발전위가 관찰
- needle EMG - normal initially or motor units may show myogenic MUAP

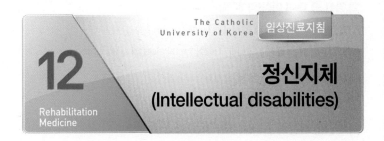

12
Rehabilitation Medicine

정신지체
(Intellectual disabilities)

1. 지적장애 DSM-V진단기준(American Psychiatric Association, 2013)

지적장애는 전반적인 지적기능의 결함으로 인하여(Criteria A), 나이, 성별 및 사회문화적 배경이 동일한 또래에 비해서 일상적인 적응 행동에 어려움이 있으며(Criteria B), 18세 미만의 발달 시기에 시작되어야 함(Criteria C). 지능지수인 IQ는 객관적으로 표준화된 검사를 사용하여 측정해야 하고 IQ 검사에서 평균보다 2표준 편차 미만의 IQ를 가진 경우를 지적기능 결여라고 할 수 있으므로 5점 정도의 측정 오류를 고려하여 70~75점 미만의 점수를 받는 것을 의미함

- 전반적 발달지연(global developmental delay) : 5세 이전에 상기 기준을 만족하는 경우

2. 원인

1) 유전(약 5%)

(1) 대사이상 : Tay-Sachs disease
(2) 단일 유전자 이상 : tuberous sclerosis
(3) 염색체 이상 : 취약 X 증후군

2) 임신 중 태내 이상(약 30%)

(1) 염색체 돌연변이 : 21번 삼염색체성 다운증후군

(2) 약물 및 감염에 의한 태내 손상 : fetal alcohol syndrome

3) 임신 및 출산과정 이상(약 10%)

영양결핍, 미숙아, 저산소증, 감염, 두뇌손상

4) 후천성 아동기 질환(약 5%)

감염, 독성물질(예, 납), 손상 및 사고

5) 환경 및 기타 정신질환(15~20%)

방임, 부적절한 양육, 자극의 부족, 심한 정신질환(예, 자폐증)

6) 불명확한 원인

3. 표준화된 인지평가

1) Bayley Scales of Infant Development : 0~42개월
   - 발달지수 Developmental Quotient(DQ)로 표시 : 70 이하 지체

2) K-WPPSI (K-Wechsler Preschool and Primary Scale of Intelligence): 3~7세

3) KEDI-WISC (Korean Educational Developmental Institute-Wechsler Intelligence Scale for Children) : 5세 이상

4) Social Maturity Test
   - 사회연령 SA (social age) : 사회연령 환산표에 의한 계산
   - 사회지수 SQ (social quotient) = SA/CA(chronologic age)*100
   - 55~74 : 교육가능급 정신지체, 25~54 : 훈련가능급 정신지체, 24 이하 : 보호급 정신지체, 지적장진단 시 참조하되, SQ 점수만으로 진단하지 않도록 함

4. 원인 질환 진단 시의 검사

1) 산전 및 출생 전후의 자세한 병력, 발달력

2) 3대에 걸친 유전 가계도

3) 이학적 검사 및 신경학적 검사, 신체적 특징, 사소한 기형, 행동적 특징의 표현형

   - 신체적, 행동적 특징이 표현되는지 지속적으로 추적

4) 유전자 검사

   1st tier : Microarray 또는 염색체 핵형 검사, FISH, 분자유전학적 검사

   2nd tier : FMR1 경미-중증도 지적장애

   　　　　　 MECP2 여아이면서 중등도-중증 지적장애

5) 일차대사 이상 선별 검사(2014 미국 소아과학회 추천)

검체	검사
혈액	amino acids homocysteine acylcarnitine profile
소변	Organic acid GAA/Creatinine metabolites Purines and pyrimidines Mucopolysaccharide screen Oligosaccharide screen

6) 뇌영상 검사 : 두위 이상(예 소두증, 대두증, 두개골 이상), 발작, 국소 신경학적 결손, 상위운동신경원 징후 등 신경학적 이상 소견 동반 시

7) 뇌파검사 : 발작, 언어퇴행(Landau-Kleffner syndrome)

8) 청력검사 : 말과 언어 영역의 발달지연 있는 경우 청력검사 권고

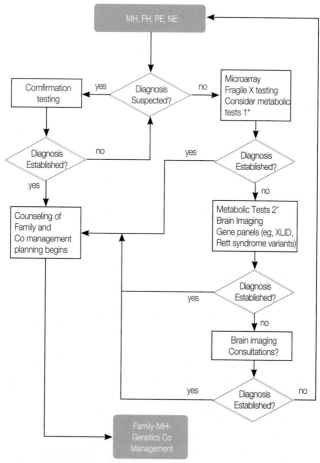

그림 6-12 원인 질환 진단 시의 검사

Diagnostic process and care planning for Subjects with Intellectual Disability, AAP guideline, Pediatrics Volume 134, Number 3, Sep 2014,

* Metabolic test 1: blood homocysteine, acylcarnitine profile, amino acids; and, urine organic acids, glycosaminoglycans, oligosaccharides, purines, pyrimidines, GAA/creatine metabolites.
+ Metabolic test 2 based on clinical signs and symptoms. FH, family history; MH, medical history; NE, neurologic examination; PE, physical and dysmorphology examination.

5. 지적장애의 동반 장애

1) 시각 장애, 청각 장애, 언어 장애, 감각기능 장애
2) 간질(경도 지적 장애에서 3~6%, 중등도에서 12~18%, 중증에서 33%)
3) 뇌성마비(경직형 사지마비와 양하지마비에서 유병률 높음)
4) 정서행동장애(주의력 결핍-과잉행동 장애, 불안장애, 우울장애, 강박 장애 등), 자폐장애 등 사회성 장애, 수면장애
   - 주의력 결핍-과잉행동 장애 : 지속적인 주의력 산만, 과다활동, 충동성
   - 자폐장애 : 사회적 상호작용과 의사소통의 장애, 제한적이고 반복적인 상동적 행동
   - 동반장애 확인을 위한 검사 : AEP, VEP, EEG, 청력 검사 (Threshold AEP)

6. 지적장애의 분류

표 6-31 이전 지적장애의 분류(DSM 5부터 IQ 점수와 적응행동으로 구분)

정도	IQ 점수	표준편차	빈도(%)	교육 수준	지원 수준
경증	55~70	2~3	80~85	교육가능	간헐적
증등도	40~54	3~4	12	훈련가능	제한적
중증	25~39	4~5	7	훈련불가능	포괄적
최중증	25 미만	>5	1	훈련불가능	전반적

7. 보건복지부 장애등록 기준(2013년 개정판)

- 1급 : IQ < 35, 일상생활과 사회생활 적응이 현저히 곤란, 일생동안 타인의 보호 필요
- 2급 : 35 ≤ IQ < 50 일상생활 단순한 행동 훈련 가능, 감독과 도움 하에 복잡하지 않고 특수기술을 요하지 않는 직업을 가질 수 있음

- 3급 : 50 ≤ IQ < 70 교육을 통한 사회적, 직업적 재활 가능

8. 정신지체의 원인이 되는 흔한 증후군

1) Down's Syndrome

(1) 원인

trisomy21, 21 translocation to 13, 14, 15, 22, mosaicism

(2) 신체특징

납작한 얼굴, 약한 모로 반사, 저긴장증, 과다한 관절 운동, 목부위 피부 과잉, 경사진 안검렬, 골반 이형성증, 외이 기형, 제5중수지 형성 이상, 단일 손바닥 주름

(3) 평가

가. 출생 : 염색체 핵형검사, 유전상담, 심초음파, 백내장, TFT, PEx & inspection, 부모교육 지지

나. 1개월~1세 : 심장 재평가, 청력검사(6 m), 성장검사, 부모 교육 지지, 조기 중재

다. 1~12세

- 매년 : 구강검사(3세 이후는 년 2회), 시력, 청력, TFT, 이학적 검사, 신경학적 검사

- 기타 : 경추 방사선(3세, 12세), 키, 몸무게 감시, 학교 진도 감시, 신체활동, 여가참여, 가족교육지지

라. 13~18세

- 매년 : TFT, 이학적, 신경학적 검사, 청력(최소 2년에 한 번)

- 기타 : 시력검사, 경추 방사선(18세), 초경 이후(산부인과 검사), 성적 문제 토의, 직업훈련 감시

(4) 근골격계 문제

- pes planus, metatarsus primus varus, hallux valgus, patella insufficiency
- hip disorder : dislocation or dysplasia
- Occipito-Atlanto-Axial instability : atlanto-dens interval (ADI) > 4.5~5 mm

2) Fragile X Syndrome

(1) Xq27.3의 FMR1 gene (fragile X mental retardation gene-1)의 CGC 염기 반복

(2) 신체특징 : 큰 얼굴, 크고 뚜렷한 귀, 거대 고환, 높은 구개아치, 부드러운 피부, 과다한 관절 가동 범위, 관절의 아탈구, 평발, 오목가슴, 승모판 탈출증 및 대동맥 기저부 확장, 사시, 굴절이상, 안검하수

3) Prader-Willi Syndrome

늘어지는 영아 증후군에서 기술됨

4) Williams Syndrome

(1) 7q11.23의 일레스틴과 LIM kinase 효소의 유전자 결핍(ELN gene)

(2) 신체특징 : 요정같은 얼굴, 혈관 협착, 정신지체, 고칼슘혈증, 음악과 언어 발달에 재능 있으나 시각적 인지 및 시각 공간의 인지 능력 저하

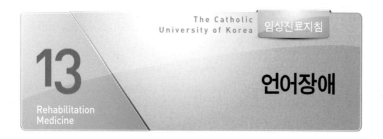

언어장애

1. 언어장애의 분류

1) 발달성 언어장애, 단순 언어장애(specific language impairment, SLI)

- 언어능력이 정상보다 지체
- 지능이 정상 범주(비언어성 지능지수가 85 이상)
- 청력에 이상이 없음
- 뇌전증이나 뇌성마비, 뇌손상과 같은 신경학적 이상을 보이지 않아야 함. 뇌전증이나 신경학적 문제로 인해 약물을 복용한 경험이 없어야 함
- 말 산출과 관련된 구강구조나 기능에 이상이 없음
- 사회적 상호작용 능력에 심각한 이상이나 장애가 없어야 함
  (1) 표현성 언어장애
  (2) 수용성, 표현성 혼합 언어장애

2) 조음장애

- 혀, 입술, 치아, 입천장 등의 조음기관의 이상으로 발음이 제대로 되지 않는 경우
- 음소의 첨가 또는 생략, 대치, 왜곡

- 설소대 단축, 치열 배열의 이상, 언어발달 지체, 구개파열, 뇌성마비, 실어증, 청각장애 등
- 아동이 모든 말소리를 완벽하게 발음할 수 있게 되기까지는 대략 7~8년이 걸림

표 6-32 **음소발달단계**

연령	음소 발달단계			
	완전 습득 단계 (95~100%)	숙달 단계 (75~94%)	관습적 단계 (50~74%)	출현 단계 (25~49%)
2;0-2:11	ㅍ, ㅁ, ㅇ	ㅂ, ㅃ, ㄴ, ㄷ, ㄸ, ㅌ ㄱ, ㄲ, ㅋ, ㅎ	ㅈ, ㅉ, ㅊ, ㄹ	ㅅ, ㅆ
3;0-3:11	ㅂ, ㅃ, ㄸ, ㅌ	ㅈ, ㅉ, ㅊ, ㅆ	ㅅ	
4;0-4:11	ㄴ, ㄲ, ㄷ	ㅅ		
5;0-5:11	ㄱ, ㅋ, ㅈ, ㅉ	ㄹ		
6;0-6:11	ㅅ			

김영태(1996) 그림자음검사를 통한 2~6세 아동의 자음정확도 연구, 말·언어장애연구, 1, 7-33p

3) 음성장애

- 성대 구조나 성대 기능 이상으로 인항 장애, 음도, 강도, 음질의 장애

4) 유창성 장애

- 말더듬 : 생리적, 기질적, 유전적, 심리적, 환경적, 학습적 요인이 복합작용, 심리요인은 악화 요인
- 발달성 말더듬 : 2~6세 발달 과정에서 유래되며 몇 주, 몇 달만에 대부분 자발적으로 없어짐

5) 청각장애

- 청각장애의 정도에 비례하여 나타나며 선천성 장애가 가장 심함
- 청능 훈련 후 말과 언어에 대한 훈련이 필요함

6) 읽기장애

- 책을 읽을 때 정확도, 속도, 이해력이 자신의 생활연령, 지능, 교육정
  도에 비해 현저히 떨어지는 경우

7) 질환과 동반된 언어장애

- 정신지체, 자폐아, 뇌성마비, 뇌전증 아동 등

2. 소아 언어장애의 평가

1) 즉각적인 언어평가가 필요한 경우(언어 발달 이정표는 표 6-4 참고)

- 12개월까지 옹알이를 안 하는 경우
- 12개월까지 손이나 자세로 지적하지 못하는 경우
- 16개월까지 한 단어도 못하는 경우
- 24개월부터 2개의 구절을 말 못하는 경우
- 24개월까지 이해할 수 있는 말을 못하는 경우
- 어떤 나이건 언어적 능력이 퇴행하는 경우

2) 진료실에서의 평가

- (1) 과거력 : 출산, 성장 병력(임신 중 약물복용, 출생 시 산소결핍증, 저체
  중아, 구순-구개열)
- (2) 가족력 및 성장 환경 : 부모, 형제의 언어관련 병력, 교육 가정환경, 주
  양육자, 어린이집 등원 여부
- (3) 발달력 : 인지 및 신체발달
- (4) 사회성 발달 및 상호작용 : 눈 맞춤, 착석, 엄마와의 분리불안, 주의력,
  과다행동, 또래와의 관계
- (5) 이학적 진찰 : 아이의 외관, 악안면 구조, 구강 운동 및 구강 구조, 호
  흡 양상, 청력에 대한 견해
- (6) 언어평가 : 시어시작 시기, 언어발달 과정, 어휘력, 단어 연결, 표현력과

이해력 습득 확인

조음장애의 경우 간단한 그림조음 검사, 단어 모방력 검사

(7) 청력검사 : AEP threshold, Play audiometry, Pure Tone Audiometry 등

3) 언어치료실에서의 평가

(1) 음운론적 능력 평가 : 그림자음 검사, 우리말 조음-음운평가(U-TAP), 한국어발음 검사

(2) 형태론 및 구문론적 능력평가 : 한국-노스웨스턴 구문선별 검사, 문장이해력 검사, 구문의미 이해력 검사

(3) 의미론적 능력 평가 : 언어 이해-인지력 검사

(4) 화용론적 능력 평가 : 언어문제해결력 검사

(5) 어휘력 검사 : 그림어휘력 검사, MCDI-K (MacArthur communicative Development Inventory)

(7) 유창성 검사 : 파라다이스 유창성 검사

(8) 전반적 언어발달 검사 : PRES, SELSI

(9) 학령기 언어평가 : 학령기 아동언어 검사(LSSC)

표 6-33 소아의 언어장애 평가 도구

검사명	검사 목적	검사 대상
영유아언어발달 선별 검사 (SELSI)	언어발달 지체를 조기에 선별	생후 5~36개월 사이의 정상아 동과 언어발달장애 아동
취학 전 아동의 수용언어 및 표현언어 척도(PRES)	취학 전 아동의 수용 및 표현언어 를 측정하여 언어발달 지체 판별	1세 7개월~6세 6개월의 정상 아동 및 언어발달 지체 아동
수용 표현 어휘력 검사 (REVT)	수용 표현 어휘 능력을 측정	2세 6개월부터 성인
언어문제해결력 검사 (Test of Problem Solving)	학령전기, 학령기 아동의 언어를 통한 문제해결 능력을 측정	5~12세 아동, 언어적 추리력 이 부족한 아동, 학습장애 아동
유창성 검사(P-FA)	말을 더듬는 빈도 및 신체적 부수 행동 평가	학령 전기, 학령기 아동 및 성인
보스톤이름대기검사(아동 용)-표현어휘(K-BNT-C)	시각적 인지력과 단어 인출력 측정	3~14세 11개월

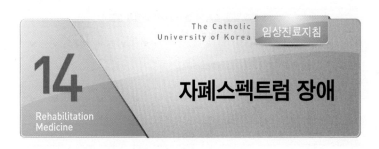

The Catholic
University of Korea 임상진료지침

14

Rehabilitation
Medicine

자폐스펙트럼 장애

(1) 자폐스펙트럼 장애 진단기준 및 위험 지표

A. 사회적 의사소통 및 사회적 상호작용의 지속적인 결함	4 개월	9 개월	18 개월	30 개월	42 개월	54 개월	66 개월
1. 사회적-감정적 상호성의 결함							
이름을 불러도 돌아보지 않는다.		✓	✓	✓	✓	✓	✓
얼러주거나, 함께 놀아주거나, 칭찬을 해도 미소를 보이지 않는다.		✓	✓	✓	✓	✓	✓
낯선 것을 접하거나 놀랐을 때에도 부모를 살피거나 쳐다보지 않는다.		✓	✓	✓	✓	✓	✓
손가락으로 대상을 가르키지 못한다.			✓	✓	✓	✓	✓
다른 사람의 행동을 모방하지 않는다.			✓	✓	✓	✓	✓
관심 있는 물건이나 대상이 있으면 보호자에게 보여준다.			✓	✓	✓	✓	✓
주고받는 대화에 참여하지 못한다.					✓	✓	✓
2. 사회적 상호작용을 위한 비언어적 의사소통의 결함							
눈을 마주치기 어렵다.		✓	✓	✓	✓	✓	✓
얼굴표정이 무표정하다.		✓	✓	✓	✓	✓	✓
다양한 제스처를 사용하지 못한다.			✓	✓	✓	✓	✓

3. 관계 발전, 유지 및 관계에 대한 이해의 결함						
익숙한 사람을 만나도 무관심하거나 거의 반응이 없다.		✓	✓	✓	✓	✓	✓
놀잇감을 기능에 따라 조작하는 기능놀이를 하지 못한다.				✓	✓	✓	✓
상징놀이를 하지 못한다.				✓	✓	✓	✓
또래에게 관심을 보이지 않는다.				✓	✓	✓	✓

B. 제한적이고 반복적인 행동이나 흥미, 활동(연령별 차이 없이 증상의 유무로 판단함)

1. 상동증적이거나 반복적인 운동성 동작, 물건 사용 또는 말하기

자신의 몸이나 물건으로 반복적인 행동을 보인다(예: 손, 손가락 또는 몸 전체로 하는 반복적인 행동, 물건이나 놀잇감을 반복적으로 움직이는 행동, 자해행동 등).

사물이나 장난감을 원래의 용도에 맞지 않게 사용한다(예: 놀잇감을 한줄로 세우거나 배열하기, 물건의 색, 형태 등에 따라 분류하거나 짝짓기, 물건을 반복적으로 던지거나 굴리기 등 특이한 방식의 놀이, 자동차 바퀴, 선풍기 팬 등 물건의 특정한 부분에 집착하는 행동 등).

반복적인 이야기나 독특한 말의 사용(예: 매체나 책에서 보거나 들었던 광고문구, 노래 등을 반복해서 따라하기, 주변인들이 자주 사용하는 말을 반복해서 따라하기, 다른 사람의 끝말을 그대로 따라하기, 상황에 관계없이 혼자 중얼거리기, 자신이 하고 있는 일을 중계방송하기, 반복적인 질문 등).

2. 동일한 것에 대한 고집, 일상적인 것에 대한 융통성 없는 집착, 또는 의례적인 언어나 비언어적 행동 양상

동일한 것을 고집하는 행동을 보인다(예: 변화를 거부하고 익숙한 것만 고집함, 일상생활에서 순서를 고집하고 다른 사람에게도 강요함, 물건을 자신이 정해놓은 위치에 놓거나 자신이 정한 방식으로 배열하기를 고집함).

반드시 해야 하는 의식적인 행동이 있다(예: 어떤 일을 하기 전에 특별한 의식 수행하기, 특정한 언어적 표현을 듣고 싶어하고 주변 사람들에게 강요함).

3. 강도나 초점에 있어서 비정상적으로 극도로 제한되고 고정된 흥미

정도가 심하거나 독특한 관심사나 흥미를 가지고 있다(예: 일반적으로 아이들이 관심을 보이는 주제에 정도가 지나치게 집착함, 일반적으로 아이들이 관심을 보이지 않는 특수한 주제에 지나치게 관심이 많음, 특정 영역에만 몰구하고 우수한 능력을 보임 등).

4. 감각정보에 대한 과잉 또는 과소 반응, 또는 환경의 감각영역에 대한 특이한 관심

감각적으로 유별난 관심을 보인다(예: 시각, 청각, 후각, 미각, 촉각 등의 유별난 관심).

감각적 측면에서 예민성 혹은 조절의 어려움이 있다(예: 감각에 대한 지나친 예민성이나 둔감함, 전정감각, 고유수용감각에 어려움 등).

(2) 자폐스펙트럼의 임상적 유전학적 평가(2013 American College of Medical Genetics Guideline)

1st tier

- 3대 가족력 및 가계도 분석
- 알려진 증후군이나 관련된 질병을 확인하기 위한 초기 평가, 얼굴 생김새 이상에 대한 특별한 주의를 기울인 조사, 특정 증후군 진단이 의심되면 표적 검사를 진행, 적절한 임상적 지표가 있으면 대사 또는 미토콘드리아 검사 진행
- 염색체 마이크로어레이 : oligonucleotide array-comparative genomic hybridization 또는 단일염기 다형성 어레이
- 취약X증후군에 대한 DNA 검사(남자에서만 기본시행, 여자에서는 가족력, 표현형 등 의심소견이 있을 시에만 시행)

2nd tier

- 모든자폐스펙트럼장애 여자 환자에서 MECP2 sequencing
- 표현형에 의심이 갈 때 남자환자에서 MECP2 duplication 검사
- 두위가 평균 2.5 SD 이상일 때 PTEN (Phosphatase and tensin homolog) 검사
- 소두증, 퇴행, 경련, 혼미, 코마 병력 등 특정 지표가 있을 때 뇌 자기공명 영상

(3) 자폐관련 유전적 증후군

22p11.2 duplication syndrome, 엔젤만 증후군, 차지(CHARGE syndrome), 드랑게 증후군, 취약 X 증후군, 결절성 경화증

(4) 자폐스펙트럼장애 환자의 치료- 조기발견, 생애 주기별 치료

가. 자폐팩트럼 환자의 핵심 증상 치료

- 부모 중재 활동, 또래활용중재, 중심축 반응 훈련, 자기관리, 사회 기술 훈련, 과학기술을 이용한 중재, 비디오 모델링

나. 자폐스펙트럼장애 환자의 행동문제 치료(포괄적 치료)

- 응용 행동 분석(Applied Behavior Analysis, ABA) - Treatment and Education of Autistic and Communication Handicapped children, TEACCH
- Early intensive behavioral intervention, EIBI
- Early start denver model

다. 약물치료

- Risperidone, Aripiprazole, Methylphenidate, Olanzapine

라. 공존증상 치료

- ADHD, 불안장애 및 분노조절문제, 행동문제와 자극과민성

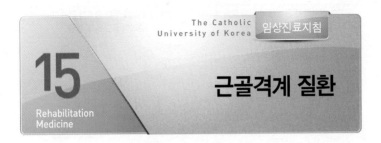

근골격계 질환

1. 근골격계 발생(그림 6-13)

2. Idiopathic Scoliosis

1) Definition : >10 degree, with or without rotatory component

참고 : thoracic kyphosis > 45 degree

2) Classification

(1) infantile < 3 years : may spontaneous resolve

(2) juvenile 3~10 years : usually will not spontaneously resolve

(3) adolescent 10 years : dependent on age of onset and size of curve

3) Evaluation(그림 6-14)

(1) Cobb angle

(2) Nash and Moe grade of rotation

(3) Adam's forward bend test : flexed forward, look at the shape of the rib cage for prominence

(4) upper-limb length : acromioclavicular jt to the radial styloid

(5) lower-limb length : ASIS to the medial malleolus

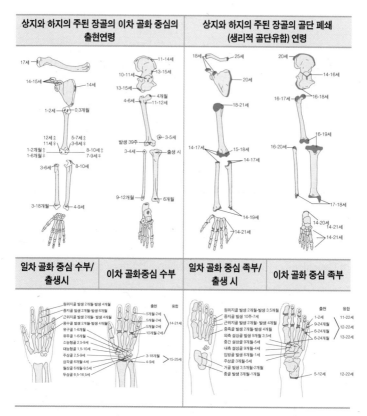

그림 6-13 소아의 일차, 이차 골화 중심
Pediatric Rehabilitation 3rd, GE Molnar, MA Alexander
대한소아재활의학회, 소아재활의학, 1st ed. 2006, 군자출판사

(6) MRI indication : abnormal neurologic sign, neck pain, back pain, headache, left thoracic curve, hyperkyphosis, lower extremity asymmetric atrophy, pes cavus

4) Prognosis : main determinants of progression

(1) patient gender : female 10 times higher than males

(2) future growth potential (Tanner stage and the Risser grade)

(3) the curve magnitude at the time of diagnosis

(4) time of menarch

(5) 25° 이하에서는 progression 하지 않는 경우가 많고 45° 이상에서는 brace가 ineffective

(6) highest risk child for progression : thoracic curve를 가진 premenstrual girl

age (yrs)	Curve Magnitude	
	5~19°	20~29°
≤ 10	45%	100%
11~12	23%	61%
13~14	8%	37%
≥ 15	4%	16%

Eur Spine J (1998) 7 : 270-277

Curve Magnitude	Age (yrs)		
	10~12	13~15	≥16
≤ 19	25%	10%	0%
20~29°	60%	40%	10%
30~59°	90%	70%	30%
≥ 60°	100%	90%	70%

Risser Grade	Curve magnitude and associated progression rate	
	5~19°	20~29°
0~1	22%	68%
2, 3, 4	1.6%	23%

5) Treatment

표 6-34 Treatment and Referral Guidelines for Patients with Scoliosis

Curve (degrees)	Risser grade	X-ray/refer	Treatment
10 to 19	0 to 1	Every 6 months/no	Observe
10 to 19	2 to 4	Every 6 months/no	Observe
20 to 29	0 to 1	Every 6 months/yes	Brace after 25°
20 to 29	2 to 4	Every 6 months/yes	Observe or brace*
29 to 40	0 to 1	Refer	Brace
29 to 40	2 to 4	Refer	Brace
> 40	0 to 4	Refer	Surgery†

* - if the patient is Risser grade 4, probably only observation is warranted.
† - if the patient is Risser grade 4, surgery can be delayed.

6) Brace

- apex가 T9 level 이하 : TLSO
- T8 level 이상 : Milwaukee brace (CTLSO)
- high level curve T1 to T5 of double thoracic pattern : trapezius pad mounted on a Milwaukee
- single lumbar curve : dynamic LSO
- low thoracic & thoracolumbar curve : TLSO
- 대개의 경우 22hr full time schedule로 시작하여 조절
- growth가 다 이루어질 때까지 orthosis를 full time 착용
- gradual weaning

Risser grade	cobb's angle

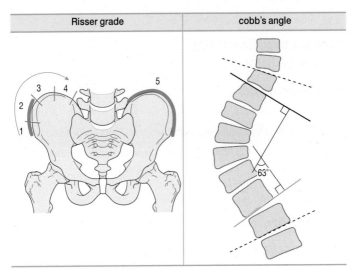

그림 6-14 Evaluation of the Scoliosis

3. Torticollis(사경)

1) Abnormal postures of the head and neck

cf) laterocollis(측경) : 관상면상에서 두경부를 우측 혹은 좌측으로 기우는 경우 cervical dystonia(경부 근긴장이상증) 연축성 사경

2) Classification

(1) Congenital muscular torticollis(선천성 근성 사경)

sternocleidomastoid muscle의 종괴 또는 단축, 두부는 이환된 근육쪽으로 기울어져 있고, 턱은 반대방향으로 돌아가있는 자세

가. SCM tumor, fibromatosis collis(종괴형)

나. muscular torticollis(단축형, 근성 사경)

(2) Postural torticollis(자세성 사경)

정상 초음파 소견인 경우

(3) Secondary torticollis

안성 사경(Superior oblique muscle, 상사근마비), Klippel-Feil syndrome, Grisel syndrome, Sandifer syndrome, posterior fossa (brain) & spinal tumor, neck abscess, Chiari malformation, hematologic malignancy, agenesis of SCM, Sprengel's deformity

3) Physical exam

mass at SCM m, tilt to affected side, rotated to unaffected side

4) Diagnostic work up

(1) neurologic exam, physical exam, x-ray (cervical & thoracic spine, clavicle)

(2) neck ultrasonography : depth ratio affected SCM/ unaffected SCM

(3) hip ultrasonography for R/O DDH (4.5~12%)

(4) consult opthalmology to rule out strabismus, nystagmus in postural torticollis patients, Bielschowsky head-tilt test(상사근마비 경우)

5) Treatment

(1) Physical therapy

stretching, positioning(근성, 자세성 사경의 경우)

tilt to unaffected side, rotated to affected side until LOM < 5

- home treatment : neck LOM < 10

- manual stretching : neck LOM > 10, no improvement with home treatment during 1 month

(2) Operation

no improvement after 3~6 months of stretching exercise

6) Complication

(1) plagiocephaly

(2) facial asymmetry

표 6-35 사경의 감별질환

선천성	후천성
선천성 근성 사경(congenital muscular torticollis) 경부섬유종(fibromatosis colli) 또는 흉쇄유돌근 종양 선천성 척추 이상 클리펠-페일 증후군(Klippel-Feil syndrome) 선천성 척추 측만증 반척추	**안구성** 상사시, 안구진탕 **신경성** 뇌와 경추의 공간점유병변, 근긴장 이상 또는 연축성 사경 (Spasmodic torticollis) **염증성** 연소성 류마티스 관절염 **감염성** 편도염, 선염, 인두 후부 농양 **경추 병변** 척추 내 디스크 석회화, 환추축성 아탈구, 외상 **기타** Sandifer 증후군, 약물유발 반응, 양성 발작성 사경, 자세성 유아의 앙와위 수면자세

Physical Medicine & Rehabilitation, 5th. Randall L. Braddom
소아재활의학 2nd Edition, 대한 소아재활의학회 15. 근골격계 질환

4. Brachial Plexus Injury

1) Epidemiology

- Most common location of injury at upper trunk, known as Erb's Point

2) Complication and deformity

- internal rotation, elbow flexion contracture / forearm supination, wrist deformity
- glenohumeral dysplasia, posterior shoulder dislocation

3) Prognosis

- At 2 months, returns of partial antigravity elbow flexion suggests that the patient will have a full neurologic recovery
- If biceps function has not returned by 3 months, the patients will rarely have complete recovery and will likely to decreased shoulder strength and range of motion
- Prenic n injury, Horner's syndrome: poor prognosis, as with nerve root avulsion

4) Classification

Narakas classification : I-IV

- I : C5-C6 Erb's palsy, 46% of the patients, 80% of these patients make a full recovery
- II : C5-C7 (extended Erb's palsy), 30% of the patients, 60% of these patients make a full recovery
- III : C5-T1, total plexopathy (flail extremity)
- IV : C5-T1, total plexopathy (flail extremity) + Horner's syndrome

5) Management

- frequent stretching of shoulder immediately
- if clavicle and humerus fracture : stretching begin at 3~4 weeks
- pinning the end of a long sleeve shirt to the diaper waist to avoid stretching of the shoulder capsule

- prone propping and wheelbarrow walking strengthen the shoulder girdle, eliciting righting reactions, strengthen deltoid, triceps, and wrist extensors. active reaching in all directions is encouraged
- Narakas type III, IV : microsurgery if no recovery of wrist and hand function at 3 months
- absence of biceps function with little or no hand function is an indication for early exploration at 3 months
- early microsurgical procedure(< 9 months) : nerve grafting, nerve transfer (accessory to suprascapular n, triceps motor branch to axillary n, ulnar n branch of extrinsic fascicles to biceps motor branch) surgical neurolysis of scars, end-to-end anastomosis with microsurgical fascicular repair, and cable graft of nerve rupture
- delayed secondary procedure : Subscapularis release, latissimus dorsi transfers can improve either elbow flexion or extension while shoulder abduction can be improved if coupled with trapezius transfer

5. Developmental dysplasia of hip joint (DDH)

영유아기 고관절은 골조직보다 연부조직이 더 많고 capital femoral epiphysis가 생후 4~6개월 사이에 골화되기 때문에 초음파 검사가 더 많은 정보를 제공함. 위험군에 속한 환아들은 생후 4~4주 초음파로 선별검사를 해야 함. 생후 4~6개월이 되면 단순방사선 검사가 진단에 도움이 되며, 생후 1세 이후에는 고관절의 발달과 이형성의 잔존 또는 재발을 평가하는 표준적인 방법이 됨.

(1) Graf classification by ultrasonography

Class	Alpha	Beta	Description	Treatment
I	> 60°	< 55°	Normal	None
IIa	50~60°	55~77°	Immature(< 3 mo)	Observation
IIb	50~60°	55~77°	≥ 3 mo	Pavlik harness
IIc	43~49°	> 77°	Acetabular deficiency	Pavlik harness
IId	43~49°	> 77°	Everted labrum	Pavlik harness
III	< 43°	> 77°	Everted labrum	Pavlik harness
IV	Unmeasurable	-	Dislocated	Pavlik harness/closed vs. open reduction

(2) Radiographic measurements in DDH

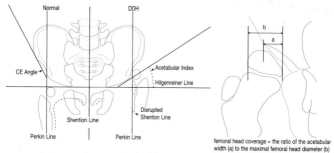

그림 6-15 Radiologic evaluation of the developmental hip dysplasia

Developmental dysplasia of hip: increased acetabular index, a break in Shenton's line, and displacement of the femoral head (lateral to Perkin line and superior to Hilgenreiner line), which may not ossified.

(3) Physical exam and sign of developmental hip dysplasia

- Ortolani sign : flexion & abduction - reduction → clunk
- Barlow sign : slow adduction dislocation → clunk
- Asymmetry of thighs with limited abduction
- Galeazzi sign : asymmetric knee levels when hips & knees

fully flexed in supine position femoral shortening
- Trendelenburg gait

Ortolani test	Barlow test
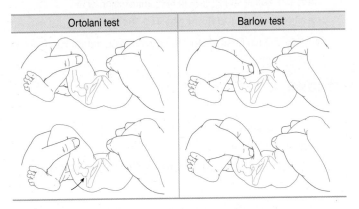	

그림 6-16 Physical exam and sign of developmental hip dysplasia

(4) Treatment

Consultation to the orthopedic surgeon (Pavlik harness, Von Rosen Splint, closed vs. open reduction, hip spica cast)

6. Torsional Disorder

1) 염전변형 Torsional Deformities

(1) 명칭
- 전향(version) : 정상 범위 안에 속한 장골의 회전
- 장골 전향(tibial torsion) : 슬관절 회전축과 횡과축(transmalleolar axis)이 이루는 각도로 정상인에서는 횡과축이 외측을 향하고 있음

- 대퇴전향(femoral version) : 원위 대퇴골의 횡과축(transcondylar axis)과 횡경축(transcervical axia)이 이루는 각도로, 정상적으로 대퇴골두가 횡과축보다 전방을 향하는 anteversion 상태
- 염전(torsion) : 정상 범위에서 2SD 이상 벗어난 상태, medial femoral torsion, medial tibial torsion 또는 antetorsion, retrotorsion 등으로 표현할 수 있음

(2) 정상발육

- 회전은 태생 7주에 시작(상지 : 외회전, 하지 : 내회전)하여 출생 후 견관절에서 상완골은 retroversion, 고관절에서 대퇴골은 anteversion 상태를 나타내게 됨
- Femoral anteversion : (출생 시) 약 45° → 성장함에 따라서 감소 → (성인) 약 10°
- Tibial torsion : (출생 시) 약 5° 외회전 → 성장함에 따라서 증가 → (성인)약 외회전 15°
- 어린 소아에서 흔히 보이는 대퇴골 및 경골의 내회전 형태는 나이가 들면서 감소함

(3) 염전변형의 평가

Step 1 : Look patella facing → Step 2 : Evaluate foot progression angle → Step 3 : Evaluate hip rotation, femoral anteversion → Step 4 : Evaluate thigh foot angle, bimalleolar axis → Step 5 : Intermalleolar & Intercondylar distance → Step 6 : Evaluate for foot deformity

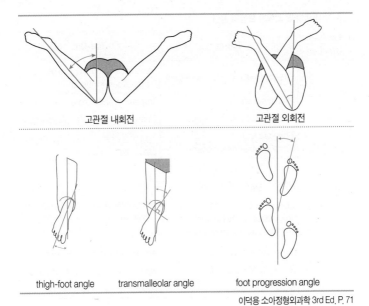

고관절 내회전   고관절 외회전

thigh-foot angle   transmalleolar angle   foot progression angle

이덕용 소아정형외과학 3rd Ed. P. 71

표 6-36 하지 회전 변형의 이학적 검사

Measurement	Normal Values	Significance
Medial rotation	20~60	Femoral anteversion
Lateral rotation	30~60	Femoral anteversion
Thigh-foot angle	0~+20	Tibial torsion
Foot-progression angle	-5~+20	Nonspecific
Foot lateral border	straight	Metatarsus adductus

표 6-37 내족지 및 외족지 보행의 원인

Level of Affection	Toe-In	Toe-Out
Feet-Ankle	Pronated feet (protective toeing-in)	Pes valgus d/t contracture of triceps surae muscle
	Metatarsus varus	Talipes calcaneovalgus
	Talipes varus and equinovarus	Congenital convex pes planovalgus
Leg-Knee	Tibia vara and Developmental genu varum	Lateral tibial torsion
	Abnormal medial tibial torsion	
	Developmental genu valgum	
	Congenital or acquired hypoplasia of the tibia with relative overgrowth of fibula	Congenital absence or hypoplasia of fibula
Femur-Hip	Abnormal femoral antetorsion	Abnormal femoral retroversion
	Spasticity of medial rotators	Flaccid paralysis of medial rotators
Acetabulum	Maldirected-facing anteriorly	Maldirected-facing posteriorly

(4) 나이에 따른 내족지 보행 Intoeing caused by age

- Infant : metatarsus adductus
- Toddler : internal tibial torsion

  대부분 생리적 내반슬(physiologic genu varum)과 동반되며 대개는 양측성

- Child : femoral anteversion

(5) 중족골 내전증 Metatarsus adductus

- 유아기에 가장 흔하게 발견되는 선천성 족부 변형으로 내측으로 편향되고 약간 회외(supination)되어 있으며 1~2족지가 벌어져 있는 경우도 많음
- 분류 : Bleck의 분류

- Heel bisector line이 정상적으로 제2족지 또는 제2족지와 제3족지 사이 공간을 통과하는데, 이 선이 제3족지 또는 그보다 외측으로 통과할수록 더 심함을 의미함
- 후족부를 고정한 후 전족부를 수동적으로 외전시켜 변형을 교정할 수 있는지를 보아서 유연한지 여부를 판정함

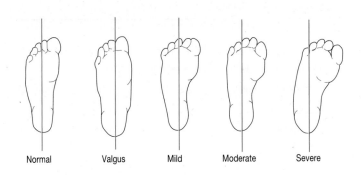

Normal   Valgus   Mild   Moderate   Severe

그림 6-17 Bleck의 분류

2) 치료

- 유연하고 발을 자극했을 때 능동적으로 중립위 이상 외전 가능 : Observation
- 능동적 교정은 되지 않으나 수동적으로 중립위 이상 교정이 가능 : 외전 도수 조작 및 serial casting이 효과적(특히, 생후 6개월~1년 사이) → 족부 외측단이 곧게 되고 수동적으로 과교정이 가능해질 때까지(대개 4~8주 소요), 매 1~2주마다 serial casting → 하루 23시간씩 straight last shoes를 3개월간 착용
- 3~4세 이후 심한 변형 : 내측 설상골의 개방성 쐐기형 절골술 및 입

방골의 폐쇄성 쐐기형 절골술 등 수술적 치료

(1) 생리적 내반슬 Physiologic genu varum

- Bow legs : normal feature of early childhood development
- At birth : femoral-tibial diaphyseal angle is 15° varus
- At 24 months : neutral
- At 36 months : 10° valgus
- By 6 years : eventual 5~6° valgus

- 3~4세 이전에 약간의 내반슬은 정상적인 발달 과정 중에 있는 경우가 대부분이며 생리적 내반슬은 치료없이 교정됨
- 감별진단 : infantile tibia vara, rickets, focal fibrocartilaginous dysplasia etc.
- 단순 방사선 검사 상의 경골 내반증의 진단 및 치료 :

- < 11° : Observation (Physiologic Bowing)
- 11~16° : Overweight (> 90%ile), Ligament Laxity, Clinical Worsening → (Check MRI) → No : Observation, Yes : Brace
-)16° : Check Langenskiold stage
I or II : Brace → III to VI (3 yrs or older) : Osteotomy

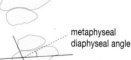

metaphyseal diaphyseal angle

---

(2) 병리적 내반슬 Pathologic genu varum

- <2, >7 years with progression, short stature
- Intermalleolar distance > 8 cm ; Tibiofibular angle > 15 degree

(3) 염전 변형의 치료 원칙

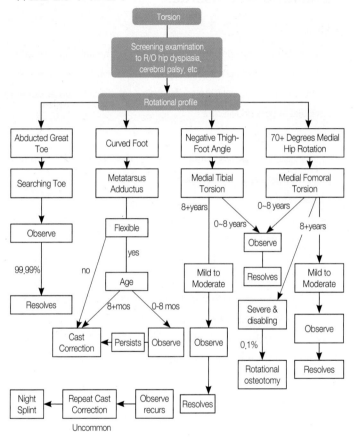

그림 6-18 Management of Torsional Deformities

7. Pediatric foot disorder

1) Flatfoot

low or absent longitudinal arch, eversion of the subtalar complex during weight-bearing with plantarflexion of the talus, plantarflexion of the calcaneus in relation to the tibia, dorsiflexed and abducted navicular supinated forefoot

(1) Flexible flat foot

가. Associated factors : age, family history, trauma, obesity, neuromuscular disorder, genetic disorder, hyperlaxity

나. Assessment

① medial arch height, talar prominence, heel eversion, too many toe sign (forefoot abduction)

② heel inversion with tip toe, resting calcaneal stance position, navicular height

③ great toe extension test (Jack's test), ROM of ankle, subtalar jt, forefoot / rearfoot position

④ local tenderness, gait, shoe wearing pattern

⑤ structural lesion above (ankle valgus, tibia vara, genu valgum, tibial torsion, femoral anteversion, limb-length discrepancy)

⑥ radiographic exam

weight-bearing AP view

- talocalcaneal angle (normal 25~40°)

weight-bearing lateral view (normal 35~50°)

- lateral talocalcaneal angle

- lateral talo-first metatarsal angle (Meary's angle) (normal 0°)

- calcaneal inclination angle (normal 20~30°)

- middle & posterior facets of talocalcaneal joint
- beaking of the talus dorsally at the talonavicular joint
  non-weight-bearing medial oblique (& lateral) views
- anterior facet of talocalcaneal joint, calcaneonavicular
  coalition

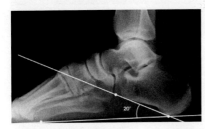

그림 6-19 Calcaneal inclination angle

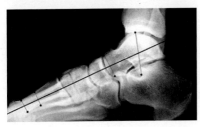

그림 6-20 Lateral talo-first metatarsal angle (Meary's angle)

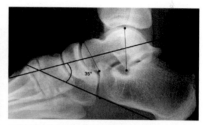

그림 6-22 Lateral talocalcaneal angle

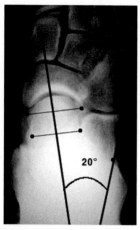

그림 6-21 AP Talocalcaneal angle

다. Treatment

① Asymptomatic and physiologic : no treatment, regular F/U (if non physiologic)

② Symptomatic : activity modifications, stretching exercise for tight achilles, orthoses, NSAIDs, modify comorbid conditions (obesity, proximal limb problems, ligamentous laxity, hypotonia)

③ Surgery : if symptom persist (osteotomy, arthroereisis, fusions, achilles tendon lengthening (ATL))

표 6-38 Exercise and activities for flexible flat foot

Aim	Exercises and activities
Flexibility	Passive ROM exercise of ankle and all foot joints Global movement (to approximate anterior and posterior foot columns) Stretching of gastrocnemius soleus complex and peroneus brevis muscles (to induce varus and adduction of the foot).
Strengthening	Anterior and posterior tibialis muscles and the flexor hallucis longus (to neutralize valgus) Intrinsic, interosseus plantaris muscles and the abductor hallucis (to prevent anterior arch flattening) Global activation/movement of the muscles involved in maintaining the medial longitudinal arch and the varus with and without load Single leg weight bearing Toe walking
Proprioception and balance	Toe and heel walking Single leg weight bearing (to make the foot cavus after dynamic pronation of the forefoot) Descending an inclined surface

Iran J Pediatr. 2013 Jun; 23(3): 247-260.

(2) Rigid flat foot : a lowered arch on both weightbearing and non-weightbearing

　가. Congenital vertical talus : severe equinus of the rearfoot and by a rigid rocker-bottom appearance, manipulation & serial casting and surgical intervention

　나. Tarsal coalition : congenital union between 2 or more tarsal bones (talocalcaneal and calcaneonavicular) may be asymptomatic, symptomatic in preadolescents or adolescents, local tenderness around the lateral ankle, sinus tarsi, subtalar joint, or coalition site, decreased or absent rearfoot ROM with or without muscle spasm and some degree of rigid flatfoot

(3) Skewfoot

- forefoot adduction (metatarsus adductus) and heel valgus, midfoot abduction

2) Cavus foot : high arched foot

- Etiology : neuromuscular diseases (66% : HMSN, CP, myelodysplasia), inherited variation, traumatic
- Diagnosis : nerve conduction study & EMG, radiologic studies including MRI

|참고문헌|

1. 대한소아재활의학회, 소아재활의학, 1st ed. 2006, 군자출판사.

2. 발달정밀평가, 발달전문가, 질병관리본부http://cdc.go.kr용.

3. 발달정밀평가, 영유아건강검진 의사용, 질병관리본부http://cdc.go.kr.

4. 소아재활의학 2nd Edition, 대한 소아재활의학회.

5. 영유아 발달장애 정밀진단 및 사후관린 표준 프로토콜 개발. 2015. 질병관리 본부 발달정밀평가 안내[발달 전문가용].

6. 이덕용 소아정형외과학 3rd Ed.

7. 치매와 인지재활. 대한신경재활의학회, 군자출판사 2017, part 5 소아의 인지재활.

8. Brain Inury Medicine, 2nd ed, Nathan D. Zasgeer.

9. Curr Rev Musculoskelet Med. 2016 Dec:9(4):418-426.

10. Pediatric Rehabilitation 3rd. GE Molnar, MA Alexander.

11. Pediatric Rehabilitation 4th edi, GE Molnar, MA alexander.

12. Pediatric Rehabilitation principles and practice 4th edi, MA alexander, DJ Mattherws.

13. Pediatric Rehabilitation, 3rd, GE Molnar, MA Alexander.

14. Physical Medicine & Rehabilitation, 5th ed, Randall L. Braddom.

15. Physical Medicine & Rehabilitation, 5th, RL Braddom.

16. Physical Medicine & Rehabilitation, 5th. Randall L. Braddom.

17. Physical Medicine and Rehabilitation Board Review, SJ Cuccurullo, DEMOS.

18. Staheli LT. Corbett M, Wyss C, et al. Lower extremity rotational problemsin children. Normal values to guide management. J Bone Joint Surg AM. 1985;67:39-4.

가톨릭대학교 임상진료지침

7. 전기진단

Electrodiagnostic Medicine

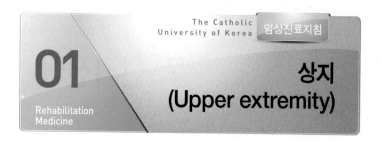

Rehabilitation Medicine

1. Brachial plexus injury

1) 총론

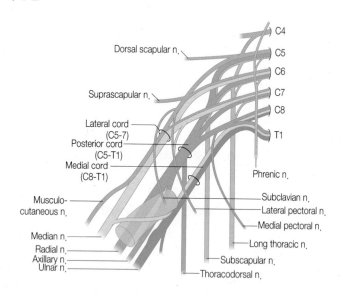

그림 7-1 Anatomy of the brachial plexus (M Baehr, M Frotscher.Duus' Topical diagnosis in Neurology 4th ed. Thieme. 2005)

표 7-1 Anatomy and neural innervation pathways of the brachial plexus

Muscle(근육)	Root(뿌리)	Trunk(신경줄기)	Division	Cord	Peripheral Nerve (말초신경)
Spinal Nerve Origin					
Rhomboid major/minor	(C4)-C5				Dorsal scapular
Serratus anterior	C5, C6, C7				Long thoracic
Trunk Origin					
Supraspinatus	C5, C6	Upper			Suprascapular
Infraspinatus	C5, C6	Upper			Suprascapular
Cord Origin					
Pectoralis major	C5, C6, C7	Upper/middle	Anterior	Lateral	Lateral pectoral
Pectoralis major/minor	C8, T1	Lower	Anterior	Medial	Medial pectoral
Latissimus dorsi	C6, C7, C8	Upper/middle	Posterior	Posterior	Thoracodorsal
Teres major	C5, C6, C7	Upper/middle	Posterior	Posterior	Lower subscapular
Peripheral Nerve Branch Origin					
Biceps brachii	C5, C6	Upper	Anterior	Lateral	Musculocutaneous
Deltoid	C5, C6	Upper	Posterior	Posterior	Axillary
Triceps	C6, C7, C8	(Upper)/middle/lower	Posterior	Posterior	Radial
Anconeus	C7, C8	Middle/lower	Posterior	Posterior	Radial
Brachioradialis	C7, C8	Upper	Posterior	Posterior	Radial

Muscle(근육)	Root(뿌리)	Trunk(신경줄기)	Division	Cord	Peripheral Nerve (말초신경)
Extensor carpi radialis	C6, C7	Upper/middle	Posterior	Posterior	Radial
Extensor digitorum	C7, C8	Middle/lower	Posterior	Posterior	Radial
Extensor indicis	C7, C8	Middle/lower	Posterior	Posterior	Radial
Pronator teres	C6, C7	Upper/middle	Anterior	Lateral	Median
Flexor carpi radialis	C6, C7 (C8)	Upper/middle/lower	Anterior	Lateral/medial	Median
Flexor pollicis longus	(C7), C8, T1	Middle/lower	Anterior	Lateral/medial	Median
Pronator quadratus	C8, T1	Lower	Anterior	Medial	Median
Abductor pollicis brevis	C8, T1	Lower	Anterior	Medial	Median
Opponens pollicis	C8, T1	Lower	Anterior	Medial	Median
Flexor carpi ulnaris	C7, C8, T1	Middle/lower	Anterior	Lateral/medial	Ulnar
Flexor digitorum profundus (III and IV)	C7, C8, T1	Middle/lower	Anterior	Lateral/medial	Ulnar
Abductor digiti minimi	C8, T1	Lower	Anterior	Medial	Ulnar
First dorsal interosseous	C8, T1	Lower	Anterior	Medial	Ulnar

(Dmitru D, Amato AA, Zwars MJ. Electrodiagnostic medicine, 2nd ed. Philadelphia: Hanley & Belfus Inc; 2002)

(1) 발병기전 : trauma, cancer, idiopathic

(2) 임상적 특징 및 이학적 검사 소견

weakness and atrophy of muscles including shoulder girdle, forearm and hands, sensory loss of upper extremity, reduced tendon reflex

(3) 전기진단학적 소견

가. Sensory : 신경학적 소견상 어느 부위의 trunk, cord lesion인지에 따라 다음과 같이 검사를 시행

표 7-2 Sensory nerve conduction studies for brachial plexopathy

Brachial Plexus		
Sensory studies		
Trunk	Cord	Peripheral nerve
upper	lateral	median nerve to first / second digit lateral antebrachial cutaneous
upper	posterior	radial nerve to base of first digit
middle	posterior	posterior antebrachial cutaneous nerve
middle	lateral	median nerve to second digit /median to third digit
lower	medial	ulnar nerve to fifth digit / dorsal ulnar cutaneous nerve, medial antebrachial cutaneous nerve

나. Motor

표 7-3 Motor conduction studies of brachial plexopathy

Brachial Plexus		
Trunk	Cord	Peripheral nerve
Upper	lateral	musculocutaneous
Upper	posterior	axillary
		suprascapular
Middle	posterior	radial
Lower	medial	median
Lower	medial	ulnar

Brachial plexopathy의 nerve conduction study (NCS)의 기본 원칙

- Sensory nerve action potential (SNAP) 평가하기 위한 적절한 시점 → 수상 후 10일 이후에 시행하는 것이 적합함

- SNAP 정상 소견일 경우 → root avulsion일 경우 preganglionic lesion 으로 SNAP 정상소견을 보일 수 있기 때문에 이럴 경우 cervical paraspinalis muscle에서 denervation potentials 나오는지 관찰 필요

- Recording method : Compound muscle action potential (CMAP) amplitude 좌우 비교가 중요하기 때문에 intramuscular needle electrode 보다는 surface electrode을 사용함. 정상에 비해서 얼마나 떨어지는지 비교하기 위해서 side-to-side comparison을 시행하는 것이 좋음. 편측과 비교시 진폭의 차이가 50% 이상일 경우 이상 소견으로 판단할 수 있음

다. H-reflex : flexor carpi radialis에서 기록하여 median nerve을 자극하여 H-reflex을 기록함. 그러나 lesion localization이나 severity의 grading에는 진단적인 의미가 적음

라. F-wave : 양측 검사 median and ulnar F-waves를 검사

마. Nerve root stimulation : 자주 사용되지는 않지만 proximal musculature 평가를 위해서 사용할 수 있음

바. SEP : secondary procedure in diagnosis brachial plexopathy

사. Needle EMG

- Denervation potentials의 발현 시기는 손상 부위에 따라 다소 차이를 보임. Needle EMG를 통한 정확한 진단을 위해서 검사 시점은 수상 3~4주 이후가 가장 적절함. 그러나 그전에 다른 underlying disorder를 감별하기 위해서 그 전에 검사를 시행하는 경우도 예외적으로 있음

- Median, ulnar, radial, anterior interosseous, posterior interosseous, axillary, musculocutaneous, suprascapular nerve에서 지배 받는 근육들을 각각 하나 이상 sampling을 함

- Paraspinalis muscle sampling

- Rhomboid/ serratus anterior muscle sampling : 특히 upper trunk의 병변이 의심되는 경우 이 두 근육들을 확인하는 것이 중요

- 의심되는 부위에 표 7-1에서 나온 근육들도 검사 필요
- 임상적으로 근력 약화나 근육 위축이 있는 모든 근육들을 검사해야 하며, 만일 equivocal 할 경우 반대측 검사를 시행하여 비교함

(4) 부위별 전기진단학적 소견(표 7-4)

(5) 감별진단 : cervical radiculopathy, brain lesion

(6) 추가 검사

가. Radiologic Evaluation

① C-spine series : AP view, lateral spine tilting

② Rib series

③ Shoulder and clavicle X-ray

④ Chest PA : phrenic nerve 손상 시에 hemidiaphragm 여부 확인

⑤ CT : nerve roots and rootlets의 주행 방향으로 CT에서 잘 보이지 않음. bony abnormalities 소견 잘 보임

⑥ MRI : more sensitive than CT for structural abnormalities

⑦ Cervical myelography : root avulsion 평가, 수상 한 달 후 촬영함

⑧ Magnetic resonance neurography

(7) 치료

가. 자세 교육

나. 관절범위운동

다. Orthosis

라. Pain control with medication - NSAID, TCA, gabapentin

마. Muscle reeducation

바. 수술적 처치가 필요한 경우 : no recovery by 3 months, recovery plateau before 6 months

표 7-4 Nerve conduction studies and EMG for brachial plexopathies

	Anatomy	Sensory	Motor	Needle EMG
		SNAP 정상		
Root avulsion Spinal or root level				① cervical paraspinalis ‡
				① serratus anterior ‡ ② rhomboid ‡
Upper trunk plexopathy	C5-C6 roots	① lateral antebrachial cutaneous‡ ② thumb median‡ ③ radial sensory recording at thumb‡	① musculocuatenous‡ ② axillary‡ ③ suprascapular‡ ④ median* ⑤ ulnar*	① deltoid‡ ② biceps‡ ③ brachioradialis‡ ④ supraspinatus‡ ⑤ infraspinatus‡ ⑥ rhomboid* ⑦ serratus* ⑧ cervical paraspinalis* other muscles *
Middle trunk plexopathy	C7 root	① middle finger median ‡ ② radial ‡	① radial‡ ② median * ③ ulnar*	① C7 innervated muscles(triceps, PT, FCR) ‡ ② cervical paraspinalis* other muscles *
Lower trunk plexopathy	C8-T1 roots	① ulnar ‡ ② dorsal ulnar ‡ ③ medial antebrachial cutaneous ‡	① median ‡ ② ulnar ‡	① C8-T1 ulnar(ADM)‡ ② C8-T1 median (FPL, APB) ‡ ③ C8-T1 radial (EIP)‡ ④ cervical paraspinalis* ⑤ other muscles *

	Anatomy	Sensory	Motor	Needle EMG
Lateral cord plexopathy	musculocutaneous nerve, C6-C7 median nerve	lateral antebrachial ① lateral antebrachial cutaneous‡ ② thumb median‡ ③ radial sensory recording at thumb*	① musculocutaneous‡ ② axillary* ③ suprascapular* ④ median* ⑤ ulnar* ⑥radial*	① biceps‡, perctoralis major ② proximal median innervated muscles(PT, FCR)* ③ distal median innervated muscles (FPL, APB)*
Posterior cord plexopathy	radial, axillary, thoracodorsal	① radial‡ ② median * ③ ulnar * ④ other nerves *	① radial ‡ ② median* ③ ulnar * ④ other nerves*	① radial innervated muscles (EIP, ECRL, Brachioradialis, triceps)‡ ② deltoid,‡ ③ latissimus dorsi‡
Medial cord plexopathy	lower trunk plexopathy 외 유사하나 intact C8 radial fibers	① ulnar ‡ ② dorsal ulnar ‡ ③ medial antebrachial cutaneous ‡ ④ radial *	① median‡ ② ulnar * ③ radial *	① All ulnar innervated muscles‡ ② C8 median innervated muscles(APB, FPL)* ③ radial innervated muscles*

‡: 이상 소견
*: 정상 소견
(Preston DC, Shapiro BE. Electromyography and neuromuscular disoders, 2nd ed. Elsevier, Philadelphia, Pennsylvania; 2005)

2) Neuralgic amyotrophy (Parsonage-Turner syndrome)

(1) 발병기전

inflammatory disorder of the brachial plexus, autoimmune, preceding infection

(2) 임상적 특징 및 이학적 검사 소견

가. Pain and intense pain around shoulder girdle, exacerbated by abduction and rotation

나. Winging of scapular

다. Sensory symptoms, hypesthesia or paresthesia → lateral shoulder, arm or hand

라. 66% : unilateral, 34% : bilateral presentation

(3) 전기진단학적 소견

가. Sensory and motor conduction
- Patchy distribution이 특징적
- 선택적으로 잘 침범되는 신경들 : long thoracic, interosseous, radial, median nerve, isolated anterior interosseous, phrenic, recurrent laryngeal nerve

나. Needle EMG
- Cervical paraspinalis muscles은 정상 소견
- Patchy distribution을 하기 때문에 multiple muscle sampling이 필요함
- Serratus anterior, rhomboid, supraspinatus, infraspinatus, flexor pollicis longus or pronator quadratus muscle sampling이 중요

(4) 감별 진단

Hereditary neuralgic amyotrophy, anterior interosseous syndrome, shoulder lesion, spinal cord tumor, traumatic mononeuropathies

(5) 추가 검사

Imaging and lab : 정상 소견 보임

- C-spine MRI or CT myelogram : cervical의 병변과 감별
- MRI of the brachial plexus : 구조적 병변과 감별

(6) 치료

가. Conservative treatment, ROM exercise

나. Glucocorticoid 사용할 수 있으나 임상적인 연구에서 그 효과가 명확하게 입증되지 않음

다. Pain control : analgesics, narcotics

① Acetaminophen : 325~650 mg PO q 4~6 hours

② Acetaminophen + codeine : 30~60 mg PO q 4~6 hours

라. Response to high doses of intravenous immunoglobulin

마. Prognosis : improvement within the first month following symptom onset

3) Erb's palsy

(1) 발병기전 : obstetric paralysis 중 가장 흔함

- Injury at C5-C6 nerve roots or nerve trunk
- Risk factors : traction force transmitted to plexus, dystocia, heavy birth weight, long and difficult labor, breech / vertex presentation, small mother
- 성인 : violent traction force of the arm, traumatic fall of the head and shoulder

(2) 임상양상 및 이학적 검사

- Waiter's tip position
- Rhomboid, serratus anterior, diaphragm paralysis 보일 수 있음

(3) 전기진단학적 검사

가. Sensory : lateral antebrachial cutaneous, thumb radial or median sensory study

나. Motor : musculocutaneous + axillary conduction + median + ulnar motor

다. Needle EMG

- Upper trunk plexopathy에 준해서 검사
- Root level 손상 감별 위해 rhomboid or serratus anterior
- Weakness 보이는 근육들 위주로 sampling
- Infants : 3개월 이하의 환아에서는 fibrillation potentials과 유사한 소견이 보일 수 있음. Resting이 어려워 denervation potentials을 보기 어려움. 대신 voluntary motor unit potentials의 MUAP morphology를 관찰하는 것이 중요
- 검사 시점 : 분만 후 4~6주, 경과 추적 검사는 매 6~8주마다 시행

(4) 추가 검사

- 방사선 검사 : humeral or clavicle fracture, diaphragm paralysis

(5) 치료

가. Physical modality, intermittent splinting and activity restriction

나. ROM exercise

① Treatment in the first week : gentle ROM

② Later : aggressive ROM exercise, EST

다. Surgical release indication

① Zero to 1/5 of biceps motor power at 3~4 months

② Plateau at 2/5 (or Poor/Normal) of strength for 9 months

4) Klumpke's Palsy

(1) 발병 기전

- Injury at C8-T1 nerve roots or lower nerve trunk during delivery
  : 가장 드문 obstetrical plexopathy, obstetrical traction, breech delivery with arm hyperextension

- 성인 : 나무에서 넘어지면서 나뭇가지를 잡으면서 넘어질 경우

(2) 임상적 특징 및 이학적 검사 소견

- Atrophy and wasting of small hand muscles, inability to grasp hand, claw hand deformity, intact shoulder girdle function
- T1 involvement → ptosis, miosis and Horner's syndrome
- Shoulder external rotation, elbow flexion and supination, wrist extension

(3) 전기진단학적 소견 : lower nerve trunk lesion에 준해서 검사

가. Sensory conduction
- Ulnar SNAP, medial dorsal cutaneous SNAP에서 이상 소견 보임
- SNAP이 intact 하다면 nerve root avulsion 의심

나. Motor conduction
Median, ulnar motor nerve CMAP의 이상 소견

다. Needle EMG : C8-T1로부터 지배 받는 근육들에서 이상 소견

(4) 추가 검사
위와 동일

(5) 치료
위와 동일

5) Thoracic outlet syndrome (TOS) - Neurogenic TOS

(1) 발병 기전
compression of lower trunk of brachial plexus (preferentially T1) due to cervical rib, fibrous band, muscular entrapment by the scalenes and pectoralis minor muscles

(2) 임상적 특징 및 이학적 검사 소견
- Forearm and hand (ulnar innervation) area pain and numbness

- Progressive loss of hand dexterity
- Prominent wasting of thenar muscles with some degree of ulnar intrinsic hand muscles
- Adson's test positive : abduction, extension and external rotation of the patient's arm to compress the neurovascular bundle
- Pulse evaluation : pulsation of radial pulse → head rotation toward the arm (side of lesion) → pulse의 감소를 보일 경우 진단적

(3) 전기진단학적 소견

가. Sensory conduction

① ulnar, medial antebrachial cutaneous SNAP에서 이상 소견

② median SNAP은 정상 소견

나. Motor conduction

① Median CMAP 크기 감소

② Ulnar CMAP은 정상 소견

다. Needle EMG : abnormal findings from C8-T1 innervated median > ulnar muscles, 단 radial innervation의 C8 muscles은 크게 영향 받지 않음

(4) 추가 검사

가. Imaging study : cervical spine X-ray → prominent C7 transverse process or true cervical rib

(5) 치료

가. Range of motion exercise

나. Strengthening of trapezius and rhomboid muscles

다. Surgical release of the fibrous band or resection of the rudimentary cervical rib

(6) 감별진단

atypical motor neuron disease, syringomyelia, tumors of the supraclavicular region, multiple sclerosis

6) 종양 환자에서의 신경총손상

표 7-5 Plexopathy in cancer patients

	Radiation-induced	Tumor-induced
Site of injury	Upper trunk	Lower trunk
Clinical	Myokymia	Horner's syndrome
Sensation	Painless, weakness	Painful
Tumor and radiation	- Radiation dose of more than 6000rads and symptoms within 1 year (< 6,000 rads을 받고 1년 이내 증상 호소할 경우 tumor와 감별 필요)	- Primary or metastatic to the upper lobe of lung, breast cancer - Symptom manifestation after one year
Clinical presentation	Weakness of shoulder	- Pain in shoulder - Muscle wasting and weakness of hand intrinsic muscles - Paresthesia of medial border of forearm - Horner's syndrome
EMG	Myokymia, fasciculation	Lower trunk plexopathy

2. Mononeuropathy of the upper extremity

1) Suprascapular neuropathy(그림 7-2)

(1) 발병 기전

가. Forced scapular protraction, penetrating wounds, improper crutch

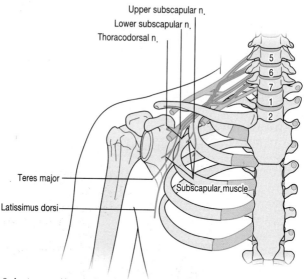

그림 7-2 Anatomy and innervation of the suprascapular nerve(Haymaker W, Woodhall B. Peripheral nerve injuries: principles of diagnosis, Philadelphia, W.B, Saunders, 1953)

use, traction, rotator cuff rupture, compression by spinoglenoid ganglions, spinoglenoid entrapment, sports injury, weight lifting valleyball, baseball pitcher

(2) 임상양상 및 이학적 소견

가. Atrophy, shoulder motion limitation (abduction, posterior elevation), diffuse shoulder pain

나. 견관절 통증은 운동 시에 더 악화되는 소견 보임. Suprascapular nerve의 감각 신경은 glenohumeral and acromioclavicular joints의 pain fiber를 지배하기 때문에 견관절 통증 호소

다. Suprascapular notch에 이상 소견 : infraspinatus와 supraspinatus의 근력 약화

라. Spinoglenoid notch에만 이상 소견 : infraspinatus의 atrophy만 보이고, 감각 신경은 근위부에서 분지되기 때문에, 견관절 통증을 호소하지 않음

(3) 전기진단학적 소견

가. Sensory nerve : 신경전도검사로 검사하는 방법은 없음. 대신 다른 brachial injury가 있는지 감별이 필요. C5, C6 root 이상 소견 있는지 감별 위해서 median thumb sensory or lateral antebrachial cutaneous nerve의 신경전도 검사 시행

나. Motor nerve : monopolar intramuscular needle recording of supraspinatus and infraspinatus을 시행. 이때 양측 side-to-side comparison을 시행하여 양측 비교 필요

- Intramuscular recording으로 CMAP amplitude 차이를 기준으로 진단하기 어려움
- Brachial plexus lesion과 감별하기 위해서 musculocutaneous nerve, median, ulnar motor conduction을 시행함

다. Needle EMG : supraspinatus, infraspinatus, rhomboid muscles, C5-C6 innervated muscles (biceps, deltoid, brachioradialis), cervical paraspinalis muscles

(4) 추가검사

- MRI of shoulder girdle : indication → no trauma history, persistent shoulder pain

(5) 치료

- Pain control, rest and physical modality
- Suprascapular nerve block : uncontrolled pain, disability and recent onset일 경우 도움

2) Neuropathies associated with winged scapula : long thoracic, spinal accessory, dorsal scapular neuropathy

(1) Characteristic findings of neuropathies associated with winged scapula

표 7-6 Neuropathies associated with winged scapula

	Lesion	Winged scapula	Physical	NCS	Denervations in EMG
Long thoracic neuropathy	motor vehicles, TA, acceleration deceleration, traction forces, chiropractic manipulation	medial transclocation (scapula medial border 는 중앙을 향해서 winged)	- abduction → winging↓ - forward flexion → winging↑	Motor: CMAP recording of serratus anterior	serratus anterior[*]
Spinal accessory neuropathy	iatrogenic injury by neck dissection surgical procedures	lateral translocation	- abduction → winging ↑	Motor: CMAP recording of trapezius	trapezius[*] SCM[*] (lesion more proximal)
Dorsal scapular neuropathy	strenuous weight lifting activities, shoulder dislocations, entrapment between scalene muscles, brachial plexus insults	lateral translocation	- overhead elevation → winging↑	Motor: CMAP recording of rhomboid	rhomboid[*]

[*]이상 소견

(2) 전기진단학적 소견

표 7-7 Standard NCs and EMG for neuropathies associated with winged scapula

Standard NCS and EMG for neuropathies associated with winged scapula

Sensory : lateral antebrachial cutaneous + radial + median sensory

Motor :　① 해당 약화를 보이는 근육의 CMAP study

　　　　　Spinal accessory nerve → trapezius muscle recording, supraclavicular stimulation

　　　　　Dorsal scapular nerve → surface rhomboid muscle recording, supraclavicular stimulation needle electrode in muscle, C5 nerve root stimulation

　　　　　Long thoracic nerve → intramuscular serratus anterior muscle, supraclavicular stimulation

　　　　② Musculocutaneous + median + ulnar motor nerve*

Needle EMG :해당 신경에서 지배 받는 근육

　　　　　Plexus injury 감별 → biceps, deltoid, supraspinatus, infraspinatus, triceps, pronator teres, rhomboid muscles

　　　　　Cervical paraspinalis muscles

(3) 추가 검사

imaging studies of cervical spine, shoulder and chest X-ray

(4) 치료

- Range of motion to avoid adhesive capsulitis, strengthening exercise
- Surgical nerve transfer, or muscle transfer : if failure to respond to conservative treatment after 1 year with EMG evidence of total denervation

(5) 감별진단

- Facioscapulohumeral dystrophy : 증상이 양측으로 관찰될 경우
- Winging secondary to pain or instability

3) Axillary neuropathy

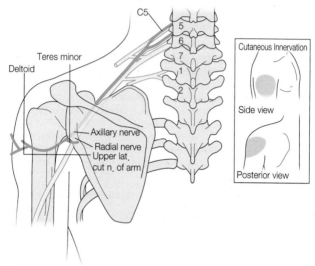

그림 7-3 Anatomy and innervation of the axillary nerve (Haymaker W, Woodhall B. Peripheral nerve injuries: principles of diagnosis, Philadelphia, W.B, Saunders, 1953)

(1) 발병 기전

compression or traction or shoulder dislocation, humeral head fracture, improper crutch use, quadrilateral space syndrome, pressure from cast or splints

(2) 임상적 특징 및 이학적 검사 소견

weakness of shoulder flexion and abduction (30~90°), external rotation, sensory change of lateral shoulder, tenderness in the quadrilateral space, deltoid extension lag sign (arm placed in maximal extension, patient is asked to maintain this position, positive sign with lag or angular drop)

(3) 전기진단학적 소견

표 7-8 Standard NCS and EMG for axillary neuropathy

Standard NCS and EMG for axillary neuropathy
Sensory - axillary nerve에서 나오는 감각 신경의 SNAP을 검사하는 방법은 없음. - 다른 upper trunk의 이상 여부를 확인→lateral antebrachial cutaneous* + 　radial* + median to base of thumb*의 sensory nerve 검사
Motor ① axillary motor nerve[†] 　② musculocutaneous* + radial* + median* + ulnar* motor nerve study
Needle EMG - axillary innervated muscles (i.e.,deltoid, teres minor)[†] 　- posterior division + posterior cord의 지배를 받는 근육*(i.e., latissimus 　dorsi, triceps, extensor digitorum, extensor indicis) 　- upper trunk innervated muscles* 　- cervical paraspinalis muscles*

[†]- 비정상 소견
*- 정상 소견

(4) 추가 검사

가. MRI : atrophy of teres minor

나. Dynamic MRA : compression of circumflex artery with shoulder movement

다. Angiography : routine으로 자주 시행되지 않음

(5) 치료

가. Rest, EST, physical modality

나. Surgery

(6) 감별진단

- C5-C6 radiculopathy (abduction 180 range 모두에서 근력 저하를 보임)

- Upper trunk/posterior cord plexus injury

4) Musculocutaneous neuropathy

(1) 발병기전

가. Proximal lesion: non-traumatic, associated with weight lifting, pressure during sleep, widespread traumatic lesion of the shoulder and upper arm, fractures of the proximal humerus

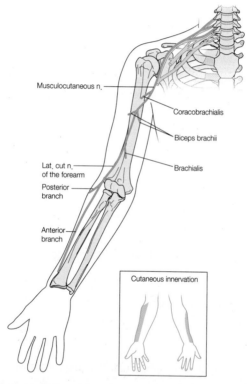

Musculocutaneous n.

Coracobrachialis

Biceps brachii

Lat. cut n. of the forearm

Brachialis

Posterior branch

Anterior branch

Cutaneous innervation

그림 7-4 Anatomy and innervation of the musculocutaneous nerve (Haymaker W, Woodhall B. Peripheral nerve injuries: principles of diagnosis, Philadelphia, W.B. Saunders, 1953)

나. Distal lesion : entrapment between the biceps fascia and brachialis muscle. venopuncture, catheterization and placement of arteriovenous fistula

(2) 임상적 특징 및 이학적 검사 소견

weakness in elbow flexion, absent biceps reflex, sensory loss in the lateral forearm, arm pronation and extension 시에 pain 악화 호소, elbow pain resembles lateral epicondylitis

(3) 전기진단학적 소견

표 7-9 Standard NCS and EMG for musculocutaneous neuropathy

NCS and EMG for musculocutaneous neuropathy
Sensory : ① lateral antebrachial cutaneous[†] nerve ② median* + ulnar* + radial* nerve
Motor :　① musculocutaneous[†] nerve ② radial*+ median* nerve
Needle EMG : biceps brachii[†] - upper trunk lateral cord* (PT, FCR, deltoid, brachioradialis, 　suraspinatus or infraspinatus) - cervical paraspinalis muscles*

[†]- 비정상 소견
*- 정상 소견

(4) 감별진단

brachial plexopathy, cervical radiculopathy(증상이 hand까지 extension 가능), isolated biceps tendon rupture

(5) 추가 검사

imaging study, musculocutaneous sonography

(6) 치료

physical therapy, local steroid injection, decompressive surgery

5) Median neuropathy - proximal lesion

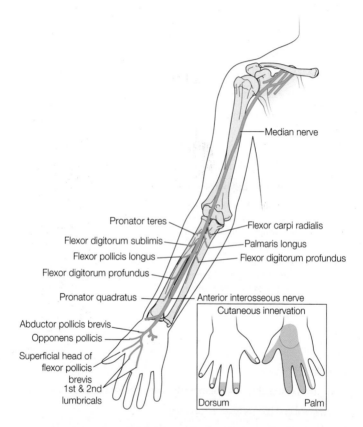

그림 7-5 Anatomy and innervation of the median nerve - proximal (Haymaker W, Woodhall B. Peripheral nerve injuries: principles of diagnosis, Philadelphia, W.B, Saunders, 1953)

표 7-10 Characteristics of proximal median neuropathies

lesion	발병 기전	임상적 특징 및 이학적 검사 소견	전기진단학적 소견	Denervatiom potentials
Ligament of Struthers	Compression at band from the medial epicondyle to bony spur on distal humerus	- pain in forearm - paresthesia in median innervated digits-aggravated by supination of the forearm Benediction sign (+)	Median SNAP[+], CMAP[‡]	PT, FCR, FDS, FDP to 2nd and 3rd digit, FPL, PQ
Pronator teres syndrome	Compression at pronator teres and sublimis bridge	- tinel's sign over the PT - pain aggravated with use, - weakness of FPL, APB, FDP - PT sparing	Median SNAP[+], CMAP[‡]	FPL, FDP, less in FDS, APB[*]
AIN	Spontaneous, neuralgic amyotrophy, forearm/humeral fractures, exertion of muscles, injection injuries, laceration	- PQ weakness - unable to flex distal phalanx of the thumb, index and middle finger - "OK" sign (+) - Sensory intact	Median CMAP[‡] PT surface recording	PQ, FPL

* rare in PT
‡ abnormal findings

(1) 전기진단학적 소견

표 7-11 Standard NCS and EMG for proximal median neuropathy

Standard NCS and EMG for proximal median neuropathy
Sensory : median† + ulnar* sensory nerves
Motor : median† motor study (APB recording, stimulation at wrist, antecubital fossa and axillary region) + ulnar motor nerve*
F-waves : median +ulnar F-wave

Needle EMG : APB에서 이상 소견 보일 경우 → FDI, EIP, FDP 시행
  PT/FCR/FDS와 AIN에서 이상 소견 보일 경우 → triceps, EDC, EIP 시행
  cervical paraspinalis muscles

†- 비정상 소견
*- 정상 소견

- 다음과 같은 소견이 보일 경우 proximal median neuropathy 의심
  가. Median sensory - no significant slowing of the median palm wrist latency compared to ulnar
  나. Median motor - reduced CMAP amplitudes, conduction block or temporal dispersion or slowed conduction velocity between wrist and antecubital fossa, or between antecubital fossa and axilla

(2) 추가 검사

- Plain X-ray : supracondylar bony spur, c-spine series

(3) 치료 : physical modality or surgical interventions.

(4) 감별진단 : cervical radiculopathy, brachial plexus injury, neuralgic amyotrophy (AIN)

6) Median neuropathy at wrist, carpal tunnel syndrome (CTS) (그림 7-6)

(1) 발병 기전

가. Swelling or increased pressure inside the carpal tunnel leads to compression of the median nerve

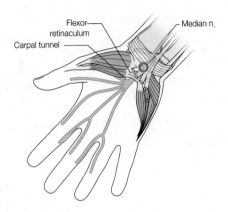

그림 7-6 Anatomy and innervation of the median nerve- carpal tunnel (M Baehr, M Frotscher. Duus' Topical diagnosis in Neurology 4th ed. Thieme. 2005)

나. Risk factor : women, repetitive hand wrist movement, diabetes mellitus, amyloidosis, hypothyroidism, rheumatoid arthritis, obesity, pregnancy, certain occupation (typists, mechanics, carpenters)

다. Bilateral로 발현 가능

(2) 임상적 특징 및 이학적 검사 소견

*CTS는 임상적으로 진단 가능. 가장 중요한 임상 증상은 nocturnal pain 과 median nerve distribution의 paresthesia임

가. Paresthesia involving the median nerve distributions (first 3 1/2 digits) with sparing of the thenar eminence area (Thenar eminence 부위는 carpal tunnel 근위부에서 분지하는 palmar cutaneous sensory branch가 지배)

나. Flick sign : patient wakes in the night with paresthesia which is relieved with hand shaking

다. Dropping of objects, weakness of thumb abduction and opponens pollicis, wasting of thenar muscles

라. Phalen's test : symptoms provoked with patient holding wrist at 90° flexion for one minute

마. Tinel's sign : symptoms provoked with percussion of median nerve at wrist

바. Two-point discrimination > 6 mm

(3) 전기진단학적 소견

- CTS진단을 확진하고, radiculopathy, polyneuropathy, plexopathy와 감별하기 위해서 시행
- Demyelination 소견이 보이나 심한 경우 axonal loss를 나타낼 수 있음

표 7-12 Standard NCS and EMG for carpal tunnel syndrome

Standard NCS and EMG for CTS
Sensory : ① Median[+] nerve → equivocal 한 경우 supplementary conduction study 시행 ② Ulnar* nerve
Motor : ① Median[+] nerve ② Ulnar* nerve
Needle EMG : ① APB + PT or FCR + triceps + EDC + cervical paraspinalis ② APB 이상 소견 보일 경우 → FCR, PT or FPL + EIP or FDI

[+]- 비정상 소견
*- 정상 소견

가. Sensory

Median sensory : slowing across wrist to palm segment

나. Motor

Median motor : small amplitudes of CMAPs or delayed onset latencies with wrist stimulation

다. Supplementary NCS study techniques(표 7-13)

- Combined sensory index (CSI) = latency difference between (median/

표 7-13 Supplementary NCS study techniques for carpal tunnel syndrome

위치	신경	기록 전극	전기 자극	기록 전극과 전기자극의 거리	의미있는 차이 기준(ms)
Digit 4 sensory	Median	Digit 4	Median at wrist	11-13 cm from 전극기록	≥ 0.5
	Ulnar	Digit 4	Ulnar at wrist	median과 동일 거리	
Palmar mixed	Median	Median nerve at wrist	Median palm (middle crease) orthodromic	8 cm	≥ 0.4
	Ulnar	Ulnar nerve at wrist	Ulnar palm (crease) orthodromic	8 cm	
Median/ radial	Median	Digit 1 (ring electrode)	Median nerve 자극 위치와 동일 (Between FCR and PL)	10 cm	≥ 0.5
	Radial	Digit 1 (ring electrode)	Along radius	10 cm	
Lumbrical interossei	Median	Lateral to mid third metacarpal (over the second lumbrical and interossei)	Median nerve at wrist	8~10 cm	≥ 0.5
	Ulnar	Lateral to mid third metacarpal (over the second lumbrical and interossei)	Ulnar nerve at wrist	median과 동일 거리	

(Dmitru D, Amato AA, Zwarts MJ. Electrodiagnostic medicine, 2nd ed. Philadelphia: Hanley & Belfus Inc; 2002)

ulnar difference to ring finger) + (median/ulnar mixed- nerve mid palm study) + (median/radial thumb difference)

- CSI > 0.9 ms : CTS에 진단적임.
- CSI가 CTS을 진단하는데 있어 민감도 83.1%, 특이도 95.4%

라. Anomalous innervation

① Martin Gruber anastomosis (median to ulnar nerve anastomosis with CTS
   - Initial positive CMAP deflection with proximal stimulation
   - Significantly elevated NCV
   - Larger proximal CMAP

② Riche-Cannieu anastomosis (ulnar to median nerve anastomosis in the palm) with CTS
   - Absent CMAP with APB recording, median nerve stimulation
   - CMAP with APB recording, ulnar nerve stimulation

마. Carpal tunnel syndrome in patients with polyneuropathy

- ratio of distal motor latency of median to ulnar nerve > 1.5
- ratio of distal sensory latency of median to ulnar nerve > 1.2
- amplitude ratio of median SNAP to ulnar SNAP < 0.6
- wrist-to-palm latency difference > palm-to-digit latency difference
- conduction block across the wrist

바. Classification

표 7-14 Classification of carpal tunnel syndrome

	NCS	EMG
Mild	SNAP : prolonged latency CMAP : normal	normal
Moderate	SNAP : prolonged latency /small amplitudes CMAP : prolonged latency	normal
Severe	SNAP : absent CMAP : small amplitudes	denervation potentials, recruitment pattern ↓

(4) 감별진단

- C6-C7 radiculopathy, brachial plexopathy, proximal median neuropathy, flexor carpi radialis tendinitis

(5) 추가 검사

가. 근골격계 초음파 : ganglion or tendinitis, median nerve의 증가된 cross sectional area를 측정할 수 있음

나. MRI : median nerve, flexor tendon, vascular structure, transverse carpal ligament를 볼 수 있으나 진단적인 유용성은 아직도 논란 중

다. 단순방사선 검사 : cervical X-ray

(6) 치료

가. 보존적 요법 : mild symptoms일 경우

① Hand splint with wrist 0~5° extension

② Corticosteroid injection into the carpal → less than 1 year duration, splinting and other measures fail하는 경우 시행

③ Medications : anti-inflammatory drugs, vitamin B_6

④ Ergonomic modification, avoid overuse of hands

⑤ Physical modality : HP, TENS and ultrasound therapy, iontoporesis, gentle stretching

나. Surgical release : 전기진단학적으로 severe 결과가 나오고 임상적으로 muscle atrophy, severe pain, conservative treatment failure 일 경우 수술 요법 고려

7) Ulnar neuropathy at elbow : tardy ulnar palsy, cubital tunnel
syndrome (그림 7-7)

(1) 발병 기전

가. Epicondylar groove의 신경 압박, leaning on the elbows or repeated
subluxation of the nerve

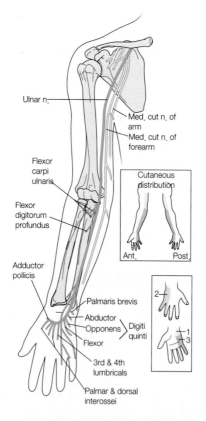

그림 7-7 Anatomy and innervation of the ulnar nerve (Dmitru D, Amato AA, Zwarts MJ.
Electrodiagnostic medicine, 2nd ed. Philadelphia: Hanley & Belfus Inc; 2002)

　　나. Flexor carpi ulnaris의 두 head 사이를 cubital tunnel, 이 사이에서
　　　　신경 압박

(2) 임상적 특징 및 이학적 검사 소견

　　가. Mild : sensory loss and paresthesia of digit 4 and 5

　　나. Severe : weakness of interossei muscles, grip weakness and
　　　　clumsiness 호소, finger flexion and wrist flexion의 근력 저하,
　　　　flexor carpi ulnaris는 sparing 될 수 있음

　　다. Elbow pain

　　라. Tinel's sign at the elbow

　　마. Froment's sign : inability to hold paper by thumb and index finger
　　　　with thumb adduction

　　바. Clawing of the fourth and fifth digit

　　사. Wartenberg's sign : inability to adduct fifth digit

(3) 전기진단학적 소견

표 7-15　Standard NCS and EMG for ulnar neuropathy at elbow

NCS and EMG for ulnar neuropathy at elbow
Sensory : ① ulnar[+] + dorsal ulnar cutaneous[+] nerve 　　　　　② median[*] + medial antebrachial cutaneous[*] nerve Motor : ① median[*] nerve 　　　　② ulnar motor nerve : ADM recording하면서 below and above elbow에서 자극 → 위 검사 소견이 equivocal 할 경우 → FDI recording 하면서 below and above elbow 자극 　　　- drop of conduction velocity across elbow > 10 ms일 경우 진단적
Needle EMG : ADM + FDI + FDP 4th, 5th finger, + FCU + median innervated muscle (proximal muscles + APB) + cervical paraspinalis muscles + FDP 5th digit 과 FCU에서 이상 소견 보일 경우 → FPL/EIP

[+]- 비정상 소견
[*]- 정상 소견

(4) 감별진단

C8-T1 radiculopathy, lower trunk/medial cord brachial plexopathy, neurogenic thoracic outlet syndrome, medial epicondylitis

(5) 추가 검사

가. 근골격계 초음파 : ulnar collateral ligament injury or medial epicondylitis와 감별, nerve subluxation 여부 확인, follow-up imaging modality로 사용 가능

나. MRI or CT : elbow deep structure 검사

(6) 치료

가. Soft elbow pad, nocturnal splinting at 60°

나. Patient education to avoid repetitive elbow flexion and extension

다. 약물 요법 : anti-inflammatory drugs, tricyclic antidepressants, anticonvulsants

라. 수술적 처치 : decompression of ulnar nerve in the cubital tunnel when 3~6 months of conservative treatment fail

8) Ulnar neuropathy at Guyon's canal

(1) 발병 기전

- Guyon's canal에서 압박, trauma, wrist fracture, ganglionic cyst
- Biker나 도구 사용 시에, hypothenar eminence에 압력이 가해질 경우 그 주변으로 callus formation과 신경 압박 소견 보일 수 있음

(2) 임상적 특징 및 이학적 검사 소견

- Painless weakness and atrophy of ulnar intrinsic hand muscles
- Clawing hand, Froment sign and Wartenberg's sign 보일 수 있음
- 손의 dorsal medial aspect의 감각은 정상이어야 함
  다음과 같은 type에 따라서 임상적인 양상 및 감각 증상이 다를 수

있음

표 7-16 Classification of ulnar neuropathy at wrist

Neuropathy	Type I	Type II	Type III
Portion of nerve affected	Superficial and deep branch	Deep branch only	Superficial branch only
Sign/ symptoms	Sensory/motor loss 가장 흔함	Motor loss only	Sensory loss only
Lesion location	Proximal or in Guyon's canal	In Guyon's canal	At hook of hamate

(3) 전기진단학적 소견

표 7-17 Classification of ulnar neuropathy at wrist

NCS and EMG for ulnar neuropathy at wrist
Sensory : ① ulnar[†] + dorsal ulnar cutaneous* nerve
② median* + medial antebrachial cutaneous* nerve
Motor : ① median* nerve
② ulnar CMAP with ADM recording*
③ ulnar CMAP with FDI recording[†]
- ADM / FDI latency 차이 2.0 ms 이상
- 반대측 FDI latency와 1.3 ms 이상일 경우 의미가 있다
Needle EMG : ① Hand intrinsic muscles에서 denervation potentials
② FCU, FDP, APB, FPL, EIP, cervical paraspinalis muscles도 같이 sampling

[†]- 비정상 소견
*- 정상 소견

(4) 감별진단

early motor neuron disease, multifocal motor neuropathy, ulnar neuropathy at elbow C8-T1 radiculopathy, lower trunk or medial cord plexopathy

(5) 추가 검사

가. 근골격계 초음파 : cyst나 mass를 확인할 수 있음. 압박 부위의 신경 diameter 측정 도움됨

나. MRI : ganglion이나 손목 심부의 구조물 검사, 임상적으로 ulnar neuropathy가 의심되나 전기 진단학적으로 확인이 안된 경우

(6) 치료

가. 약물 치료 : tricyclic antidepressants, anticonvulsant

나. 수술적 처치 : physical modality, surgical release

9) Radial neuropathy: spiral groove (Saturday Night Palsy) (그림 7-8)

(1) 발병 기전

humeral spiral groove에서 compression, fracture of the humerus, wheelchair users- spiral groove compressed on a hard wheelchair surface, strenuous triceps contraction, vasculitis

(2) 임상적 특징 및 이학적 검사 소견

가. Wrist drop with sensory deficit at dorsal aspect of hand and posterior arm

나. History of arm positioned over a sharp edge

다. Elbow extension sparing : triceps, anconeus muscle sparing

라. Reduced or absent brachioradialis reflex, with normal triceps, biceps and finger flexor response

마. Wrist extensor의 근력 약화로 인해서 interosseous muscles의 pseudo-weakness 보일 수 있기 때문에 근력 검사는 table이나 supportive surface에 올려놓고 평가하는 것이 적절함

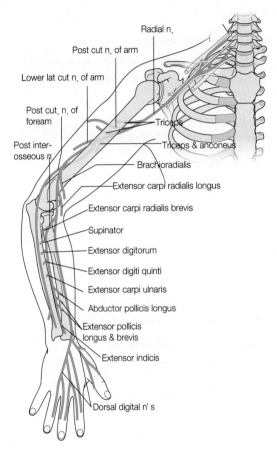

그림 7-8 Anatomy and innervation of the radial nerve (Haymaker W, Woodhall B. Peripheral nerve injuries: principles of diagnosis, Philadelphia, W.B, Saunders, 1953)

(3) 전기진단학적 소견

표 7-18 Standard NCS and EMG findings for radial neuropathy

Standard NCS and EMG findings for radial neuropathy
Sensory : superficial radial[†] + ulnar* + median* SNAP Motor : radial[†] + median* + ulnar* CMAP
Needle EMG ① 2 개 ≤ PIN (EIP, ECU, EDC) muscles ② 2 개 ≤ radial innervated muscles PIN proximal (BR, ECR) ③ 1 개 ≤ radial innervated muscle proximal to spiral groove (triceps , anconeus) ④ 1 개 ≤ nonradial posterior cord innervated muscle (deltoid, latissimus dorsi) ⑤ 2 개 ≤ nonradial innervated muscles (FCR, PT, FPL, FDP) ⑥ Cervical paraspinalis muscles

[†]- 비정상 소견
*- 정상 소견

(4) 감별진단

가. Posterior cord brachial plexus lesion, posterior interossei neuropathy, C7 radiculopathy, central nervous system lesion

나. Differential diagnosis of radial nerve lesion(표 7-19)

표 7-19 Characteristic findings of radial neuropathies

	Etiology	Physical exam	NCS	EMG
Crutch palsy	Improper use of crutch at axillary	All radial muscles involvement including triceps	radial SNAP[†] radial CMAP[†]	abnormal findings from triceps
Posterior interosseous neuropathy (PIN)	Arcade of Frohse of the supinator	Pure motor involvement, spares supinator, brachioradialis, triceps, ECRL, ECRB, and anconeus	radial SNAP* radial CMAP*	ECRB, ECRL EDC, EIP, ECU, APL[†]
Superficial radial neuropathy	Compression at the wrist by watch or cuff	Sensory involvement only at the dorsal radial aspect of hand	radial SNAP[†] radial CMAP*	normal findings in all sampled muscles

[†]- 비정상 소견
*- 정상 소견

(5) 추가 검사

가. 근골격계 신경 초음파

나. 단순방사선 검사 : humerus의 fracture, dislocation, callus formation, osteophyte 발생 여부 확인

다. MRI

(6) 치료

가. 보존적 치료

① Spiral groove lesion : conservative treatment, remove source of compression

② PIN lesion : avoid repetitive supination motion

③ Physical modality and wrist splinting

④ Medication : neuropathic pain에 준해서 치료

나. 수술적 치료

Fracture로 인한 radial neuropathy 일 경우, 그리고 보존적 치료를 시행했음에도 불구하고 호전 소견 보이지 않을 경우 수술적 처치 고려

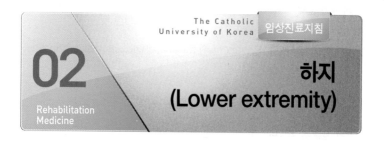

02

Rehabilitation Medicine

하지 (Lower extremity)

1. Lumobosacral plexus injury

1) 해부학 및 신경 지배(그림 7-9)

2) 발병 기전

   (1) Traumatic injury : 상지의 신경총과 달리 흔하지 않음

   (2) Compressive lesions : retroperitoneal hematoma, abscess, tumor in the retroperitoneum or psoas muscle, postpartum plexopathy

   (3) Radiation induced injury : radiation history of cervical or rectal cancers

   (4) Diabetic amyotrophy

   (5) Idiopathic

3) 임상적 특징 및 이학적 검사 소견

(1) Lumbar plexus

   가. Weakness in hip flexion, knee extension, and hip adduction

   나. Sensory loss over the anterolateral thigh and medial lower leg

   다. Pain in groin, radiating to thigh with hip extension

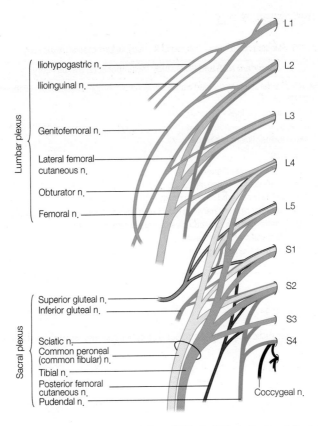

그림 7-9 Anatomy of the lumbosacral plexus (M Baehr, M Frotscher. Duus' Topical diagnosis in Neurology 4th ed. Thieme. 2005)

(2) Lower lumbar and sacral roots

가. Weakness in hip extension, abduction and knee flexion, dorsiflexion, plantarflexion, inversion, eversion of the ankle

나. Sensory changes of the lower leg, foot and posterior thigh

4) 전기진단학적 소견

표 7-20 Standard nerve conduction and EMG study for lumbosacral plexus injury

Standard NCS and EMG study for lumbosacral plexus injury
Sensory : sural sensory + superficial peroneal +lateral femoral cutaneous + saphenous SNAP
Motor : peroneal + tibial + femoral CMAP
H reflexes
F-wave studies : tibial and peroneal
Needle EMG ① 2개 ≤ tibial innervated muscles ② 2개 ≤ peroneal innervated muscles ③ 1개 ≤ sciatic innervated muscle of thigh (e.g., biceps femoris) ④ 2개 ≤ superior gluteal innervated muscle (e.g., gluteus medius,tensor fascia lata) ⑤ 1개 ≤ inferior gluteal innervated muscle (e.g., gluteus maximus) ⑥ 2개 ≤ femoral innervated muscles ⑦ 1개 ≤ obturator innervated muscle ⑧ Paraspinalis : L2, L3, L4, L5, S1

5) 감별진단

lumbar radiculopathy, peripheral polyneuropathy, spinal cord lesions

6) 추가 검사

(1) X-rays

(2) Blood tests including complete blood count : anemia in cases suspicious of retroperitoneal hemorrhage

(3) CT scan : if traumatic

(4) MRI : if suspicious of retroperitoneal mass or hematoma

7) 치료

(1) Prevention of contracture

(2) Joint protection

(3) Immediate surgical treatment indication : open injury associated with skeletal or vascular injury, or clean penetrating wounds

(4) Initial pain control

(5) Prevention of lower extremity edema

(6) Ankle foot orthosis prescription

2. Mononeuropathy of the lower extremities

1) Lateral femoral cutaneous neuropathy (meralgia paresthetica)

(1) 발병 기전 : entrapment of the lateral femoral cutaneous nerve under the inguinal ligament, pregnancy, tight clothing, garments around the waist, scar tissue, obesity, injury during local or regional surgery, seat belt injury, cycling, long distance walking

(2) 임상적 특징 및 이학적 검사 소견

　가. No motor involvement, sensory change at lateral thigh aspect

　나. Burning pain, paresthesia, and hypesthesia over the upper outer thigh

　다. Discomfort aggravated by Valsalva maneuvers

(3) 전기진단학적 소견(표 7-21)

(4) 감별진단

　가. Lumbar radiculopathy

　나. Plexus injury

(5) 추가 검사

　가. 단순 방사선 검사

　　- L-spine series : spondylolisthesis, spinal stenosis, disc lesion 감별

표 7-21 Standard NCS and EMG for lateral femoral cutaneous neuropathy

Standard NCS and EMG for lateral femoral cutaneous neuropathy
Sensory : sural + superficial + lateral femoral cutaneous[†] + saphenous SNAPs, bilateral
Motor : tibial + peroneal + femoral CMAPs
F-waves : tibial and peroneal nerves
Needle EMG
① 1개 ≤ peroneal innervated muscles
② 2개 ≤ tibia innervated muscle
③ 1개 ≤ sciatic innervated muscle
④ 1개 ≤ superior gluteal innervated muscles, inferior gluteal muscles
⑤ 2개 ≤ femoral innervated muscles
⑥ 1개 ≤ obturator innervated muscle
⑦ Lumbar paraspinalis muscles

[†]- 비정상 소견
[*]- 정상 소견

(6) 치료

가. Conservative treatment: avoid tight garments, lose weight

나. Medication: anticonvulsants(carbamazepine, gabapentin)

다. Nerve block: lumbosacral radiculopathy의 referred pain
과 감별하기 위해서 nerve block injection (lidocaine and
corticosteroids) 시행 가능. Anatomical variation이 심하여 초음
파 가이드 하에 시행이 도움

라. Surgery : decompression of the nerve

2) Mononeuropathies of the proximal lower extremities - femoral
obturator, sciatic neuropathy (표 7-22)

(1) 추가 검사

가. 방사선 영상 검사

① 단순방사선 검사 : 골반, 요척추, 고관절 감별

② MRI 또는 CT촬영 : 압박이 의심되는 부위

표 7-22 Characteristic findings of mononeuropathies of the lower extremities

Lesion	Etiology	Physical	Electrodiagnostic / EMG Findings
Femoral neuropathy	- Lesion at pelvis from trauma, fracture, retroperitoneal hematoma, tumor, cardiac catheterization	- weakness of knee extension - sensory change of saphenous innervation at anterior thigh and medial leg	saphenous SNAP[†] femoral CMAP[†] EMG : - femoral innervated muscles[†] - obturator innervated muscles[*]
Obturator neuropathy	- Fracture of pelvis - Obturator foramen hernia	- hip adduction weakness, - decreased sensation at medial thigh aspect	lateral femoral cutaneous SNAP[*] femoral CMAP[*] EMG : - obturator innervated muscles (pectineus, adductor brevis, adductor longus, magnus)[†] - femoral innervated muscles[*]
Sciatic neuropathy	- Hip trauma - Hip replacement - Injection - Hematoma - Pelvis fracture - Penetrating wounds	- weakness of hamstring, tibial and peroneal muscles - sensory change at hamstring, peroneal and tibial innervation	Superficial peroneal and sural SNAP[†] Tibial and peroneal CMAP[†] EMG : sciatic innervated muscles[†], SHBF[†] and LHBF[†] gluteal[*], femoral[*], lumbar paraspinalis[*] muscles.

[†]-비정상 소견
[*]- 정상 소견

(2) 치료

가. NSAIDs

나. Surgical intervention : 각 부위별 원인에 대한 수술적 처치가 필요할 수 있음

3) Peroneal neuropathy(그림 7-10)

(1) 발병 기전

가. Compression of nerve at fibular head

나. History of prolonged leg crossing, weight loss, poor positioning during surgery, poor cast application, prolonged squatting position

(2) 임상적 특징 및 이학적 검사 소견

foot drop, steppage gait, sensory change of dorsum of the foot and lower lateral leg

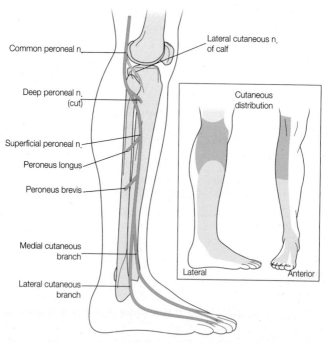

그림 7-10 Anatomy and innervation of the peroneal nerve (Haymaker W, Woodhall B. Peripheral nerve injuries: principles of diagnosis, Philadelphia, W,B, Saunders, 1953)

(3) 전기진단학적 소견

표 7-23 Standard NCS and EMG for peroneal neuropathy

NCS and EMG for peroneal neuropathy
Sensory : Sural*, superficial peroneal[†], deep peroneal[†] SNAPs Motor : Peroneal CMAP[†] →EDB recording, abnormal conduction block across fibular head Tibial CMAP*
Needle EMG : Short head of biceps femoris, tibial innervated muscles (tibialis posterior), gluteal, paraspinalis muscles*, peroneal innervated muscles[†] superficial peroneal: peroneus longus, brevis deep peroneal: tibialis anterior, extensor digitorum longus, extensor hallucis longus, peroneus tertius, EDB, FDI

[†]- 비정상 소견
*- 정상 소견

(4) 감별진단

L5 radiculopathy (tibialis posterior sampling이 중요), sciatic neuropathy with peroneal division involvement (short head of biceps femoris으로 확인), peroneal neuropathy at the popliteal fossa (Baker's cyst), Hereditary neuropathy with liability to pressure palsy with history of repetitive foot or wrist drop history

(5) 추가 검사

가. Lumbar spine imaging

나. Sonography or MRI of the lower leg : ganglion or cyst assessment

(6) 치료

가. 보존적 치료

① Decrease aggravating factors

② Ankle foot orthosis, PLSO

③ Ankle joint range of motion exercise

④ Electrical stimulation therapy on peroneal innervated muscles

⑤ Heat modality

⑥ Strengthening exercise, stretching exercise of the gastrocnemius muscle

나. 수술적 처치가 필요한 경우 : 보존적 치료 4~6개월 이후에도 호전 소견 보이지 않을 경우, ganglion이나 cyst 등의 space occupying mass가 관찰되는 경우, complete nerve laceration 관찰되는 경우

4) Tibial neuropathy/Tarsal tunnel syndrome (그림 7-11)

(1) 발병 기전

가. Compression of tibial nerve at the medial retinaculum

나. Extrinsic causes : crush injury, stretch injury, fractures

다. Intrinsic causes : space occupying masses, localized tumors, venous plexus within the tarsal tunnel

(2) 임상적 특징 및 이학적 검사 소견

가. Intrinsic foot muscle weakness

나. Numbness and paresthesia to the toes and soles

다. Tinel's sign at the ankle

라. Heel sensation may be spared

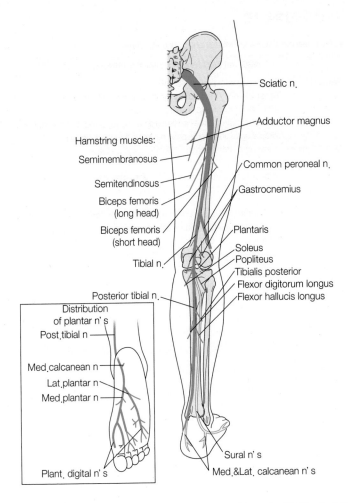

그림 7-11 Anatomy and innervation of the tibial nerve (Haymaker W, Woodhall B. Peripheral nerve injuries: principles of diagnosis, Philadelphia, W.B, Saunders, 1953

(3) 전기진단학적 소견

표 7-24 Standard NCS and EMG for tarsal tunnel syndrome

NCS and EMG for tarsal tunnel syndrome
Sensory : Sural, superficial peroneal SNAPs* Tibial SNAPs[+]; recording the first and fifth toes and tibial nerve stimulation proximal to flexor retinaculum Inferior calcanel SNAPs : recording medial aspect of calcaneous, stimulation of tibial nerve proximal to the flexor retinaculum
Mixed sensory : medial and lateral plantar CNAPs* → most sensitive
Motor : Peroneal*, tibial CMAPs[+] ADM or AH recording, tibial nerve stimulation at 8 cm and across tarsal tunnel
Needle EMG : - Abnormal : AH (medial plantar nerve), fourth dorsal interossei (lateral plantar nerve), ADM (inferior calcaneal nerve) - Normal : EDB, GCM, tibialis posterior, tibialis anterior and other peroneal innervated muscles, lumbar paraspinalis muscles

[+]- 비정상 소견
*- 정상 소견

(4) 감별진단

Plantar fasciitis, stress fractures of the hindfoot, herniated spinal disk, peripheral neuropathies, inflammatory arthritis, lumbosacral plexopathy, proximal tibial or sciatic neuropathy

(5) 추가 검사

가. Plain X-ray : foot and ankle

나. Musculoskleletal sonography : tarsal tunnel assessment, soft tissue mass, space occupying lesion

다. MRI : space occupying lesion, flexor tenosynovitis, subtalar joint coalition이 보일 수 있음

(6) 치료

가. 보존적 치료 : 구조적인 이상이 없을 경우 보존적 치료를 시작

나. Orthosis : correct foot pronation or supination

다. NSAIDs

라. Local steroid injection may be helpful

마. Surgical release : 보존적인 치료에도 호전 없을 경우 surgical release 을 시행할 수 있으나 carpal tunnel syndrome와 달리 수술적 성공률 이 떨어짐

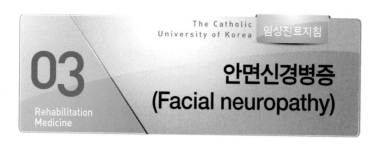

1. Overview

1) Trigeminal nerve

- Motor : no routine motor NCS
- Needle : masseter, temporalis (typically normal)
- Blink reflex
- Trigeminal SEPs

2) Facial nerve

- Motor : facial n (record : nasalis, O.oculi, O. oris, frontalis)
- Blink reflex (supraorbital n : stimuli, record : O.oculi)
- Needle : nasalis, O.oculi, O. oris, frontalis

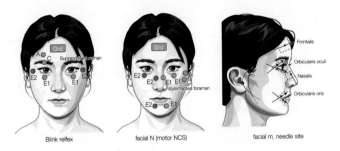

그림 7-12 Technique for blink reflex, facial nerve conduction study and needle electromyography

2. Bell's Palsy (Idiopathic facial paralysis)

1) 발병기전

- 주로 herpes simplex virus, varicella zoster virus

2) 임상적 특징 및 이학적 검사 소견

- rapid onset of unilateral facial weakness : hours to a day
- 기상 후 안면 근육 마비증상 호소.
- 동반 증상 : viral symptoms, retroauricular pain, taste alterations, hyperacusis, facial numbness, vertigo, tearing alterations
- House-Brackmann grade를 평가도구로 주로 이용

3) 전기진단학적 소견

(1) Delayed reflex (Blink reflex)

① blink reflex pathway : ipsilateral supraorbital n stimuli → CN V → mid pons (CN V의 main sensory nucleus와 lower pons, medulla에 있는 CN V의 spinal tract nucleus) → ipsilateral, contralateral facial nuclei → bilateral CN VII

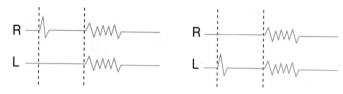

그림 7-13 Normal blink reflex

② Setting guide
- two-channel recording
- surface recording : inf. orbicularis oculi m.
- reference : base of nose, bilateral
- ground : mid-forehead or chin.
- sweep speed (5 or 10ms/division), sensitivity (100 or 200 μV/division), filter (10 Hz and 10 kHz)
- stimulation : supraorbital n (sup.orbital fissure)에서 조금씩 올려 가며 supramaximal stimulation에 도달 후 4~6회 자극을 더 주어 가장 짧은 latency 결정. stimuli 간에는 몇 초간의 interval을 두어 habituation 방지함
- duration : 100 ms
③ early R1 response와 late R2 response
- R1 : ipsilateral CN V의 sensory nucleus로 가는 afferent fiber → disynaptic pathway → pons의 facial nerve nucleus → ipsilateral facial nerve로 나오는 efferent pathway
- R2 : ipsilateral CN V의 spinal tract에 있는 nucleus → pons와 lat.medulla의 CN V의 spinal tract의 nucleus → bilateral facial nucleus → facial nerve
- earlier R1 response는 biphasic, triphasic(하지만 소수에서는 유발

되지 않을 수도 있음)

- R2 response는 polyphasic하고 다양함

④ Latency check

- R1 latency marker는 baseline에서부터 positive 또는 negative reflexion 이 되는 위치

- R2 latency는 검사한 여러 R2를 겹쳐 놓은 후 latency를 선택

- normal value (latency) : R1 (<13 ms) ipsilateral R2 (<41 ms), contralateral R2 (<43 ms)

- Contralateral Diff. (latency) : R1 (<1.2 ms), ipsilateral R2 (<5 ms), contralateral R2 (<7 ms).

- R/D (normal : 2.6~4.6)

= direct facial response through supraorbital nerve excitation R1 (R) / facial nerve latency to direct activation of the facial nerve (D)

표 7-25 Blink reflex patterns of abnormalities

질환		Ipsilateral		Contralateral		
		R	L	R	L	
Unilateral trigeminal lesion	R1	지연	지연		정상	connective tissue dz, toxic neuropathy
	R2		지연	정상	정상	
Unilateral facial lesion	R1	지연	지연		정상	infectious, inflammatory, granulomatous. Bell's palsy
	R2		정상	정상	지연	
Unilateral midpontine lesion	R1	지연	정상		정상	pons lesion
	R2		정상	정상	정상	
Unilateral medullary lesion	R1	정상	지연		정상	medulla lesion (stroke, demyelination, structural lesion)
	R2		정상	정상	지연	
Demyelinating peripheral neuropathy	R1	지연	지연		지연	markedly delayed or absent, (slowing either or both motor and sensory)
	R2		지연	지연	지연	

(2) Motor

① facial n (record : nasalis, O.oculi, O.oris, frontalis)

② % Degeneration = 100% - (Abnormal CMAP/Normal CMAP) × 100

  - < 90% : typically rather good prognosis

  - 90~95% : good recovery in most but not all persons

  - 95~98% : satisfactory or very good recovery in 50% of persons,
    300일 이상 소요

  - > 98% : usually unsatisfactory recovery

③ Time necessary for recovery

  - axonal loss less than 10% at 10th day : within 4 wks

  - axonal loss less than 50% at 10th day : 4~6 wks

  - axonal loss approximating 70% at 10th day : 6~10 wks

  - axonal loss 90% at 10th day : 4 months or more

  - axonal loss 95% at 10th day : more than 6 months

(3) Needle EMG

① nasalis, O.oculi, O.oris, frontalis

② needle EMG는 초기에 예후 예측으로 사용하기 어려우나 2주 이후
에는 가능(ENOG는 5일에서 2주까지 유용). 장기간 지속되는 안면신
경마비의 경우에도 질환의 상태나 예후를 알아 보기 위해 시행할 수
있음

4) 감별진단

  - trauma, herpes zoster cephalicus, tumor, infection, etc.

5) 추가 검사

  - temporal bone CT, MRI (controversial)

6) 치료

(1) conservative treatment : up to 90% axonal loss

① eye patch

② short course of high-dose corticosteroid (1 mg/kg, 10~14 days)

(2) more than 90% axonal loss, no MUAP controversial

① middle cranial fossa decompression

→ criteria : no anesthetic risk, 60세 이하, 90% 이상 axonal loss,
paralysis less than 21 days

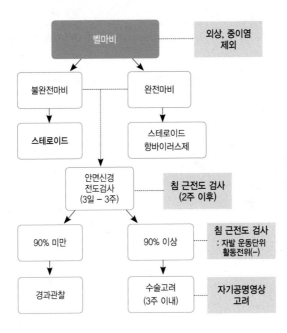

그림 7-14 2010 급성안면신경마비 진료지침(대한이과학회 정도관리위원회 급성안면신경
마비 진료지침팀)

표 7-26 House-Brackmann Grading Scale

Grade	Description	Characteristics		
		Gross inspection	At rest	Volition
I	정상	정상	정상	정상
II	경미한 기능부전	경미한 약화	정상	이마 : 중간~양호 움직임 눈 : 완전 눈감기(최소 노력) 입 : 경미한 비대칭
III	중등도 기능부전	분명한 약화(+) 양측 차이식별(-)	정상	이마 : 경미~중등도 움직임 눈 : 완전 눈감기(노력 필요) 입 : 경한 움직임(최대 노력)
IV	심한 중등도 기능부전	분명한 약화(+) 양측 차이식별(+)	정상	이마 : 움직임 없음 눈 : 불완전 눈감기 입 : 비대칭 움직임(최대 노력)
V	심한 기능부전	식별되는 움직임(-)	비대칭	이마 : 움직임 없음 눈 : 불완전 눈감기 입 : 경미한 움직임
VI	완전마비	움직임 없음	비대칭	움직임 없음

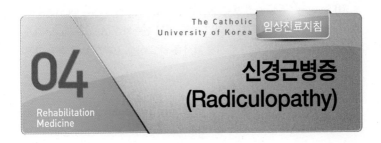

The Catholic University of Korea 임상진료지침

04
Rehabilitation Medicine

신경근병증 (Radiculopathy)

1. Cervical radiculopathy

1) 발병 기전

(1) Young age : disc herniation acute injury causing foraminal impingement

(2) Old age : foraminal narrowing from osteophyte formation, decreased disc height, degenerative changes of the uncovertebral joints

2) 전기진단학적 소견

standard NCS performed in order to rule out peripheral or focal entrapment neuropathy

표 7-27 Standard NCS and EMG for cervical radiculopathy

Standard NCS and EMG for cervical radiculopathy
Motor and sensory : median, ulnar SNAPs and CMAPs : carpal tunnel syndrome과 ulnar neuropathy 등의 entrapment neuropathy와 감별 위해서 시행 　　환자가 증상 호소하는 부위를 지배하는 감각 신경 검사 예) C6 dermatome 감각 이상 호소 시에 radial sensory or median thumb sensory를 검사
Needle EMG : 각각의 root에서 지배를 받는 2개 이상의 근육 검사. 　　　　　　상지 한측 근육에서 이상 소견을 보일 경우 반대측의 동일 근육을 검사 　　　　　　만일 양측 상지 근육에서 이상 소견이 보일 경우 하지 근육 검사 F-wave study : cervical radiculopathy에서 routine으로 시행하지 않는다.

(1) Sensory : 정상 소견 보임. 이유는 dorsal root ganglions은 intervetebral foramen 안에 위치하고 있기 때문. 만일 편측의 SNAP amplitude 작게 나올 경우 반대측 같은 신경 검사를 하고 이상 소견을 보일 경우 다른 질환을 의심할 수 있음

(2) Motor : 대부분 정상 소견

(3) Needle EMG : EMG abnormalities are found in two or more muscles innervated by the same root, and when muscles innervated by adjacent nerves are normal

　가. Radiculopathy를 시사하는 소견

　　① Relevant findings to radiculopathy: fibrillation potentials, positive sharp waves, complex repetitive discharges, myokymia, myotonia

　　② Not relevant to radiculopathy : paraspinalis polyphasities, reduced recruitment or increased insertional activities

　나. Sampling 필요한 근육 수(표 7-26, 27)

　　① Six muscles + paraspinalis muscles = cervical radiculopathy 진단하는 데 가장 정확

　　② Eight muscles = paraspinalis muscles sampling이 안 되는 경우 8개의 근육을 sampling으로 cervical radiculopathy에 진단 적임

표 7-28 Six muscle screen identification of the patients with cervical radiculopathies

검사할 근육	신경병증	자발전위
1. Six muscles without paraspinalis		
Deltoid, triceps, PT, FCR, FCU, APB	93%	66%
Biceps, triceps, FCU, ED, FCR, FDI,	87%	55%
Deltoid, triceps, PT, FCR, ED, FDI	89%	64%
Biceps, triceps, ED, PT, APB, FCU	34%	64%
2. Six muscles with paraspinalis		
Deltoid, triceps, PT, APB, ED, PSM	99%	83%
Biceps, triceps, ED, FDI, FCU, PSM	96%	75%
Deltoid, ED, FDI, PSM, FCU, triceps	94%	77%
Biceps, FCR, APB, PT, PSM, triceps	98%	79%

표 7-29 Muscle sampling for EMG study for cervical radiculopathy

경추 위치	검사할 근육		Supplementary studies
	First choice	Second choice	
C4~C5			
C5	Rhomboid	supraspinatus infraspinatus supinator, brachioradialis	
C6		supraspinatus, infraspinatus, deltoid, biceps brachii, pronator teres, brachioradialis, supinator, ECR, FCR	C5와 C6 overlapping 되는 경우 많아 정확한 감별이 필요할 경우 FCR H-reflex 검사를 시행할 수 있다.
C7	anconeus, pronator teres, flexor carpi radialis, extensor digitorum communis, triceps		
C8-T1	FDP, ADM, FDI, PQ, APB, OP		

(4) 감별진단 : Brachial plexus injury, cervical facet syndromes, cervical spine sprain, rotator cuff injury, frozen shoulder

(5) 추가 검사

　가. MEP, SEP : may be useful for cervical spondylosis with cord compression

　나. Plain cervical spine X-rays

　다. Cervical MRI : ideal for patients with chronic neck pain who have neurologic symptoms but normal radiographs.

　라. CT scan : bony elements visualization, acute fracture 소견 보일 경우 유용

　마. Selective diagnostic nerve root block을 시행

2. Thoracic radiculopathy

1) 발병 기전

- Very uncommon but most common between T8-12, with a peak at T11-12
- Degenerative alternations
- Trauma
- Secondary to diabetes
- Herpes zoster, Pott's disease, vertebral collapse, metastasis

2) 임상적 특징 및 이학적 검사 소견

(1) If compromise of T11-12, conus medullaris and cauda equina

(2) Band like chest pain (m/c), dysesthesia, allodynia across the anterior chest, thorax, and abdomen

(3) Lower limb pain

(4) Weakness and interscapular pain rare; T4 : radiating to nipple; T6 : Xiphoid level; T10 : umbilicus

(5) Thoracic myelopathy로 진행될 경우

　가. Wide based ataxic gait pattern

　나. Upper motor neuron signs

　다. Ankle clonus

　라. Hyperreflexia

3) 전기진단학적 소견

(1) Sensory and motor nerves : lack of accessible muscle or nerve for sensory or motor conduction

(2) Needle EMG : thoracic paraspinalis muscles sample→ if denervations are present → intercostal or abdominal muscles도 추가적으로 검사함

4) 추가 검사

(1) Lower limb SEPs : thoracic myelopathy 의심될 경우

(2) Imaging study

5) 치료

(1) 보존적 치료 : to those who do not have progressive myelopathy or neuromuscular compromise

(2) Short term bed rest

(3) NSAIDs and muscle relaxant

(4) Physical modalities

(5) Spinal extension exercise

(6) Orthoses

3. Lumbosacral radiculopathy

1) 발병 기전

- L5-S1 (m/c), L4-5
- L1-3 : less than 12%

2) 임상적 특징 및 이학적 검사 소견

(1) L1 radiculopathy : rare, pain and sensory loss in the inguinal area, rarely minor hip flexion weakness

(2) L2/L3/L4 radiculopathy : acute back pain, pain radiating to anterior knee, Weakness of hip flexion, knee extension, and hip adduction, sensory loss in the anterior thigh down to medial aspect of leg, reduced knee jerk

(3) L5 radiculopathy : most common, back pain radiating to lateral aspect of the leg into foot. weakness in foot dorsiflexion, toe extension, foot inversion and eversion. Sensory change in lateral aspect of the lower leg

(4) S1 radiculopathy : pain radiating to posterior leg, weakness of plantar flexors, sensation change on the posterior aspect of the leg and lateral edge of foot, reduced ankle reflex

3) 전기진단학적 소견(표 7-28, 29)

(1) Sampling 필요한 근육 수 → cervical과 유사

- Six muscles + paraspinalis muscles = lumbosacral radiculopathy 진단하는데 가장 정확
- Eight muscles = paraspinalis muscles sampling이 안 되는 경우

표 7-30 Standard NCS and EMG for lumbar radiculopathy

Standard NCS and EMG for lumbar radiculopathy
Sensory : sural and superficial peroneal SNAPs Motor : peroneal and tibial CMAPs → entrapment neuropathy와 감별
Needle EMG : 각각의 root에서 지배를 받는 근육 2개 이상 검사 　　하지 한측 근육에서 이상 소견을 보일 경우 반대측의 동일 근육을 검사 　　만일 양측 하지 근육에서 이상 소견이 보일 경우 상지 근육 검사 H-reflex study : S1 evaluation

표 7-31 Muscle sampling for EMG study for lumbosacral radiculopathy

Muscle screen	Neuropathic	Spontaneous activity
1. Six muscles without paraspinalis		
TA, tibialis posterior, medial GCM, lateral GCM, RF, short head of biceps femoris	89%	78%
VM, TFL, lateral GCM, tibialis posterior, adductor longus, medial GCM	83%	70%
Vastus lateralis, short head biceps femoris, lateral GCM, adductor longus, TFL, tibialis posterior	79%	62%
Adductor longus, TFL, medial GCM, tibialis posterior, TA, lateral GCM	88%	79%
2. Six muscles with paraspinalis		
TA, tibialis posteiror, medial GCM, vastus medialis, TFL, PSM	99%	93%
Vastus medialis, lateral GCM, tibialis posterior, short head biceps femoris, medial GCM, PSM	99%	87%
Vastus lateralis, TFL, lateral GCM, TA, short head biceps femoris, PSM	98%	87%
Adductor longus, medial GCM, tibialis posterior, short head biceps femoris, medial GCM, PSM	99%	89%
VM, TA, tibialis posterior, short head biceps femoris, medial GCM, PSM	100%	92%
VM, TFL, lateral GCM, TA, tibialis posterior, PSM	99%	91%
Adductor longus, medial GCM, tibialis posterior, TA, short head of biceps femoris, PSM	100%	93%

표 7-32 Muscle sampling for EMG study for lumbosacral radiculopathy

Lumbar level	Needle EMG	Supplementary Tests
L2-L3	Iliopsoas, adductor longus, gracilis, quadriceps	
L4		
L5	Lateral gastrocnmeus, flexor hallucis longus, flexor digitorum longus	
S1	long toe extensors	H-reflex
S2	External anal sphincter foot intrinsic soleus	SEP of the penis or labia majora, electrical bulbocavernosus reflexes

4) 감별진단

(1) L2, L3, L4 radiculopathies : differential diagnosis with diabetic amyotrophy

(2) L5 radiculaopathy : other lesions that may present with foot drop, i.e. common peroneal neuropathy around fibular head or sciatic neuropathy

(3) S1 radiculopathy : non-traumatic injury to the sciatic nerve

(4) S2, S3, S4 radiculopathies : pudendal lesion but difficult to confirm with other studies

(5) 추가 검사

가. Imaging studies

① X-ray : limited value in evaluation of herniated discs

② Lumbar MRI : evaluation of choice

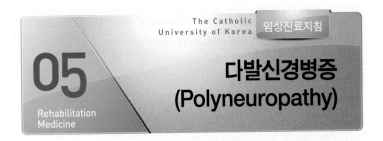

The Catholic
University of Korea 임상진료지침

05
Rehabilitation
Medicine

다발신경병증
(Polyneuropathy)

Peripheral polyneuropathy는 크게 demyelination, demyelination/ axonal loss, axonal loss 유형으로 나누어 다음과 같이 분류할 수 있음

표 7-33 Diseases that may cause demyelinating polyneuropathy (Dmitru D, Amato AA, Zwarts MJ. Electrodiagnostic medicine, 2nd ed. Philadelphia: Hanley & Belfus Inc; 2002)

Demyelinating peripheral polyneuropathy	
Sensorimotor (Uniform)	Motor > sensory (Segmental)
Genetic disorders	Acquired disorder
HMSN-I HMSN-III HMSN-IV Leukodystrophy	AIDP CIDP Arsenic Toxin Monoclonal gammopathy Diphteria AIDS Leprosy Lyme disease

표 7-34 Diseases that may cause demyelination and axonal loss (Dmitru D, Amato AA, Zwarts MJ. Electrodiagnostic medicine, 2nd ed. Philadelphia : Hanley & Belfus Inc; 2002)

Demyelinating / axonal loss
Sensorimotor
DM
Uremia

표 7-35 Axonal loss types (Dmitru D, Amato AA, Zwarts MJ. Electrodiagnostic medicine, 2nd ed. Philadelphia : Hanley & Belfus Inc; 2002)

Axonal Loss		
Motor > Sensory	Sensory	Sensorimotor
Porphyria	Cisplatin	Amyloidosis
Vincristine	Friedreich ' ataxia	ETOH
Lead	HSN	Vitamin B12
AIDP	Sjogren 's syndrome	Folate
Dapsone	Pyridoxine	Toxins
HMSN - II	Crohn 's disease	Golds
		Paraneoplastic syndrome
		Sarcoidosis
		Lyme disease
		HIV related

1. Overview

1) 임상적 특징 및 이학적 검사 소견

- Sensory and motor findings, numbness or weakness
- Reduced reflexes
- Atrophy of distal muscles

2) 전기진단학적 소견

(1) Axonal : absent SNAP or CMAP

(2) Acquired : temporal dispersion : conduction velocity less than 70%

of the lower limit or the normal range

(3) Axonal + demyelination

(4) 전기진단 기술 방법 : 말초신경병증 환자의 전기진단학적인 결과는 다음과 같은 정보가 포함

　가. 말초신경병증 유무

　나. 분포 위치 : diffuse, focal or multifocal

　다. Peripheral nerve involved : 감각 신경, 운동 신경, 자율신경 이상 소견 유무

　라. Pathophysiological : axonal, uniform demyelination, multifocal demyelination with partial conduction block or abnormal temporal dispersion, conduction slowing이 있는지 유무 확인

　마. Hereditary or acquired : Hereditary인 경우에는 conduction velocity가 감소할 수 있으나 temporal dispersion이나 conduction block이 뚜렷하지 않고→ demyelination이 균일하게 모든 신경에서 관찰될 수 있음

　바. Temporal profile : acute, chronic, ongoing, sequelae

　사. Prognosis

(5) 검사 시행 순서 : 증상을 호소하는 측부터 검사 시작하여 반대측과 비교함. 만일 이상 소견이 관찰될 경우 다른 부위를 검사함. 검사를 하면서 대칭성 유무를 확인함

　가. Symmetric NCS : m/c

　나. Asymmetric NCS : vasculitis, multifocal motor neuropathy, hereditary neuropathy with liability to pressure palsy, dapsone, porphyria, leprosy, eosinophilia, sensory ganglinopathies

3) 전기진단학적 검사

표 7-36 Standard NCS and EMG study in peripheral polyneuropathy

Peripheral polyneuropathy
Sensory : Sural, median, ulnar, and radial sensory nerves Motor : Peroneal, tibial, median and ulnar motor nerves F waves : Median, ulnar, peroneal and tibial H-reflexes : Soleus

Needle EMG : greatest involvement in distal muscles
① Lower extremity muscles : Gluteal muscles, quadriceps, GCM, tibials anterior, extensor hallucis longus
② Upper extremity muscles : First dorsal interosseous, extensor indicis propius, forearm muscles, biceps
Asymmetry 유무를 확인하기 위해서 각 상지 하지의 근육 하나씩 확인한다.
③ Paraspinalis muscles : 만일 gluteal muscle이나 proximal muscle에서 비자발성 신경전위가 확인되는 경우에 확인
  - 급성기의 EMG findings + recent motor axonal loss → fib and PSW in distal muscles
  - 만성기 EMG findings : balanced with reinnervation and reorganization of the motor unit, large amplitude, long duration MUAPs

4) 추가 검사

(1) Serum lab studies

가. Serum glucose, glycohemoglobin

나. Vit B12 level : if borderline values → methylmalonic acid and homocysteine levels도 같이 검사

다. Hepatitis screen

라. Antinuclear antibody

마. Erythrocyte sedimentation rate

바. Serum protein immunofixation electrophoresis

사. Rheumatoid factor

아. Anti Ro, Anti La antibodies

자. Urine protein electrophoresis

차. Thyroid hormone level : TSH, free T4, T3

카. HIV

(2) Biothesiometer

(3) Quantitative sensory testing

5) 치료

(1) Medication(표 7-37)

가. Gabapentin or Lyrica

나. Tricyclic antidepressants - check for baseline EKG or any arrhythmia history

다. Carbamazepine

라. Topiramate

마. Tramadol, NSAIDs, low dose narcotics

(2) Physical therapy

(3) AFO

(4) Walking assistive devices

(5) Foot care

표 7-37 Medications commonly used in the treatment of painful sensory neuropathies

약물	투여 방법	용량	부작용
일차선택약			
Tricyclic antidepressants (e.g., amitriptyline, nortriptyline)	구강	10~100 mg qhs	인지저하, 기면, 구강 및 안구 건조, 잔뇨, 변비, 부정맥 악화
Gabapentin	구강	300~1,200 mg tid	인지 저하, 기면, 신장 기능 악화
이차선택약			
Carbamazepine	구강	200~400 mg q 6~8 hr	인지저하, 어지러움증, 백혈구 감소, 간기능 이상
Phenytoin	구강	200~400 mg qhs	인지저하, 어지러움증, 간기능 이상
Tramadol	구강	50 mg qid	인지저하, 위장관 장애
삼차선택약			
Mexiletine	구강	200~300 mg tid	부정맥
기타 약제			
Lidocaine 2.5%/ pylocaine 2.5% cream	피부 도포	qid	
Capsaicin 0.025~0.075% cream	피부 도포	qid	피부의 화끈거림

2. Mononeuritis multiplex

1) 병리기전

multiple nerve infarctions in association with systemic vasculitis, polyarteritis nodosa, rheumatoid arthritis, systemic lupus erythematous, temporal arteritis, scleroderma, sarcoidosis, acute viral hepatitis, AIDS

(1) Vasculitis associated with peripheral neuropathy

　가. Primary vasculitis : large vessel vasculitis; giant cell (temporal arteritis)

　나. Medium and small vessel vasculitis : polyarteritis nodosa, Churg-Strauss syndrome, Wegener's granulomatosis, microscopic polyangitis

　다. Secondary vasculitis : vasculitis associated with connective tissue disease, with malignancies, with inflictions, with cryoglobulinemia, with hypersensitivity reaction

(2) Classification

　가. Mononeuritis multiplex : several individual nerves are affected, creating asymmetric pattern of involvement

　나. Overlapping mononeuropathy multiplex : same nerves of both sides of the body are affected but to differing degrees, and differing distributions.

　다. Distal symmetric polyneuropathies : classic glove and stocking deficit

　　- A와 B가 가장 흔한 형태

2) 임상적 특징

　(1) Burning dysesthetic pain confined to the anatomic distribution of the affected nerves

　(2) Weakness and numbness specific to nerve distribution

3) 전기진단학적 특징 : axonal involvement of multiple individual nerves

　(1) Sensory : asymmetric SNAP involvement, SNAP amplitude의 감소

　(2) Motor : asymmetric pattern of motor conduction abnormalities,

distal latency prolongation, normal conduction velocity, conduction block

(3) Needle EMG : 해당된 신경이 지배하는 근육들이 fibrillations and positive sharp waves

4) 추가 검사

(1) 진단검사 : CBC and differential count, creatine kinase, ESR, CRP, urinalysis, 24 hour urine collection and creatinine clearance.

(2) Autoantibodies : ANA, antiphospholipid antibodies, Antibodies to double strand DNA, anti smith antibodies, Ro/SSA, La/SSA antibodies, rheumatoid factor, anti-ccp antibodies

(3) Sjogren's syndrome : Schirmer test, Rose bengal test

5) 치료

Vasculitis에 적합한 내과적 진료 및 치료 접근이 필요. Steroid와 기저 질환에 대한 내과적 치료가 필요함. 필요한 경우 immunosuppressive agent를 사용하기도 함

3. Diabetic polyneuropathy

1) 발병 기전

Hyperglycemia, local nerve ischemia, immune response, genetic

2) Distinct types of diabetic neuropathies

표 7-38 **당뇨병성신병증의 분류**(Dmitru D, Amato AA, Zwarts MJ. Electrodiagnostic medicine, 2nd ed. Philadelphia: Hanley & Belfus Inc; 2002)

1. Distal symmetric sensory or sensorimotor polyneuropathy
2. Autonomic neuropathy
3. Diabetic neuropathic cachexia
4. Diabetic polyradiculoneuropathy
   - Asymmetric, painful lumbosacral radiculoplexopathy (diabetic amyotrophy)
   - Symmetric, painless, polyradiculopathy
   - Cervical radiculopathies
   - Thoracic radiculopathies
5. Focal/mulitfocal mononeuropathies
   - Cranial neuropathies
   - Limb mononeuropathies
   - Mononeuropathy multiplex

3) 임상적 특징 및 이학적 검사 소견

(1) Pain : most common burning, electrical, deep aching, stabbing, worse at night

(2) Large fiber changes : weakness, deformities, loss of proprioception, wasting of small muscles,

(3) Small fiber changes : Decreased sweating, loss of pain and temperature, dryness of skin, decreased cutaneous blood flow

(4) Weakness, unsteadiness, ataxia, falls

(5) High degree of symmetricity, sensory loss presents in a length dependent manner

(6) Diabetic autonomic neuropathy : abnormal sweating, dysfunctional thermoregulation, dry eyes and mouth, cardiac arrhythmia, postural hypotension, gastrointestinal abnormalities, impotence, neurogenic bladder

(7) Asymmetric painful diabetic polyradiculoneuropathy (diabetic amyotrophy : unilateral presentation, severe pain in low back, hip

and thigh, pain 전에 severe weight loss 있을 수 있음. atrophy and weakness of proximal and distal lower limbs

(8) Focal mononeuropathy commonly encountered in diabetic patients : facial palsy, carpal tunnel syndrome, cubital tunnel syndrome, femoral neuropathy, peroneal neuropathy at the fibular head, lateral femoral cutaneous neuropathy가 잘 발병하지만 무증상인 경우도 있음

4) 전기진단학적 소견

표 7-39 Standard NCS and EMG in DM polyneuropathy

NCS and EMG for DM peripheral polyneuropathy
Sensory : Sural, superficial peroneal, median, ulnar, and radial nerves Motor : Peroneal, tibial, median and ulnar nerves F-waves : Median, ulnar, peroneal and tibial
Needle EMG : Lower extremity muscles → EHL, TA GCM, Quadriceps, gluteal muscles 　　　　　　　　　foot intrinsic muscles 　　　　　　　　Upper extremity muscles → FDI, EIP, FCR, biceps brachii 　　　　　　　　Asymmetricity가 의심될 경우 양측 검사를 한다. Paraspinalis muscles : Extremity muscles에서 denervation potentials들이 나타날 경우 시행 　　　　　　　　　　　- 고령에서는 radiculopathy가 동반될 수 있음 　　　　　　　　　　　- Diabetic polyradiculoneuropathy를 배제하기 위해서는 thoracic paraspinalis muscle sampling이 필요

(1) Sensory : reduced SNAP amplitudes and conduction velocities → most sensitive abnormalities first detected in distal lower limbs

(2) Motor : sensory nerve 변화 발현 이후 나타남

(3) Needle EMG : lower limbs에서 distal muscles에서 fibrillations and positive sharp waves

(4) Goals of EMG in diabetic peripheral polyneuropathy

　가. Identify sensory or/and motor involvement

나. Distinguish axonal degeneration versus demyelination

다. Identify symmetricity : side-to-side differences > 10% 이상일 경우 비대칭적이라고 볼 수 있으며 이때 다른 질환이 배제되어야 함

라. Temporal course : 경과 추적을 위한 NCS가 필요할 경우, 환측의 conduction을 시행함

5) 추가 검사

(1) Semmes-Weinstein Monofilament test (5.07)

(2) 128 Hz tuning fork at the big toe

(3) QST

6) 치료

(1) 혈당 조절 : 약물 복용에 앞서 혈당 조절이 euglycemia로 조절되어야 함

(2) 약물 요법 : 약물 치료의 순서는 처음에 TCA계열의 약물부터 시작하여→ anticonvulsant→ opioid or opioid like drugs 순서로 진행함. 약물 처방은 환자의 증상에 맞춰 다음과 같이 처방할 수 있음

가. Paresthesia, dysesthesia, lancinating pain : TCA가 first choice

나. A-fiber pain, deep seated, gnawing, dull pain : tramadol 200 mg/day, dextromethorphan, antidepressants, local topical capsaicin cream(효과 논란) transcutaneous electrostimulation 을 시행

다. Diabetic autonomic neuropathy에서 자율신경 이상소견이 있을 경우

- Orthostatic hypotension : fluorocortisone (0.1 mg bid에서 시작) 이나 midodrine (10 mg tid)

- Gastroparesis : metoclopramide

- Impotence : Sildenafil

라. Diabetic polyradiculoneuropathy : short course of corticosteroid은 통증 조절에 도움이 될 수 있음

마. Symmetric painless diabetic polyradiculoneuropathy : IVIG, corticosteroid를 사용할 수 있지만, 아직 그 효과에 대해서는 논란이 많음

7) 감별진단

chronic inflammatory demyelinating polyneuropathy

4. Acute Inflammatory Demyelinating Polyneuropathy (AIDP)

1) 발병 기전

myelin epitope과 infectious agents에 발현되는 glycoprotein의 molecular similarity로 인해, 감염에 대한 방어 기전에 대한 항체 발현, cross react with specific antigens on the Schwann cells

2) 임상적 특징 및 이학적 검사 소견

(1) Most common and important : acute rapidly progressive polyneuropathy

(2) Sensory and motor symptoms and weakness with disease progression 2~4주 사이에 발현. 8주 이상 동안 증상 발현이 지속될 경우 CIDP와 감별을 해야 함

(3) Sensory, touch, vibration > small fiber involvement

(4) Motor weakness : onset begins in lower, arm, trunk, head and neck. Respiratory muscle weakness, external urethral and anal sphincters are spared

(5) History taking : some form of acute illness (e.g., viral syndrome) 1~3 weeks prior to onset of symptoms (Campylobacter jejuni,

cytomegalovirus, EB virus, Mycoplasma pneumonia), vaccination history, autoimmune disorder, immunodeficient state

3) 전기진단학적 소견

표 7-40 Standard NCS and EMG for AIDP

NCS and EMG for AIDP
Median, ulnar CMAPs, SNAPs, F-waves
Peroneal and tibial CMAPs, F-waves and sural SNAPs
Needle EMG of proximal and distal lower and upper extremity muscles

(1) Sensory NCS : median nerve affected more early and more severe than sural nerve, peak 4~6주에서 보임

(2) Motor NCS : prolonged distal latencies, temporal dispersion and conduction block, or slowed conduction velocities

(3) F-waves : 상지 및 하지 신경의 F-waves → early predilection of the proximal nerve segments and spinal roots

(4) Needle EMG

　가. Earliest : reduced recruitment pattern of MUAPs

　나. Spontaneous denervation potentials : manifest starting from 2~4 weeks → peak at 6~15 weeks → 15 weeks decline

4) 추가 검사

(1) Laboratory assessments

(2) CSF study

- Normal CSF pressure : 60~200 mmH$_2$0

- WBC : usually acellular, up to 5 WBCs and 5 RBCs are considered normal

- Elevated WBC : not diagnostic of infection.

- Two major tests : protein < 150 mg/dL, glucose < 50% serum concentration
- CSF findings in AIDP : Elevated CSF protein / normal WBC = albuminocytologic dissociation

5) 치료

(1) Intravenous immunoglubulin (IVIG) : within the first 7~10 days of symptoms, dosage → 0.4 gram/kg per day for five days

- Side effects : aseptic meningitis, rash, acute renal failure, hyperviscosity leading to stroke

(2) Plasmapheresis : If IVIG is not avaliable or contraindicated → 200~250 ml/kg/bw plasmapheresis over 10~14 days

- Side effects : hypotension, sepsis

6) Atypical forms of AIDP

표 7-41 Characteristics of atypical AIDP

	AMSAN	AMAN	Miller Fischer variant
임상적 특징	- Rapid progressive, severe generalized weakness - Opthalmoplegia - Dysphagia - Facial palsy - *Campylobacter jejuni* 감염과 관련	- m/c - GI infection - Distal muscles first - Cranial nerves and respiratory muscles first - Sensory signs are absent	- Ataxia, areflexia - Opthalmoplegia, diplopia, ptosis, no pupillary involvement - Facial weakness - Dysphagia - Dysarthria
근전도	- SNAP : profoundly reduced or absent - CMAP : earliest change drop of amplitudes Normal range of CMAP distal latency and CV	- SNAP : normal - CMAP : amplitude small or unobtainable	- SNAP : small, out of proportion - CMAP : arms and legs normal ; facial reduced - Delayed R1, R2 latencies from blink reflex - Denervation potentials from facial muscles

Abbreviations : AMSAN = Acute Motor Sensory Axonal Neuropathy, AMAN = Acute Motor Axonal Neuropathy

7) Prognostic factors

(1) Clinical factors

- Older age
- Rapid onset(< 7 days) prior to presentation
- Need for ventilator support
- Distal motor response amplitude reduction of < 20% of normal
- Preceding diarrheal disease

(2) Electrophysiological factors

- Markedly small distal motor amplitude of > 20% of normal
- Profuse fibrillation potentials with needle examination, starting at two to four weeks after disease onset
- Good prognosis : NCS with demyelinating features; conduction block or temporal dispersion or distal motor response amplitude > 20%

5. Acquired Chronic Demyelinating Polyneur- opathies

1) Chronic inflammatory demyelinating polyneuropathy (CIDP)

(1) 발병 기전 : acquired disorder of the peripheral nerves, 면역학적 기전과 관련

(2) 임상적 특징 및 이학적 검사 소견

- Relapsing and remitting course greater than 8 weeks
- 50~60세에 peak
- Motor weakness > sensory symptoms
- Proximal > distal muscles
- Symmetric involvement

- Global reduced or absent reflexes
- Minimal muscle atrophy

표 7-42 Nerve conduction study for chronic inflammatory demyelinating polyneuropathy

NCS and EMG for CIDP
Median, ulnar CMAPs, SNAPs, F-waves Peroneal and tibial CMAPs, F-waves and sural SNAPs
Needle EMG : proximal and distal lower and upper extremity muscles sampling Foot intrinsic muscles, tibialis anterior, peroneus longus, and if proximal weakness,   quadriceps and hip girdle muscles

(3) 전기진단학적 소견 : Demyelinating neuropathy, partial conduction block, conduction velocity slowing

가. Sensory : prolonged latencies and reduced conduction velocity → length dependent neuropathy와 달리 demyelinating neuropathy 일 경우, sural sensory SNAP은 정상소견을 보이면서, median and ulnar SNAP에서 이상 소견을 보일 수 있다는 것이 특징임

나. Motor : prolonged distal motor latencies, temporal dispersion, reduced conduction velocity

다. F wave : delay or absence

라. Needle EMG : widespread fibrillation potentials and positive sharp waves → foot intrinsic muscles, tibialis posterior, peroneus longus, gastrocnemius. Paraspinalis muscles may reveal membrane instability

(4) 추가 검사

가. Cerebrospinal fluid analysis : white blood count cell normal, albuminocytologic dissociation

나. Nerve biopsy : controversial

　다. MRI : gadolinium enhancement of the spinal roots, cauda equina, lumbosacral plexus 등에서 nerve의 enlargement or enhancement 관찰
　라. Laboratory studies : fasting blood sugar, glycolated hemoglobin, thyroid function test, hepatitis profile, HIV antibody, serum and urine immunofixation electrophoresis, antinuclear antibodies

(5) 치료 : intravenous immunoglobulin (IVIg) or corticosteroids

(6) 감별진단

Multifocal motor neuropathy (MMN), multifocal acquired demyelinating sensory and motor neuropathy (Lewis-Summer syndrome), sensory predominant CIDP, distal acquired demyelinating sensory neuropathy, AIDP, hereditary neuropathies, POEMS syndrome

2) Multifocal motor neuropathy (MMN)

(1) 발병 기전 : acquired immune-mediated demyelinating neuropathy

(2) 임상적 특징 및 이학적 검사 소견

- Slowly progressive asymmetric weakness, fasciculations, cramping, muscle twitching
- Upper > lower extremities
- Distal > Proximal
- Males > females
- Minimal muscle atrophy
- Minimal or absent sensory symptoms
- Limited cranial nerve involvement, normal speech
- Weakness in the distribution of motor nerves with sparing of other nerves in the same myotome
  muscle involvement in the distribution of the individual peripheral

nerves not spinal roots
- Mean age of onset : 40 years

(3) 전기진단학적 소견

가. Sensory : normal SNAPs, even across the same segments with demonstrated motor conduction block

나. Motor : multifocal conduction block, with signs definite evidence of conduction block (reduction of amplitude or area of the CMAP on proximal compared to distal stimulation with no abnormal temporal dispersion). Reduced conduction velocity, prolonged terminal latencies, temporal dispersion, conduction block은 common entrapment site에서 보이지 않기 때문에 proximal stimulation도 같이 시행

다. F-waves : absent

라. Needle EMG : no presence of fibrillations, but fasciculations and myokymia may be observed

(4) 추가 검사

가. Anti-GM antibodies : elevated titers

나. Creatinine kinase : elevation

다. Mildly elevated protein content

(5) 감별진단

- ALS : progressive muscular atrophy와 달리 MMN은 muscle atrophy 가 저명하지 않고 서서히 진행, EMG에서 ongonig denervation 소견 이 ALS에서 더 심함, 많이 오진되는 경우가 있어 주의 필요
- CIDP, multifocal acquired demyelinating sensory and motor neuropathy, distal acquired demyelinating symmetrical neuropathy

(6) 치료

가. Intravenous immunoglobulin

나. Cyclophosphamide

6. Hereditary primary motor sensory neuropathies (Charcot-Marie-Tooth Disease)

1) HMSN type I

(1) 발병 기전

autosomal dominant demyelinating disorder of the peripheral nerves, extra *PMP22* gene copy within the 1.5 mB duplication on chromosome 17

(2) 임상적 특징 및 이학적 검사 소견

Onset : 1st~2nd decade

Slowly progressive loss of sensory and motor nerves, 그러나 sensory loss은 호소하지 않음

- Foot intrinsic atrophy, pes cavus, hammer toe
- Bilateral foot drop
- Inverted champagne bottle appearance, peroneal muscle atrophy
- Hypertrophy of peripheral nerves
- DTR : ↓
- Life expectancy에는 지장이 없음

(3) 전기진단학적 소견

가. Sensory : slowing of conduction velocity less than 60 percent of normal

나. Motor : abnormal, conduction velocity decreased to 70%, uniform, and no temporal dispersion or conduction block

다. F-waves : slowing

라. Needle EMG : positive sharp waves with fibrillation potentials, tibialis anterior preferred site, MUAPs long duration, high amplitude, polyphasic

(4) 추가 검사

가. Nerve biopsy : onion bulb formation

나. Pulmonary function test : secondary to diaphragmatic and intercostal muscle weakness

(5) 치료

가. Supportive

① Daily stretching to prevent ankle contracture

② PLSO

2) HMSN type II

(1) 발병기전

autosomal dominant axonal degenerative loss

(2) 임상적 특징 및 이학적 검사 소견

- Onset : second or third decade of life
- Distal weakness, atrophy, sensory loss, variable foot deformity but not as apparent as CMT1
- Nerve hypertrophy는 저명하지 않음

(3) 전기진단학적 소견

가. Sensory : SNAP amplitude abnormal, in both upper and lower limbs

나. Motor : CMAP amplitude preserved, mildly reduced conduction velocity

다. Needle EMG : evidence of axonal loss and motor unit remodeling, MUAP large amplitude long duration with decreased recruitment pattern

표 7-43 Differential diagnosis of type 1 and type 2 HMSN

	Type 1	Type 2
Pathogenesis	Demyelinating degeneration	Axonal degeneration
Onset	First to second decade	Second to third decade
Major clinical features	Foot deformity, motor symptoms predominant	Less severe foot deformity, more sensory symptom predominant
Tremor	+++	+
Nerve hypertrophy	+++	+
Nerve conduction study	Markedly reduced conduction velocities	Markedly small amplitudes of motor and sensory nerves

3) HMSN type III (Dejerine Sottas syndrome) and congenital hypomyelinating neuropathy

(1) 발병 기전

autosomal recessive or spontaneous mutations in PMP-22P or EGR2 gene

(2) 임상적 특징 및 이학적 검사 소견

- Generalized hypotonia and weakness at birth, weakness distal > proximal
- Arthrogryposis multiplex
- Respiratory distress, respiratory difficulties
- Sensorineural hearing loss

(3) 전기진단학적 소견

Profound demyelination, nerve conduction velocity less than 10 m/s

가. Sensory : absent SNAPs in both upper and lower limbs

나. Motor : CMAP amplitudes are diminished

다. Needle EMG

    ① Proximal muscles → mixture of relatively normal and abnormal potentials

    ② Distal muscles → a few or no MUAPs observed

(4) 추가 검사

- CSF study : increased protein

4) HMSN type IV

(1) 발병 기전

autosomal recessive, inability of the Schawnn cells to produce normal myelin

(2) 임상적 특징 및 이학적 검사 소견

- Onset within 2 years of life, childhood onset, sensorimotor polyneuropathy
- Delayed motor development
- Weakness and atrophy of the distal limbs.
- Weakness, lower extremity wasting, ataxia, retinitis pigmentosa, cerebellar dysfunction
- Deafness, cardiac abnormalities
- Cataract

(3) 전기진단학적 소견

가. Sensory : SNAP generally unobtainable

나. Motor : conduction velocity < 10 ms, CMAP usually reduced in amplitudes

다. Needle EMG : fibrillation potentials, positive sharp waves, large polyphasic MUAPs

(4) 추가 검사

- CSF study : protein → normal

(5) 감별진단 : congenital hypomyelinating neuropathy

- 과거에는 Dejerine-Sottas syndrome과 같은 기전으로 설명되었으나 근래 들어 type III 안에서 이 둘은 따로 분류하여 정의하고 있음

가. 임상 양상

- Profound hypotonia and contracture at birth
- Conduction velocity absent or slow.
- Feeding difficulties, respiratory distress
- 드물지만 자연적으로 회복될 수 있는 것으로 보고되고 있음

나. Histologic

- Dejerine-Sottas syndrome : thin myelin sheaths and large onion bulb formation
- Congenital hypomyelinating neuropathy : absent myelin

5) HNPP (Hereditary neuropathies with liability to pressure palsies)

(1) 발병 기전 : PMP-22 gene의 결핍, autosomal dominant

(2) 임상 양상 및 이학적 검사

- Onset : second or third decade of life
- Painless numbness or weakness in the distribution of one single nerve or multiple nerves

- Most commonly affected nerves : median nerve, ulnar nerve, radial nerve, peroneal nerves and brachial plexus

(3) 신경전도 검사 및 근전도 검사

가. Sensory : prolonged distal latencies, slowed conduction velocities, and reduced SNAP amplitudes

나. Motor : CMAP amplitudes → normal or slightly reduced, entrapment 자주 일어나는 부위에 slowing of neural conduction, conduction block이나 temporal dispersion 소견이 보임

다. Needle EMG : reduced MUAP recruitment pattern, with positive sharp waves and fibrillation potentials

(4) 감별진단

- HMSN type 1

(5) 추가 검사

- Nerve biopsy : tomaculous neuropathy, focal globular thickening of the myelin sheath
- Family history

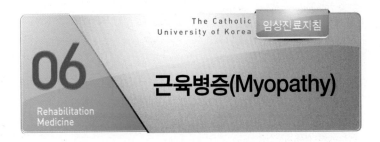

The Catholic University of Korea 임상진료지침

06

Rehabilitation Medicine

근육병증(Myopathy)

1. Overview

1) 발병 기전

표 7-44 Types of myopathy

Myopathy
Muscular dystrophy
Periodic paralysis
Electrolyte imbalance
Inflammatory myopathy
- Dermatomyositis
- Polymyositis
- Infectious myositis
- Inclusion body myositis
Toxic myopathies
Metabolic myopathies

2) 임상적 특징 및 이학적 검사 소견

- Atrophy, hypertrophy, proximal muscle weakness, hypotonia, gait abnormalities, or myotonia
- Aggravating factor : cold exposure, fatigue
- DTR : 발병 초기에는 정상, 진행하면서 감소

- Negative sensory symptoms
- Muscle pain

3) 전기진단학적 소견

표 7-45 Nerve conduction study and EMG in myopathy

Myopathy
- 상지, 하지, 각각 적어도 하나 이상의 motor와 sensory conduction study
- F-wave : 상지, 하지 신경
- Needle EMG : muscle sampling : 임상적으로 <u>근력이 약한</u> 근육들을 선택한다.
- Lower extremities : at least two distal and two proximal muscles (TA, GCM, VL and iliopsoas)
- Upper extremities : at least two distal and two proximal muscles (FDI, EIP, BB, and medial deltoid)

(1) Sensory : normal

(2) Motor

CMAP 진폭의 크기는 근육의 위축에 따라 작으나 정상 신경전도 속도 (cv) 만일 CMAP amplitude가 감소되어 있을 경우 maximal contraction 을 10초간 실시한 이후 재검사함. 만일 CMAP amplitude가 운동 전후로 차이가 있을 경우 Lambert Eaton Myasthenic Syndrome (LEMS)과 감별 해야 함

(3) Needle EMG

가. Denervation potentials : positive sharp waves and fibrillations

나. Myopathic MUAPs (short duration, low amplitude, polyphasic)

다. MUAP duration : most sensitive and consistent MUAP parameter for measurement in myopathy

라. Early recruitment : minimal contraction에서 관찰 필요, i.e., an increased number of motor units firing rapidly in order to produce a low level of contraction.

마. Variable amplitude potentials

(4) Quantitative EMG

waveform duration calculation using 20 MUAPs on a trigger and delay
line, power가 good grade 정도 되는 muscle에서 sampling 필요함

(5) SFEMG : increased jitter, fiber density, and blocking

4) 추가 검사

(1) Laboratory features : CK, LDH, aldolase, electrolyte analysis (hyper
and hypokalemia), thyroid function test, ESR, ANA, metabolic
myopathy가 의심되는 경우에는 lactate and pyruvate level 검사

(2) Muscle biopsy : preferred muscle biopsy site

- Vastus lateralis, triceps or biceps
- Severe proximal weakness : 특히 extensor carpi radialis, or
anterior tibialis muscle을 검사 시행
- Site selection : 침근전도 검사에서 이상 소견이 보인 근육의 반대
측에서 생검을 시행

표 7-46 Muscle type involvement in myopahy

Type I fiber atrophy	Type II fiber atrophy
Myotonic dystrophy	Steroid myopathy
Nemaline myopathy	Myasthenia gravis
Fiber type disproportion	Deconditioning

(3) Pulmonary function test : restrictive lung disease을 확인하기 위해
확인. 1회/1년 시행. FVC의 변동 관찰 필요

(4) Cardiac evaluation

(5) Feeding and nutritional : dysphagia evaluation

5) 치료

Physical therapy and rehabilitation

(1) Stretching exercise

(2) Gentle-low impact aerobic exercise : walking, swimming, stationary cycling 위주로 치료

(3) Submaximal strengthening exercise : 과도한 저항 운동은 근육 손상 초래

(4) Occupational therapy : prevention of upper extremity contracture, maintain fine motor skills, Duchenne 치료 방법 참고

2. Muscular Dystrophy : inherited disorder with progressive muscle weakness and atrophy

1) Duchenne Muscular Dystrophy (DMD) - most common

(1) 발병 기전

x-linked recessive disorder caused by mutation of dystrophin gene

(2) 임상적 특징 및 이학적 검사 소견

- Onset : 3~5 years
- Course : severely progressive (death by 20s)
- Muscle weakness, proximal before distal, lower before upper extremities
- Ambulation difficulties → wheelchair by age 12
- Gower's sign : when arising from floor, boys use hand support to push themselves to upright position
- Waddling gait, calf pseudohypertrophy, scoliosis, mental retardation, contracture, cardiomyopathy, impaired pulmonary

function, hyporeflexia, areflexia

(3) **Differential diagnosis with Becker muscular dystrophy : later onset, less severe**

- Course : slowly progressive, survive beyond age of 30
- Proximal muscle weakness, less severe, patients remain ambulatory at least until age of 15 and some until adult life
- Calf pseudohypertrophy : less than DM
- Cardiomyopathy : more evident than DM
- Less severe MR

(4) 전기진단학적 소견

가. Sensory : normal SNAPs

나. Motor : decreased CMAP amplitudes

다. Needle EMG : early recruitment, short duration, small amplitude MUAP

(5) 추가 검사

가. Labs : creatinine kinase, aldolase elevation

- CK는 age 2에서 가장 peak을 이룰 수 있으나(정상의 10~20배 이상 증가), 병이 진행하고 근육이 섬유화된 이후에는 정상 수치를 보일 수 있음

나. ECG : abnormal

다. Muscle biopsy : isolated "opaque" hypertrophic fibers, internal nuclei의 크기의 variation이 관찰됨

라. Dystrophin analysis

- Duchenne : dystrophin complete absence
- Becker : dystrophin reduced in quantity

마. Pulmonary function test

바. Whole spine x-ray and major joints : scoliosis와 contracture에 대한 평가 시행

사. Bone mineral density

(6) 치료

가. Prednisone treatment

나. Pulmonary complication : nocturnal hypoventilation → overnight mouth intermittent positive pressure

다. Immunization : pneumococcal vaccine

라. Cardiac disease : ACE inhibitors and beta blockers를 처방. 심장 질환 여부 확인 검사는 10세경부터 시행하는 것이 중요

마. Osteoporosis : Calcium and vitamin D

바. Physical therapy and rehabilitation management :

① Brace : scoliosis에서 효과 입증 되지 않음. AFO prescription은 환자 상태에 따라 처방할 수 있음

② Stretching exercise : GCM, hamstring, iliotibial band, elbow flexor, forearm supination stretching, stretched 된 자세는 15초 정도 유지하고, 각 운동 session마다 10~15회 정도의 stretching

③ Minimum 2~3 hours of standing

④ Occupational therapy : passive stretching of wrist flexor and intrinsic and extrinsic muscles of the hand and wrist, active ROM exercise for wrist and long finger flexor, nighttime resting splints, fine motor skill training

⑤ Strengthening training : overview 참고

2) Myotonic Dystrophy - 두 번째로 흔함

(1) 발병 기전 - Autosomal dominant, maternal inheritance

가. DM1 : classic version

나. DM2 : mild version, associated with diabetes mellitus

(2) 임상적 특징 및 이학적 검사 소견 : 특징적인 임상 양상과 가족력 통해서 임상적 진단 가능

- Onset : infancy, course : progressive
- Distal > proximal weakness
- Hatchet face, frontal balding, high palate
- Poor vision, cataract, ptosis, sternocleidomastoid muscle wasting, mental retardation, impotence, infertility
- Cardiac abnormalities : atrial flutter and atrial fibrillation (m/c), conduction defect, structural abnormalities such as, left ventricular hypertrophy, dilated cardiomyopathy
- Insulin resistance
- Myotonia

  가. Grip myotonia : patient grips the examiner's finger firm and let go rapidly, 검사자는 delayed relaxation of finger을 확인할 수 있음

  나. Percussion myotonia : percussion directly over the muscle results in pronounced contraction with delayed relaxation

  다. Myotonia aggravated with cold exposure
    - Gastrointestinal tract involvement : constipation, pseudo-obstruction, upper GI tract involvement and dysphagia, gallstones
    - Daytime sleepiness

(3) 전기진단학적 소견

가. Sensory : normal

나. Motor : normal or decreased CMAP amplitudes

다. Needle EMG : myotonic discharges, denervation potentials, MUAP of myopathic pattern

- Myotonic discharges : wax and wane in both amplitude and frequency, typical dive bombers sound

(4) 추가 검사

가. Genetic test : gold standard

- CTG repeat size in the DMK gene
  ① 5~4 CTG repeat : normal
  ② 35~49 : premutation status, asymptomatic
  ③ 50~150 : mild, cataract and mild myotonia, life expectancy normal or slightly reduced
  ④ 100~1,000 : classic myotonic dystrophy, muscle weakness, myotonia, cataract, balding, cardiac conduction defects, reduced lifespan
  ⑤ > 1,000 : may manifest as congenital myotonic dystrophy

나. Labs : CPK mild ↑, aldolase↑, glucose tolerance test

다. Slit lamp examination : posterior subcapsular cataract

라. Periodic respiratory assessment : restrictive lung disease

마. Dysphagia assessment

바. Annual electrocardiograms for cardiac conduction disturbances

사. IQ test

아. Muscle biopsy : Increase of internalized nuclei, atrophic muscle fibers, pyknotic nuclear clumps, preferential atrophy of type I muscle fiber

(5) 치료

가. No cure, symptomatic support

나. Medication for myotonia : Indication → when severe myotonia interferes with function

- Phenytoin(100 mg two to three times a day)
- Mexiletine(150~200 mg three times a day) : contraindication for second or third degree heart block
- Quinine and procainamide : 과거에는 사용되었으나 더 이상 추천되지 않음

다. Genetic counseling

(6) 감별진단

근전도상 myotonia가 나타날 수 있는 질환들과 감별 필요

- Myotonia congentia, hyperkalemic periodic paralysis, paramyotonia, adult onset acid maltase deficiency, chronic denervating disorders, polymyositis, inclusion body myositis, myopathies (statin or chloroquine associated)

3) Other muscular dystrophies(표 7-47)

3. Inflammatory Myopathies

1) Polymyositis / Dermatomyositis

(1) 발병 기전 : idiopathic inflammatory myopathies

- PM : direct T-cell mediated muscle injury
- DM : complement mediated vasculopathy

(2) 임상적 특징 및 이학적 검사 소견

- Symmetrical proximal weakness
- Neck flexion weakness
- Myalgia, dysphagia, dysphonia
- No facial or ocular weakness

  가. Differential diagnosis of dermatomyositis versus polymyositis

표 7-47 Characteristic findings of other muscular dystrophies

형태	유전	임상적 증상	발현 시기	동반 질환	근전도 소견	예후
Facioscapulohumeral dystrophy	AD	- Facial, weakness: first symptom, inability to close eyes, smile, or whistle - Shoulder upper arm weakness	Varies	Dry sclera, Facial droop Vision, hearing problems	Denervation potentials, small amplitude polyphasities	Varies
Limb-girdle dystrophy	AR	- Shoulder and pelvic girdle weakness - Low back pain	Varies	Normal cognitive function Rare cardiac involvement	Small amplitude polyphasic MUAPs	Varies
Emery-Dreifuss muscular dystrophy	XLR	- Early contracture (elbow) - Cardiac conduction defect - Humeroperoneal muscle weakness	10-20 years	Cardiac disease	Small amplitude polyphasic MUAPs	Slowly progressive

① Presence of skin lesion
  - Periorbital violet rash and edema
  - Gottron's sign : elbow, knees, MCP나 interphalangeal joints에 red-purple patches, symmetric하게 나타남
  - Shawl sign : diffuse, flat, erythematous lesion over the back, shoulder, posterior neck or upper chest, aggravates with UV light exposure
  - Heliotrope rash : violaceous eruption of the upper eyelids with itching and swelling
  - Erythroderma : flat, erythematous lesion similar to shawl sign, but located in other areas
② DM은 malignancy 관련 높음

(3) 전기진단학적 소견

가. Sensory and motor NCS : normal SNAP and conduction velocity

나. Needle EMG : denervation potentials, myopathic MUAP patterns, complex repetitive discharges in sampled muscles

(4) 추가 검사

- CK, LDH, Aldolase, AST and ALT
- Autoantibodies : ANA, anti-Ro, anti-La, anti-ribonucleoprotein (RNP), anti-Jo-1
- Anti-signal recognition particle (SRP)
- 동반되는 다른 systemic manifestation에 대한 검사 필요

  가. Lung disease evaluation : interstitial lung disease

  나. Malignancy evaluation in DM

  다. Esophageal disease evaluation : upper esophageal dysfunction, aspiration, dysphagia

  라. Cardiac disease evaluation : myocarditis

  마. Skin biopsy in DM

바. Muscle biposy : definite test to establish inflammatory myopathy and exclude other disorders

사. MR imaging : muscle inflammation, edema and active myositis

(5) 치료

- Corticosteroids, cytotoxic agents, plasmapheresis

(6) 감별진단

- Inclusion body myositis, hypothyroidsm, drug induced myopathy, HIV infection, amyotrophic lateral sclerosis, myasthenia gravis, muscular dystrophy, hereditary myopathy

2) Inclusion body myositis

(1) 발병 기전 : idiopathic inflammatory myopathy

(2) 임상적 특징 및 이학적 검사 소견

- Men > Women
- Mean age of onset : 60 years
- Asymmetric, slowly progressive painless weakness in proximal and distal muscles
- DM PM과 다르게 원위부 근력 약화를 관찰할 수 있음
- Muscle atrophy and weakness

가. Wrist and finger flexor in upper extremity

나. Quadriceps and tibialis anterior muscles is characteristic.

- Patellar reflexes (↓)
- Dysphagia를 호소함
- Polyneuropathy 동반

(3) 전기진단학적 소견

가. Sensory and motor : polyneuropathy with mild sensory peripheral neuropathy

나. EMG

① Positive sharp waves and fibrillation potentials with complex repetitive discharges

② Mixed myopathic neurogenic appearance

③ Polyphasic MUAPs with short duration

④ Concomitant long duration large amplitude polyphasic MUAPs

(4) 추가 검사

가. CK enzyme elevation (moderate elevation, less than 10-fold elevation)

나. Muscle biopsy : Rimmed or cytoplasmic/basophilic vacuoles, eosinophilic inclusion bodies

다. MRI : PM과 달리 fatty infiltration and muscle atrophy selective하게 quadriceps and volar forearm에서 보임

라. Swallowing assessment

(5) 감별진단

- Motor neuron disease, drug induced myopathy, other inflammatory myopathy

(6) 치료

가. 약물 치료 : 다른 inflammatory myopathy와 달리 steroid 치료에 반응을 잘 안 보임

나. 재활치료 : Active inflammatory myopathy일 경우 muscle enzyme 과 muscle strength가 회복될 때까지 저항 운동은 위험

3) Glucocorticoid induced myopathy

(1) 발병 기전

glucocorticoid effect on skeletal muscles, dose related한 양상을 나타냄. Prednisone 10 mg/day 투여한 경우는 흔하지 않음. 주로 type II muscle가 영향을 받음

(2) 임상적 특징 및 이학적 검사 소견

- Onset : weeks to years after steroid use
- Clinical presentation : proximal muscle weakness, difficulty with come to sit, stair up activities
- Myalgia나 muscle pain은 호소하지 않음

(3) 전기진단학적 소견

전기진단학적 소견은 glucocorticoid induced myopathy를 확진하는데 도움이 되지 않음

가. Sensory and motor : normal

나. Needle EMG : normal, no denervation potentials and no myopathic MUAP changes

- 이유 : Needle EMG는 type I muscle만 반영하기 때문

(4) 추가 검사

가. muscle enzyme : 정상 소견

나. muscle biopsy : type II atrophy

다. glucocorticoid 감량 : 임상적인 양상을 보면서 진단을 하고 glucocorticoid 투여 중단 이후 근력 회복될 경우 진단내릴 수 있음.

(5) 감별진단

- Endocrine myopathies, hypothyroid myopathy, hyperthyroid myopathy, cushing syndrome, adrenal insufficiency

(6) 치료

- Glucocorticoid 중단, 감량 또는 다른 preparation의 prednisone으로
  전환

4) Drug-induced myopathy

(1) Cause

가. Direct myotoxicity

① Alcohol

② Cocaine

③ Glucocorticoid

④ Lipid lowering agents

⑤ Antimalarial drugs

⑥ Colchicine

나. Inmmunologically induced inflammatory myopathy

① Penicillamine

다. Indirect muscle damage

① Ischemic muscle compression

② Drug induced hypokalemia

③ Hyperthermia related to cocaine use

④ Neuroleptic malignant syndrome

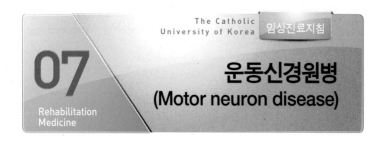

07
Rehabilitation Medicine

운동신경원병
(Motor neuron disease)

1. Amyotrophic lateral sclerosis and variants

1) Amyotrophic Lateral Sclerosis (ALS)

- 50대 이상의 남성에서 가장 흔하게 관찰할 수 있음
- 대칭적인 근육 위축, 약화 및 fasciculations을 관찰할 수 있음
- UMN signs : stiffness, slowness of movement, spasticity, weakness, pathologic hyperreflexia, Babinski response 등을 관찰할 수 있음
- 근력의 약화는 호흡 및 연수(bulbar) 근육들까지 영향 줄 수 있어 연하곤란 및 호흡곤란을 보일 수 있음
- 특징적으로 다음과 같은 기능들은 침범하지 않는 것이 이 질환의 특징임 : bowel and bladder, sensation, extraocular muscles, cognitive function, vision

표 7-48 El Escorial criteria, Awaji-Shima criteria for ALS

	El Escorial revised criteria, 2000	Awaji-Shima creiteria, 2008
Definite ALS	LMN & UMN signs in three regions (bulbar, C/T/L)	UMN & LMN signs in bulbar regions & least 2 spinal regions or UMN & LMN signs in 3 spinal regions
Probable ALS	LMN & UMN signs in at least 2 regions + UMN signs necessarily rostral to (above) the LMN signs	UMN & LMN signs in at least 2 spinal regions + UMN signs rostral to LMN signs
Clinically Possible-lab-supported ALS	UMN & LMN dysfunction in only 1 region or UMN alone signs in 1 region & LMN signs by EMG criteria in at least 2 limbs	
Clinically Possible ALS	UMN & LMN dysfunction in only 1 region UMN signs in 2 or more regions LMN signs rostral to UMN signs	UMN dysfunction in 1 region or UMN signs in 2 or more regions or LMN signs rostral to UMN
Clinically Suspected ALS	Pure LMN syndrome	

(1) 위 표에서 제시한 LMN sign에 부합되는 전기진단학적인 조건은 다음 과 같음

- Presence of fibrillation potentials
- Large amplitude long duration MUAPs
- Reduced recruitment patterns

2) Progressive bulbar palsy

주 증상이 bulbar muscle에 국한되어 나타나는 것이 특징임 : 혀와 구 강 근육의 마비로 인한 발음 장애, 삼킴장애로 인한 영양실조를 보이면서 혀 부위에서는 fasciculations을 관찰할 수 있음. 환자는 과도한 drooling을 보임

3) Progressive muscular atrophy

- Pure LMN syndrome으로 하지의 근력약화와 근위축, fasciculation, cramps이 나타나나 bulbar Sx.은 잘 나타나지 않는 것이 특징

4) Primary lateral sclerosis

(1) UMN만 involve하고 LMN은 sparing 됨

(2) Spasticity, weakness, pathologically increased reflexes, Babinski signs만 주로 관찰됨

(3) 그러나 예후는 ALS보다는 좋음

표 7-49 Standard nerve conduction study and EMG for anterior horn cell disease

NCS and EMG for anterior horn cell disease

Sensory : Sural, superficial peroneal, median, ulnar, nerves
Normal SNAPs in both arms and legs

Motor : Peroneal, tibial, median and ulnar nerves
Muscle atrophy 때문에 CMAP amplitude 감소 소견, motor conduction block 유무 확인 중요함.

F-waves : Median, ulnar, peroneal and tibial, 비정상인 경우 multifocal neuropathy 감별 위해서 motor proximal conduction을 시행, proximal site conduction block 유무를 확인.

Needle EMG : 다음 4 body segment 중 적어도 3군에 이상에서 active denervation이 보이면서 ongoing axonal loss and reinnervation 볼 수 있다.

1. Craniobulbar : tongue, facial muscle, masseter or trapezius muscle
2. Cervical innervated region
3. Thoracic
4. Lumbosacral region

- Fasciculation potential : earliest finding
- Fibrillations potentials and positive sharp waves : 초기에는 잘 나타나지 않다가, 증상 시작 1~2년 사이에 가장 많이 관찰된다.

CRD; 잘 보이지 않음.

(4) 감별진단

가. 고령 환자에서 흔한 cervical and lumbar 부위의 병변

나. Demyelinating motor neuropathy for PMA

다. Benign fasciculation syndrome : no weakness or atrophy, no MUAP abnormality

라. Myotonic disorders

마. CIDP or multifocal motor neuropathy with conduction block

바. Inclusion body myositis : disproportionate finger flexor weakness, myopathic MUAP features

사. Hereditary spinal muscular atrophy

아. Motor neuron disorder 환자의 foot drop이나 intrinsic hand muscles의 위축을 peroneal neuropathy or ulnar entrapment neuropathy로 잘못 진단할 수 있어 주의가 필요함. 특히 고연령의 환자에서 이런 증상들이 보일 경우 motor neuron disorder에 대한 고려도 필요함

(5) 추가 검사

가. Imaging study : 구강 근육의 위축이나 bulbar symptoms 있을 경우 brain MRI 촬영이 필요하며, 하지에서 Babinski sign과 같은 UMN이 보일 경우 lumbar thoracic or cervical radiculopathy or myelopathy와 감별을 위해 이 부위의 영상촬영이 필요함. 상지나 하지의 LMN이 의심되면 cervical or lumbar MRI시행하여 radiculopathy에 대한 감별진단을 해야 함

나. Laboratory study

Routine lab : 기본 lab, thyroid function studies, creatinine kinase, ANA, rheumatoid factor, Vitamin B12, anti-GM antibody, serum protein electrophoresis with immunofixation

다. CSF study : routine으로 시행하지 않아도 되나 환자에 따라 CIDP

와 감별이 필요할 경우 시행할 수 있음

(6) 치료

ALS를 근본적으로 치료하는 약제는 없음

가. Supportive therapy

① Medication : riluzole (50 mg q 12 hours) → 유일하게 병의 진행
을 늦추는데 도움이 되는 약제임

② Conservative rehabilitation treatment

③ Contracture prevention

④ Respiratory therapy

⑤ Dypshagia가 검사를 통해서 확인이 된 경우 PEG insertion을 고
려해야 함

2. Other motor neuron disease

1) Postpoliomyelitis syndrome

(1) 임상양상 및 이학적 소견(Halstead-Ross Criteria)

이 질환은 근전도의 소견이 아닌, 환자의 임상 소견을 근거로 다음과 같
은 조건에 맞을 경우 진단내릴 수 있음

표 7-50 Halstead-Ross criteria for postpoliomyelitis syndrome

1. 과거 poliomyelitis을 진단 받은 기왕력이 있음
2. 과거 기능 손실에 대한 부분적 기능적 회복을 보인 기왕력이 있음
3. 그 이후로 병의 진행 없이 안정적인 상태가 수년간 지속된 기왕력 있음
4. 환자에게 발생한, 근육 약화, 위축, 피로감, arthralgia, myalgia and cold intolerance이 있
   으나 이에 대한 원인으로 다른 내과적, 신경학적인 진단명으로 설명되지 않는 경우

(2) 전기진단학적 소견

가. NCS : sensory and motor NCS → 정상 소견을 보임

나. EMG : Denervation potentials, giant MUAPs → old stable poliomyelitis와 유사

2) Spinal muscular atrophy (표 7-49)

(1) 발병 기전

신생아에서의 autosomal recessive neuromuscular disorder로 CNS, PNS, skeletal muscle에 관여하여 hypotonia를 특징으로 함

(2) 임상양상 : SMA type에 따라 다름

표 7-51 Different types of spinal muscular atrophy

Type	Age (Usual)		Ability to sit without support	Fasciculations of skeletal muscles	Serum creatine kinase level
	Onset	Survival			
Infantile	< 9 months	< 4 years	Never	+/-	Normal
Intermediate	3~18 months	> 4 years	Always	+/-	Usually normal
Juvenile	> 2 years	Adulthood	Always	++	Often raised
Adult	> 30 years	50 years	Always	++	Often raised

(3) Genetic screening: survival motor neuron 1 (SMN1) gene on chromosome 5q13 검사

유전자 검사에서 이상 소견이 없을 경우 SMA의 최종 진단은 근전도 소견과 근육 생검 결과를 근거로 함

(4) 전기진단학적 검사

가. Sensory and motor nerves : CV가 정상이거나 다소 느려질 수 있음

나. Needle EMG : fibrillation potentials and positive sharp waves, MUAPs with increased duration and amplitudes with polyphasities

(5) 감별진단

Arthrogryposis multiplex congenita, X-linked SMA, spinal muscle atrophy, congenital myasthenic syndrome, congenital myopathy, hypoxic-ischemic myelopathy, Prader-Willi syndrome

(6) 치료 : Supportive treatment

가. Respiratory failure : tracheostomy가 필요하며 ventilator support of noninvasive nasal ventilation가 필요함

나. Scoliosis : Spinal bracing을 예방적으로 시행함

다. Gastrostomy tube feeding : PEG 시행은 환아의 survival 연장에 도움이 될 수 있음

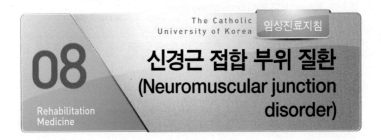

The Catholic
University of Korea 임상진료지침

08

Rehabilitation
Medicine

신경근 접합 부위 질환
(Neuromuscular junction disorder)

1. Myasthenia Gravis

1) 발병 기전

neuromuscular junction transmission impairment due to autoimmune
response against ACh receptors on the postsynaptic membrane

2) 임상적 양상

- Female > male
- 근위부의 근력 약화 및 피로감, 증상은 운동 후나, 열, 아니면 오후 시
  간에 악화, 휴식기나 cold temperature 시에 증상 완화
- Facial muscle : Ptosis, diplopia, dysphagia, dysarthria
- Fluctuating skeletal muscle weakness

3) 전기진단학적 소견(표 7-52)

표 7-52 Standard NCS, EMG for myasthesia gravis

Myasthenia gravis
- Sensory NCS : 한 팔에서 최소 두 곳, 한 다리에서 최소 두 곳 시행, 말초신경병증 가능성 판별
- Motor NCS : 한 팔에서 최소 두 곳, 한 다리에서 최소 두 곳 시행
- EMG : 팔에서 최소 한 곳, 다리에서 최소 한 곳 검사
① 근력 저하의 원인 중 neurogenic 또는 myopathic 원인과 감별
② 근육병증이 의심되면 정량적 MUAP분석 고려
③ 이환된 지에서 sweep speed를 줄이고 single MUAP를 기록 진폭의 variability 찾기

(1) Sensory and motor NCS : sensory와 motor conduction CMAP은 normal

(2) Needle EMG : unstable MUAPs, MUAP variability, MUAPs drop off occurs with sustained contraction

(3) Repetitive nerve stimulation (RNS) : 병력 청취, 이학적 검사 시행 후 신경근접합부 질환 의심 시 시행

　가. 검사 전 확인 사항

　　① 12시간 이상 전 모든 anticholinesterase medications 중단

　　② Decrement response가 잘 일어나도록 limb을 34℃ 이상으로 유지(온도가 낮을수록 decrement가 감소하여 정상 소견을 보일 수 있음

　　③ 검사 순서 : intrinsic hand muscle (ex. abductor digiti minimi) → proximal muscle (ex. trapezius, BB) → facial muscle의 순서로 시행하며 중간에 확실한 양성 소견 시 더 근위부 근육을 검사할 필요는 없음(표 7-53)

　　④ RNS 시행 시 다음과 같은 요소에 의해 기술적 오류가 나타나기 쉽기 때문에 주의가 필요함

　　　- Incorrect electrode placement

　　　- Submaximal stimulation

　　　- Movement artifact

　　　- Low temperature

　　　- Medication

표 7-53 Repetitive nerve stimulation for myasthenia gravis

1) 등척성 근육 수축전 평가 :
 - CMAP assessment, 전극이 검사 도중 움직이지(흔들리지) 않도록 motor point에 확실히 부착
 - Supramaximal CMAP을 구함
 - 3Hz로 5~10번 연속 자극
 - Decrement 계산: 1st CMAP과 4th or 5th CMAP 비교, 첫 번째 그리고 두 번째 CMAP 사이에서 decrement가 가장 저명하게 나타난다.
 - R1-R5/R1 * 100 (10% decrement 이상 시 abnormal, 5~8% : suspicious)
2) 양성임을 확실히 하기 위해 수 분 휴식 후 다시 시행
3) 등척성 근육 수축
 → 운동 전 평가에서 이미 decrement > 10% 보였을 경우, 10~15초 등척성 운동 시행, 다음을 확인
① Facilitation and repair of decrement : 등척성 운동 시행 이후 Ca^{2+}가 축적되면서 Ach 분비가 원활하게 됨으로써 decrement repair 현상을 MG나 LEMS에서 관찰할 수 있다.
② Postactivation exhaustion
 → 운동전 평가에서 decrement가 보이지 않을 경우, 60초 등척성 운동 시행, post-activation exhaustion 여부를 확인한다. 이 현상은 운동 시행 3~4분 이후 가장 저명하게 나타난다. 또한 이 때 관찰되는 decrement은 운동 시행 전에 관찰되었던 decrement보다 더 크게 나타난다.
4) 등척성 근육 수축 후 평가
 운동 직후 3 Hz으로 신경을 5~10번 자극한다.
 약 5~6분간 매 1분마다 3 Hz로 5~10번 연속 자극
 만일 검사 시행전에 CMAP 크기가 작을 경우 10~15초 등척성 운동을 시행하게 하고 신경을 자극하여 CMAP이 커지는지 확인한다.
 (환자가 운동을 수행할 수 없으면 5~10분 쉬게 한 후 수 초간 20~50 Hz로 자극하여 response의 facilitation을 볼 것)

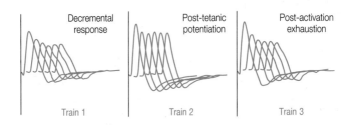

그림 7-15 Decrement response in MG patient

(4) Single-fiber electromyography : most sensitive test for MG, but less specific or available than RNS. Performed in those with normal RNS but with high suspicion of NJM disorder

- Jitter : Variability in time of the second action potential relative to the first, jitter가 보일 경우 다음 질환에서도 보일 수 있어 주의가 필요함; motor neuron disease, polymyositis, peripheral neuropathy, LEMS 등
- Limb muscles과 facial muscles에서 시행함

4) Other evaluation or assessment

(1) Bedside test : application of ice bag over eyelid muscles for 2 minutes → 증상 완화가 되면 양성. Tensilon test 시행이 너무 위험한 환자에게 screening 검사로 시행할 수 있음

(2) Edrophonium (tensilon test) : 2 mg 주입 이후 8 mg 다시 투여, 증상 완화는 투여 후 1분 후에 관찰 가능. Bronchial asthma or cardiac disease에 문제가 있을 경우 금기. Bronchospasm이나 bradycardia 가 나타날 수 있기 때문에, atropine (0.4~0.6 mg) 준비 필수. 검사 중 cardiac monitoring을 같이 하는 것이 안전

(3) AchR-Ab tests

(4) MuSK antibodies

(5) Blood tests :

　가. Thyroid function tests

　나. Antinuclear antibody and rheumatoid factor, if rheumatologic disorder is suspected

　다. Chest CT (or MRI) : thymoma 여부 확인

2. Lambert-Eaton Myasthenic Syndrome (LEMS)

1) 발병 기전

- Autoimmune response to presynaptic membrane
- Decreased Ca^{++} entry , causes decreased release of Ach
- Small cell carcinoma

2) 임상적 양상:

- Proximal fatigue and weakness
- Post exercise facilitation : temporal relief with isometric contraction for 10 to 15 seconds
- Lower limb involvement
- 휴식 이후에는 더 증상 악화, 운동 이후에 증상 완화
- Autonomic dysfunction : dry mouth, impotence
- Neck, facial, ocular 근육들은 잘 침범되지 않음

3) 전기진단학적 소견

(1) Sensory : normal SNAP amplitudes

(2) Motor : CMAP small amplitudes

(3) Needle EMG : unstable MUAPs, drop off occurs with sustained contraction

(4) RNS : High frequency (10 to 50 Hz) → increment with increase of CMAP amplitude

Increase of CMAP amplitude > 100%(문헌에 따라 > 200%으로 규정하기도 함), diagnostic of presynaptic disorder

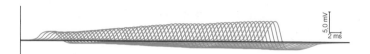

그림 7-16 Increment response in LEMS patient

4) 추가 검사

(1) Voltage-gated calcium channel antibodies

(2) Chest imaging study : associated with early stages of small cell lung cancer (SCLC)

(3) Positron emission tomography (PET) : when CT is nondiagnostic

5) 치료

(1) Symptomatic therapies : guanidine, aminopyridines, acetyl-cholinesterase inhibitor (pyridostigmine : well tolerated, first choice for mild symptoms)

(2) Immunologic therapies : plasma exchange, intravenous immuno-globulin, oral immunosuppressive agents

6) 감별진단

inflammatory muscle disease, limb-girdle muscular dystrophy, motor neuron disease, motor neuropathy, myasthenia gravis or myelopathy

3. Botulism

1) 발병 기전

- *Clostridium Botulinum toxin* blocking the exocytosis of Ach of the nerve terminal

- Ingestion of contaminated raw meat, fish, canned vegetables, honey
- Onset : 2~7 days after ingestion

2) 임상적 양상

- Bulbar symptoms이 먼저 발현됨. ptosis, dysphagia, dysarthria
- GI symptoms, diarrhea, or constipation
- widespread paralysis or flaccidity
- respiratory and cardiac dysfunction

3) 전기진단학적 소견

(1) Sensory : normal SNAP

(2) Motor : abnormal, small CMAPs amplitudes

(3) EMG : unstable MUAPs, drop off occurs with sustained contraction.

(4) RNS : decrement with low frequency repetitive stimulation, marked increment with high rate stimulation

4) 추가 검사 : Stool or blood toxins

5) 치료

- Treatment with ABE toxin

표 7-54 MG, LEMS와 botulism 감별

RNS	MG	LEMS	Botulism
휴식기 CMAP	정상 크기	감소	정상/감소
Low rate stimulation	감소	감소	variable
High rate stimulation	variable	증가	증가
Post activation exhaustion	있다	있다	없다

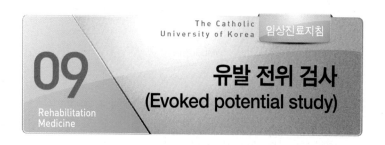

The Catholic
University of Korea 임상진료지침

09
Rehabilitation
Medicine

유발 전위 검사
(Evoked potential study)

1. Somatosensory Evoked Study (SEP)

1) Technique

(1) Recording

표 7-55 SEP recording placement

Channel #	E-1 Electrode	E-2 Electrode
Upper Limb Montage : 4 Channels		
1	C3' /C4'	FpZ'
2	C7S	FpZ'
3	EP (ipsilateral)	EP (contralateral)
4	AF	Olecranon
Upper Limb Montage : 2 Channels		
1	C3' /C4'	EP (ipsilateral)
2	C7S	FpZ'
Lower Limb Montage : 4 Channels		
1	CZ'	FpZ'
2	T12 or L1	4 cm superior or iliac crest
3	L3 or L4	4 cm superior or iliac crest
4	PF	Medial knee
Lower Limb Montage : 2 Channels		
1	CZ'	FpZ'
2	T12 or L1	4 cm superior or iliac crest

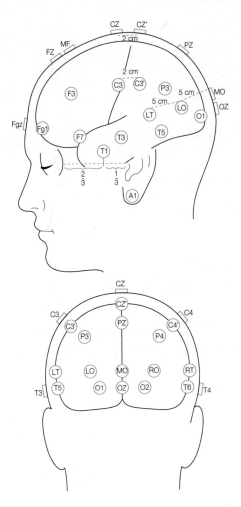

그림 7-17 10-20 international system, placement of scalp electrodes defining the prime designations for preferred SEP electrode locations (Nuwer MR. Recording electrode site nomenclature. J Clin Neurophysiol 1987: 4;122-133)

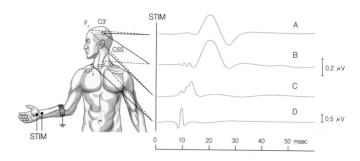

그림 7-18 Median nerve SEP (4-channel recording technique)

2) Interpretation

(1) Median nerve SEP

가. Erb's point recording (EP=N9; EP2-EP1) : peripheral nerve volley

나. Spinal recording (C5S-F$_z$)

다. far-field recording (noncephalic reference C3'-EP1)

라. Cortical potential at somatosensory cortex

표 7-56 Consideration of Arm SEPs to Clinical Interpretation (From Spehlman R : Evoked Potential Primer.)

SEP 이상 소견				결과 해석
기술적인 문제				
(-) SEPs				자극이 없음, 자극기와 averager의 동기화 안됨, 기록전극 이상
increased latency at SEPs at all recording level				저체온, 자극기와 기록전극의 거리 측정 오류
신경계 병변				
N9	N13	N20	기타소견	
무	무	무		정상
무	무/지연	무/지연		peripheral nerve or plexus lesion (r/o technical problem)
지연	지연	지연		peripheral nerve or plexus lesion (r/o technical problem)
	무	무/지연		defect above the brachial plexus and below or at the lower medulla
N9-N13 conduction time 정상		무	PCV정상	defect between lower medulla and somatosensory cortex
N9-N13 conduction time증가	정상		PCV정상	defect above the brachial plexus and below the lower medulla
N9-N13 conduction time 정상		N13-N20 conduction time 증가	PCV정상	defect above the lower medulla and at or below the somatosensory cortex
			PCV감소 CCT증가	combination of peripheral nerve or plexus lesion and central defect

* PCV : peripheral conduction velocity; CCT : central conduction time

(2) Posterior tibial nerve SEP

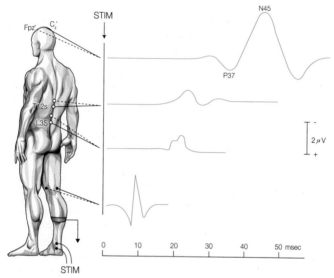

그림 7-19 Tibial nerve SEP (4-channel recording technique)

가. Popliteal fossa recording (PF) : peripheral volley

나. Lumbar spine recording : cauda equina potential

다. Thoracic spine recording : central nervous system entry of the
potential volley

라. Cortical potential at somatosensory cortex (CZ'-FpZ')

표 7-57 Consideration of Leg SEPs to Clinical Interpretation (From Spehlman R : Evoked Potential Primer)

SEP 이상 소견					결과 해석
기술적인 문제					
absent SEPs to leg stimulation at all recording					자극이 없음, 자극기와 averager의 동기화 안됨, 기록전극 이상
increased latency of SEPs at all recording					저체온, 자극기와 기록전극의 거리 측정 오류
신경계 병변					
posterior tibial nerve (PTN) stimulation					
PF	L3	T12/T6	Scalp	기타 소견	결과 해석
무	무/정상		무/CCV정상		정상
무	무	무	무		lesion between ankle and PF
무				CCV정상	lesion between ankle and PF
PCV감소					defect below cauda equina
PCV감소	PCV감소				defect of both distal and proximal peripheral nerve
PCV감소	PCV정상				defect between ankle and PF
PCV정상	PCV감소				lesion between PF and cauda equina
PCV정상	무	무	무/지연		probabley lesion between PF and cauda equina
CPN stimulation					
	무	유/무	정상		정상
	무	무	무/지연		defect at or above the cauda equina or both
	PCV감소				peripheral defect between PF and cauda equina
Either PTN or CPN stimulation					
				CCV감소	defect above cauda equina and below or at somatosensory cortex

SEP 이상 소견				결과 해석
			무	suspect defect above cauda equina and below or at the somatosensory cortex
			PCV감소 CCV감소	lesions above and below the cauda equina, or a single lesion at the cauda equina or lower spinal cord

3) Factors affecting SEP

(1) patient cooperation

- muscle contraction 하지 않도록 relaxation이 중요. 조용하고 정리된 검사실 환경 필요

(2) height

- 키가 큰 경우 tibial nerve SSEP 시행 시 conduction time이 길어짐

(3) age

- SEP cortical amplitude는 "U-shaped curve"를 보임

(4) gender

- 남성이 여성보다 latency 지연을 보임. 이는 키의 영향으로 보임

(5) temperature

- 상하지 온도 저하 시 SEP latency 지연됨. room temperature 20~22°, 상지온도 32° 이상, 하지온도 30° 이상 추천함

(6) sleep

- latency 지연과 amplitude 감소됨. 따라서 relax하되 alterness를 유지해야 함

4) Reference Data

표 7-58 Mixed Median Nerve SEP (From DeLisa et al) /

	To peak	left/right difference
Recording site (ms)		
AF	4.3±0.3	0.24~0.99
EP	9.9±0.6	0.44~1.74
C2 (N13)	13.4±0.3	0.43~1.52
C3'/C4' (N19)	19.2±0.1	0.72~3.10
C3'/C4' (P22)	25.2±2.1	1.08~4.05
Interpeak latency (ms)		
AF-EP	4.9±0.2	-
EP-N13	3.8±0.3	-
EP-N19	9.3±0.4	-
EP-P22	-	-
N13-N19	5.6±0.5	-
Amplitude (μV)		
AF	3.4±0.7	0.11~2.54
EP	2.1±0.6	0.17~0.94
N13	1.9±0.3	0.16~1.28
N19	0.6±0.2	0.19~1.81
N19-P22	2.1±0.9	0.21~2.31

표 7-59 Mixed Ulnar Nerve SEP (From DeLisa et al)

	To peak	left/right difference
Recording site (ms)		
AF	4.3±0.5	0.31~1.18
EP	9.9±0.8	0.39~1.80
C2 (N13)	14.0±1.1	0.38~1.44
C3'/C4' (N19)	19.5±1.1	0.45~1.77
C3'/C4' (P22)	24.1±2.6	0.95~4.22
Interpeak latency (ms)		
AF-EP	5.7±0.5	-
EP-N13	4.3±0.8	-
EP-N19	9.6±1.4	-
EP-P22	-	-
N13-N19	6.0±0.8	-
Amplitude (μV)		
AF	2.1±0.6	0.01~1.51
EP	1.5±0.4	0.17~1.83
N13	0.9±0.31	0.13~0.92
N19	1.1±0.6	0.19~1.62
N19-P22	1.9±0.8	0.1~2.88

표 7-60 Mixed Tibial Nerve (Ankle) SEP (From DeLisa et al)

	To peak	left/right difference
Recording site (ms)		
PF	8.4±0.9	0.18~0.88
L3	17.9±1.4	0.14~1.48
T12	21.6±1.6	0.12~1.29
CZ' (P37)	38.5±2.8	0.45~3.05
CZ' (N45)	48.1±4.1	0.67~5.92
Interpeak latency (ms)		
PF-L3	9.3±0.8	-
PF-T12	-	-
L3-T12	3.5±0.2	-
L3-P37	-	-
T12-P37	15.5±1.7	-
Amplitude (μV)		
PF	2.3±0.6	0.12~1.92
L3	0.7±0.2	0.16~0.65
T12	0.8±0.3	0.14~0.72
P37	1.1±0.3	0.13~0.97
P37-N45	1.4±0.5	0.19~1.42

2. Motor Evoked Potentials (MEP)

1) Technique

(1) Recording : target muscle에 surface electrode 이용

- latency : 가장 유용한 parameter (fascillitation level에 따라 조절될 수 있음)
- MEP/CMAP amplitude ratio : efficacy of cortical stimulation
- cortical stimulation 시 coil의 방향 : 대뇌반구에 posterior-anterior 방향으로 자극하는 것이 추천됨

(2) 자극위치

- distal upper limb stimulation : 7 cm lateral to Cz
- proximal upper limb stimulation : 5 cm lateral to Cz
- lower limb stimulation : midline (Cz)

2) 금기

Pacemakers, cochlear implants, metallic devices (ex. aneurysm clips), seizure history

3) MEP의 적용

(1) Descending motor pathways assessment

- Multiple sclerosis
- Cervical spondylosis
- Spinal cord injury
- Stroke
- Motor neuron disease

(2) Intraoperative monitoring

(3) Cortical representation mapping/assessment

(4) Stimulation over the spine and nerve roots

표 7-61 Reference MEP data of 150 control Subjects aged 20~83 years (Eisen AA,Shtybel W:Clinical experience with transcranial magnetic stimulation, Muscle Nerve 1990;13-995-1011.)

Muscle	Latency (ms)	MEP/M x 100 (%)	CMCT (ms)
Biceps (N=49)	11.8±1.2 (9.1~14.7)	41.0±18.7 (21.3~108)	6.1±1.3 (4.3~8.4)
EDC (N=42)	15.2±1.5 (12.2~18.4)	37.2±22.1 (24.5~110)	6.4±1.2 (4.1~8.6)
Thenar (N=95)	20.4±1.5 (16.8~23.8)	46.1±23.5 (27.8~113.4)	6.7±1.2 (4.9~8.8)
TA (N=83)	27.7±2.4 (20.2~32.5)	34.9±19.7 (19.3~87.6)	13.1±3.8 (10.1~16.3)

3. Intraoperative monitoring (IOM)

1) 수술 중 신경생리학적 추적감시 및 기능 평가

- 지속적 추적 감시(functional monitoring) : 지속적으로 신경계 기능을 평가하여 수술 중 일어날 수 있는 신경계 손상을 초기에 찾아내고자 함
  예) TCD, EEG, fEMG, TcemMEP, SSEP, VEP, AEP
- 일시적 뇌기능평가(functional mapping) : 일시적으로 신경의 구조와 기능을 평가하여 위치를 확인하고 functional mapping을 그리는데 이용함
  예) ECoG, intraoperative US, DCS, SEP, tEMG

4. Modalities in IOM

1) SSEP

(1) Alarm criteria

- Decrease in amplitude of more than 50% of baseline (or) increase in latency of more than 10% of baseline → Warning
- Decrease in amplitude of more than 90% (and) increase in latency of more than 10% of baseline → Stop the operation, other procedure needed

2) MEP

(1) Alarm criteria

- absence of Tc-mMEP
- changes in amplitude
- an increase in MEP stimulation threshold

3) Electromyography (EMG)

(1) Free-running EMG (fEMG)

- Detects mechanical and/or metabolic irritation of the nerve
- Recorded in the innervated muscles without electrical stimulation of the nerve

(2) Stimulated EMG

- Electrically stimulating the nerves
- Recording the resulting compound muscle action potentials in the innervated muscle

4) BAEP

(1) Alarm criteria

- Prolongation of latency more than 1 ms (and/or) decrease in amplitude more than 50%

5) VEP

6) EEG

(1) Alarm criteria

- Decrease in amplitude of more than 50% or increase of slow wave cerebral ischemia → shunting 필요

7) TCD

(1) Alarm criteria

- MCA blood flow ≤ 20 cm/s
- 경동맥내막절제술에서 cross-clamping 후 50% 이상으로 회복되지 않음
- 수술 후 100% 이상으로 증가

표 7-62 IOM modalities

	EEG	VEP	AEP	SEP	MEP	TCD	EMG (H)	EMG (L)	DCS
Vascular									
Cerebral aneurysm	+			++	++				
Carotid endarterectomy	++			+	+	++			
Aortic aneurysm	+			++	++	+			
Oncology									
Cortical tumor				+	+				++
CPA tumor			++	+	+			++	
Spine									
Cord lesion				++	++			+	
Vertebra lesion				++	++			++	
Functional									
MVD			++	+	+			++	
SDR				++	++			++	

5. 마취방법

- Propofol + Opioids = TIVA (total intravenous anesthesia) : IOM에서 가장 많이 쓰이는 마취방법
- Halogenated inhalation agent : MEP를 억제하기 때문에 MEP IOM에 추천하지 않음
- Muscle relaxants : MEPs/EMG의 amplitude를 감소시키거나 억제하며, 따라서 주입 후 수 분~수 시간이 지난 후 검사해야 함

6. IOM wave changes의 원인

- Malfunctions of the IOM machine
- Inappropriate settings
- Artifact due to the surgical procedure
- Changes in anesthesia
- Changes in hemodynamic state
- Electrocautery
- Hammering
- Electrical stimulation
- Electrical artifact of the heart (electrocardiography artifact)
- Movement of respiratory muscles of patients
- Contact of cable with operating table
- Influence of electrical power lines or plug
- Diverse surgical procedures

The Catholic
University of Korea 임상진료지침

10

Rehabilitation
Medicine

소아 전기진단 (Pediatric Electromyography)

1. 검사 전 고려해야 할 사항

- 편안한 환경에서 검사 시행(예. 부모 무릎에 앉혀서 검사)
- 보호자와 함께 검사 전 설명을 하고, 검사 중 보호자의 협조를 얻어야 함
- 진정(sedation)은 일반적으로 추천되지 않음, 진정이 필요한 경우는 각 병원의 소아진정 프로토콜을 따라야 함
- 국소마취제의 사용 : EMLA cream을 older infants of children에서 needle EMG 검사 1시간 전에 피부마취 위해 사용하기도 하지만, 1개월 미만의 영아, 피부병변이 있는 경우는 전신흡수 우려가 있어 금지임
- NCS에서 길이 측정의 오류가 많이 발생, 특히 성인에 비해 신경의 길이가 짧기 때문에 더 문제가 됨(1 cm 오류가 NCV 15% 변화를 가져옴)
- adipose tissue로 인해 bony landmark를 찾기 어려움
- 체표면적이 넓어 사지의 온도 저하가 빨리 일어남

2. Technique

1) NCS

(1) 검사 부위

- SNAP : median n., ulnar n., superficial peroneal n., sural n.
- CMAP : median n., ulnar n., peroneal n, tibial n.

(2) electrode

- reference electrode : electrode간 거리를 확보하기 위해 다른 손가락
  에 위치시킴
- ground electrode : ankle, wrist 주변에 ring electrode 이용
- artifact를 줄이기 위해 전극 부착 전 피부를 잘 닦고, 젤이 서로 붙지 않
  도록 전극간 거리를 유지하며, 검사 부위를 잘 고정하는 것이 필요함

(3) stimulation

- standard or pediatric stimulator 이용
- stimulating distance : 일반적인 8 cm, 14 cm 거리를 확보하기 어려우
  므로, 해부학적 위치를 고려하여 자극을 하고 distance를 측정하여 결
  과에 반영함

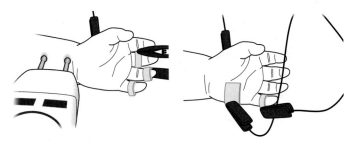

그림 7-20 Sensory and motor nerve conduction studies in pediatrics

2) H-reflex

- H-reflex와 F wave는 상대적으로 긴 신경전도 거리 측정하여 소아에서의 거리 측정의 오류를 줄이는 장점
- 영유아기에서 대부분의 근육에서 유발되다가 만 1세경 장딴지 근육에서만 일관되게 기록
- latency is shorter in children than in adults (due to shorter limb)
- good correlation with body length of the child amplitude increases after infancy (due to increased muscle mass)
- routinely obtained in neonates and infant less than 6 months

3) F waves

- latency gradually increases and reaches its adults value by approximately 20 years of life
- lag-time (rapid increase in conduction velocity is coincident with an increase in arm length, which occurs during the first 3 years of life)
- after 3 years, latency increases
- latency - biphasic distribution (height and myelination)
- useful in infants and small children (proximal evaluation, long segment of nerve)

4) Needle electromyography

(1) MUAP 검사 시 대상 근육

biceps brachii, iliopsoas, flexor digitorum superficialis, tibialis anterior (natural flexed positioning을 하고 있어 flexor muscle이 activation 됨)

(2) Insertional and spontaneous activity 검사 시 대상 근육

vastus lateralis, gastrocnemius, first dorsal interossei, triceps (extensor muscles)

(3) 성인과의 차이점

- motor endplate 부위가 많음 → endplate noise, 정상 MUAP, ASA를 구별하는 것이 중요
- MUAP 모양 - duration이 짧고(성인의 약 70%) amplitude가 작음(성인의 약 20~50%)
- denervation에 따른 positive sharp wave와 fibrillation이 더 빨리 출현함

5) Blink reflexes

- R1 latency - 12.1 ms, R2 latency - 20 in ipsilateral stimulation
- R1 latency is longer than adults (incomplete myelination of the facial and trigeminal nerves and possibly the brainstem)
- R1 is easily elicited : central reflex arc is established at birth
- : brainstem myelination is complete in children by approximately 6 years of age

6) RNS technique

- 〈 5 Hz stimulation - CMAP in infant is stable
- 5~10 Hz - 10% 이상의 facilitation
- 20 Hz - 24%의 decrement
- 〉 50 Hz - decrement in all infants
- less normal neuromuscular junction reserve than adults

7) Evoked potentials

- AEP는 12~24개월, VEP는 1세경, SEP는 6세경에 성인과 유사한 파형

3. 신경성숙에 따른 변화

(1) Neural myelination : 재태 15주경 시작~출생 후 3~5세까지
(2) Axon : 재태 20주 ~ 생후 2~5세 최대 두께, 5세경 성인의 두께, NCS의

속도와 관련

(3) Node of Ranvier mature : internodal distances peak at 5 years of age

(4) Nerve conduction velocity

- correlated with gestational age
- useful in the assessment of neurologic maturity and evaluation of gestational age

  신생아 20~30 m/sec, GA 23~27주의 미숙아 9~11 m/sec ~ 40주경 정상 신생아와 동일 수준에 도달

- no correlation with birth weight
- rapid maturation of peripheral nerves during the last trimester of pregnancy

(5) Axonal regeneration

- faster in younger
- lag time before the axon begin to regenerate after injury is shorter in younger

4. 소아 NCS 정상치 참고

표 7-63 Sensory nerve conduction studies in 155 children (Parano E, Uncini A, DeVivo DC, Lovelae RE:Electrophysiologic correlates of peripheral nervous system maturation in infancy and childhood. J Child Neurol 1993;8:336-338)

Age (N)	median nerve		sural nerve	
	CV, ms	Amp, μV	CV, ms	Amp, μV
7 day~1 mo (20)	22.31 (2.16)	6.22 (1.30)	20.26 (1.55)	9.12 (3.02)
1~6 mo (23)	35.52 (6.59)	15.86 (5.18)	34.63 (5.43)	11.66 (3.57)
6~12 mo (25)	40.31 (5.23)	16.00 (5.18)	38.18 (5.00)	15.10 (8.22)
1~2 yr (24)	46.93 (5.03)	24.00 (7.36)	49.73 (5.53)	15.41 (9.98)
2~4 yr (22)	49.51 (3.34)	24.28 (5.49)	52.63 (2.96)	23.27 (6.84)
4~6 yr (20)	51.71 (5.16)	25.12 (5.22)	53.83 (4.34)	22.66 (5.42)
6~14 yr (21)	53.84 (3.26)	26.72 (9.43)	53.85 (4.19)	26.75 (6.59)

표 7-64 Motor nerve conduction studies in 155 children (Parano E, Uncini A, DeVivo DC, Lovelae RE:Electrophysiologic correlates of peripheral nervous system maturation in infancy and childhood. J Child Neurol 1993;8:336-338)

Age (N)	Median nerve				Peroneal nerve			
	DML, ms	CV, ms	F, ms	AMP, mV	DML, ms	CV, ms	F, ms	AMP, mV
7day~ 1 mo (20)	2.23 (0.29)	25.43 (3.84)	16.12 (1.5)	3.00 (0.31)	2.43 (0.48)	22.43 (1.22)	22.07 (1.46)	3.06 (1.26)
1~6 mo (23)	2.21 (0.34)	34.35 (6.61)	16.89 (1.65)	7.37 (3.24)	2.25 (0.48)	35.18 (3.96)	23.11 (1.89)	5.23 (2.37)
6~12 mo (25)	2.13 (019)	43.57 (4.78)	17.31 (1.77)	7.67 (4.45)	2.31 (0.62)	43.55 (3.77)	25.86 (1.35)	5.41 (2.01)
1~2 yr (24)	2.04 (0.18)	48.23 (4.58)	17.44 (1.29)	8.90 (3.61)	2.29 (0.43)	51.42 (3.02)	25.98 (1.95)	5.80 (2.48)
2~4 yr (22)	2.18 (0.43)	53.59 (5.29)	17.91 (1.11)	9.55 (4.34)	2.62 (0.75)	55.73 (4.45)	29.52 (2.15)	6.10 (2.99)
4~6 yr (20)	2.27 (0.45)	56.26 (6.61)	19.44 (1.51)	10.37 (3.66)	3.01 (0.43)	56.14 (4.96)	29.98 (2.68)	7.10 (4.76)
6~14 yr (21)	2.73 (0.44)	57.32 (3.35)	23.23 (2.57)	12.37 (4. 79)	3.25 (0.51)	57.05 (4.54)	34.27 (2.29)	8.15 (4.19)

표 7-65 Median nerve (APB) F-wave latencies in children (Magu ire HC, Sladky JT: Diag nosis and management of diseases affecting the motor unit in infancy. R 1 Med J 1989;72:36 1-366)

Age	Latencies (ms)
< 3 months	16
3 mo~2 yrs	14.4
3~5 yrs	17.1
6~10 yrs	19.4
11~16 yrs	25.3

표 7-66 H-reflex latencies in neonates/infants (Modified from Misra UK,Tiwari S, Shukla N, et al: F-response studies in neonates, infants and children, Electromyogr Clin Neurophysiol 1989;29:251-254, and Mayer RF, Mosser RS: Excitability of motoneurons in infants, Neurology 1969; 19:932- 945)

	Median nerve (APB)	Ulnar nerve (ADM)	Tibial nerve (PM)
Neonates	17.9	17.3	23.7
Infants (6-12 mo)	15.7	15.3	18.4

* PM : plantar muscles

5. 소아에서 근전도를 고려해야 할 질환

(1) Floppy infant

(2) Acute inflammatory demyelinating polyradiculopathy (AIDP)

(3) Critical illness polyneuropathy

(4) Human immunodeficiency virus (HIV)

(5) Myasthenia gravis

(6) Birth brachial plexus palsy

(7) Dermatomyositis

표 7-67 Standard NCS and EMG for floppy infant

NCS and EMG for floppy infant
Sensory : 3limbs; 2 upper limbs and 1 lower limb, or 1 upper limb and 2 lower limbs Motor : 3limbs; 2 upper limbs and 1 lower limb, or 1 upper limb and 2 lower limbs F waves
Needle EMG : 선택적으로 recruitment는 flexor에서, rest activity는 extensor에서 검사 RNS : myathenia gravis 과거력, ptosis 동반 혹은 single stimulus에 대해 multiple motor response가 나오는 경우 시행 SEP : spinal cord injury 감별 위해 고려

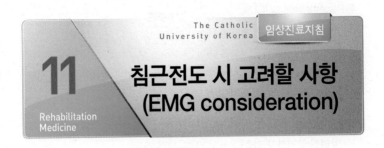

The Catholic
University of Korea 임상진료지침

11

Rehabilitation
Medicine

침근전도 시 고려할 사항
(EMG consideration)

1. Risk factors in EMG

1) 혈액학적 감염 위험인자

- 글러브와 가운 착용(혈액 감염 주의)

2) 림프부종

- needle EMG 시 주의 요함(림프부종이나 봉와직염을 유발하거나 악화
가능)

3) 항응고제 복용 환자

표 7-68 주요 항응고제 별 모니터링 요소

주요 항응고제		모니터링 요소
투약	Warfarin (Coumadin)	PT/INR
	Dabigatran (Pradaxa)	no universal monitoring currently
	Rivaroxaban (Xarelto)	PT, aPTT, or anti-Xa activity
	Apixaban (Eliquis)	monitoring is not usually required
주사제	Heparin	aPTT
	Fondaparinux (Arixtra)	anti-factor Xa assay
	Danaparoid (Orgaran)	factor Xa assay
	Lepirudin (Refludin)	aPTT ratio

4) Pacemakers or ICDs

- 이론적 가능하나 부정맥 오해소지 있음
- 상지 근위나 뇌신경 자극은 피함
- 수행이 필요시 심장관련 장치에서 멀리 떨어지거나 반대부위에서 시행
- Needle EMG : 간섭 위험 요소 없음

5) 임신환자

- 알려진 금기사항 없음(needle EMG, NCS 가능)

6) 기흉

- serratus anterior and diaphragm (highest risk)
- diaphragm EMG에서 가장 안전한 부위는 most distal intercostal space (dICS) at the anterior axillary level임. 이때 앙와위로 정상 호흡을 시행
- mid clavicular level : least optimal location for EMG
- 기립자세나 심호흡은 기흉 유발을 증가시킴

2. Time course after axonal injury

- Decreased recruitment immediately (complete conduction block or axonal injury)
- CMAP (-) : 7~9 days, SNAP (-) : 10~11 days
- Maximal ASA typically seen 3 wks after axonal injury
- Neuropathic motor units : 3 ms after axonal injury

3. Optimal EMG setting

1) Frequency (low and high frequency filter)

- Motor NCS : 2~10 Hz, 10 kHz,
- Sensory NCS : 2~10 Hz, 2 kHz.
- Needle EMG : 20~30 Hz, 10 kHz(정량적 검사 : 2~3 Hz)

2) Sensitivity and sweep speed

- Sensitivity : Motor NCS (2 mV/division), Senosry NCS (10 uV/division)
- Sweep speed : Motor NCS (2 msec/division), Sensory NCS (1 msec/division)

3) Electrode size

- 0.5~2.5 cm까지 다양
- 전극이 클수록 진폭과 영역은 작아지나, 기시잠시나 음성극파 기간(negative spike duration)에는 영향을 주지 않는 것으로 알려져 있음

4) Electrode location

- Active와 reference 사이의 거리는 4 cm 간격

5) Stimulation intensity

- 초최대자극으로 시행
- 주위 신경을 동시에 자극할 수 있음(신경전위의 모양이 갑자기 변하는지 확인하고 갑자기 모양의 변화가 일어나면 자극 강도를 낮춤)
- 전도차단이 나타날 경우 원위부에서 주위 신경이 함께 자극되었는지를 항상 고려

6) Cathode position

- 음극과 양극이 바뀔 때 총 거리가 길어져 원위잠시가 약 0.3~0.4 msec

길어짐(다발성신경병증이나 원위부 포착신경병증으로 잘못 진단 내릴
수 있음)

7) Stimulus artifact

(1) 신경 탈분극에 필요한 전류(current)를 줄이는 것
- 짧은 초최대 자극을 사용하거나 자극점에서 자극기와 피부 사이 연마
제를 이용하여 피부저항을 감소

(2) 기록전극 사이의 전류와 전압 차를 줄이는 것
- 전기적으로 절연된 자극기(electrically isolated stimulator)를 사용
- 기록전극이 부착되는 부위를 연마제를 이용하여 깨끗하게 닦아 피부
저항의 차 낮추기
- 자극 전류의 전도를 방지하기 위해서 피부의 습기를 제거하고 과도한
젤의 사용 피함
- 자극기와 활성전극 사이에 접지전극을 놓음
- 자극기의양극을 돌리는 방법

(3) Stimulator design techniques
- constant current stimulator 사용
- amplifier blanking circuit 이나 biphasic stimulus pulses 사용

8) needle EMG 시에 통증 감소
- 알콜 소독솜을 사용할 때 알콜이 휘발된 후에 시행
(알콜이 피부에 남아 있을때 needle이 들어가면 통증이 더해짐)
- 검사 시에 환자에게 시작을 알려 심적 부담을 줄임

|참고문헌|

1. Brooks, BR. El Escorial World Federation of Neurology criteria for the diagnosis of amyotrophic lateral sclerosis. Subcommittee on Motor Neuron Diseases/Amyotrophic Lateral Sclerosis of the World Federation of Neurology Research Group on Neuromuscular Diseases and the El Escorial "Clinical limits of amyotrophic lateral sclerosis" workshop contributors. J Neurol Sci 1994; 124 Suppl:96.

2. Dillingham TR, Lauder TD, Andary M et al. Identification of cervical radiculopathies: optimizing the electromyographic screen. Am J Phys Med Rehabil 2001; 80:84-91.

3. Dillingham TR, Lauder TD, Andary M et al. Identifying lumbosacral radiculopathies, an optimal electromyograhic screen. Am J Phys Med Rehabil 2001; 79:496-503.

4. Dmitru D, Amato AA, Zwarts MJ. Electrodiagnostic medicine, 2nd ed. Philadelphia: Hanley & Belfus Inc; 2002.

5. Haymaker W, Woodhall B. Peripheral nerve injuries: principles of diagnosis, Philadelphia, W.B, Saunders, 1953.

6. Pease WS, Lew HL, Johnson EW. Johnson's Practical Electromyography, 4th ed. Lippincott Williams & Wilkins, Philadelphia, Pennsylvania USA;m 2007.

7. Preston DC, Shapiro BE. Electromyography and neuromuscular disoders, 2nd ed. Elsevier, Philadelphia, Pennsylvania; 2005.

8. Robinson LR, Mickelsen PJ, Wang L. Strategies for analyzing nerve conduction data: Superiority of a summary index over single tests. Muscle Nerve 1998;21:1166-1171.

9. Shefner, JM. Amyotrophic lateral sclerosis. In: Office practice of neurology, Samuels, MA, Feske, SK (Eds), 2nd ed, Churchill Livingstone, Philadelphia 2003. p.548.

10. Sieb, JP, Gilessen, T, Iatrogenic and toxic myopathy, Muscle Nerve 2003; 27:142.

8. 재활 보조기구

Orthoses, Prostheses, Aids

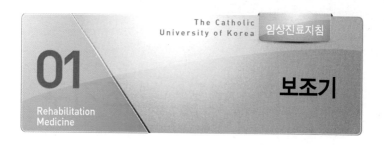

01

Rehabilitation
Medicine

보조기

1. 정의

특정 신체 부위를 지지, 정렬, 교정하여 신체의 움직이는 기능을 개선시키기 위한 기구

2. 목표

1) 약하거나 없는 근육을 대치
2) 움직임이나 부하를 제한하여 손상된 부분을 보호
3) 변형 방지
4) 구축 교정
5) 다른 보조 기구 부착

3. 상지 보조기

1) 질환별 보조기 처방 예

(1) Musculoskeletal problems(표 8-1)

표 8-1 Musculoskeletal problems

질환별 분류	보조기	특징	그림
	Tendinitis, Tenosynovitis, Enthesopathy		
De Quervain's stenosing tenosynovitis	Thumb spica splint, forearm based	손목과 엄지의 CMC, MCP joint의 움직임 제한	
Trigger finger	Trigger finger splint	Proximal phalanx와 MCP joint를 보호 (A1 pulley)	
Lateral epicondylitis	Tennis elbow orthosis	- Forearm band - Wrist extensor muscle resting - Microtrauma 감소	
Medial epicondylitis	Forearm band	Tennis elbow에 사용하는 것과 유사	

질환별 분류	보조기	특징	그림
		Sprain	
Digital sprain	Finger extension splints	- PIP joint extension 상태로 고정 - DIP flexion은 허용 - Retinacular ligament & terminal extensor tendon lengthening - Boutonniere deformities 예방	
Ulnar collateral ligamentous injuries at the MCP joint of the thumb	Hand-based thumb spica splint	엄지의 CMC, MCP joint 움직임 제한	
Wrist sprain	Wrist splint	- Wrist extension - Mild한 경우 고정판 없는 splint (RA에서도 사용)	
Elbow sprain	Elbow neoprene sleeves	- Mild sprain - 제한된 기능 허용, 과도한 운동 제한	

질환별 분류	보조기	특징	그림
Fracture			
Fracture	Humeral fracture brace	- Healing part 고정 - Elbow, forearm, hand motion은 허용	
	Traction type splint	Intra-articular finger fracture에 사용가능	
Arthritis			
Rheumatoid arthritis	Swan neck splint (Silver Ring Splint)	PIP hyperextension은 방지하고 flexion은 허용	

질환별 분류	보조기	특징	그림
Rheumatoid arthritis	Boutonniere splint	DIP와 PIP joint를 extension 상태로 유지	
	Ulnar deviation splint	MCP joint를 radial side로 당겨줌	
Osteoarthritis	Thumb spica Hand based or forearm based splint	CMC joint osteoarthritis	

CMC: carpometacarpal, MCP : metacarpophalangeal, PIP: proximal interphalangeal, DIP: distal interphalangeal, RA: Rheumatoid arthritis

(2) Nerve injury

표 8-2 Nerve injury

신경		보조기	특징	그림
Median nerve	Distal	Distal median nerve palsy splint	- Spring coil - MCP joint flexion 과 thumb palmar abduction을 지지	
	Carpal tunnel syndrome	Wrist splint for CTS	- Wrist를 약 0~5° extension 시킨 상태로 유지	
Radial		Radial nerve palsy splint	Wrist, fingers, thumb extension 유지, digit flexion 은 허용	
Ulnar	Proximal	Ulnar nerve palsy splint	- MCP flexion을 30°까지 허용 - MCP joint의 extension은 가능	
	Cubital tunnel syndrome	Long arm splint	- Elbow 45° flexion, forearm neutral, wrist 0° ~5° extension	

MCP : metacarpophalangeal

(3) Brain Injury 및 Stroke에서 적용 가능한 상지 보조기 (표 8-3)

표 8-3 Brain Injury 및 Stroke에서 적용 가능한 상지 보조기

Problem	보조기	특징	그림
Upper limb paralysis	Resting hand splint	- Wrist extension, MCP joint flexion, IP joint extension - Thumb palmar and radial abduction 사이에 위치하고 first CMC joint를 완전히 제한 - Spasticity control 가능	
Proximal upper limb weakness	Mobile arm support	- Wheelchair에 swivel joint로 부착 - Eating, grooming 등의 ADL을 하는데 도움이 된다.	
Shoulder subluxation	Hemi-sling (cuff type)	- 저렴하고 착탈이 용이하다 - 수평방향으로의 고정효과가 충분하지 못하다. - 어깨근 하나만 있어 상지의 무게가 주로 목에 부하 된다.	
	Extension arm sling	- 상지의 흔들림이 비교적 자연스럽고 미관상 우수 - 상완의 내전과 내회전, 주관절의 굴곡을 조장하지 않는다.	

Problem	보조기	특징	그림
Shoulder subluxation	Bobath's sling	- 상지의 고유 수용체 감각 자극을 제공 - 손의 부종 증가 - 요골 신경 압박 가능	
	Kenny-Howard	- 상지의 무게가 여러 부분으로 고루 분산 - 팔걸이의 착용성이 정확하며 고정력이 우수하다. - 견관절 운동범위 제한, 상완의 내전과 주관절의 굴곡, 착용 시 외관상의 문제, 보행 시 상지 운동 제한 - 착탈이 어렵고 가격이 비싸다.	
	Modified extension arm sling	- 신전형 팔걸이는 주관절을 편 상태에서 아래 카르와 상지 카르가 연결된 형태로 견관절 아탈구 교정에 효과적	
	Extension sling with wrist-hand orthosis (WHO)	- 카르형 신전형 팔걸이에 WHO를 연결한 것으로서 편마비 환자의 견관절 아탈구 교정 및 손목과 수지 마비 지지 및 변형 예방에 효과적	

CMC : carpometacarpal, MCP: metacarpophalangeal, IP: interphalangeal

(4) Spinal Cord Injury 환자에게 적용 가능한 상지 보조기(표 8-4)

Level	보조기	특징	그림
C1-C3	Long opponens	- Static splint - 손목관절 구축을 방지하고 고정시키며, palmar transverse arch, thumb, web space를 지지 - Volar surface에 적용하여 forearm부터 CMC joint까지 extension - Wrist는 20~30° extension, 5~10° ulnar deviation, thumb opposition 상태	
	Resting hand splint	손목, 수지, 엄지손가락을 고정	
C4	Mobile arm support (MAS)	- Dynamic orthosis로서 shoulder, elbow, forearm muscle의 근력 약화가 있을 경우 기능적 활동을 위한 수부 기능을 가능하게 한다. - 팔 무게를 지지하고 팔움직임을 조절할 수 있어야 한다. - Balanced MAS는 환자의 노력 없이 전완부가 수평에서부터 45°, 상완이 45° 견관절 외전 및 굴곡이 되어 있어야 한다.	
	Power tenodesis	- Wrist extension이 fair 미만일 때 prehension을 하기 위해 외력을 이용하는 dynamic splint	

Level	보조기	특징	그림
C4	Economy wrist support (ADL wrist support)	- Static splint로 wrist를 neutral position으로 유지하게 해준다. - Midforearm부터 CMC joint 아래까지 forearm, wrist, palmar arch의 three points of support system으로 구성되어 있다. - Ulnar wrist support가 약해서 ulnar deviation이 발생할 수 있고, palmar arch 부분의 support가 약하다.	
C5	Ratchet type flexor hinge orthosis	- Dynamic, externally powered orthosis로서 active wrist extension이 되지 않을 때 사용 - 환자가 다른 손을 사용할 수 있어야 한다.	
C6	Wrist-driven flexor hinge splint	- Dynamic splint - Active wrist extension을 이용	
C6	RIC (Rehabilitation Institute of Chicago) tenodesis orthosis	- Active wrist extension 시 - Controlled passive finger flexion	
C6	Short opponens splint	- Static splint - Thumb opposition을 유지하는 적절한 web space를 지지 - Active wrist extension이 중력을 이기는 경우	

Level	보조기	특징	그림
C7	MCP flexion and MCP extension orthosis	- Wrist strength가 good 이상 될 때 적용 - MCP flexion splint: finger extension에 good 이상의 근력이 필요하다. - MCP extension splint: finger flexion에 good 이상의 근력이 필요하다.	

CMC : carpometacarpal, MCP : metacarpophalangeal

4. 단하지 보조기(Ankle Foot Orthosis (AFO))

1) 하지 보조기의 목적

 (1) 체중을 받쳐 체중부하를 감소

 (2) 관절을 바르게 유지

 (3) 약한 근육을 지지하거나 대신함

 (4) 기형 예방 및 교정

 (5) 불수의운동 조절

 (6) 질병이나 손상된 관절을 보호하고 고정

2) Plastic AFO

(1) 처방 시 고려해야 할 사항(Trim line)

 가. 공통 사항

  A. Top : fibula head 2 cm 하방

  B. At the forefoot : 대부분 metatarsal heads까지 맞추고, flexion spasticity를 감소시키기 위해 발끝까지 신장시키기도 함

 나. At the ankle

A. Flexible AFO : malleolus posterior margin에서 2 cm 뒤 (resistance 최소화)

B. Rigid AFO : malleolus anterior margin에서 1 cm 앞(mediolateral stability 제공)

C. Semi-rigid AFO : malleolus 가운데를 지남(moderate resistance)

(2) Plastic AFO의 종류 및 적응증(표 8-5)

Type		그림	Action/indication
Solid plastic AFO	Posterior leaf spring AFO		- Narrow calf shell, narrow ankle (the trim line behind the malleoli) - 적응증 : weakness of ankle DF / flaccid or mild spasticity - 금기 : moderate to severe weakness of PF, 부적절한 무릎 또는 둔부 근력, moderate to severe spasticity, mediolateral ankle instability with marked varus/valgus, ankle fixed deformity
	Posterior solid AFO (not flexible)		- Trimline extended to anterior to the malleoli - 적응증 : structural collapse of foot-ankle, 발목관절 움직임에 의한 통증, severe spasticity with sustained clonus - 금기 : 부적절한 둔부 근력, 보행 시 발목관절의 기능적 움직임이 있는 경우
Hinged AFO			- Desired range of dorsi or plantar flexion - Ankle에서 어느 정도의 ROM을 허용하면 도움이 될 수 있고 plantar spasticity를 가진 능동적 운동이 가능한 환자에게 도움이 됨
Spiral AFO			- 적응증 : weak ankle DF or PF with moderate mediolateral instability and mild weakness of knee extensor - 금기 : ankle-foot complex에 작용하는 힘의 현저한 불균형, moderate to severe spasticity, severe mediolateral ankle instability, fixed ankle deformity

Type	그림	Action/indication
Hemispiral AFO		- Spiral AFO보다 equinovarus 조절을 더 잘함 - 적응증 : weakness of ankle DF & evertor with mild to moderate lateral instability 또는 foot equinovarus, internal rotation 되는 경향 - 금기증 : severe spasticity with sustained clonus, valgus, fixed ankle deformity (ankle DF < 90°)
Tone-reducing AFO		- Broad foot plate extending distally to the toes to maintain subtalar alignment - 적응증 : moderate spasticity with varus instability

(3) Hinged AFO의 ankle joint(표 8-6)

Ankle joint	그림	장단점
Tamarack		- DF : 우레탄 제품 관절이 PF을 제동하는 만큼 DF 보조 움직임으로 돌아온다. 보조력이 강하지 않다. - PF : 우레탄 제품 관절이 PF을 제동한다. 일반적으로 motion control limiter로 PF을 제한한다. - 측방안정성이 있다.
Gillette		- DF : 우레탄 제품 관절이며 거의 free-motion에 가까운 약한 제동이 걸린다. - PF : 일반적으로 motion control limiter로 PF을 제한한다. - 측방안정성이 있다. - 배굴보조 역할이 있는 Gillette dorsiflexion assist joint에는 보조력에 따라 3가지 종류가 있다.
Oklahoma		- DF : free-motion - PF : free-motion motion control limiter로 PF을 제한한다. - 측방안정성이 있다. - 내구성이 뛰어나다.
Meridian joint		- DF : 금속나사로 fixation, limited-motion, free-motion을 조절 - PF : 금속나사로 fixation, limited-motion, free-motion을 조절 - 측방안정성이 있다. - DF 30°, PF 30° 사이에서 제한이 가능하다.

(4) Plastic AFO 체크아웃

가. 보행양상의 호전 여부

나. Ankle joint가 medial malleolus의 tip과 일치하는지 여부

다. 피부손상 유무 관찰

3) Conventional AFO

(1) 구성

가. 세움대(upright)

  A. 하퇴의 외형에 따라 제작

  B. 피부와 세움대 사이의 거리는 3~9 mm, 높이는 비골두의 아래 약 1.5~2.0 cm 떨어진 곳까지 연장

나. 띠와 밴드

  A. 내외측 세움대는 후방에 너비가 2.5~4 cm 되는 반원형의 금속판으로 된 밴드에 의해 수평으로 연결

  B. 밴드는 항상 비골두의 1.5~2.0 cm 하방에 위치

다. 끈

  A. 외반끈

  B. 내반끈

(2) Conventional AFO의 종류 및 적응증(표 8-7)

표 8-7 Contentional AFO의 종류 및 적응증

Type		Action/indication
Free-motion ankle joint		Ankle motion을 제한하지 않고 mediolateral control만
Ankle joint stops	Plantar flexion (posterior)	- 적응증 : plantar spasticity와 점차 증가하는 stretch plantar contracture를 조절 - Early stance에서 ankle plantar flexion 제한하고 knee flexion 촉진, toe off시에는 knee extension moment를 준다. - SACH heel wedge : heel strike 시 과도한 knee flexion moment를 줄여줄 수 있어 같이 사용할 수 있다.
	Dorsiflexion (anterior)	- 적응증 : weak plantar flexors의 기능을 대체하기 위함 - 5° dorsiflexion시키는 것이 가장 좋다. - Push off를 보조하고 무릎관절을 신전시켜 준다.
	Limited-motion	- Cutting 정도가 motion 정도를 결정 - 적응증 : ankle weakness
Ankle joint assists	Dorsiflexion-assist spring joint (Klenzak joint)	- 적응증 : pes equinus, weak dorsiflexor - 후방에 coil spring이 있다. - Heel strike 후 dorsiflexor의 eccentric contraction을 대체 - Swing phase에서 dorsiflexion을 돕고 toe dragging을 예방
	Spring-wire dorsiflexion assist joint	- Mediolateral stability는 없다.
	Veterans administration prosthetics center (VAPC) clasp orthosis	- Single, resilient, posterior metal upright에 의해 dorsiflexion 을 돕는다.
Ankle joint assists	Bichannel adjustable ankle lock (BICAAL) joint	- Posterior and anterior receptacles
Varus/ valgus correction straps (T-straps)	varus correction (lateral T strap)	- 신발의 외측에 부착 - 적응증 : flexible pes varus
	valgus correction (medial T strap)	- 신발의 내측에 부착 - 적응증 : flexible pes valgus
Alignment control strap		Malleolus의 proximal에 위치하여 tibia와 fibula의 내측을 향한 힘을 제공하여 varus control

(3) Ankle joint(표 8-8)

표 8-8 Ankle joint

종류		그림	특징 / 적응증
Free motion			- 족관절의 내외측 불안정성 - Valgus와 varus는 제한되고 DF와 PF 만 허용됨 - 족관절 이상은 없으나 슬관절의 병변으로 장하지 보조기를 필요로 할 때
Stop	Dorsiflexion stop (anterior stop)		- PF를 허용하며 DF는 제한시키는 관절 - Plantarflexor가 약할 때나 tibial neuropathy로 calcaneal gait를 할 때 적용
	Plantarflexion stop (posterior stop)		- DF은 허용, PF은 제한시키는 관절 - Plantarflexor가 약할 때, peroneal neuropathy로 foot drop 되었을 때 - Equinus deformity를 교정할 때도 사용
	Limited motion stop		- DF과 PF의 운동 범위를 5~10° 정도 허용하는 관절 - Sciatic neuropathy - Ankle plantarflexor와 dorsiflexor의 약화
	BiCAAL (bichannel adjustable ankle lock)		- 환자의 필요에 따라 dorsiflexor와 plantarflexor의 정도를 임의로 조절 가능
Assist	Klenzak		- Ankle joint의 PF 제한하고 스프링의 작용으로 DF을 도와주는 금속 관절 - 스프링의 강도 조절로 PF의 강도 조절 - Foot drop - Upper motor neuron dysfunction에서는 사용하지 않음

DF : dorsiflexion, PF : plantar flexion

(4) Conventional AFO 체크아웃

단하지 보조기 검수 확인

환자 번호 : _____ 환자명 : _____ 성별/나이 : _____ 검수 날짜 : _____

일반
1. 처방한 대로 제작되었는가?
2. 환자가 보조기를 착용하는데 있어 불편함은 없는가?

환자가 서 있을 때 확인해야 할 사항
신발(Shoe)
3. 발에 잘 맞는가?
4. Sole과 heel이 편평한 바닥에서 수평을 이루는가?

족관절(Ankle)
5. Alignment가 잘 맞아 발목의 해부학적 구조와 일치하고 보행시 발끌림이 일어나지 않는가?
6. Varus/valgus correction strap이나 shoe insert로 특별한 불편감 없이 원하는 만큼의 충분한 힘을 받아 교정이 되는가?
7. Insert가 신발 안에서 움직이지는 않는가?

세움대(Upright)
8. 모양이 다리의 모양에 맞춰 제작되었는가?
9. 발끌림이 일어나지 않게 적절한 힘을 제공하고, 다리의 중앙에 놓여 있는가?
10. 소아의 경우 길이가 조절 가능한가?

밴드와 테(Band & brim)
11. 편안하고, 너비가 적당하며 다리의 모양에 맞게 만들어졌는가?
12. Fibular head가 눌리지 않는가?
13. Patellar-tendon bearing brim의 경우 heel의 weight bearing을 줄일 수 있게 만들어 졌는가?

안정성(Stability)
14. 환자가 움직이는데 안정성이 있어 보이는가?

환자가 걸을 때 확인할 사항
15. Malleolus가 mechanical ankle joint 에 너무 눌리지는 않는가?
16. Varus/valgus correction strap이나 shoe insert가 적절하게 지지해주는가?
17. 환자가 만족스러운 수준의 보행을 하는가?

환자가 앉아 있을 때 확인할 사항
18. 환자는 무릎을 105° 정도 굴곡시킨 상태에서 편하게 앉을 수 있는가?

보조기를 벗은 상태에서 확인할 사항
19. 발이나 다리에 irritation된 흔적은 없는가?
20. Ankle joint가 처방된 ROM을 제공하는가?
21. Ankle joint의 medial & lateral stop이 관절이 움직일 때 동시에 작용하는가?
22. 보조기의 전반적 기능이 만족스러운가?
23. 보조기의 전체 모양은 만족스러운가?
24. 보조기의 무게, 편안함, 기능, 모양에 대해 환자는 어떻게 생각하는가?

---

5. 장하지 보조기(Knee-Ankle-Foot Orthosis (KAFO))

1) Components : AFO + knee joints + thigh uprights + proximal thigh band

2) 적응증

   (1) Severe knee extensors and hamstring weakness

   (2) Structural knee instability

   (3) Knee flexion spasticity

3) KAFO의 종류 및 특징(표 8-9)

표 8-9 **KAFO의 종류 및 특징**

KAFO		그림	특징 / indication
Metal-leather and metal-plastic KAFO	Double-upright metal KAFO		- Uprights가 thigh까지 있고 2개의 thigh bands로 구성 - Knee cap with a lateral or medial strap
	Single lateral-upright metal		- Lateral upright 만

KAFO		그림	특징 / indication
Metal-leather and metal-plastic KAFO	Scott-Craig metal		- 가볍고, 쉽게 don & doff 할 수 있도록 제작 - L1 이상 level의 complete SCI 환자에게 적용 - 구성 : ① Posterior rigid upper thigh band ② Bail-type knee lock ③ Rigid anterior upper tibial band with soft posterior strap ④ Stirrup with a rigid sole plate
Plastic and plastic-metal	Supracondylar plastic		- 무릎에 hyperextension force를 주어 발부터 허벅지 아래쪽까지 mediolateral stability를 제공함 - 적응증 : knee extensor weakness - 단점 : * suprapatellar portion이 앉을 때 돌출 * 양쪽으로 사용할 수 없다.
	Supracondylar plastic-metal		- Supracondylar plastic KAFO와 비슷함 - 앉을 때 knee flexion이 가능함
	Plastic shells and metal uprights		- Posterior leaf spring AFO with double metal uprights extending up to a plastic thigh shell with knee joint

4) Knee joint(표 8-10)

	그림	특징	적응증
Single axis		- Genu varum/valgum 안정화 - Flexion-extension 허용 - Hyperextension 제한 - Drop lock과 함께 사용하여 보행시 무릎관절 신전상태로 유지시킴	- Mild to moderate genu varum or genu valgum
Offset		- Genu varum/valgum 안정화 - Flexion-extension 허용 - Hyperextension 제한	- Moderate to severe genu recurvatum
Polycentric		- Genu varum/valgum 안정화 - Flexion-extension 허용 - Hyperextension 제한 - Bulky한 단점 - Sport knee orthosis에 사용	- Self-suspending knee orthoses, to reduce "pistoning" on the leg

	그림	특징	적응증
Stance control		- Genu varum/valgum 안정화 - 체중부하 시에 반대측 굴곡 및 신전 허용 - Hyperextension 제한	- Knee extensor 약화
Lock		- Genu varum/valgum 안정화 - Stance & swing phase에서 full extension 허용 - Hyperextension 제한	- Knee extensor 약화, stance control이 어려울 때
Lock + Variable flexion		- Genu varum/valgum 안정화 - Stance & swing phase에서 full extension 허용 - Hyperextension 제한	- Spastic paralysis with reducible knee flexion contracture

5) Knee lock(표 8-11)

knee lock	그림	특징 / indication
Ratchet		12°마다 catching mechanism이 있다.
Drop lock (Ring lock)		- 간단하다. - 환자가 가볍고, activity level이 낮을 때 - Lateral upright에 편측으로 적용
Bail lock		- Medial & lateral knee joint를 동시에 풀기 쉽다. - Locking - spring loaded
Dial lock		- 여러 각도의 굴곡 상태에서 무릎관절 안정화 - 적응증 : flexion contracture의 진행 방지, 서서히 호전
Fan lock		- Flexion contracture
Cam lock		- Full extension 시 spring-loaded cam이 groove에 fit - Release하기 쉽고 뛰어난 안정성 제공 - Severe spasticity

장하지 보조기 검수 확인

환자 번호 : _____ 환자명 : _____ 성별/나이 : _____ 검수 날짜 : _____

일반
1. 처방한 대로 제작되었는가?
2. 환자가 보조기를 착용하는데 있어 불편함은 없는가?

환자가 서 있을 때 확인해야 할 사항

신발(Shoe)
3. 발에 잘 맞는가?
4. Sole과 heel이 편평한 바닥에서 수평을 이루는가?

족관절(Ankle)
5. Alignment가 잘 맞아 발목의 해부학적 구조와 일치하고 보행시 발끌림이 일어나지 않는 가?
6. Varus/valgus correction strap이나 shoe insert로 특별한 불편감 없이 원하는만큼의 충 분한 힘을 받아 교정이 되는가?
7. Insert가 신발 안에서 움직이지는 않는가?

무릎(Knee)
8. 무릎 관절이 실제 해부학적 구조와 일치하고 보행시 적절하게 일어나도록 제대로 제작되 었는가?
9. Knee lock이 안정적이고 작동하기 쉽게 되어 있는가?

세움대(Upright)
10. 그 모양이 다리의 모양에 맞춰 제작되었는가?
11. Medial upright와 perineum사이에 공간이 존재하는가?
12. Lateral upright는 trochanter head보다 아래에 있으면서 medial upright보다 1인치 높 이 있는가?
13. 발끌림이 일어나지 않게 적절한 힘을 제공하고, 다리의 중앙에 놓여있는가?
14. 소아의 경우 길이가 조절 가능한가?
15. Band나 cuff가 편하며 적당한 너비이고, 다리의 모양에 맞게 제작되었는가?
16. Fibular head와 upright 사이에 적절한 공간이 존재하는가?
17. Distal thigh band와 calf가 무릎에서 비슷한 거리에 존재하는가?

Quadrilateral Brim
18. Adductor longus tendon이 channel 안에 잘 들어가 있으며 환자는 테두리의 anteromedial aspect에서 과도한 압력을 받지 않는가?
19. Ischial tuberosity는 ischial seat 위에 잘 놓여 있는가?
20. 피부는 테두리 위에서 쓸리지 않는가?
21. 테두리 뒤쪽면이 땅과 평행을 이루는가?
22. 환자는 perineum부위의 vertical pressure는 느끼지 않는가?

23. Hip joint의 중심이 greater trochanter의 약간 위와 앞에 존재하는가?

24. Hip lock이 안전하고 작동하기 쉬운가?

25. Pelvic band가 몸에 잘 맞는가?

Special attachments

26. Torsion shaft와 같은 경우 원하는 정도의 제대로 된 힘을 받는가?

안정성(Stability)

27. 환자가 움직이는데 안정성이 있어 보이는가?

환자가 걸을 때 확인할 사항

28. Malleolus와 knee와 그에 대한 mechanical joint 사이에 적당한 거리를 유지하고 있는가?

29. Varus/valgus correction strap이나 shoe insert가 적절하게 지지해주는가?

30. 환자가 만족스러운 수준의 보행을 하는가?

환자가 앉아 있을 때 확인할 사항

31. 환자는 무릎을 105° 정도 굴곡시킨 상태에서 편하게 앉을 수 있는가?

32. Mechanical knee joint가 적절히 맞춰졌는가?

33. 신발의 sole과 heel이 바닥에서 편평한가?

보조기를 뺀 상태에서 확인할 사항

34. 발이나 다리에 irritation된 흔적은 없는가?

35. Ankle joint가 처방된 ROM을 제공하는가?

36. Ankle joint의 medial & lateral stop이 관절이 움직일 때 동시에 작용하는가?

37. 보조기의 전반적 기능이 만족스러운가?

38. 보조기의 전체 모양은 만족스러운가?

39. 보조기의 무게, 편안함, 기능, 모양에 대해 환자는 어떻게 생각하는가?

6. 무릎 보조기(Knee Orthosis, KO)

1) KO의 처방 목적

(1) Genu-recurvatum 예방

(2) Medial-lateral stability를 제공하기 위해

2) KO의 종류(표 8-12)

표 8-12 KO의 종류

Knee Orthosis (KO)		그림
Patellofemoral disorders	Infrapatellar (Cho-Pat) strap KO	
	Palumbo KO	
	Genutrain orthosis	
Painful osteoarthritis	Thruster	

Knee Orthosis (KO)		그림
Painful osteoarthritis	Generation II unloader	
	Reliever OTS	
Anterior cruciate ligament functional brace	Lenox-Hill derotation orthosis	
	4TITUDE	

Knee Orthosis (KO)		그림
Rigid immobilization at selected angle	Rehabilitation brace	

3) Swedish Knee Cage(그림 8-1)

(1) 적용 : Ligamentous or capsular laxity로 인한 mild to moderate genu recurvatum에 사용

(2) Articulated version
- Full knee flexion은 허용하고 hyperextension은 방지

(3) Three point system
- Knee 아래 위에서는 두 개의 bands가 앞쪽에서 knee joint level에서는 popliteal area인 뒤쪽에서 pressure를 가함
- Leverage 효과를 향상시키기 위해서 longer upright에 thigh band를 추가할 수 있음

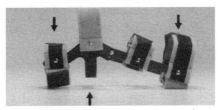

그림 8-1 Swedish Knee Cage

7. 신발 및 안창

1) 신발 구성(그림 8-2)

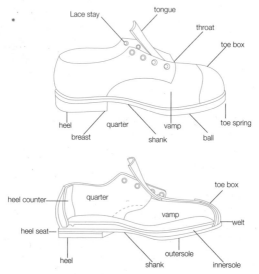

그림 8-2 신발 구성

2) Shoe types

(1) 보조기 착용 등을 위해서는 공간 확보가 더 용이한 Blucher 형태의 신발을 선택

(2) Therapeutic shoes (Orthopedic shoes)

- Sturdy shoes with a steel shank, a long, strong medial counter, Thomas heel

(3) Shoe types and style(그림 8-3)

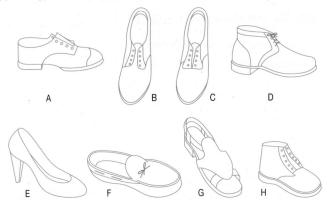

그림 8-3 Shoe types and style (Shoe types and styles A : Oxford or low quarter, B : Blucher-type Oxford, C : Bal-type Oxford, D : Chukka or high quarter, E : Pump, F : Moccasin, G : Sandal, H : Child's

3) Shoe height에 의한 분류(그림 8-4)

(1) Boots : leg 2/3까지의 높이(①)

(2) High-quarter shoe(②)

가. 보행 시 피스톤 작용과 발이 앞뒤로 미끄러지는 작용이 감소함

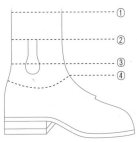

그림 8-4 Shoe height에 의한 분류

나. Ankle joint와 subtalar joint의 medial-lateral stability 강화됨

(3) Chukka : 거의 malleolus까지의 높이(③)

(4) Low (-quarter) shoes, Oxford shoes(④)

가. Malleolus 보다 2~3 cm 낮은 높이

나. Ankle joint와 subtalar joint의 움직임을 제한하지 못함

4) Insole modification

(1) Wedges, pads, insoles

(2) Extended or reinforced heel counters

(3) Interior heel lifts : 1/4 inch 이상의 heel elevation이 필요한 경우에는 외부에서 시행

5) Outsole modification

(1) Elevations of the sole and heel

가. 1 inch까지 : heel만 높임

나. 1 inch 이상 : heel과 sole 모두 높임

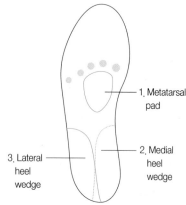

1. Metatarsal pad

2. Medial heel wedge

3. Lateral heel wedge

그림 8-5 Placement of pads and wedges

(2) Flares

가. Sole 또는 heel의 1/4 -inch-wide medial 또는 lateral extensions

나. 넓은 base of support를 제공

다. 적응증 : Partial foot amputation, Fixed varus or valgus ankle deformity, Unstable foot or ankle

(3) Soft Heels/SACH

가. Ankle plantar flexion 시뮬레이션

나. Ankle dorsiflexors 부하 경감

다. Knee flexion momentum 감소

라. Heel 부위 최대한 충격흡수

마. 적응증 : Anterior shin splints, patellofemoral syndrome, ankle fusion, prosthetic feet, solid AFO, 관절염 등에 의한 ankle pain

(4) Beveled heel

가. Soft heel/SACH와 비슷한 기능

나. Heel strike 지연

다. Ankle plantar flexion의 lever arm 감소시킴

라. Ankle dorsiflexors 부하 경감

마. SACH보다 단순

(5) Rocker sole

가. Rock the foot from heel strike to toe-off without requiring the shoe or foot to bend

나. Restoring lost motion in the foot, ankle, or both → overall improvement of gait

다. Relieving pressure of a specific area of the plantar surface

라. Simulates dorsiflexion effect of forefoot

마. Require caution for patients with impaired balance - diabetic neuropathy, elderly

바. 적응증 : hallux rigidus, metatarsalgia, forefoot plantar ulceration

(6) Modification of the uppers - closure design

가. 심하거나 드문 발 기형이 있는 경우

나. 관절염으로 인한 수부 기능 장애가 있는 경우 velcro strap이 도움이 됨

6) Common foot problems and shoe modification(표 8-13)

표 8-13 Common foot problems and shoe modification

Foot problems	Modification
Hallux limitus Hallux rigidus	Insole - Lightweight carbon fiber material (carbon plate) - Morton's extension Footwear - Rocker sole and extended steel shank - High toe box
Morton's toe	Insole - Metatarsal pad - Morton's extension : posting material placed under the first metatarsal shaft and head
Bunion deformity	Insole - Medial posting, if excessive foot pronation accompanies the deformity Footwear - Adequate toe box - Stretching
Morton's neuroma	Insole - Metatarsal pad : proximal to the metatarsal head - Neuroma pad Footwear - Roomy footwear - Full-length steel shank and anterior rocker bottom
Pes cavus	Insole - Insoles with good shock absorption - Metatarsal relief under the first metatarsal head - Posting on the lateral aspect of the forefoot (in cases of a forefoot valgus) Footwear - Curved last footwear - Lateral flare to decrease excessive supination

Foot problems	Modification
Pes planus	Insole - Firm and more rigid medial posting Footwear - Straight-last - Reinforced heel counter - Medial midsole reinforcement
Posterior tibial tendon insufficiency	Insole - Hindfoot medial posting - Pressure relief in the area of the navicular tuberosity Footwear - Reinforced heel counter and medial midsole - Medial flare UCBL, SMO
Peroneal tendinitis	Insole - Hindfoot (and forefoot) lateral posting - Pressure relief along the course of the tendon and under the fifth metatarsal Footwear - Strong lateral heel counter - Lateral flare
Plantar fasciitis	Roomy footwear with firm heel counters Heel elevation using soft heel cups No universal foot orthosis
Heel pad atrophy	Shoes with a strong heel counter and heel elevation Soft heel cup
Achilles tendinitis	Heel lift
Haglund's deformity Retrocalcaneal bursitis	Shoe with a heavily padded heel counter Cut out a portion of the heel counter to provide relief for the irritated area Heel lift and a horseshoe pad inside the heel counter

7) Foot Orthosis

(1) Types of foot orthoses(그림 8-6)

가. Prefabricated orthosis

    A. Heel cushion

    B. Arch supports

    C. Full inlays

나. Customized orthosis : a prefabricated base, component adding a pad or heel cushion

다. Custom molded orthosis : total contact orthosis

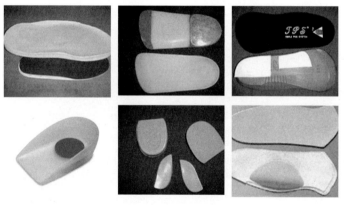

그림 8-6 Types of foot orthoses

(2) University of California at Berkeley Laboratory (UCBL) (그림 8-7, 8)

가. 3 point system

    A. Lateral wall of 5th metatarsal shaft (1/2 or 2/3)

    B. Sustentaculum tali

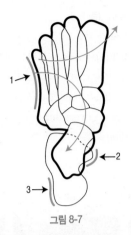

그림 8-7

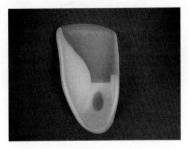

그림 8-8

C. Lateral wall of hindfoot

D. 유연성이 있는 hindfoot을 교정하여 neutral position을 유지할 수 있도록 디자인

E. Subtalar joint의 움직임을 제한하고 subfibular impingement를 예방

(3) Supramalleolar orthosis (그림 8-9)

가. 원리 및 작용은 UCBL과 같음

나. Hindfoot varus/valgus position의 교정이 필요하거나 비만 환자에게
   더 적당함

다. Strap between the wings : limit PF during swing phase

- Choose appropriate footwear first

- Avoid thick padding

- Extended 5th MT shaft

- Low arch

- Bulging relief around navicular & cuneiform

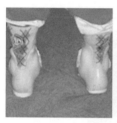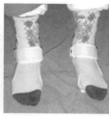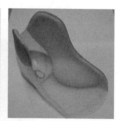

그림 8-9

8. 척추보조기

1) 작용 원리

(1) 움직임 제한

(2) 척추 재배열 - 3점압 원리

(3) Trunk support

2) 종류

(1) 경추보조기(CO, cervical orthosis) : Philadelphia, Aspen, Miami, Newport

(2) 경흉추보조기(CTO, cervicothoracic orthosis) : Halo. SOMI, Minerva

(3) 경흉요천추보조기(CTLSO, cervicothoracolumbosacral orthosis)

(4) 흉요천추보조기(TLSO, thoracolumbosacral orthosis) : custom-molded body jacket, CASH, Jewett

(5) 요천추보조기(LSO, lumbosacral orthosis) : chairback, Knight, corsets/binders

(6) 천추보조기(SO, sacral orthosis) : trochanteric belt, sacral belt, sacral corset

(7) 천장부보조기(SIO, sacroiliac orthosis)

3) 척추 보조기의 종류별 적응증 및 특징

(1) 경추보조기(표 8-14)

CO	그림	특징/적응증
Soft cervical collar		- 관절염과 연부조직손상과 관련된 경도의 muscular spasm - Structural support를 제공하지 못한다.
Hard cervical collar (Philadelphia)		- Prehospital trauma immobilization - Postop stabilization - Post-halo removal - Mid-cervical bony or ligament injury - Stable upper cervical fracture - Structural support를 제공하지 못한다(spinal instability는 금기).
HALO		- 가장 안정적인 보조기(특히 superior cervical spine segment) - 적응 : ① Unstable cervical fracture ② Postoperative management - 주의 : shoulder abduction <90°, shrugging 방지
Sternal occipital mandibular immobilizer (SOMI)		- 적응 : Stable fracture, After surgery - 장점 : 누운 상태에서 착용 가능, chin piece제거 후 head band로 교체 후 식사 가능, hygiene유지 가능

(2) Thoracolumbosacral orthosis(표 8-15)

TLSO	그림	특징/적응증
Prefabricated		- Traumatic or pathologic spinal fracture in mid to lower thoracic region or lumbar region
Custom-fabricated body jacket		- 적응 : Traumatic or Pathologic spinal fracture in mid to lower thoracic region or lumbar region - 척추 수술 후 - Anterior trim line : sternal notch ~pubic symphysis (1/2 inch) 상방 - Posterior trim line: scapular spine~coccyx (sacrococcygeal junction)
Cruciform anterior spinal hyperextension (CASH)		- Mild anterior compression fracture of lower thoracic & thoracolumbar region - 골다공증 치료에 도움 - Jewett보다 입고 벗기가 편함
Jewett hyperextension TLSO		- Mild compression fracture of lower thoracic & Thoracolumbar region - CASH보다 lateral support가 조금 더 좋다.

TLSO	그림	특징/적응증
Taylor & Knight-Taylor		- 예전에 주로 수술 후 사용, 현재는 position control이 더 좋은 Body-jacket을 선호

(3) Lumbosacral orthosis & sacroiliac orthosis(표 8-16)

표 8-16 Lumbosacral orthosis & sacroiliac orthosis

LSO	그림	특징/적응증
Lumbosacral corset & binder		요통 추간판탈출증 염좌 Single-column compression fracture(< 1/3 height loss) 후 통증조절
LSO knight & chair back orthosis		Lower lumbar pathology
Extension-lateral control orthosis		Extension & lateral motion 제한, flexion 가능 → lumbar lordosis 감소
Sacral corset		적응증 : SI joint stabilization (pelvic fracture, SI joint separation), SI joint 와 postpartum pain 감소

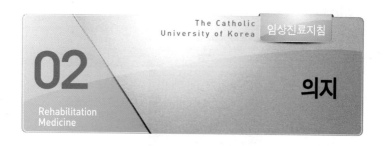

02

Rehabilitation
Medicine

의지

1. 정의

사지의 일부분이 없어지거나 기능을 못할 때 대신 사용하는 치환물을
이르는 말

2. 의지 착용 전 절단 부위의 관리

1) 수술 전 환자의 평가 및 관리

  (1) 환자의 궁극적 기능 수준에 미칠 수 있는 요인 평가

    가. 병전 기능 상태(functional status)

    나. 동반 근골격계, 신경계 및 심폐질환

    다. 사회적 지지 그룹

    라. 환자의 목표와 기대

  (2) 환자와 보호자 교육

  (3) 수동적 관절 운동

  (4) 적절한 침상 자세의 교육

  (5) 보행 보조 기구를 이용한 보행 훈련

2) 수술 전 목표

(1) 내과적 질환 안정화
(2) 절단 레벨에 대한 평가
(3) 통증 조절
(4) 정서적 지지
(5) 기능적 재활 프로그램 개시

3) 수술 전 재활 치료

(1) 관절 가동 운동
(2) 상지 또는 하지의 근력 유지
(3) 지구력 증가
(4) 이동 능력 향상
(5) 보조기를 활용한 건측의 보행 훈련

4) 수술 직후의 시기

(1) 통증 조절
(2) 관절 가동 범위 및 근력 유지
(3) 상처 치유 도모

5) 절단지 관리

(1) 부종 조절

가. 수술 직후 의지 착용
나. Immediate Postoperative Rigid Dressing (IPORD)
다. Unna Bandage
라. Soft Dressing (shrinker, Stockinette)
마. Elastic Bandage Dressing

(2) Desensitization

가. Gentle tapping

나. Massage

다. Soft tissue & Scar mobilization

라. Lubrication

6) 수술 후 합병증

(1) Pain issue

가. Phantom sensation

나. Phantom pain

다. Residual limb pain (=stump pain)

라. Choke syndrome

    A. 소켓 근위부의 조임으로 정맥의 순환장애가 있으면서 소켓의 전면접촉이 안 되는 경우

    B. 부종, 국소 경화 부위 발생

    C. 촉진 시 압통

    D. 봉와직염

    E. 사마귀모양 증식(verrucous hyperplasia)

    F. Pigmentation

마. Neuroma

(2) Dermatologic problem

가. 땀과 다증

나. 물리적 영향 → 표피유사낭포, 모낭염, 피부육아종

다. 접촉성 피부염

라. 감염

(3) Psychologic adjustment

(4) Contracture

(5) Bone spur & heterotopic ossification

(6) Osteomyelitis, tumor recurrence, stress fracture, persistent limb ischemia

7) 의지착용 후 기능적 사용이 힘든 경우

(1) 창상 치유 지연

(2) 관절 구축

(3) 인지 장애 혹은 치매

(4) 내과적 동반 질환(심한 관상동맥질환, 폐질환 등) 심한 말초신경병증, 다발성 관절염

(5) 근위부 절단

(6) 고령(> 80~85세)

(7) Transfemoral amputation with $30°$ flexion hip contracture

(8) Transradial amputation with flail elbow & shoulder

(9) Bilateral, Short, Transfemoral amputee(> 45세) : full-length prosthetic fitting 힘듦

8) 병실 생활에 있어서 올바른 자세(그림 8-10)

(1) 절단된 다리가 무릎에서 변형이 생겨 굽혀져 굳어지기 쉬우므로 다음과 같은 자세가 중요함

(2) 바로 누웠을 때 절단된 다리의 무릎을 펴고 있도록 함

(3) 바로 누웠을 때 절단된 다리의 무릎 밑에 베개를 깔지 않도록 함

(4) 바로 누웠을 때 절단된 쪽의 무릎을 굽힌 상태에서 누워 있지 않도록 함

(5) 엎드려 누웠을 때 절단된 다리의 무릎을 곧게 펴고 똑바르게 함

(6) 의자차를 탈 때에 절단된 다리를 구부린 상태로 앉아 있는 자세를 피하고 판자를 대어 무릎이 펴진 상태를 유지하도록 함

바르지 못한 자세

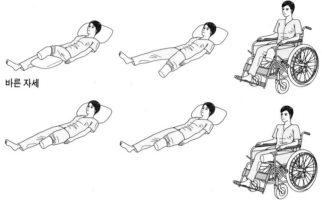

바른 자세

그림 8-10 **병실 생활에 있어서 바르지 못한 자세와 바른 자세**

9) 절단 부위의 위생관리

(1) 항상 피부를 청결히 함

(2) 매일 저녁에 잠들기 전에 절단된 부위를 비누를 사용하여 따뜻한 물로 깨끗이 닦고 헹굼

(3) 아침에 절단 부위를 씻으면 피부가 습해지고 종창이 생기기 쉬움. 따라서 항상 밤에 닦도록 함

(4) 절단부위에 신는 양말은 매일 갈아 신도록 하고 땀이 많이 나서 양말이 습하게 되면 피부가 상하게 되므로 양말에 땀이 흡수되기 전에 갈아 신는 것을 원칙으로 함

(5) 양말은 매일 빨아 신도록 하되 따뜻한 물에 중성비누를 사용하고 절대로 뜨거운 물을 사용하지 않도록 함

(6) 탄력붕대도 매일 갈아주고 따뜻한 물에 중성비누로 빨아 헹굼. 말릴 때에는 걸어놓지 않고 편편한 곳에 걸쳐 말리고 직사광선을 피하여 탄력이 유지되도록 함

10) 하퇴 절단 환자의 붕대법(그림 8-11, 12)

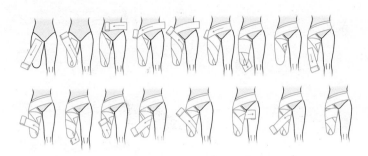

그림 8-11 **하퇴 절단 환자의 붕대법**

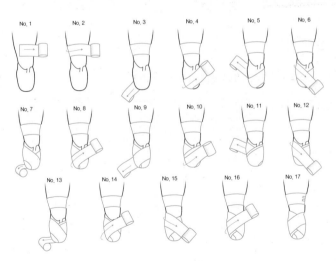

그림 8-12 **하퇴 절단 환자의 붕대법**

11) 근력강화법(그림 8-13)

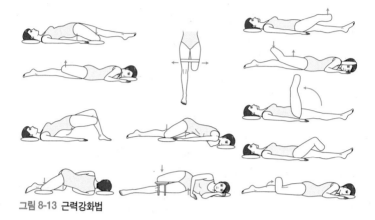

그림 8-13 근력강화법

3. 상지 의지

1) Levels of amputation(그림 8-14)

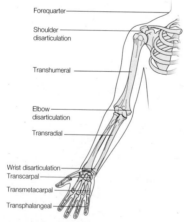

Forequarter

Shoulder
disarticulation

Transhumeral

Elbow
disarticulation

Transradial

Wrist disarticulation
Transcarpal

Transmetacarpal

Transphalangeal

그림 8-14 Levels of amputation

2) 의지의 구분

(1) Cosmetic

(2) Body-powered

(3) Battery powered : myoelectric / switch controlled

(4) Hybrid

3) 구성

(1) Body-Powered Prosthesis의 구성

가. Socket

나. Suspension(표 8-17)

(2) Control cable system

(3) Terminal devices(그림 8-15)

그림 8-15 Terminal devices

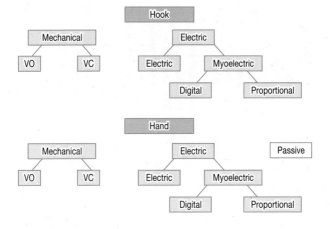

VO : voluntary opening, VC : voluntary closing

표 8-17 Suspension

Suspension		적응증	장점	단점
Harness	Figure-8	Transradial Transhumeral Light to normal duty activities	Simple, durable, adjustable	Axillary pressure reduces discomfort
	Shoulder saddle and chest strap	Transradial Transhumeral Heavy lifting	Greater lifting ability, more comfortable than Figure-8	Difficult adjust in women because straps cross breasts Reduced control compared to Figure-8 harness
Self-suspending	Muenster Northwestern Supracondylar	Wrist disarticulation Elbow disarticulation Short transradial Myoelectric transradial	Ease of use	Limited lifting capacity compared to harness system, compromised cosmesis, reduced elbow flexion
Suction	Suction socket with air valve	Transhumeral with good soft tissue cover	Secure suspension, elimination of suspension straps	Requires stable residual volume, harder to don than other suspension systems
	Gel sleeve with locking pin	Transhumeral compromised limb with scarring or impaired skin integrity	Accomodate limb volume change with socks Reduced skin shear	Greater cleaning and hygiene requirements Can be uncomfortable in hot climates.

(4) Interposing joints

가. Wrist, elbow, shoulder : as needed by level of amputation

나. 절단 위치가 근위부일수록 의지 착용이 어려움(reject rate 증가)

(5) Prosthetic Elbow(표 8-18)

- 구분 : External / internal, Passive / body-powered / externally powered

Body-powered elbow	Externally powered elbow	Passive elbow
External, w/o spring-assisted flexion Internal, w/o spring-assisted flexion Internal, with rotating turntable	Digital switch control Proportional switch control Digital myoelectric control Proportional myoelectric control	Manual lock

- Elbow disarticulation prescription 예

① Flexible wall/rigid frame suction socket

② Figure-8 axillary suspension and control harness

③ Dual control cable

④ Internal locking elbow with turntable and flexion assist

⑤ Lightweight forearm shell

⑥ Constant wrist unit with quick disconnect

⑦ 5XA hook

⑧ Cosmetic hand

4) 장기간 추적

(1) 초기 18개월 동안은 3개월마다 추적검토

(2) 18개월 이후는 6개월마다 추적검토

(3) 처음 착용 후 4~6주, definitive prosthesis 처방할 때까지는 2~6개월, 이후 안정되면 1년마다 추적검토

(4) Prosthesis 전체 혹은 일부의 교체

(5) Body powered device : 18개월~3년마다

(6) Myoelectric prosthesis : 2~4년마다

(7) Total replacement는 3~5년마다

5) Example of upper limb prosthetic prescription(그림 8-16)

MossRehab	Upper Limb Prosthetic Prescription		

Name:		Age:	Date:
Diagnosis:		Patient ready: yes no	Room #
Prosthetist:		Third Party Coverage:	
Preparatory Prosthesis		Permanent Prosthesis	

Circle and complete as necessary

Side:	Right	Left	Bilateral		
Site:	Partial Hand	Wrist	Transradial Transhumeral Shoulder or Forequarter Disarticulation		
Socket configuration:	Frame	Single wall Double wall Pre-flexed Silicone sleeve			
Socket construction:	Hard	Flexible Suction Expandable Shuttle			
Suspension:	Biceps cuff	Triceps cuff Muenster Suction Chest strap			
Structure:	Endoskeletal	Exoskeletal Hybrid			
Control:	Myoelectric	Procontrol Body powered External powered			
Harness:	Figure 8	Double "O" ring Figure 9 Chest strap Shoulder saddle None			
Shoulder:	Manual lock	Friction Heavy duty			
Elbow:	Internal	External Spring flexion Balanced forearm Electric Myoelectric			
Lock:	Manual	Friction Cable Control Electronic Switch control (rocker/pull/push)			
Wrist:	Oval	Round Friction Quick disconnect Flexion unit			
	Spring prono/supination	Electric prono/supination			
Terminal device:	Hand	Hook VO VC Passive Myoelectric Electric (rocker/pull/push)			
Cover:	Cosmetic glove	Semi custom glove Intrinsic colration Custom			
Power supply:	Batteries #	Chargers #	110 or 220 V		
Socks:	Nylon #	1 Ply # 3 Ply # Silipos # Pull socks #			
Special instructions:					

Signature _____ M.D./D.O.

그림 8-16 Example of upper limb prosthetic prescription

4. 하지 의지

1) K-level(의지 사용자들의 기능적 분류를 위한 medicare guideline) (표 8-19)

표 8-19 K-level

K code level	기능 수준	활동 수준	승인 의지발의 종류
K0	이동 및 보행을 위하여 의지를 사용할 수 없다.	도움 없이 혹은 도움을 받고도 안정적인 이동 및 보행을 시행하지 못하며 향후 시행할 잠재력도 없는 상태로, 의지의 사용으로 환자의 삶의 질이나 이동 능력을 향상시키지 못한다.	해당 사항 없음
K1	실내 보행 및 이동 가능성 있음	의지를 사용하여 평지에서 일정한 속도로 이동 및 보행을 시행하거나 시행할 수 있는 잠재력이 있음. 제한적 또는 무제한적 실내보행자	SACH, single axis
K2	제한적인 실외 보행 가능성 있음	보도턱, 계단, 불균등한 지면 등 낮은 정도의 장애물을 극복하고 보행을 시행하거나 시행할 수 있는 잠재력이 있음. 제한적 실외보행자	Multiaxis, SAFE, STEN
K3	다양한 속도로 보행할 수 있는 실외 보행자, 치료적 운동을 수행하거나 직장을 가지는 등	다양한 속도로 보행을 시행하거나 시행할 수 있는 잠재력이 있음. 대부분의 환경적인 장애물을 극복할 수 있으며, 단순한 이동 이외에 직장생활, 치료적 운동, 운동의 수행을 위해 의지를 사용하기도 한다.	Seattle, Carbon Copy, College Park, Flex Foot, Springlite
K4	일상적인 보행 능력을 넘어서는 매우 활동적인 의지 사용자	기본적인 보행 능력을 뛰어넘어 강한 충격, 스트레스, 에너지 수준을 요하는 보행을 시행하거나 시행할 수 있는 잠재력이 있음. 아동, 활동적인 성인, 운동선수	Seattle, Carbon Copy, College Park, Flex Foot, Springlite

2) 하지 절단의 분류(그림 8-17, 18, 19)

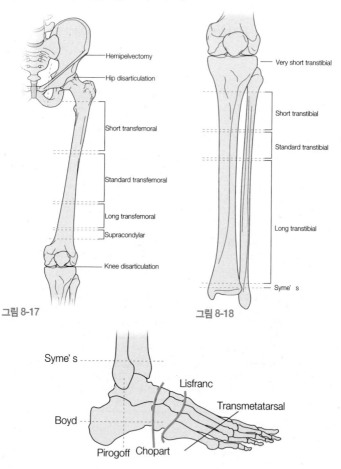

그림 8-17

그림 8-18

그림 8-19

3) 하퇴절단

(1) 구성

가. Socket

    A. 목적 : to achieve total contact with the residual limb

        → 부종 감소, 고유감각 향상, 전체 체중 부하면 증가

    B. Soft interface : foam inserts, silicone liner, gel material

    C. Hard interface : transfemoral suction suspension 시에 흔하게 사용

나. Suspension : Liner, Sleeve, Suction

* Icelandic roll on silicone sleeve (ICEROSS, 3S) (그림 8-20)

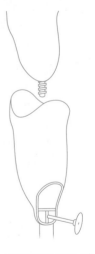

    A. 음압으로 피부에 의지를 밀착시켜 향상
된 suspension 기능을 보임

    B. Socket-residual limb interface를 향상시
켜 skin에 가해지는 shear force를 감소
시키고, 쿠션 기능을 제공

    C. 착용법 : silicone sleeve 착용하고 그 위
에 volume을 조절하여 잘 맞게 하고
silicone과 prosthesis 사이의 마찰을 줄
이기 위해 양말 착용한 후 prosthesis
(shuttle lock이 있어서 socket 안에
negative pressure를 만듬) 착용

    D. silicone sleeve의 distal에 pin이 있으며,
그 pin이 socket의 locking mechanism
에 맞춰짐

그림 8-20 Icelandic roll
on silicone sleeve

    E. 장점

        ① Pistoning과 shear를 감소시켜 피부를 보호

        ② Residual limb girth를 교환함으로써 volume 변화에 적응

        ③ 외관 개선(harness suspension이 필요 없기 때문에)

④ 한손으로 donning을 할 수 있음

⑤ 다른 self suspension system처럼 주관절 관절운동 범위 제한을 초래하지 않음

⑥ Suspension이 향상되어 더 가볍게 느낌

F. 단점

Dermatitis : partial socks로 직접적인 접촉을 피하고 Skin protectant 사용

G. 적응증

① 화상이나 벗겨진 손상으로 피부이식을 한 환자

② 당뇨나 scleroderma 환자와 같이 약하거나 민감한 피부를 가지고 있는 경우

③ Adhesive scar tissue를 가지고 있는 환자

④ 스포츠를 하는 환자나 매우 활동적인 환자

⑤ Short, very sensitive or delicate residual limb을 가지고 있는 환자

다. Construction : Exoskeletal or Endoskeletal construction

A. Endoskeletal construction

① Pylon이라고 불리는 pipe가 soft & realistic cover로 덮여 있음 (외관 좋음)

② Higher level amputation에서도 가벼울 수 있음(carbon fiber or titanium pylon)

③ 쉽게 조절가능, 내부 component를 바꾸기 쉬움

B. Exoskeletal construction

① 강도가 좋음(가벼운 filler 밖에 rigid exterior lamination)

② 내구성이 있음(durable)

③ Heavy-duty, 소아에 적합

라. Foot(표 8-20)

표 8-20 Foot

분류	그림	특징	적응증	장점	단점
Single axis		단순하다.	내구성이 요구될 때	비써지 않고 내구성 있음	Rigid forefoot 에너지 비효율적
SACH		Rapid foot flat	Knee stability	Early stance에서 stability 향상	Knee hyperextension moment가 증가 무겁고 비용증가
Multiaxial		Hindfoot inversion/eversion; internal/external rotation	울퉁불퉁한 바닥	피부와 의지의 stress 줄임	무겁고 비싸다.
Flexible-keel		Smooth, easy rollover	보행을 쉽게 하기 위해	편안함	Push-off 저항, 비싸다.
Dynamic-response		Dynamic pushoff	활동 레벨 향상	Dynamic responsiveness	비싸다.

(2) 하퇴 절단환자

가. Distal tibial pain을 위한 의지 조절(표 8-21)

표 8-21 Distal tibial pain을 위한 의지 조절

Contributing factor	Treatment
Excessive socket pressure	Socket relief
	Remove socket ply
Pistoning in the socket	Add socks to tighten fit
	Build up the liner
	Tighten socket
	Tighten suspension system
Excessive pressure from liner	Change suspension system
Excessive early knee flexion	Move foot forward
	Plantar flex foot
	Decrease socket flexion
	Soften heel of foot or shoe
	Add anteroposterior ankle motion
	Round feel of shoe or change shoe
	Quadriceps or hamstring muscle strengthening

나. Trimline의 위치

A. Anterior : midpatella level

B. Mediolateral : femoral condyle

C. Posterior : below the level of the PTB bar

다. Patellar tendon-bearing socket에서 pressure-tolerant & sensitive area(표 8-22)

표 8-22 Patellar tendon-bearing socket에서 pressure-tolerant & sensitive area

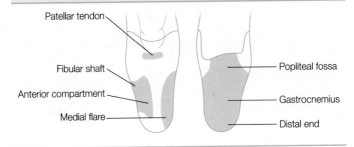

Pressure-sensitive areas

Lateral tibial condyle
Fibular head
Crest of tibia
Distal fibula
Anterior distal tibia

Hamstrings
Common peroneal nerve

Pressure-tolerant areas

Patellar tendon
Fibular shaft
Anterior compartment
Medial flare

Popliteal fossa
Gastrocnemius
Distal end

라. Prosthesis fitting considerations

    A. Socks

        ① Common interface material

        ② Frequently used to adjust for limb volume

        ③ Made of wool, cotton and synthetic materials

④ Clean sock 사용, wrinkle 방지, correct number 사용

  B. Shoes

    ① Heel height

      - Less heel : too much plantar flexion & back knee

      - Higher heel : too much dorsiflexion & pushing the knee forward

    ② Shoe with a bevelled heel : Heel strike 시 knee flexion moment 감소

    ③ Appropriate prosthetic foot size for easy donning

4) 대퇴 절단

(1) 구성(그림 8-21)

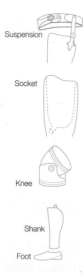

Suspension

Socket

Knee

Shank

Foot

그림 8-21 대퇴절단의 구성

(2) Quadrilateral socket과 ischial containment socket의 비교(표 8-23)

표 8-23 Quadrilateral socket과 ischial containment socket의 비교

	Quadrilateral Socket	Ischial Containment Socket
Weight bearing	Ischium and gluteal musculature	Ischium의 medial aspect와 ischial ramus
Proximal contour	Muscular variation에 의해 영향을 받음	Pelvic skeletal anatomy에 영향을 받음
단면	Wide ML and narrow AP dimension	Narrow ML and wide AP dimension
적용	Long, firm residual limb with firm adductor 체간 안정성을 위해 상지 도움이 필요한 사람	Most common 짧은 residual limb 또는 gluteus medius muscle이 약한 경우
Design	Initial flexion (5°) 상태로 design → ① Knee stability control ② Toe-off 시 lumbar lordosis의 발생 최소화	- 5° adduction 상태로 design - Flexible inner socket (thermoplastic) & external frame
Posterior wall	Anterior가 posterior보다 2.5 inches 높다(Ant=Lat). Ischial tuberosity와 gluteal muscle을 올려놓을 수 있는 flat, horizontal posterior shelf이 있다. Ischial tuberosity가 post. brim에 위치	Posterior wall은 ischial level에서 0.75~1.25 inches proximal에 위치하고 ischium과 gluteal muscle을 지지하도록 만들어짐

	Quadrilateral Socket	Ischial Containment Socket
특징	- Long residual limb을 가진 young & muscular amputee에서 적합 - 후측벽 : 아래로 내려갈수록 굴곡상태가 되어 대둔근을 긴장시켜 수축력을 더욱 증가시킬 수 있다. 이것이 knee stability에 중요 - 외측벽 : 후측벽과 90° 각도를 이루고 있으며 만나는 가장 중요한 역할은 체중이 좌골면에 부하될 때 절단지를 고정시켜 골반을 수평으로 유지하는 일 - 내측벽 : 후측벽과 높이가 같고 90° 각도를 이루고 있다. 주 기능은 절단지를 외측벽쪽으로 밀어서 안정성을 유지하는 일 - 전측벽 : 외측벽과 높이가 같다. 주 기능은 절단지를 소켓의 후방으로 밀어 좌골조면(ischial tuberosity)이 좌골면에 잘 얹혀 있도록 하는 것	- Femur의 more normal anatomic alignment - Stance phase 때 mediolateral stability가 우수 - Quadrilateral보다 더 작은 socket 내부 압력을 받는다. - Residual limb의 control이 쉽다. - Groin이 불편하지 않다. - Stance phase동안 고관절과 골반이 안정된다. - 활동적인 환자에서 빠른 속도로 좀 더 에너지 효율적인 보행이 가능하다. - 제작이 어렵다.

ML : mediolateral, AP : anteroposterior

(3) Prosthetic knees(표 8-24)

종류	그림	기능	적응증	장점	단점
Single axis		단순하다.	Good hip control	비싸지 않고 오래 쓸 수 있다.	Cadence 고정 stability 떨어짐
Stance-control		Weight-bearing stability	Poor hip control	Knee stability	Swing phase가 늦다.
Polycentric		Swing phase에 stability 와 flexion sitting cosmesis	Knee stability 가 필요 할 때	Swing phase 에서도 stable	무겁고 비싸다.
Manual lock		지지력이 강하다.	Knee stability	Knee flexion 되지 않는 다.	앉는 자세, 보행 양상 이상
Fluid-controlled		Cadence 변화 정상보행 양상	보행속도를 다양하게 할 때	Cadence가 다양하게 조절됨 좀 더 자연스럽다.	비싸고 무겁다.

종류	그림	기능	적응증	장점	단점
Micro-processor		균형감 개선 낙상 예방을 위한 안정성 개선	Functional index level K3	Micropro-cessor가 초당 천번 정도 굴곡 마찰력 조절을 하여 이상적인 움직임을 제공한다.	습기나 거친 환경에 약하다.

5) 의지 착용 시 나타날 수 있는 보행 이상(표 8-25)

표 8-25 의지 착용시 나타날 수 있는 보행 이상

Phase	Goal	Deviation	Possible causes
		Transfemoral gait deviations	
Initial contact (heel strike)	- Smooth controlled plantar flexion - Knee extension stability - Equal step length	Knee instability	- Knee set이 앞으로 치우침 - 과도한 plantar flexion resistance - Plantar flexion bumper 또는 heel cushion이 너무 단단한 경우 - Shoe heel이 높은 경우 - Initial socket flexion이 불충분하여 hip extensor를 제대로 지지하지 못하는 경우 - 근력이 약한 경우
		Unequal step length (short prosthetic side step)	- Painful socket - 무릎의 마찰력이나 extension aid가 불충분한 경우 - Unstable knee - 불안정, 균형 이상, 근력 약화
		Foot slap (rapid toe descent)	- Plantar flexion bumper 또는 heel cushion이 너무 부드러운 경우 - 환자가 heel을 과도하게 compression하는 경우
Loading response (heel strike to foot flat)	- Plantar flexion 상태에서 발의 보행신 상에 둘림	External foot rotation	- Plantar flexion bumper 또는 heel cushion이 너무 단단한 경우 - 과도한 toe-out - Socket rotation (socket이 크거나, medial/posterior wall angle이 tight한 경우) - Poor muscle control

Phase	Goal	Deviation	Possible causes
Midstance	- Narrow-based gait (발 사이 간격 : 2-4 inches) - Lateral trunk bending을 과도하게 하지 않음	Abducted gait (prosthesis가 midline 에서 벗어난 경우)	- Pubic ramus pressure - Distal lateral femur 통증 - 적절한 femur support를 위해 lateral wall 교정이 필요한 경우 - Prosthesis가 너무 긴 경우 - 과도한 socket abduction - Pelvic band position too far from ilium - Hip abductors 약화 또는 구축 - 불안정, 균형 이상, 습관
		Lateral trunk bending	- Prosthesis가 너무 짧은 경우 - 과도한 foot outset - Socket adduction이 충분하지 않은 경우 - Wide medial-lateral socket dimension - 적절한 femur support를 위해 lateral wall 교정이 필요한 경우 - Pubic ramus pressure - Distal lateral femur 통증 - Hip abductors 약화 또는 구축 - Short residual limb
		Toe rotation이 견측과 일치하지 않음	- 부적절한 foot rotation

Phase	Goal	Deviation	Possible causes
Terminal stance (heel-off)	- Center of gravity가 smooth arc를 따름 - 정상 step length - Lumbar lordosis가 과도하지 않음	Pelvic rise (hill climbing)	- Toe lever가 너무 긴 경우
		Drop off (excessive pelvic drop with forward progression)	- Toe lever가 너무 짧은 경우
		과도한 lumbar lordosis	- Initial socket flexion이 충분히 일어나지 않은 경우 - Posterior wall 모양 이상으로 ischial weight bearing에 통증이 동반되는 경우 - Hip flexion 구축 - Hip extensor 또는 abdominal muscle이 약화 - Residual limb이 짧은 경우
Preswing (toe-off)	- Hip, knee and foot swing 이 보행선상에 놓임 - Smooth hip and knee flexion - Heel rise 가 건측과 같이 되어야 함 - Residual limb이 socket 안에 잘 맞춰져 있어야 함	Medial whip (감지기 knee external rotation되면서 heel이 안쪽으로 움직임)	- Knee axis가 과도하게 external rotation 되어있는 경우 - Socket이 과도하게 external rotation된 상태로 착용되어 있는 경우 - Socket이 잘 맞지 않는 경우 - Silesian belt가 너무 꽉 착용되어 있는 경우 - 하지 근육 약화
		Lateral whip (감지기 knee internal rotation되면서 heel이 바깥쪽으로 움직임)	- Knee axis가 과도하게 internal rotation 되어있는 경우 - Socket이 과도하게 internal rotation된 상태로 착용되어 있는 경우 - Socket이 잘 맞지 않는 경우 - 하지 근육 약화
		Socket이 빠지는 경우	- 불충분한 suspension
		Knee flexion 불충분하거나 지연	- Knee flexion에 대한 과도한 기계적 저항 - Prosthesis가 과도하게 안정적으로 정렬되어 있는 경우
		Uneven heel rise	- Knee flexion에 대한 부적절한 저항 - Incorrectly adjusted extension bias - 환자가 hip flexion을 과도하게 하거나 반대로 하지 않는 경우

Phase	Goal	Deviation	Possible causes
Initial and midswing 	- Center of gravity가 smooth arc를 따름	Circumduction	- Knee flexion에 대한 과도한 기계적 저항 - Prosthesis가 과도하게 안정적으로 정렬되어 있는 경우 - Extension bias too strong - Prosthesis가 너무 긴 경우 - Medial brim pressures - 부적절한 suspension - Lacks confidence or inadequate hip flexion
		Vaulting	- Prosthesis가 너무 긴경우 - Knee flexion에 대한 과도한 기계적 저항 - Prosthesis가 과도하게 안정적으로 정렬되어 있는 경우 - Extension bias too strong - 부적절한 suspension - 환자 습관
Terminal swing 	- 다리가 full extension 될 때까지 부드럽게 움 직임 - Equal step length	Excessive terminal impact	- 불충분한 knee friction - Extension bias too strong - Extension bumper가 닳았거나 없는 경우 - Initial contact시 knee extension을 위해 hip extension을 과도하게 하는 경우
		Unequal step length (long prosthetic side step)	- 초기의 socket flexion이 hip flexion contracture를 교정 하기에는 불충분한 경우

Phase	Goal	Deviation	Possible causes
		Transtibial gait deviations	
Initial contact	- knee flexion 5~10° 유지 - stride length가 건측과 같음	Knee fully extended	- Suspension 이상 - 불충분한 socket preflexion - foot이 너무 전방에 위치
		Knee excessively flexed (>10°)	- Suspension 이상 - flexion contracture 가능성
		Unequal stride length	- Suspension 이상 - 잘못된 보행 양상
Loading response	- smooth knee flexion to approximately 20° - heel compression 3/8 inches - no piston action	Jerky knee flexion	- Quadriceps 약화
		Knee flexion is abrupt and uncontrolled	- foot이 너무 후방에 위치 - socket too flexed - heel이 너무 높은 경우 - plantar flexion bumper 또는 heel wedge가 너무 단단한 경우 - heel cushion이 충분히 압박되지 않는 경우
		Knee remain extended	- foot이 너무 전방에 위치 - 불충분한 socket flexion - SACH가 너무 부드러운 경우 - Heel이 너무 낮은 경우 - 과도한 knee extensors
		Piston action	- 느슨한 suspension - 충분하지 않은 prosthetic socks - Socket modification 결함

Phase		Goal	Deviation	Possible causes
Midstance		- Socket이 약 1/2 inch 바깥쪽으로 치우친 경우 - 발 사이의 간격이 2~4 inch 정도 되어야 함 - Lateral trunk bending 이 과도하게 일어나지 않음	Pylon(무릎 아래 부위) leans medially	- Too much adduction in the socket - Foot may be outset
			Pylon leans laterally	- Not enough adduction in the socket - Foot may be inset
			Varus moment not apparent	- Foot relatively outset
			Varus moment excessive	- Foot too inset - Medial-lateral socket dimension too wide
			발 사이의 간격 < 2 inch	- Foot inset (narrow base gait)
			발 사이의 간격 > 4 inch	- Foot too outset
			Lateral trunk bending at midstance to the prosthetic side	- Prosthesis가 너무 짧은 경우 - Residual limb 통증 - Prosthesis가 너무 긴 경우 - Foot too outset
Terminal stance		- 간축의 initial contact 가 일어나기 전에 heel off 가 부드럽게 진행 - Knee flexion fot toe-off	Heel-off가 조기에 갑자기 일어남	- Foot이 후방에 위치 - Foot 이 과도하게 dorsiflexion 되어 있는 경우
			Heel-off is delayed (feel of walking uphill)	- Foot이 전방에 위치 - Foot이 plantar flexion 되어 있을 수 있다.

Phase	Goal	Deviation	Possible causes
Preswing	- 건측을 체중이 지면스 럽게 이동됨 - Socket이 적절히 매달 려 residual limb에 매달 려 있어야 함	Drop off	- Foot이 너무 후방에 위치 - Foot이 과도하게 dorsiflexion 되어있는 경우 - Suspension이 너무 느슨한 경우 - 충분하지 않은 prosthetic socks
Swing	- Initial swing 시 heel acceleration을 자연스 럽게 함 - Midswing 때 prosthetic foot이 땅 에 닿지 않게 함	Socket 이 빠지는 경우 Foot whips medially or laterally during initial swing Prosthetic foot midswing 시에 바닥 에 닿음.	- Cuff suspension alignment가 고르지 않은 경우 - Prosthetic socket rotated medially or laterally - Prosthesis가 너무 긴 경우 - Suspension이 너무 느슨한 경우 - Socket 또는 suspension system으로 knee flexion이 제 한된 경우 - 근약화 또는 보행훈련 부족

의지 검수 확인 사항

환자 번호 : _____ 환자명 : _____ 성별/나이 : _____ 검수 날짜 : _____

Conformance with prescription

1. Prescriptions에 맞는가?

Check with the patient standing

2. Heel의 midline이 6인치 이내의 너비로 섰을 때 편안한가?
3. Adductor longus tendon이 channel안에 잘 위치하는가? Socket의 anteromedial aspect에서 과다한 pressure를 느끼지 않는가?
4. Ischial tuberosity가 ischial seat에 제대로 놓여지는가?
   (Ischial seat : posterior wall의 inner surface에서 1/2인치 posterior, medial wall의 inner surface에서 3/4인치 lateral)
5. Prosthesis의 길이가 적절한가?
6. Weight bearing 시 knee가 stable한가?
7. Posterior wall의 brim이 지면에 평행한가?
8. Perineum에 vertical pressure를 받지 않는가?
9. Total-contact socket의 valve가 제거되면 stump tissue가 valve hole 쪽으로 살짝 나오고 만족할 만하게 밀착되는가?
10. Silesian bandage의 lateral & anterior attachment가 적절하게 위치되었는가?
11. Pelvic band가 body contour에 적절하게 맞는가?
12. Pelvic joint의 center가 greater trochanter의 약간 전방-상방에 위치하는가?
13. Valve의 위치가 stump socket을 빼거나 manual pressure release하기 쉬운가?
14. Socket이 stump에 안전하게 유지되고 있는가?
15. Shank의 alignment는 괜찮은가?
16. Knee bolt의 중심이 medial tibial plateau에서 1/2~3/4인치 위쪽에 있는가?
17. Hamstring area에 burning sensation없이 앉은 자세를 유지할 수 있는가?
18. 앉았다 일어설 때 불만족스러운 air noise는 없는가?

Check with the patient walking

19. 평지에서의 보행이 만족스러운가?
20. 보행 중 suction이 제 위치를 유지하는가?
21. Total-contact socket에서 swing & stance phase에서 stump와 socket이 계속 닿아있는 느낌이 드는가?
22. 만족스럽게 경사면을 오르고 내릴 수 있는가?
23. 만족스럽게 계단을 오르고 내릴 수 있는가?
24. Ischial tuberosity가 ischial seat에 제대로 위치하고 있는가?
25. Socket 위에서 살이 구르지 않는가?
26. Socket의 lateral wall이 stump의 lateral aspect와 firm하고 even한 contact를 유지하는가?

27. Prosthesis가 조용하게 작용하는가?
28. Prosthesis의 size, contours, color가 건측 limb와 유사한가?
29. 환자가 prosthesis의 편안함, 기능, 외양에 만족하는가?

Check with the prosthesis off the patient

30. Prosthesis를 막 떼었을 때, abrasion, discoloration, excessive perspiration은 없는가?
31. Anterior, lateral wall이 posterior wall보다 최소한 2인치 이상 높은가?
32. Socket의 안쪽이 부드럽게 만들어졌는가?
33. Knee와 ankle의 articulation이 깔끔하게 이루어지는가?
34. Thigh의 posterior surface와 shank가 knee의 full flexion때 pressure를 최소한으로 받도록 만들어졌는가?
35. Kneeling position을 취할 때 thigh piece가 최소한 vertical position이 되는가?
36. Total-contact socket에서 valve hole의 바닥이 socket의 바닥 높이에 위치하는가?
37. Back pad가 socket의 back wall에 위치하는가?
38. 전반적인 제작 기량이 만족스러운가?
39. 각 component들이 적절하게 작동하는가?

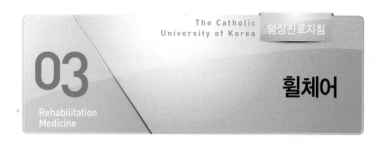

03

Rehabilitation
Medicine

The Catholic
University of Korea 임상진료지침

휠체어

1. 수동 휠체어의 구성요소(그림 8-22)

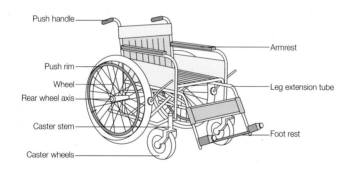

Push handle

Armrest

Push rim

Wheel

Leg extension tube

Rear wheel axis

Caster stem

Foot rest

Caster wheels

그림 8-22 수동 휠체어의 구성요소

2. 흔히 사용되는 유형(표 8-26)

Class	Weight (lbs)	Seat width (inch)	Seat heights (inch)	Seat depth (inch)	Back height (inch)
Standard	>36	16, 18	>19 & <21	16	16,17
Standard 'hemi'	>36	16, 18	>15 & <17	16	16,17
Lightweight	<36	16, 18	>17 & <21	16	16~18
High-strength lightweight	<34	14, 16, 18	>17 & <21	14, 16	15~19
Ultralightweight	<25	14, 16, 18	>17 & <21	12~20	>8 & <20
Heavy duty	환자 몸무게 > 250 lbs	≧18	>19 & <21	16,17	16,17
Extra-heavy duty	환자 몸무게 > 300 lbs	≧18	>19 & <21	16,17	16,17

3. 휠체어의 크기 측정(그림 8-23, 표 8-27)

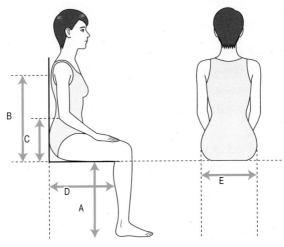

그림 8-23

표 8-27

Indicator	측정법	처방
Leg length (A)	Distance from bottom of heel to popliteal area	Leg length에다 2 inch 더 필요 이때 knee angle은 90°
Back height (B)	Distance from buttocks to inf. angle of scapula	자세 유지에 필요한 정도에 따라 달라짐
Armrest height (C)	Distance from buttocks to forearm with elbow at 90˚	사용자의 크기, 형태, 안정성, 조절성, 미적인 면에 대한 요구를 충족시키는 것으로 선택
Seat depth (D)	Distance from back of buttocks to popliteal area	1~2 inch gap between popliteal area and front edge of cushion
Seat width (E)	Distance between widest part of buttock	1 inch wider than width of widest part of buttocks

4. 방석

1) 고려해야 할 사항

(1) 상지 기능을 위한 지지의 안정성

(2) 압력의 분포

   가. 좌골에 대한 압력은 50 mmHg, 미추에 걸리는 압력은 20 mmHg를 넘어서는 안됨

   나. 대퇴의 아랫부분은 비교적 높은 압력에 잘 견디므로 100 mmHg까지는 가능

   다. 방석에 앉은 후 나타나는 피부 발적 관찰 : 앉은 후 15분이 경과되면 습관적인 체중 이동방법을 사용함

(3) 기형의 발생을 방지하기 위한 자세 유지

(4) 체중

(5) 청결유지와 내구성

2) 종류(표 8-28)

종류	그림	적응증	장점	단점
Plain rectangular foam		위험도가 낮은 환자	저렴하다.	- Pressure relief regions 없음 - 6개월~1년 사이에 마모
Contoured foam with skin		bony prominence 압력을 경감시키기 위한 오목 부위를 제공	- 욕창 위험도 감소 - custom-made cushion보다 저렴	- 비대칭이 없는 사람에게만 적용 - 제한적 수명
Contour-molded with gel-filled inserts		욕창이 발생하기 쉬운 고위험군	Semirigid gel이 신체 윤곽을 형성한다.	- Regular foam cushions보다 무겁다. - 추울때 불편함
Matrix of air-filled elastic capsules		foam 제품으로 피부상태를 유지하지 못하는 고위험군	- Pressure relief 개선 - 각각의 주머니(Bladder)가 압력 경감 부위를 형성할 수 있다.	- Foam cushion보다 비싸다. - 체간 안정성 소실 - 주머니가 구멍 날 수 있다. - 세심한 관리 필요

5. 전동 휠체어 처방 시 고려 사항

1) Physical ability
2) Intelligence level
3) Age
4) Judgement
5) Perception
6) Transportability of device
7) Reimbursement
8) Follow-up availability.maintenance
9) Family acceptance

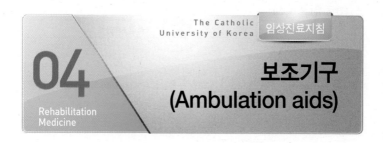

The Catholic
University of Korea 임상진료지침

04

Rehabilitation
Medicine

보조기구
(Ambulation aids)

1. 보행을 위한 보조기구

1) 지팡이(Cane)

(1) 보행 시 균형조절 능력을 향상시켜주고, 약화된 근력을 보조해주는 것으로 안전과 생역학적 측면에서의 이점이 있음

(2) 체중의 1/4 정도를 지지해주는 역할

(3) 지팡이의 길이는 신발의 외측에 지팡이의 끝부분을 둔 상태에서 손잡이가 대퇴골의 대전자에 위치하도록 조절하고 이때 주관절이 약 20~30° 정도 굴곡되어 있는 위치가 바람직함

(4) 보행 시 지팡이는 환측의 반대쪽에 놓는 것이 생역학적인 측면에서 원칙

(5) 3-point pattern으로 지팡이와 환측이 동시에 나감

(6) 계단을 오를 때 건측부터 올라가고, 내려올 때에는 지팡이와 함께 환측부터 내려옴

(7) 종류(표 8-29)

종류	그림	특징 / 적응증
표준형(Monocane)		- 다리가 하나 - 보행 시 통증을 피하거나 마비 정도가 심하지 않은 편마비 환자
네발(Quadripod)		- 발이 4개 - 지팡이가 지면에 닿을 때 보다 큰 안정성을 줄 수 있음 - 편마비 환자의 초기 보행 훈련 시 사용

2) 목발(Crutch)

(1) 종류(표 8-30)

종류	그림	특징 / 적응증
액와형(Axillary)		- 일시적인 사용 시 널리 쓰임. - 나무 또는 알루미늄 - Padded upper support + middle hand piece + lower extension - 상지의 근력이 충분해야 사용
전완부형 (Forearm support)		- 팔꿈치에 체중을 지지하는 구조 - 팔꿈치 관절을 완전히 신전하지 못하거나 손의 파악능력이 떨어져 있을 때 사용
로프스트랜드 (Lofstrand)		- 하지의 근력 약화 및 마비 정도가 심하다 할지라도 활동성이 많은 환자에 주로 사용 - 상지를 이용한 다른 활동 시에 목발을 땅에 내려놓지 않고 상지를 사용할 수 있음

(2) 처방 시 고려 사항

가. Crutch 길이 : anterior axillary fold~5th toe의 외측으로 6 inch 지점까지의 거리(신발 높이 고려하면 1~2 inch 더 길게)

나. Handpiece : Crutch 길이가 결정되면 crutch를 foot의 외측 3 inch 지점에 놓고, (주먹 쥐고 wrist full extension한 상태에서) Elbow $30°$ flexion 되는 높이로 함

다. Elbow를 full extension했을 때 몸이 1~2 inch 정도 뜨도록 함

(3) 목발을 이용한 보행 방법(표 8-31)

두점 보행 (2 point gait)	- 오른쪽 다리와 왼쪽 목발이 동시에 나가고 다음에 왼쪽다리와 오른쪽 목발이 같이 나가는 방식 - 목발을 이요한 보행 중 가장 정상 보행에 가까운 형태의 보행 방법 - 점상 보행 중 가장 속도가 빠르다.
삼점 보행 (3 point gait)	- 한쪽 다리에 체중을 줄 수 없는 절단이나 하지 골절 수술 후 등의 환자에서 양측 목발과 환측 다리를 먼저 앞으로 놓고 다음에 건강한 다리를 앞으로 움직이는 방법
사점 보행 (4 point gait)	- 다리뿐만 아니라 팔에도 문제가 있을 때 양측 목발과 양측 다리에 체중 부하가 보행 시 균등하게 일어날 수 있도록 하는 방법 - 오른쪽 목발 → 왼쪽 다리 → 왼쪽 목발 → 오른쪽 다리의 순서로 진행하는 방법 - 보행 속도는 느리지만 안정성을 제공해주는 장점이 있다.
삼각보행 (Tripod gait)	- 하지 마비 환자의 초기 보행 훈련시에 몸통의 균형이 불완전 할 때 사용하는 방법으로 오른쪽 목발 → 왼쪽 목발 → 양측 다리의 순서로 움직임 - 다리의 움직임은 지면에서 떨어지지 않고 끌어서 crutch가 있는 곳까지 움직이게 됨
스윙 보행 (Swing gait)	- 양측 목발을 동시에 앞으로 놓은 다음 몸통과 양측 다리를 들어서 움직이는 보행방법 - 삼각 보행과의 차이는 몸통과 다리가 지면에서 떨어진 상태로 움직이는 것 - 다리가 목발 있는 곳까지 움직이면 스윙투 보행(swing-to gait), 다리가 목발 있는 곳을 지나서 착지하게 되면 스윙드루 보행(swing-through gait)라 한다.

3) 보행기(Walker)

(1) 장단점

가. 지면에 4점의 지지점이 있어 안정된 보행을 위한 도구

나. 재활 과정 중 평행봉에서 균형을 잡고 서 있을 수 있는 환자에서 목발 보행을 하기 어려운 경우 보행 속도가 느리고 상지에 많은 힘이 가해져 장거리 보행은 어려우며 네 지지점의 면적이 넓어서 계단 및 경사진 곳을 오르고 내리는 데도 불편함이 있음

(2) 종류(표 8-32)

종류	특징
표준형 보행(Standard walker)	- 가장 큰 안정성과 균형을 제공하지만 보행속도가 느리고 진행 시에 워커를 들어서 움직여야만 하는 단점
앞바퀴형 보행기(Front wheel walker)	- 표준형 보행기 보다는 속도를 더 낼 수 있지만 안정성은 다소 떨어지는 단점 - 파킨슨병과 같이 하지의 근력이 어느 정도 있으면서 보폭의 증가가 필요한 경우
네바퀴형 보행기(Four wheel walker)	- 아주 경미한 운동 장애나 운동 실조 - 체중지지의 기능보다는 낙상의 방지를 위해 주로 사용
편측 보행기(Hemi-walker)	- 한쪽 상지로 잡을 수 있도록 제작된 보행기로 특히 편마비 환자에서 사용
자세 조절 보행기(Position control walker)	- 소아에서 몸통의 신전을 도와줌으로써 기립자세를 촉진시키는 기능

2. 소아 보행 보조 기구(표 8-33)

Assist aids	그림	특징 / 적응증
Caster Cart		- 발달지연이 있는 환아에서 첫 보행보조 기구 - Spina bifida 환아에서 가장 흔하게 사용됨 - Paraplegia 환아에서 UE strength가 좋고, trunk balance가 좋은 경우 처방
Standing Frame		- 첫 사용은 8~15개월(caster cart도 동시에 사용) - 주위 기구를 잡고 일어서려는 환아에게 적합하다.
Parapodium		- 적응증 * Standing frame을 잘 쓰면서 보행하려고 하는 환아 * 기능적 보행이 되지 않을 것 같은 환아 - Hip pivoting 하며 보행을 하게 됨.
Reciprocating Gait Orthosis (RGO)		- 적응증 : standing frame을 사용한 환아에서 체간 조절과 동작 조정력이 좋고 기립자세가 안정적이며 지능도 보행이 가능한 정도의 일정 수준 이상인 환아 - 보행은 편측 고관절 굴곡으로 시작되며 몸통을 흔들어서(swaying) 보행 보조를 받을 수 있다. - Crutch를 사용하여 보행

3. 일상 생활 보조기구

1) Feeding

    (1) Non-slip matting

    (2) Scoop dishes or plate guards

    (3) Weighted utensil, cups, swivel utensil

    (4) Rocker knife

    (5) Adapted & built up utensils, utensil cuffs, splints with utensil slots

    (6) Mobile arm support or suspension sling

    (7) Sippy cups, cutout cups, spouted cups

2) Dressing

    (1) Button aids

    (2) Zipper pulls

    (3) Classic shoelaces

    (4) Reacher

    (5) Dressing stick

    (6) Stocking aides

3) Bathing & grooming

    (1) Utensil cuffs & adaptation

    (2) Elastic shavers & tooth brush

    (3) Soap on a rope, wash mitts

    (4) Suction cups

    (5) Non-slip matting

    (6) Grab rails

    (7) Bath chairs or rings

4) Hygiene

(1) Reaching aides

(2) Commode chairs, raised toilet seats, potty chairs

(3) Dynamic splints

(4) Catheter inserter, clamp

(5) Long handled mirror

4. 2016년 건강보험/산재 관련 참고 사항

1) 건강보험 급여 대상 보장구의 세부 기준

〈2016년 1월〉

보험급여 지급 대상자 기준(제3조 제1항 관련)

(1) 전동휠체어

장애유형			대상자 세부 인정기준
지체 장애	절단 장애	하지 절단	다음 각 호의 요건을 모두 충족하는 사람 1. 절단장애가 발생한 날부터 1년이 경과된 뒤에도 의지를 장착한 상태로 평지에서 100 m 이상 보행이 어려울 것 2. 팔의 기능장애로 팔에 대한 도수근력 검사 결과가 최대 근력 3등급 이하일 것
	관절 장애	하지 관절	다음 각 호의 요건을 모두 충족하는 사람 1. 평지에서 100 m 이상 보행이 어려울 것 2. 팔의 기능장애로 팔에 대한 도수근력 검사 결과가 최대 근력 3등급 이하일 것
	지체 기능 장애	하지 기능	
		척추 장애	
	변형 등의 장애		
	척수 장애	불완전손상	
		완전손상	다음의 요건을 모두 충족하는 사람 1. 척수신경 중, 10번 가슴신경(T10)부터 목신경 사이에 손상이 있을 것 2. 팔에 대한 도수근력 검사 결과가 최대근력 3등급 이하일 것

뇌병변장애	다음 각 호의 요건을 모두 충족하는 사람 1. 평지에서 100 m 이상 보행이 어려울 것 2. 팔의 기능장애로 팔에 대한 도수근력검사 결과가 최대 근력 3등급 이하일 것 3. 다음 각 목의 검사 결과에 모두 해당할 것 　가. 간이정신진단 검사(MMSE) : 24점 이상 　나. 일상생활동작 검사(MBI 이용) : 적합
심장장애	다음 각 호의 어느 하나에 해당하는 사람 1. 다음 각 목의 요건을 모두 충족하는 사람 　가. 전신기능 저하로 평지에서 100 m 이상 보행이 어려울 것 　나. 다음의 검사 결과에 모두 해당할 것 　1) 운동부하 검사 : 2 METs 이상 3 METs 미만 　2) 간이정신진단 검사(MMSE) : 24점 이상 　3) 일상생활동작 검사(MBI 이용) : 적합 2. 팔에 기능장애가 있는 사람으로서 다음 각 목의 검사 결과에 모두 해당하는 사람 　가. 팔에 대한 도수근력 검사 결과가 최대근력 3등급 이하 　나. 다음의 검사 결과에 모두 해당할 것 　1) 운동부하 검사 : 3 METs 이상 4 METs 미만 　2) 간이정신진단 검사(MMSE) : 24점 이상 　3) 일상생활동작 검사(MBI 이용) : 적합
호흡기장애	다음 각 호의 어느 하나에 해당하는 사람 1. 다음 각 목의 요건을 모두 충족하는 사람 　가. 전신기능 저하로 평지에서 100 m 이상 보행이 어려울 것 　나. 다음의 검사 결과에 모두 해당할 것 　1) BODE Index 검사 : 9점 이상 　2) 간이정신진단 검사(MMSE) : 24점 이상 　3) 일상생활동작 검사(MBI 이용) : 적합 2. 팔에 기능장애가 있는 사람으로서 다음 각 목의 검사 결과에 모두 해당하는 사람 　가. 팔에 대한 도수근력 검사 결과가 최대근력 3등급 이하 　나. 다음의 검사 결과에 모두 해당할 것 　1) BODE Index : 8점 이상 9점 미만 　2) 간이정신진단 검사(MMSE) : 24점 이상 　3) 일상생활동작 검사(MBI 이용) : 적합

(비고)
1. 호흡기장애 1급인 사람이 BODE Index 검사 항목 중 6분 보행검사를 실시할 수 없는 경우에 6분 보행검사의 점수는 3점으로 한다.
2. 심장장애 또는 호흡기 장애를 가진 사람이 지체장애를 중복하여 가진 경우에는 둘 중의 하나의 장애에 대하여 대상자 세부인정 기준을 충족하면 전동휠체어에 대하여 보험급여를 실시할 수 있다.

(2) 전동 스쿠터

장애 유형			대상자 세부 인정기준
지체 장애	절단 장애	하지 절단	다음 각 호의 요건을 모두 충족하는 사람 1. 절단장애가 발생한 날부터 1년이 경과된 뒤에도 의지를 장착한 상태로 평지에서 100 m 이상 보행이 어려울 것 2. 다음 각 목의 어느 하나에 해당할 것 가. 팔의 기능장애로 팔에 대한 도수근력 검사 결과가 최대근력 4등급 이상일 것 나. 팔의 기능에 이상이 없는 경우, 내부기관에 대한 중복장애가 있을 것
	관절 장애	하지 관절	다음 각 호의 요건을 모두 충족하는 사람 1. 평지에서 100 m 이상 보행이 어려울 것 2. 다음 각 목의 어느 하나에 해당할 것 가. 팔의 기능장애로 팔에 대한 도수근력 검사 결과가 최대근력 4등급 이상일 것 나. 팔의 기능에 이상이 없는 경우, 내부기관에 대한 중복장애가 있을 것
	지체 기능 장애	하지 기능	
		척추 장애	
	변형 등의 장애		
	척수 장애	불완전손상	
		완전손상	다음 각 호의 요건을 모두 충족하는 사람 1. 척수신경 중, 10번 가슴신경(T10)부터 목신경 사이에 손상이 있을 것 2. 다음 각 목의 어느 하나에 해당할 것 가. 팔의 기능장애로 팔에 대한 도수근력 검사 결과가 최대근력 4등급 이상일 것 나. 팔의 기능에 이상이 없는 경우, 내부기관에 대한 중복장애가 있을 것
뇌병변장애			다음 각 호의 요건을 모두 충족하는 사람 1. 평지에서 100 m 이상 보행이 어려울 것 2. 다음 각 목의 어느 하나에 해당할 것 가. 팔의 기능장애로 팔에 대한 도수근력 검사 결과가 최대근력 4등급 이상일 것 나. 팔의 기능에 이상이 없는 경우, 내부기관에 대한 중복장애가 있을 것 3. 다음 각 목의 검사 결과에 모두 해당할 것 가. 간이정신진단 검사(MMSE) : 24점 이상 나. 일상생활동작 검사(MBI 이용) : 적합

장애 유형	대상자 세부 인정기준
심장장애	다음 각 호의 요건을 모두 충족하는 사람 1. 전신기능 저하로 평지에서 100 m 이상 보행이 어려울 것 2. 다음 각 목의 검사 결과에 모두 해당할 것 　가. 운동부하 검사: 3 METs 이상 4 METs 미만 　나. 간이정신진단 검사(MMSE) : 24점 이상 　다. 일상생활동작 검사(MBI 이용) : 적합
호흡기 장애	다음 각 호의 요건을 모두 충족하는 사람 1. 전신기능 저하로 평지에서 100 m 이상 보행이 어려울 것 2. 다음 각 목의 요건을 모두 충족할 것 　가. BODE Index 검사 : 8점 이상 9점 미만 　나. 간이정신진단 검사(MMSE) : 24점 이상 　다. 일상생활동작 검사(MBI 이용) : 적합

(비고) 호흡기 장애 1급인 사람이 BODE Index 검사 항목 중 6분 보행검사를 실시할 수 없는 경우에는 그 6분 보행검사의 점수는 3점으로 본다.

(3) 자세보조용구

자세보조용구에 대한 보험급여는 1·2급의 뇌병변장애 또는 지체장애로 스스로 앉기가 어렵고, 독립적으로 앉은 자세를 유지하지 못하는 사람으로서 아래의 기준을 충족하는 사람에 대하여 실시함

장애유형	대상자 세부 인정기준

뇌병변장애	18세 미만으로서 다음 각 호의 어느 하나의 요건을 충족하는 사람
	1. 대동작기능분류체계(Gross Motor Function Classification System, GMFCS) Ⅳ등급 또는 Ⅴ등급에 해당할 것
	2. 영상의학 검사 결과가 다음 각 목의 어느 하나에 해당할 것
	  가. Cobb's 각 : 20° 이상
	  나. 척추전후만각 : 50° 이상
	  다. Hip migration index : 30% 이상

	18세 이상으로서 다음 각 호의 요건을 모두 충족하는 사람
	1. 다리에 대한 도수근력 검사 : 0~2등급
	2. 영상의학 검사 결과가 다음 각 목의 어느 하나에 해당할 것
	  가. Cobb's 각 : 20° 이상
	  나. 척추전후만각 : 50° 이상
	  다. Hip migration index : 30% 이상

지체장애	18세 미만으로서 다음 각 호의 어느 하나의 요건을 충족하는 사람
	1. 다리에 대한 도수근력 검사 : 0~2등급
	2. 영상의학 검사 결과가 다음 각 목의 어느 하나에 해당할 것
	  가. Cobb's 각 : 20° 이상
	  나. 척추전후만각 : 50° 이상
	  다. Hip migration index : 30% 이상

	18세 이상으로서 다음 각 호의 요건을 모두 충족하는 사람
	1. 다리에 대한 도수근력 검사 : 0~2등급
	2. 영상의학 검사 결과가 다음 각 목의 어느 하나에 해당할 것
	  가. Cobb's 각 : 20° 이상
	  나. 척추전후만각 : 50° 이상
	  다. Hip migration index : 30% 이상

(4) 이동식 전동리프트

장애유형	대상자 세부 인정기준
척수장애 또는 뇌병변 장애	다음 각 호의 요건을 모두 충족하는 사람 1. 척수·뇌병변 장애 1급에 해당할 것 2. 수정 바델지수(MBI) 점수 중 의자/침대 이동 항목의 점수가 0점일 것

(5) 전방지지워커

장애유형	대상자 세부 인정기준
지체장애 또는 뇌병변 장애	다리 근력저하 또는 강직이 있으나 팔의 보조로 보행이 가능한 사람

(6) 후방지지워커

장애유형	대상자 세부 인정기준
뇌병변 장애	다음 각 호의 요건을 모두 충족하는 사람 1. 뇌성마비로 인한 뇌병변 장애인 2. 상지의 보조로 보행이 가능

(7) 장애인보조기구 교부사업 품목 및 신청대상 확대(2016.02)

2016년	
지원품목(22개)	**장애유형**
휴대용 경사로	지체·뇌병변
이동변기	중증(1~3급) 지체·뇌병변
욕창 예방용 방석 및 커버	중증(1~3급) 뇌병변· 심장
와상용 욕창예방 보조기구	중증(1~3급) 심장
음성유도장치(음향신호기리모컨)	시각
음성시계	시각
시각신호표시기	청각
진동시계	청각
보행차	지체· 뇌병변
좌석형 보행차	지체· 뇌병변
탁자형 보행차	지체· 뇌병변
음식 및 음료 섭취용 보조기구	중증(1~3급) 지체·뇌병변
식사도구(칼-포크), 젓가락 및 빨대	
머그컵, 유리컵, 컵 및 받침접시	
접시 및 그릇	
음식 보호대	

2016년	
지원품목(22개)	**장애유형**
기립훈련기	중증(1~3급) 지체·뇌병변
헤드폰(청취증폭기)	청각
영상확대 비디오(독서확대기)	시각
인쇄물 음성변환 출력기	
목욕의자	지체·뇌병변
녹음 및 재생장치	시각

2) 보험급여대상 장애인보장구의 유형·기준액 및 내구연한(개정 2015.11.13) (표 8-38)

분류	유 형	용 도	구 분	내구연한
팔, 의지	어깨가슴의지(Fore-quarter amputation prosthesis)	어깨뼈 및 어깨관절을 포함한 팔전체가 상실된 경우 사용	미관형	4
			기능형	4
	어깨관절 의지(Shoulder disarticulation amputation prosthesis)	어깨뼈를 제외하고 어깨관절부터 팔전체가 상실된 경우 또는 어깨관절부터 위팔뼈 길이의 30% 이하를 남기고 팔이 상실된 경우 사용	미관형	4
			기능형	4
	짧은 위팔 의지(Short above-elbow amputation prosthesis)	어깨관절부터 위팔뼈 길이의 30~50%를 남기고 팔이 상실된 경우 사용	미관형	4
			기능형	4
	표준 위팔 의지(Standard above-elbow amputation prosthesis)	어깨관절부터 위팔뼈 길이의 50~90%를 남기고 팔이 상실된 경우 사용	미관형	4
			기능형	4
	팔꿈치관절 의지(Elbow disarticulation amputation prosthesis)	어깨관절부터 위팔뼈 길이가 90% 이상 남았거나 또는 팔꿈치관절이 절단된 경우 사용	미관형	3
			기능형	3
	아주 짧은 아래팔 의지 (Very short below-elbow amputation prosthesis)	팔꿈치 관절부터 아래팔뼈 길이의 35% 이하를 남기고 팔이 상실된 경우 사용	미관형	3
			기능형	3
	짧은 아래팔 의지(Short below-elbow amputation prosthesis)	팔꿈치 관절부터 아래팔뼈 길이의 35~55%를 남기고 팔이 상실된 경우 사용	미관형	3
			기능형	3
	표준 아래팔 의지(Long below-elbow amputation prosthesis)	팔꿈치 관절부터 아래팔뼈 길이가 55% 이상 남았거나 또는 손목관절의 직상근 위부를 남기고(손목관절은 상실) 팔이 상실된 경우 사용	미관형	3 3
			기능형	3
	손목관절 의지(Wrist disarticulation amputation prosthesis)	손목 관절면을 남기고 손전체가 상실된 경우 사용	미관형	3
			기능형	3

분류	유 형	용 도	구 분	내구 연한
팔, 의지	손 의지(Cosmetic partial hand amputation prosthesis or functional partial hand amputation prosthesis)	손목뼈 또는 손바닥뼈 이하의 일부 또는 전부가 상실된 경우 사용	미관형	1
			기능형	2
	손가락 의지(Cosmetic thumb or fingers amputation prosthesis)	엄지손가락 또는 기타 손가락의 근 위지골 이하가 상실된 경우 사용	미관형	1
다리 의지	한쪽편 골반 의지(Hind-quarter amputation prosthesis)	골반 한쪽편 및 엉덩이 관절을 포함 하여 다리 전체가 상실된 경우 사 용하며 보통의족을 포함		4
	엉덩이 관절 의지(Hip disarticulation prosthesis)	골반을 제외하고 엉덩이 관절부터 다리 전체가 상실된 경우 또는 엉 덩이 관절부터 넓적다리뼈 길이 의 25% 이하를 남기고 다리가 상실된 경우 사용하며 보통의족 을 포함		4
	넓적다리 의지(Above knee prosthesis)	엉덩이관절부터 넓적다리뼈 길이 의 25~80%를 남기고 다리가 상 실된 경우 사용하며 보통의족을 포함	일반형	3
			실리콘형	5
	넓적다리 체중부하 의지 (Above knee end-bearing prosthesis)	엉덩이관절부터 넓적다리뼈 길이의 90% 이상을 남기고 다리가 상 실된 경우 사용하며 보통의족을 포함	일반형	3
			실리콘형	5
	무릎관절 의지(Knee disarticulation prosthesis)	무릎관절이 절단된 경우 사용하며 보통의족을 포함	일반형	3
			실리콘형	5
	종아리굴곡 체중부하 의지 (Bent-knee end-bearing prosthesis)	무릎관절부터 종아리뼈 길이의 15% 이하를 남기고 다리가 상 실된 경우 사용하며 보통의족을 포함	일반형	3
			실리콘형	3
	짧은 종아리 의지(Very short below-knee amputation prosthesis)	무릎관절부터 종아리뼈 길이의 15 ~20%를 남기고 다리가 상실된 경우 사용하며 보통의족을 포함	일반형	3
			실리콘형	3

분류	유 형	용 도	구 분	내구연한
	종아리 의지(conventional or patellar tendon bearing belowknee amputation prosthesis)	무릎관절부터 종아리뼈 길이의 20% 이상을 남기고 다리가 상실된 경우 사용하며 보통의족을 포함	일반형	3
			실리콘형	3
	사임식 발목관절 의지(Syme amputation prosthesis)	발목관절 직상 근위 정강뼈 부위를 남기고(발목관절은 상실) 다리가 상실된 경우 사용하며 보통의족을 포함	일반형	2
			실리콘형	3
	의족(foot amputation prosthesis)	발이 상실된 경우 사용	일반형	1
			실리콘형	2
팔 보조기	어깨뼈 외전(外轉) 보조기 (airplane splint)	어깨 부위의 뼈나 근육이 손상되어 어깨관절과 위팔을 받쳐주어 손상 부위를 보호하기 위한 경우 사용		3
	긴 팔 보조기 - 일반형(long arm brace)	팔꿈치관절 운동을 제한하거나 고정하는 경우 또는 팔꿈치관절과 손목관절을 동시에 고정하는 경우에 사용하며 2차적으로 관절운동의 제한범위를 재조정할 필요가 없는 경우 사용		3
	긴 팔 보조기 - 각도 조절형	손목의 관절운동을 제한하거나 고정하는 경우 또는 팔꿈치관절과 손목관절을 동시에 고정하는 경우에 사용하며 착용 과정에서 2차적인 관절운동의 제한범위 조정이 필요한 경우 사용		3
	짧은 팔 보조기(short arm brace)	손목의 관절운동을 제한하거나 고정하는 경우 사용		3
	손가락관절 보조기(universal cuff)	손가락이 마비된 경우 기능발휘를 위한 경우 사용		3

분류	유 형	용 도	구 분	내구연한
척추보조기	목뼈 보조기 - 필라델피아(Philadelphia)	머리와 목뼈의 회전 또는 굽히는 것을 제한하는 경우에 중등도 환자에게 사용하는 소형 칼라식 보조기		3
	목뼈 보조기 - 토머스 소프트 칼라(Thomas Soft Collar)	목을 굽히고 펼 수 있는 경증 환자에 사용하는 소형 칼라식 보조기		3
	목뼈 보조기 - Cervical Jacket	중증환자를 위한 가슴, 어깨, 머리 위 전체를 덮는 플라스틱으로 성형된 보조기		3
	척추 보조기 - 나이트-테일러식(knight taylor type dorsal lumbar spinal brace)	등·허리뼈의 관절운동을 모두 제한하거나 고정하는 경우 사용		3
	허리·엉치뼈 보조기 - 윌리엄식 (William type lumbar sacral spinal brace)	허리·엉치뼈의 관절운동을 제한하거나 고정하는 경우 사용		3
	등·허리·엉치뼈 보조기 - 등·허리·엉치뼈 재킷(TLSO식 Jacket)	등·허리 또는 허리·엉치뼈의 관절운동을 모두 제한하거나 고정하는 경우 사용하는 플라스틱으로 성형된 보조기		3
	코르셋(corset)	허리뼈 관절운동을 제한하거나 고정하는 경우 사용하는 것으로서 뒷면이 천으로 된 보조기		3
골반보조기	골반 보조기(pelvic band)	골반운동, 특히 엉덩뼈·엉치뼈의 관절운동을 제한하거나 고정하는 경우 사용		2
다리보조기	긴 다리 보조기(long leg brace) - 골반 보조기 부착(long leg brace with pelvic band)	골반 보조기를 부착한 긴 다리 보조기로서 엉덩이관절을 포함하여 무릎 및 발목의 관절운동을 제한하거나 고정하는 경우 사용		3
	긴 다리 보조기 - 골반 보조기 미부착(long leg brace without pelvic band)	골반 보조기를 부착하지 않은 긴 다리 보조기로서 엉덩이관절을 제외한 무릎 및 발목의 관절운동을 제한하거나 고정하는 경우 사용		3

분류	유 형	용 도	구 분	내구연한
다리 보조기	3) 양쪽 긴 다리 보조기 (bilateral long leg brace for paraplegics)	팔·다리 마비일 때 양쪽에 장착하는 긴 다리 보조기로서 골반 보조기가 부착되며 다리의 엉덩이관절·무릎관절 및 발목관절의 운동을 제한하거나 고정하는 경우 사용		3
	4) 무릎관절 보조기 - 관절운동 제한장치 부착	무릎관절 또는 넓적다리 무릎뼈관절의 운동을 견고하게 제한하거나 고정하는 경우 사용		3
	5) 무릎관절 보조기 - 레녹스힐(LenoxHill)	무릎인대 손상 시 무릎관절 축 회전운동을 방지하기 위한 경우 사용		3
	6) 무릎관절 보조기 - 무릎 안쪽 및 바깥쪽 곁인대 손상 및 앞 십자인대 손상용	무릎 안쪽 및 바깥쪽 곁인대 손상 및 앞 십자인대 손상 시 무릎관절축의 회전운동을 방지하기 위하여 경증 환자에게 사용하는 보조기		3
	7) 짧은 다리 보조기(short leg brace) - 무릎관절 체중부하식 (patellar tendon bearing)	종아리 또는 발목관절의 안정을 위해 플라스틱형 브림을 사용한 체중부하용 보조기		3
	8) 짧은 다리 플라스틱형 보조기(plastic ankle foot orthosis)	발목관절의 발등 굽힘 근육과 발바닥 굽힘 근육의 안정을 위해 전체를 플라스틱으로 제작한 보조기 ※ 크렌자크식은 스프링이 들어 있는 금속 발목관절인 크렌자크 발목관절 장치를 사용한 플라스틱 재질(스트럽, 업라이트, 장딴지밴드 포함)의 보조기로 근력이 약한 발목관절을 보조하는데 사용	일체형 / 고정형(90° 고정형) / 크렌자크식	3
	9) 짧은 다리 금속형 보조기 (metal ankle foot orthosis)	발목의 관절운동을 고정하는 경우 사용	고정형(90° 고정형) / 크렌자크식	3

분류	유 형	용 도	구 분	내구연한
교정용 신발류	맞춤형 교정용 신발 (orthopedic shoes)	19세 이상인 사람으로서 발에 기능장애가 있거나(발에 변형이 없는 사람은 제외) 다리 길이의 차이가 있어 맞춤형 교정용 신발이 필요한 경우 사용		2
		18세 이하인 사람으로서 발에 기능장애가 있거나(발에 변형이 없는 사람은 제외) 다리 길이의 차이가 있어 맞춤형 교정용 신발이 필요한 경우 사용		1
그 밖의 보장구	수동휠체어	지체장애, 뇌병변장애, 심장장애, 호흡기 장애에 대한 보행 보조를 위한 보조기구		5
	지팡이	지체장애 및 뇌병변장애에 대한 보행 보조를 위한 보조기구		2
	목발(crutches)			2
	의안(artificial eye)	실명 시각장애인의 미관 개선을 위한 보조기구		5
	저시력 보조안경			5
	콘택트렌즈			3
	돋보기	시각장애에 대한 시력개선이나 보행 보조를 위한 보조기구		4
	망원경			4
	흰지팡이			0.5
	보청기(hearing aid)	청각장애에 대한 청력 개선을 위한 보조기구		5
	체외용 인공후두	언어장애에 대한 음성기능 개선을 위한 보조기구		5

분류	유 형	용 도	구 분	내구 연한
그 밖의 보장구	전동휠체어	보행이 불가능한 사람으로서 팔기능이 약화되거나 완전히 상실되어 수동휠체어를 혼자서 조작할 수 없는 사람이 다른 사람의 도움 없이 전동휠체어를 안전하게 작동할 수 있는 경우 사용		6
	전동스쿠터(moped)	보행이 불가능한 사람으로서 팔 기능에 이상이 있거나, 이상이 없는 경우에도 수동휠체어를 완전하게 조작하기 어렵거나 불가능한 사람이 다른 사람의 도움 없이 전동스쿠터를 안전하게 작동할 수 있는 경우 사용		6
	자세보조용구 - 앉기형 (adaptive seating device)	앉은 자세를 유지하기 위하여 척추, 골반 또는 고관절을 고정하는 데 사용	몸통 및 골반 지지대	3
		앉은 자세를 유지하기 위하여 가눌 수 없거나 흔들림이 심한 머리를 고정할 필요가 있는 경우에 사용	머리 및 목 지지대	3
		앉은 자세를 유지하기 위하여 팔을 일정한 자세로 유지하거나 일정한 위치에 고정할 필요가 있는 경우에 사용	팔 지지대 및 랩트레이	3
		앉은 자세를 유지하기 위하여 다리를 일정한 자세로 유지하거나 일정한 위치에 고정할 필요가 있는 경우에 사용	다리 및 발 지지대	3
	욕창예방방석	전동휠체어나 수동휠체어 급여를 받은 사람으로, 신경손상, 근 약화 등의 사유로 스스로 체위변환을 할 수 없는 경우 욕창을 예방하기 위하여 사용하는 기구		3
	욕창예방매트리스	신경손상, 근 약화 등의 사유로 스스로 체위변환을 할 수 없는 경우 욕창을 예방하기 위하여 사용하는 기구		3

분류	유 형		용 도	구 분	내구연한
그 밖의 보장구	이동식 전동리프트		신경손상, 근 약화 등의 사유로 스스로 체위변환 및 이동을 할 수 없어 타인에 의하여 이동을 하여야 하는 사람에게 사용하는 이동 보조 기구	본체	5
				베이스	5
	지지워커	전방	지체 및 뇌병변장애인 중 하지근력 저하 및 강직이 있으나 상지의 보조로 보행이 가능한 경우에 사용하는 보조기구		3
		후방	뇌성마비로 인한 뇌병변장애인 중 상지의 보조로 보행이 가능한 경우에 사용하는 보행 보조기구		3
소모품	전동휠체어 및 전동스쿠터용 전지(2개 1세트)		전동휠체어·전동스쿠터의 전력 공급용 장치		1.5

3) 산재보험요양급여 산정기준

〈개정 2015.04.01〉

(1) 의지(표 8-41)

구분	분류 번호	분류	지급대상	내구 연한
팔 의지	타-7-1	근전전동의수 (myoelectrically controlled, motor driven below- elbow prosthesis)	「국민건강보험법 시행규칙」 별표 7의 짧은 아래팔 의지(short below - elbow amputation prosthesis) 지급 대상자로서 단단부의 잔존근육에 의 한 근전도 제어가 명확하게 나타나고, 산재근로자의 재활의지 및 연령 등을 고려하여 반자동형보다는 근전전동의 수가 적합한 경우	5년
다리 의지	타-14-1	넓적다리 의지 (A-K prosthesis) (공압식 또는 유압식 : Pneumatic or Hydraulic Control Type)	엉덩이관절부터 넓적다리뼈 길이의 25% 이상을 남기고 다리가 상실된 경우	
		가. 일반형 소켓		3년
		나. 실리콘형 소켓		5년
	타-15	넓적다리 의지 (A-K prosthesis) (인공지능식 : Intelligent Control Type)	엉덩이관절부터 넓적다리뼈 길이의 25% 이상을 남기고 다리가 상실된 경우	
		가. 일반형 소켓		3년
		나. 실리콘형 소켓		5년

(2) 보조기(표 8-42)

구분	분류 번호	분류	지급대상	내구 연한
팔 보조기	타-23	짧은팔 보조기 다. 운동형 짧은팔 보조기	손목 관절운동의 제한 또는 기능발휘를 위한 경우	3년
척추 보조기	타-24	목뼈 보조기 (cervical spine brace) 라. 4지주 목뼈보조기	머리와 목뼈의 회선, 굴곡을 제한해야 할 정도의 중증인 경우	3년
	타-25	등·허리뼈보조기 (dorsal, lumber spinal brace) 마. 나이트식 허리뼈 보조기	등·허리뼈의 관절운동을 제한 또는 고정하는 경우	3년
다리 보조기	타-29	무릎관절보조기 (knee ankle cage) 라. 플라스틱무릎관절 보조기(수가공품)	무릎관절 또는 넓적다리무릎뼈관절의 운동을 견고하게 제한 또는 고정하는 경우로서, 무릎관절에 변형이나 단축 등의 신체적 특성으로 기성품을 사용할 수 없어 수가공품의 플라스틱 보조기 제작이 필요한 경우	3년

(3) 기타(표 8-43)

구분	분류 번호	분류	지급대상	내구 연한
구두	타-31	평상구두(conventional shoe) 나. 목이 긴 구두 (high top shoe)	발목관절의 관절 불안정성에 따른 관절운동 제한으로 평상화로는 정상보행이 불가능한 경우(평상구두를 보조기에 부착하지 않고 단독으로 사용해야 하는 경우)	2년
		다. 안장 구두(rocker bottom shoe)	엄지발가락관절의 변형으로 평상화로는 정상보행이 곤란한 경우	2년
휠체어	타-32-3	활동형 휠체어(light weight wheelchair for high activity level)	휠체어 지급대상에 해당하는 자 중에서 양팔 및 자세균형 제어기능이 양호하여 다른 사람의 도움없이 휠체어를 안전하게 작동할 수 있는 경우	5년
	타-32-4	수·전동휠체어(Electric power wheelchair convertible to Manual control)	보행이 불가능한 자로서 팔 기능이 약화 또는 전폐되어 수동휠체어를 혼자서 조작할 수 없는 사람 등이 다른 사람의 도움 없이 전동휠체어를 안전하게 작동할 수 있는 경우	3년
기타	타-37-1	가발(wig)	환자 상병정도 및 체형 등에 따라 착용이 필요하다는 의학적 소견이 있는 경우	5년
	타-37-4	욕창예방방석 (고무제 - 공기격자형)	뇌손상, 척수손상과 그에 준하는 상병으로 인하여 휠체어(전동휠체어 포함)를 사용하는 자 중 욕창이 발생할 위험이 있는 경우	3년

구분	분류 번호	분류	지급대상	내구 연한
기타	타-37-5	욕창예방매트리스		
		가. 고무제 - 공기격자형	뇌손상, 척수손상 등으로 스스로 체위변경이 불가능한 사지마비 로 인하여 욕창이 발생하였거나 욕창이 발생할 위험이 있는 경우	3년
		나. 교대부양형	뇌손상, 척수손상 등으로 스스로 체위변경이 어려운 사지마비로 인하여 욕창이 발생하였거나 욕 창이 발생할 위험이 있는 경우	3년
	타-37-6	집뇨기(고무제-역류방지형) (urine bag)	뇌손상, 척수손상, 말초신경 손 상, 비뇨기계 손상 등으로 인하 여 배뇨제어가 어려운 경우	1년
	타-37-7	이동식 리프트	통원요양 중인 산재근로자로서 뇌손상, 척수손상 등으로 인한 사지마비로 스스로 이동이 불 가능한 경우	
		가. 본체		5년
		나. 베이스		5년

|참고사이트|

1. 중앙보조기구센터 http://knat.go.kr/index.
2. 근로복지공단 직무지원형 재활보조기기 안내 https://www.kcomwel.
   or.kr/kcomwel/reha/ebook3.jsp.
3. 장애인보장구 급여비 http://minwon.nhis.or.kr/static/html/wbma/c/
   wbmac0206.html.

|참고문헌|

1. 고영진, 강세윤. 물리의학과 재활. 정문각, 2009:241-324, 333-370.

2. 박주현, 박근영, 황인식, 성진영. 편마비 환자의 견관절 아탈구에 대한 두 신전형 팔걸이의 효과 비교. 대한재활의학회지, 2004;28(1).

3. 신홍철 외. 보장구의지학. 2004:251.

4. 알기쉬운 의학용어 풀이집, 지제근, 고려의학.

5. Chang MW, Cardenas DD. Ankle-foot orthoses: clinical implications. PM&R STARS. 2000;14(3):435-454.

6. Dennis D.J. Kim. State of the art reviews: Physical Medicine and Rehabilitation 2001;15(3):574.

7. Douglas G. Smith, John W. Michael, John H. Bowker. Atlas of amputations and limb deficiencies. 3rd ed. American academy of orthopaedic surgeons, 2004.

8. Gyeong Hee Han. Radiologic Evaluation of Corrective Effect for Shoulder Subluxation by Four Different Types of Arm Sling. 대한재활의학회지 1994;18:15.

9. http://www.cornerstonepo.com.

10. http://www.handyhealthcare.co.uk.

11. http://www.rehabmart.com.

12. Jackson C. Tan. Practical manual of physical medicine and rehabilitation. 2nd ed. Elsevier Mosby, 2006:197-331.

13. Joel A. DeLisa. Physical medicine and rehabilitation. 4th ed. Lippincott williams & Wilkins, 2005:1289-1404.

14. John D. Hsu, John W. Michael, John R. Fisk. AAOS atlas of orthoses and assistive devices. 4th ed. Elsevier Mosby, 2008.

15. Joo Hyun Park. Two Different Types of Extension Arm Sling to Compare the Reduction of Shoulder Subluxation in Hemiplegic Patients. 대한재활의학회지 2004;28(01):26-30.

16. Michelled M. Lusardi, Croline C. Mielsen. Orthotics and prosthetics in rehabilitation. 2nd ed. Elsevier Saunders.

17. Oh-Park M, Park GY, Hosamane S, Kim DD. Proximally placed alignment control strap for ankle varus deformity: a case report. Arch Phys Med Rehabil 2007;88:120-123.

18. Physicalmedicine and rehabilitation on board review. Demos medical publishing, 2004.

19. Randall L. Braddom, Physical medicine and rehabilitation, 3rd ed, 2007, Elsevier Saunders, 265-411.

20. Ron Seymour. Prosthetics and Orthotics: Lower limb and Spinal. 2002 Balimore Lippincott Williams & Wilkins, 2002:378.

21. State of the art reviews: Physical Medicine and Rehabilitation 2001; October 15(3):574.

22. Vernon W Lin, Spinal cord medicine principles and practice. Demos Medical Publishing, 2003.

23. Watanabe H(渡邊英). 腦卒中の下肢裝具. 医学書院. 2007:132-191.

24. www.the-rsi-shop.com.

25. Yong Pal Ahn. Orthotic Management for Stroke Hemiplegia. 대한재활의학회지 1990;14:1.

9. 심폐재활

Cardiopulmonary Rehabilitation

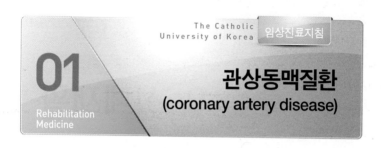

01
Rehabilitation Medicine

관상동맥질환
(coronary artery disease)

표 9-1 관상동맥질환의 위험인자(Delisa's Physical medicine & rehabilitation principles and practice. 5th ed. Lippincott Williams & Wilkins, 2010. p1076)

Irreversible Risks	Reversible Risks
Male gender Family history of premature CAD(before age 55 in a parent or sibling) Past history of CAD Past history of occlusive peripheral vascular disease Past history of cerebrovascular disease Age	Cigarette smoking Hypertension Low HDL cholesterol (0.9 mmol/L [35 mg/dL]) Hypercholesterolemia (> 5.20 mmol/L [200 mg/dL]) High lipoprotein A Abdominal obesity Hypertriglyceridemia(> 2.8 mmol/L [250 mg/dL]) Hyperinsulinemia Diabetes mellitus Sedentary lifestyle Metabolic syndrome

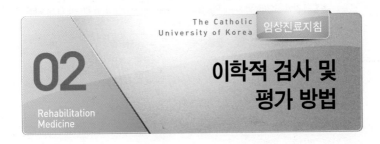

이학적 검사 및 평가 방법

1. 병력청취 및 이학적 검사

1) 증상

(1) 흉통

cardiac cause와 non-cardiac cause에 의한 흉통의 감별 필요(표 9-2)

(2) 호흡곤란(dyspnea)

심장이 원인인 경우 휴식 시와 운동 시 발생하는 dyspnea, cough, sputum, edema, 흡연의 과거력 등이 중요하고, orthopnea, paroxysmal nocturnal dyspnea 발생함. 심계항진, 실신, 부종, 피로의 증상도 나타날 수 있음

표 9-2 **흉통의 감별 진단**(Braddom's Physical medicine & rehabilitation 4th ed. ELSEVIER, 2010. p722)

	심장	근골격계	위장간	폐
양상	쥐어짬 뻐근함 , 묵직함	날카로움 찌르는 듯함	내장통, 화끈거리는 조임	날카롭게 조임
형태	지속적	간헐적	다양	다양
위치	흉골하, 심와부	다발적	상복부, 흉골하	다발적
방사통	목, 허리, 팔	피부절 및 근절	목, 등	드묾
지속시간	협심증 < 10분 심근경색 > 20분	수 분~수 일	수 분~수 시간	수 분~수 시간
유발요인	운동 감정적 스트레스	촉진 특정 동작이나 자세	금식, 매운 음식	호흡, 기침
완화요인	휴식, nitroglycerin	휴식, 진통제, 소염제	제산제, 음식섭취	휴식 조절된 호흡

2) 활력징후와 청진

  (1) 심박동수와 부정맥 여부 확인

  (2) 휴식 시 혈압 > 200/110 mmHg인 경우 운동 금지

3) 인지 능력 확인

2. 진단

1) 심전도

표 9-3 ECG parameters

ECG parameters	정상 소견
Heart rate	50~90회/분
PR interval	0.12~0.20초
QRS duration	0.06~0.10초
QT interval	RR interval의 1/2 이하, 심박동수에 의해 결정 CHD, quinidine, procainamide, TCA, 저칼륨혈증, 뇌졸중 시 지연

2) Chest X-ray : 대부분 정상이나, 좌심실 확장이나 폐울혈 소견 동반 가능

3) Echocardiography

4) 24시간 Holter monitoring

5) 혈중 심근효소

표 9-4 Typical pattern of serum marker elevation after AMI

	상승 시작	최고 농도	정상화	민감도/특이도
myoglobin	1~4시간	6~7시간	24시간	↑↑/↓
Troponins	3~12시간	18~24시간	10일	↑↑/↑↑
CK-MB	3~12시간	18~24시간	35~48시간	↑/↑
LDH	6~12시간	24~48시간	6~8일	↓/↓

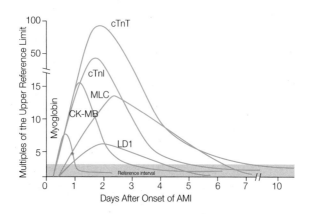

그림 9-1 Typical pattern of serum marker elevation after AMI
약어 : CK-MB: creatine kinase-MB isoenzyme, cTnI: cardiac troponin I, cTnT : cardiac troponin T, ; LD1 : lactate dehydrogenase isoenzyme 1, MLC : myosin light chain

3. 심부하 검사 : 심혈관 기능 및 환자의 운동량을 결정

1) 측정값

(1) 최대산소소모량(VO_{2max} : maximum oxygen consumption)

VO_{2max}(ml/kg/min) = 14.76 - (1.379 × time (T)) + (0.451 × T^2) - (0.012 × T^3)

VO_2 = SV × HR × (A-aVO_2) = CO × a-vO_{2diff}

여자에서 VO_{2max}가 낮은 이유 : muscle mass, hemoglobin, blood volume, stroke Volume 작음

(2) 최대심박동수

HR_{max} = 220 - age

최대심박동수는 운동과 무관함

(3) Target HR

Karvonen fomula (HR reserve 방법)에 의함

THR = (HR$_{max}$ - HR$_{rest}$) × (50-80%) + HR$_{rest}$

(4) Rate Pressure Product : 심근산소요구량의 간접 지표

Rate pressure product (RPP) = HR × Systolic BP / 100

(5) 심근산소소모량(MVO$_2$: Myocaradial oxygen consumption)

MVO$_2$ = DP (double product) = HR × Systolic BP (SBP)

angina 발생하는 시점의 HR, SBP를 이용함

계산 시 협심증상 보인 HR 보다 10 beats 낮게 설정함

(6) MET (metabolic equivalent of task)

1 MET = 3.5 cc of O$_2$/kg/min 앉아서 쉬는 상태

1 MET = 1.2 kcal/min

2) 운동부하검사

(1) Bruce protocol : 가장 흔히 쓰이는 방법 중 하나로 stage마다 3 MET 씩 증가함. 젊은 환자에게 적합

표 9-5 Bruce protocol

Stage	Time (min)	Speed (mph)	Gradient (%)
1	3	1.7	10
2	3	2.5	12
3	3	3.4	14
4	3	4.2	16
5	3	5.0	18
6	3	5.5	20
7	3	6.0	22
8	3	6.5	24
9	3	7.0	26
10	3	7.5	28

(2) Modified Bruce protocol : Bruce protocol과 비교하여 초기 1, 2 stage에서 grade 0%, grade 5%가 추가됨으로써 workload가 낮은 노인에게 적합

표 9-6 Modified Bruce protocol

Stage	Time (min)	Speed (mph)	Grade (%)
1	3	1.7	0
2	3	1.7	5
3	3	1.7	10
4	3	2.5	12
5	3	3.4	14
6	3	4.2	16
7	3	5.0	18
8	3	5.5	20

(3) Naughton Protocol : Bruce에 비해 낮은 속도로 진행되며, 각 stage당 1 MET씩 증가됨. 속도는 2 mph로 유지되고 경사도만 증가하며 각 stage는 2분

표 9-7 Naughton Protocol

Stage	Time (min)	Speed (mph)	Grade (%)
1	2	2	0.0
2	2	2	3.5
3	2	2	7.0
4	2	2	10.5
5	2	2	14.0
6	2	2	17.5
7	2	2	21.0

(4) Balke protocol : 각 stage당 0.5 MET씩 상승되므로 가장 천천히 강
도가 증가됨. 각 stage당 1분씩으로 속도는 3 mph로 일정하게 유지
시키고 경사도를 1%씩 증가시킴(26%까지 증가시키면서 검사할 수
있음)

표 9-8 Balke protocol

Stage	Time (min)	Speed (mph)	Grade (%)
1	1	3.3	0
2	1	3.3	1
3	1	3.3	2
4	1	3.3	3
5	1	3.3	4

(5) 운동부하검사의 가이드라인
- 검사 전 최소 3시간 동안 식사, 카페인 음료 섭취, 흡연하지 않기
- 적절한 의복과 신발 착용
- 검사 전 최소 12시간 동안 평소와 다른 신체적 활동 하지 말기
- 베타차단제와 같이 검사에 영향을 미칠 수 있는 약제를 끊을 것인
  지 개개인에 맞춰 조절
- 금기사항 확인 및 간단한 과거력 문진과 이학적 검사를 시행
- 12-lead ECG를 검사 전에 시행
- cycle ergometer 시에는 seating BP를, treadmill ex.시에는
  standing BP를 측정
- 검사 전, 중, 후에 심전도 및 활력징후 기록

표 9-9 운동부하검사 금기(Braddom's Physical medicine & rehabilitation. 4th ed. ELSEVIER, 2010. p723)

절대적 금기	상대적 금기
1. 2일 이내 급성심근경색증 2. 고도의 불안정 협심증 3. 혈역학적 문제를 야기하는 조절 안되는 부정맥 4. 증상동반된 심한 대동맥협착 5. 조절 안 되는 심부전 6. 급성 폐색전증이나 폐경색 7. 급성 심막염이나 심근염 8. 급성 대동맥박리	1. 좌측 심장동맥 질환(left main coronary a.) 2. 중증도 이상의 협착성 판막질환 3. 전해질 이상 4. 심한 고혈압(수축기혈압 > 200 mmHg, 이완기혈압> 110 mmHg) 5. 빈맥이나 서맥 6. 비대심근병증, 또는 좌심실 기능 부전(left ventricular outflow tract obstruction) 7. 정신이나 신체적으로 운동을 수행할 수 없을 때 8. 고도의 방실결절차단

표 9-10 운동부하검사를 중단할 경우(Braddom's Physical medicine & rehabilitation. 4th ed. ELSEVIER, 2010. p724)

절대적 금기	상대적 금기
1. 허혈을 동반하며 초기보다 수축기 혈압이 10 mmHg 이상 떨어진 경우 2. 중증도 이상의 협심증 3. 신경계 이상소견의 증가(ataxia, dizziness, near-syncope) 4. 관류 이상 소견(청색증, 창백) 5. 심전도나 혈압 모니터가 어려울때 6. 환자가 멈추길 원할 때 7. 지속적인 심실성빈맥 8. Q wave 없이 1.0 mm 이상 ST 상승 시	1. 허혈 없이 초기보다 수축기 혈압이 10 mmHg 이상 떨어진 경우 2. ST 나 QRS의 변화(ST depression > 2 mm, or down sloping ST segment) 3. 심실성빈맥 이외의 부정맥 발생 4. 피로, 숨 쉬기 힘들거나 천명, 걷기 힘들거나 쥐가 날 때 5. 각차단(bundle branch block)이나 심실내 전도 지연 시 6. 증가하는 흉통 7. 고혈압 반응 : 수축기혈압 > 250 mmHg, 이완기혈압 >115 mmHg

3) 핵의학적 부하검사

4) 약물부하검사

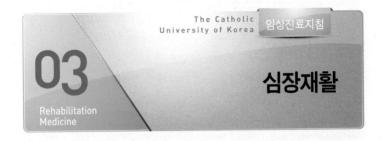

03

Rehabilitation
Medicine

심장재활

1. New York Heart Association (NYHA)의 기능적 분류

표 9-11 NYHA의 기능적 분류

Class	증상
I	심한 활동 시에만 증상이 발생
II	일상적인 활동 시에 증상이 발생하여 신체활동이 약간 제한됨
III	일상보다 적은 활동 시에도 증상이 발생하여 신체활동이 심하게 제한됨. 휴식 시 증상 없음
IV	휴식 시에도 증상이 발생하고, 거의 모든 활동에 제한을 보임

2. 측정 도구

1) Treadmills

2) 6 min walk test

최대속도로 보행. 심실기능저하나 말초혈관질환자에 용이

3) Cycle ergometry

보행 안 되는 경우 사용, 트레드밀에 비해 VO_{2max} 낮음

4) Arm ergometry : 협심증이나 심부전 환자에 용이

5) Borg scale of Rating Perceived Exertion(운동 자각도)

  (1) 15~16 이상은 aerobic threshold 넘은 것을 의미함

  (2) 대체로 RPE 13~14(약간 힘든 정도)가 운동 목표임

표 9-12 Borg scale of Rating Perceived Exertion (Delisa's Physical medicine & rehabilitation principles and practice. 5th ed. Lippincott Williams & Wilkins, 2010. p1087)

15 단계		10단계	
6	아무런 노력 없음	0	아무런 노력 없음
7	극히 가벼움	0.5	아주 아주 약함(거우 느낄 정도)
8			
9	아주 가벼움	1	아주 약함
10			
11	가벼움	2	약함(가벼움)
12			
13	약간 힘듦	3	중등도
14		4	
15	힘듦	5	강함(힘듦)
16		6	
17	아주 힘듦	7	아주 힘듦
18		8	
19	극도로 힘듦	9	
20	최대의 노력	10	극도로 힘듦(최대)

6) Levels of anginal discomfort or dyspnea

표 9-13 Angina and dyspnea rating scale (Delisa's Physical medicine & rehabilitation principles and practice. 5th ed. Lippincott Williams & Wilkins, 2010. p1820)

5-Grade Angina Scale	10-Grade Angina/Dyspnea Scale
0 협심증 증상 없음 1 경미, 거의 느끼지 못함 2 중등도, 약간 거슬림 3 심함, 아주 불편함 4 극도의 통증	11 느낌 없음 11.5 아주 아주 경미함 12 아주 경미함 13 경미함 14 중등도 15 약간 힘듦 17 힘듦
5-Grade Dyspnea Scale	
0 호흡 곤란 없음 1 경미, 알아차릴 정도 2 경미, 약간 불편 3 중등도의 불편함, 하지만 지속 가능 4 심한 불편함, 지속 불가능	18 매우 힘듦 19 20 21 극도로 힘듦, 최대

3. 유산소운동 처방 원칙

1) 강도(Intensity)

(1) HRmax 기준

- CVD에서 연령 고려한 최대 심박수를 사용하는 것은 부적절함 ETT (Exercise Tolerance Test) 통해 HR_{max} 구함

- Low risk : 70~85% of HR_{max}

- Moderate risk : 65~75% of HR_{max} (Deconditioning, dangerous arrhythmia 등)

- High risk : 60% of HR_{max}

(2) VO_{2max} 기준

- ETT를 통해 구하고 HR_{max}와 기준 유사

- 50~85% of VO_{2max}

(3) maximum MET 기준

- 60~80% of maximum MET

(4) HR reserve method by Karvonen

- Training HR = rest HR + [(peak HR- rest HR) × I]
- 상수 I : Low risk (70~85%), Moderate risk (55~70%), High risk (40~55%)

(5) Ischemia로 인해 ETT 시행 못할 경우

- Training HR = rest HR + [(peak HR- rest HR) × I]
- 상수 I : 저위험(70~85%), 중등도 위험(55~70%), 고위험(40~55%)

(6) 베타 차단제 복용중

- Target HR = 10-20 beat + rest HR
- Borg Scale : 12~14

(7) ETT 없이 강도 처방할 때

- PostMI 환자는 120 beat/min 이하, 또는 HRrest + 20 beat까지
- Postsurgery 환자는 HRrest + 30 beats

2) 시간(Duration)

(1) 30~60분

(2) 저강도 운동 : long duration, 고강도 운동 : short duration

3) 횟수(Frequency)

(1) 주 3~5회

(2) 6~10주 이상 운동 시 기능적, 근골격계, 심혈관계, 정신적 변화 보임

(3) Biochemical change는 10일이 지나면 보임

(4) 2~3주간 운동 안하면 원상복귀

4) 특이성(Muscle group-specific)

모든 muscle group이 training program에 포함되어야 함

5) 운동 형태

warm-up (10분), training (15~30분), cool-down (10~15분)

표 9-14 Risk Assignment for Cardiovascular Complications That Can Develop With Exercise (Braddom's Physical Medicine & Rehabilitation, 4th ed, ELSEVIER, 2010. p729)

	No Risk	Low Risk	Moderate Risk	High Risk
Ischemia	No atherosclerosis risk factors No history of coronary artery disease Normal electrocardiogram, echocardiogram, angiogram, and EST	Atherosclerosis risk factors History of coronary artery disease but no current ischemia or electrocardiogram, echocardiogram, or angiographic evidence of atherosclerosis or prior cardiac event EF > 50% Normal EST	Ischemia or angina at moderate to high exercise intensity (> 7METs) on EST, controlled at lower intensity exercise levels with medications Stable after an ischemic event, coronary artery bypass graft, or angiographic intervention EF 40–50%	Ischemia or angina at low intensity exercise levels (≤5 METs) on EST despite optimal medications Complex coronary anatomy not amenable to intervention or revascularization EF < 40%
Arrhythmia	No history or finding of arrhythmia on testing	Nonsustained, rate-controlled supraventricular arrhythmias with no hemodynamic compromise Unifocal, infrequent premature ventricular contractions	Rapid supraventricular arrhythmias with or without symptoms but no hemodynamic compromise Multifocal premature ventricular contractions, couplets, triplets, or history of nonsustained ventricular tachycardia Paced rhythms	Any arrhythmia with hemodynamic compromise Recent history of ventricular tachycardia, ventricular fibrillation, or asystole, with or without an implantable cardioverter defibrillator
Pump failure	No evidence of CHF Normal rise in systolic blood pressure > 20 mm Hg with moderate-intensity exercise Normal EF and left ventricular wall motion on imaging	Remote history of CHF controlled with medications Asymptomatic at rest, but mild symptoms at moderate- to high-intensity exercise Mild left ventricular dysfunction, but EF > 50% Normal or blunted rise (5–20 mm Hg) in systolic blood pressure with moderate-intensity exercise	Active CHF controlled with medications Symptoms with mild- to moderate-intensity exercise Blunted or no rise (0–5 mmHg) in systolic blood pressure with mild- to moderate intensity exercise Moderate left ventricular dysfunction with EF 40–50%	CHF at rest or with mild-intensity exercise Recent history of a fall in systolic blood pressure with or after exercise Moderate to severe left ventricular dysfunction with EF < 40%

4. Phase 별로 운동 프로그램

1) 급성기(Acute phase)

(1) 조기에 활동을 시작하는 것이 장기간 침상에 있는 것보다 좋음

- 조기 운동이 더 위험하지 않고(안전함), 직장 복귀율도 높음
- Uncomplicated MI시 3~6일 정도 지나면 퇴원하여 조절된 프로그램으로 운동함
- Ischemia, arrhythmia, CHF 등이 없으면 매일 운동 강도를 증가

(2) 고난도 운동, 어려운 운동 능력 획득이 목표가 아님

표 9-15 **초기 치료의 예**

	Activity	MET
Day1	Bedrest until stable Out of bed in chair Bedside commode	1~2
Day2	Routine CCU activity with emphasis on self-care Sitting warm-ups Walking in room	2~3
Day3	Out of Bed as tolerated Standing warm-ups Walk 5~10 minutes in hall 2~3 times/day (supervised as needed)	2~3
Day4	Up in room Standing warm ups Walk 5~10 minutes in hall 3~4 times/day Walk down flight of stairs or walking	3~4

2) 회복기(Convalescent phase)

(1) early mobilization, endurance 증가를 목표로 함

(2) acute phase end HR를 목표로 자전거, 걷기 등을 시행

(3) 발병 후 약 6주 정도 소요

3) 훈련기(Training phase)

(1) 대부분의 심장재활이 이루어지는 시기. symptom limited ETT 등을 하여 위험군 골라냄

- 운동 중 dangerous arrhythmia or BP 감소 있는 경우

(2) Target HR를 정한다.

- fatigue, musculoskeletal pain, angina preceding ECG 변화 : 85% HR_{max}

- serious arrhythmia or chest pain 없는 ECG 변화 : 60% of HR_{max}

(3) 운동 단계를 올릴 때 ECG monitoring은 꼭 필요함

(4) 운동 처방

- 주 3~4회, 6~8주 시행, warm up - training - cool down

- 각 session은 stretching으로 시작 후 유산소(트레드밀, 에르고미터, 걷기, 달리기, 체조 등) 운동

4) 유지기(Maintenance phase)

(1) 제일 중요, 제대로 하지 않으면 운동 효과 몇 주 안에 사라짐

(2) target intensity의 운동을 최소 주 3회, 30분(저강도 운동의 경우 주 5회) 정도. ECG monitoring은 필요없음

5. 심장재활 효과

(1) Aerobic capacity 향상

(2) cardiac output (CO) : maximum CO 증가, resting CO 유지(SV 증가, HR 유지)

(3) stroke volume (SV) : SV at rest 증가

(4) myocardial oxygen capacity (MVO_2) : maximum MVO_2 유지, 일정 운동부하에서의 capacity 감소 → angina를 줄이고 moderate activity의 안정성을 증가

(5) peripheral resistance : afterload를 감소시켜 peripheral vascular resistance를 감소시킴 → RPP (Rate Pressure Product), MVO_2를 낮춤

(6) minute ventilation 감소, Tidal volume증가, 호흡수 감소 → dyspnea 감소

(7) 신체 기능 개선, 증상 감소, 예후 호전, 심장 기능 개선, cardiac risk 감소

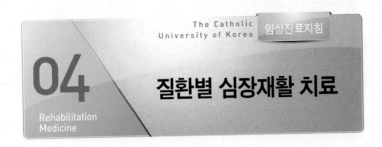

The Catholic
University of Korea 임상진료지침

04 질환별 심장재활 치료

Rehabilitation
Medicine

1. 안정협심증(Stable angina)

1) 유산소 운동으로 심근산소요구량을 줄이나, anginal threshold은 변하지 않음

2) anginal threshold 도달하기 전에는 좀 더 intense activity를 할 수도 있음

3) 만일 증상이 있다면 운동을 시작하기 전에 ECG 등 검사 필요

4) 운동으로 angina 유발되면 운동 전에 sublingual nitroglycerin 투여

5) 효과 : peripheral efficiency를 높이고, coronary artery collateralization을 통해 HRrest를 낮춤

2. 심근경색

1) large MI 후에 운동 훈련은 첫 4~6주간은 시행하지 않고, 그 외의 경우에는 2~4주 내에 시작

2) Resistance & aerobic exercise를 같이 해야 aerobic fitness와 근력을 호전시킴

3) 모니터가 꼭 필요한 경우

(1) severe depressed LV function : EF < 25%

(2) severe or complicated MI

(3) 운동중에 ischemia or EKG 변화가 있는 경우

(4) angina 또는 그에 준하는 증상

(5) cardiac exercise recovery 기간 중 arrhythmia

(6) MI, angioplasty, heart surgery 6개월 이내일 때(특히 입원기간 중 합병증 있거나, deconditioning, high intensity로 할 때)

(7) Other significant condition : DM, stroke, amputee

(8) HR 외에 추가적인 monitoring이 필요하거나 HR 셀 수 없을 때

(9) 다른 CR disciplines가 필요한 경우

3. Angioplasty and stent

1) 6~12개월 내에 재협착 흔함

2) 반복적 허혈이 보이는 경우 심장 재활 훈련 동안 close monitoring 중요

3) 효과 : angioplasty 후 유산소 운동은 VO_{2max}와 functional capacity를 개선

4) 운동 훈련은 시술 5~7일 후부터 본격적으로 시행

5) 운동부하검사 필요

4. Open heart surgery (CABG, Valve replacement)

1) 수술 후 6주까지 상지의 강한 운동에 의해 흉골 수술 부위에 문제가 생길 수 있으므로 주의함. 약한 강도의 운동은 수술 후 2~3일부터 가능하나, 상지 ROM 운동 시 흉골 부위에서 소리 들리면 금지

2) 흉골부위 압박이 가하는 운동은 수술 3개월 후부터 가능

3) 입원환자의 심장재활치료 중 1/3에서 부정맥 발생 - 유발요인 : 고혈

압, 당뇨, 고지질혈증, 고령, amiodarone 중단
4) 유산소 운동은 자율신경계 기능을 호전시키고 부정맥 빈도를 줄여줌
5) 중증도의 저항 운동이 효과적임
6) 심근경색과 비교 시 CABG의 장점
   (1) 허혈성 역치, 좌심실기능, 관상동맥혈류량 등이 증가
   (2) 심장 기능 및 functional capacity가 증가
   (3) MI보다 빨리 재활치료 시작 가능하고 ambulation 강도나 시간을
       증가시킬 수 있음
7) 수술 후 1일부터 mobilization 가능 : sitting, active ROM, transferring
   deconditioning, DVT, 폐합병증 예방
8) 점차 강도를 올려 200~300 feets를 걸을 수 있는 정도로 함
9) symptom-limited ETT를 수술 후 3~4주경에 하여 운동 강도 처방
   (1) low intensity : 2~4 MET, THR (target HR) 65~75% of HR_{max}
   (2) moderate intensity : 3~6.5 MET, THR 70~80% of HR_{max}
   (3) high intensity : 5~8.5 MET, THR 75~85% of HR_{max}

5. DCMP, HF

1) 운동 효과

(1) central sympathetic tone 감소, parasympathetic activity 증
    가, plasma renin activity 감소, baroreflex sensitivity 호전,
    neurohormonal activity에 대한 indirect modulation 등
(2) Functional capacity는 EF와 상관관계를 보이지 않음. 즉, EF 감소가
    CR의 금기는 아님
(3) Dynamic exercise가 isometric 보다 좋음. Isometric 경우
    complication의 가능성이 높음(sudden death)

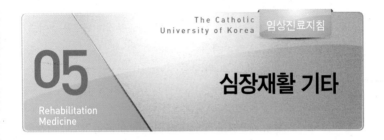

The Catholic
University of Korea 임상진료지침

05
Rehabilitation
Medicine

심장재활 기타

1. 영양

지방이 많이 든 음식은 피하도록 하고 신선한 과일, 야채, 생선, 조류, 저지방 유제품 등 권유

2. ADL

1) Sexual guide

(1) Sexual activity 시작 시기는 2 flight of stairs를 오를 수 있을 때 안전하다. MI 이후 sexual activity는 2주간 피해야 하며 3~6주에 시작함. Sexual activity 동안 혹은 직후의 MI risk는 규칙적인 운동으로 줄일 수 있음

(2) 친숙한 상대방 및 장소 : 5~6 MET 정도면 가능하고, 발병 6주에 가능함

(3) Unfamiliar 한 대상, 장소 : physical stress 증가하므로 6개월에 가능함

(4) 일반적인 중년부부에서 성관계 시 3~4 MET 필요, orgasm에서는 4~5 MET 정도 되므로, physical activity가 5 MET 이상은 되어야 sexual activity 가능

(5) 발기 부전 : 항우울증, 항고혈압제 등이 유발

2) 사회 복귀

(1) 대다수는 6개월까지 복귀

(2) 앉아서 하는 일 or light work은 퇴원 2~4 주후 복귀, 2~4주간 천천히 full 스케줄로 조정

(3) 육체 노동은 퇴원 4~6주 후까지 기다렸다가 복귀, 수술부위 healing, 기능 회복된 후에 symptom-limited EST 시행 후에 복귀

(4) 일의 강도는 EST를 하거나, NYHA classification으로 metabolic cost work를 정함

- 7 MET 이상인 경우 heavy industrial activity 제외한 작업 수행 가능

- 5~7 MET : 대부분의 직장일과 가정일

- < 3 MET : 직장복귀 어려움

(5) 심장재활로 2~3개월에 capacity를 50% 증가시킬 수 있음

(6) Full time work는 주요 physical capacity의 30%에 이르면 가능

(7) 다양한 활동에 따른 에너지 소모량

표 9-16 Estimated energy for various activities

MET	일상생활	운동	가능한 직업
1~3	면도 옷 입고 벗기 다리미질 서서 요리하기 접시 닦기	3.2 km/h로 걷기 골프 당구 볼링 보트낚시	사무직 제과점 자동차경정비 바텐더
3~4	샤워 계단 오르기 운전 바닥 청소 정원 가꾸기 10~15 kg 짐 옮기기	4.8 km/h로 걷기 요가 승마 골프 탁구	전자제품수리 기계조립 트럭운전
4~5	아이와 놀기(뛰기) 왁스 칠하기	5.6 km/h로 걷기 12.8 km/h로 자전거타기 수영 테니스(복식) 야구(시합) 배구, 농구(비시합)	미장이 페인트공 트랙터운전사 목공사
5~7	가구 옮기기 눈 치우기 자동차 닦기 30 kg 짐 옮기기	6.4~8 km/h로 걷기 체조 테니스(단식) 배구(시합)	아스팔트정비 굴착공 중장비사
>7		8 km/h로 조깅 축구 에어로빅댄스	소방사 건축인부 건설인부

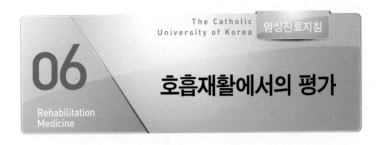

호흡재활에서의 평가

호흡재활 치료 대상 질환군은 크게 두 그룹으로 나누어짐

- Parenchymal disease (COPD, pneumonia 등)
- Restrictive disease (Neuromuscular disease - SCI, myopathy, motor neuron disease 등)

Parenchymal disease는 주로 obstructive pattern으로 발생

Restrictive disease는 restrictive pattern의 lung function 저하 보임

주요 evaluation 방법 및 치료적 접근이 달라짐

- Obstructive or intrinsic pulmonary disease : oxygenation impairment (O_2 저하가 문제)

 : Severe hypoxia in the presence of eucapnia or hypocapnia

 : O_2 저하의 문제를 해결하는 것이 우선

- Neuromuscular disease : 호흡근의 위약으로 인한 ventilatory impairment (CO_2 retention이 문제)

 : Hypercapnia precedes significant hypoxia or desaturation

 : CO_2 retention의 문제를 해결하는 것이 우선

 ※ Obstruction의 선행 후 disease progression 하면 ventilator impairment도 동반될 수 있음

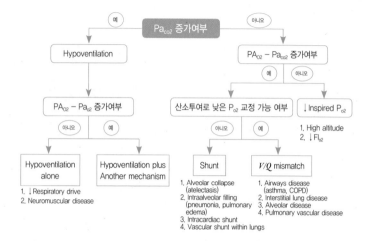

그림 9-2 저산소혈증의 환자에서 진단적 접근을 요약한 도표

1. 폐기능 검사

1) 폐활량 측정법(spirometry) (그림 9-3)

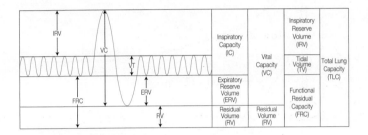

그림 9-3 폐활량 및 정적 폐 용적
Tidal volume : 평상 호흡기량, 일회 호흡기량
Residual volume : 잔기량
Inspiratory reserve volume : 흡기 예비기량
Expiratory reserve volume : 호기 예비기량
Vital capacity : 폐활량(TLC - RV)
Inspiratory capacity : 흡기 용량(IRV+TV)
Functional residual capacity : 기능성 잔기용량(RV+ERV)
Total lung capacity : 총폐용량
* TLC, FRC, RV 등은 spirometry로 측정불가

2) 최대 노력성 호기 곡선(그림 9-4)

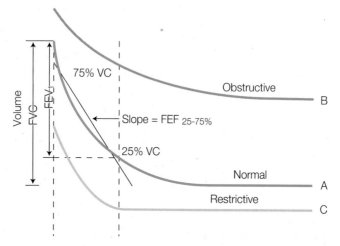

그림 9-4 **최대 노력성 호기 곡선**
정상(A), 폐쇄성 폐질환(B), 제한성 폐질환(C)
Forced vital capacity (FVC) : 노력성 폐활량
Forced expiratory volume at 1 sec (FEV1) : 1초간 노력성 호기량
FEV1/FVC (%) : 기도 폐쇄를 나타내는 지표

3) 유량기량곡선(flow-volume curve) (그림 9-5)

최대 노력성 호기 시 및 흡기 시 유량과 기량의 변화를 동시에 측정하여 나타낸 곡선

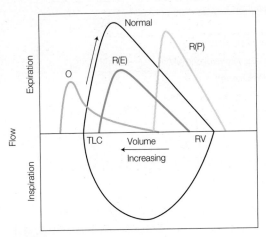

그림 9-5 **유량기량곡선**
O (obstructive) : 폐쇄성폐질환
R (P) (parenchymal restrictive) : 폐실질 제한성 폐질환
R (E) (extraparenchymal restrictive) : 폐실질이외 제한성 폐질환
TLC (total lung capacity) : 총 폐용량
RV (residual volume) : 잔기량

4) 제한성 폐질환과 폐쇄성 폐질환의 폐기능검사 비교(표 9-16)

표 9-17 제한성 폐질환과 폐쇄성 폐질환의 PFT

Test	Obstructive	Restrictive
Vital Capacity (VC)	↔↓	↓↓
FEV	↓↓	↔↓
Mid-maximal Flow (MMF)	↓↓	↔↓
Maximal Voluntary Ventilation (MVV)	↓↓	↔↓
Residual Volume (RV)	↑↑	↓↓
Functional Residual Capacity (FRC)	↑↑	↓↓
Total Lung Capacity (TLC)	↑↑	↓↓

5) 최대 흡기압 및 호기압(Maximum inspiratory and expiratory pressure) = MMT

- 흡기 및 호기근의 근력과 가장 잘 correlation 됨
- 정적 압력측정기를 이용하여 호흡 근력을 간접적으로 평가
- 신경 근육계 질환의 초기에도 최대 정적 압력의 변화를 볼 수 있음

6) Vital capacity (VC) = active ROM

- 환자가 스스로 낼 수 있는 호흡 capacity
- Diaphragm weakness 환자 = supine 시에 복강 장기가 diaphragm 을 밀고 올라와 diaphragm 수축이 어려워지고, VC 저하가 발생함
- Expiratory muscle weakness with intact diaphragm = up-right position 시에 복압 유지가 안 되어 supine시에 VC가 더 양호함

7) 최대 주입용량(Maximum insufflation capacity)

- Passive ROM
- 폐에 주입될 수 있는 최대 공기량을 측정. 환자 스스로 흡입할 수 있는 최대한을 들이마신 뒤, ambu-bag을 이용하여 주입 가능한 최대

한의 공기를 추가로 주입한 후 폐활량 측정기를 통해 용량을 측정

8) 최대 기침유량(Peak cough flow)

- 불순물 제거 능력
- Peak flow meter를 이용하여 환자가 최대한 힘차게 기침을 할 때 기침유량을 측정. 기도로부터 분비물이나 이물질을 제거할 수 있는 지표가 됨
- Minimum needed to eliminate airway secretions : > 160 L/min (Normal value : 360~720 L/min).

2. 동맥혈 가스 분석(ABGA)

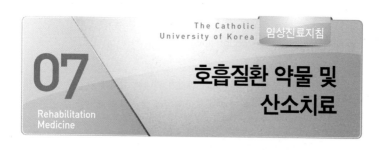

The Catholic
University of Korea 임상진료지침

07
Rehabilitation
Medicine

호흡질환 약물 및 산소치료

1. 약물치료

표 9-18 점액용해제 및 진해제

	hydration : 2~4 liter/day
점액용해제 (Mucolytic agent)	Acetylcysteine (Muteran, Mucomyst, Mucosten inj.) ① 경구(Muteran 100 mg/C, 200 mg/C) : 200 mg bid or tid (성인) ② 흡입(Mucomyst solution 800 mg/4 ml/EA) : 3~5 ml tid or qid ③ 정맥내 주사(Mucosten inj. 10%, IV) : NS 또는 5DW에 희석하여 600~900 mg bid~tid
	Ambroxol (Roxol tab) 경구(Roxol 30 mg/T) : 30 mg tid(장기투여 시 bid)
	Bromhexine (Bisolvon tab, Bromhexine inj.) ① 경구(Bisolvon tab, 8 mg/T) : 8 mg~16mg tid ② 정맥내 주사(Bromhexine inj. 4 mg/2ml/A ,IM, IV) : 1~2 ample bid
	Erdosteine (Erdos cap) 경구(Erdos cap, 300 mg/C) : 300 mg bid or tid
진해제 (Antitussive)	Benproperine (Cofrel tab) 경구(Cofrel tab, 20 mg/T) : 20~40 mg tid
	Levodropropizine 경구(Levotuss syrup 6 mg/ml) : 10 ml tid (성인)

진해제 (Antitussive)	Dihydrocodeine 경구(Cough syrup : 100 mL 중 Dihydrocodein tartrate 50 mg, dl- 　Methylephedrine HCL 131 mg, Chlorpheniramine maleate 15 mg, 　Ammonium Cl 1 g) : 20 ml tid~qid (성인)
	Codein phosphate ① 경구(Codein phosphate 20 mg/T) : 20 mg tid ② 부작용 : >10%에서 나른함, 변비

2. 예방접종(Vaccination)

1) 적응증

표 9-19 질환별 예방접종의 적응증

질환	적응증
인플루엔자	50세 이하의 고위험군 - 매년 접종 50세 이상에서는 모두 매년 접종 만성 호흡기 질환, 만성 심장 질환, 만성 신장 질환 만성 대사이상, 만성 간질환, 혈액응고 질환 악성 종양, HIV 감염자, 장기이식 환자, 임신 의료인, 해외 여행지가 유행시기일 때
폐렴 (Pneumococcal vaccine)	65세 이하의 고위험군 - 한번 접종 만성 호흡기 질환, 만성 심장 질환, 만성 신장 질환 만성 대사이상, 만성 간질환, 혈액응고 질환, 악성 종양 무비증(asplenia), 보체결핍, 뇌척수액 누수, HIV 감염자, 장기이식 환자

3. 산소 치료

1) 적응증

(1) 안정 시 지속적으로 PO$_2$ < 55~60 mmHg일 때

(2) long-term oxygen therapy는 하루 15시간 이상 산소 치료하는 것 의

미, SaO_2 < 88%로 hypoxemia 있을 때 시행

(3) SaO_2 < 89%이고, Pulmonary hypertension, CHF, Polycythemia가 있을 때 : PaO_2 55~59 mmHg 부터 산소 치료

(4) 평소 PaO_2 60 mmHg 이상이나, 운동이나 수면 시 저산소증 발생할 경우 : 운동/수면 시 산소 0.5~1 L/min 줌

2) 주의점

(1) Concomitant CO_2 retention 있는 경우는 mechanical ventilation 같이 병행할 것

(2) Trans-trachea : oxygen flow delivery 0.25~0.4 L/min

(= 2~4 L/min via nasal cannula or face mask)

3) 효과

(1) Pulmonary HBP 감소, Polycythemia 감소

(2) Perception of effort during exercise 감소

(3) Survival, 인지기능, 삶의 질 증가

4. Ventilator

1) 종류(표 9-19)

표 9-20 ventilator의 분류

	Airway Ventilators	Body Ventilators
positive pressure	IPPV (Intermittent positive pressure ventilator) Volume ventilator high span bilevel positive airway pressure Manual ventilator Mouth to mouth Cough assist machine (positive phase) high frequency ventilator	PPBV (Positive pressure body ventilator) Expiratory muscle IAPV (Intermittent abdominal pressure ventilator) Rocking bed - head down Manual body resuscitation

	Airway Ventilators	Body Ventilators
negative pressure	Cough assist machine (negative phase)	NPBV (Negative pressure body ventilator) inspiratory muscle Iron lung Poncho or wrap Cuirass or chest shell Rocking bed- head up Phrenic nerve stimulation

2) Weaning 시점 및 측정할 것

(1) LOC (loss of consciousness), capping 가능, cough effectiveness (PCF, peak cough flow), secretion retention 확인

(2) 효과적인 기침 가능성 측정

- Maximal Expiratory Pr > 40 cmH$_2$O
- PCF (peak cough flow) > 160 L/min

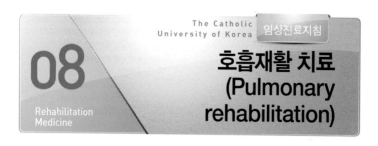

08

Rehabilitation
Medicine

호흡재활 치료
(Pulmonary
rehabilitation)

호흡재활 환자는 respiratory muscle fatigue가 발생하지 않도록 예방해야 함

호흡재활의 목표

- Respiratory muscle의 loading 줄이기 → 감염증 치료, 분비물 조절
- Underlying condition을 호전시키기 → NM disease, COPD 등의 원인 질환 치료
- 호흡근 및 호흡패턴 훈련

1. 분비물 조절(Secretion control)

1) 자세에 따른 배출(Postural drainage)

2) 두드리기(Percussion)

손바닥을 컵 모양으로 만들어 5 Hz로 1~5분 이상 chest area를 두드림

3) 진동(Vibration)

(1) Vibrator : 호기 시 10~15 Hz로 적용

(2) Vibrating vest, air vibration under chest shells, high frequency oscillators

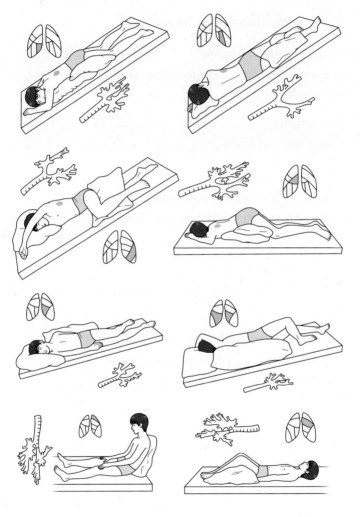

그림 9-6 체위 배액법

2. Airway clearance technique

1) 보조 기침(Assistive cough)

호기근의 약화로 기도 분비물을 배출하는 데 어려움이 있을 때 기침 시 복부를 압박해서 도움을 줌

2) 허핑(Huffing)

한 번 흡기 후 여러 번 호기를 끊어서 숨을 내뱉음으로써 기도 분비물 제거

3) 양압호기호흡(Positive expiratory pressure breathing)

호기 시 양압이 걸리는 일반통행 밸브를 통해 호흡함으로써 호기 기간 동안 기도를 열어두게 함

4) 플러터(Flutter breathing)

양압호기호흡법과 기도 내 진동 효과를 이용한 것으로 분비물 제거에 도움

5) MI-E (Mechanical insufflation-exsufflator) 기침 보조

기계의 흡인력을 이용한 기침보조 방법으로, 먼저 양압(30~50 cmH$_2$O)을 가하여 공기를 폐로 주입시킨 후, 갑작스런 음압(30~50 cmH$_2$O)으로 호기를 발생시킴

(1) 사용방법

- 초기에는 저압력으로 점차 증진하도록 하며 대부분 환자에서는 35~45 cmH$_2$O 압력을 양압 및 음압으로 조정
- Tracheostomy tube 통해 시행 시에는 cuff inflated 되어 있어야 함
- 양압과 음압 시간은 2~4초 정도 시행
- 5 cycle of MI-E 후, hyperventilation 막기 위해 짧은 정상호흡이나

ventilator 사용

(2) 사용 금기

- Bullous emphysema
- 최근 pneumothorax or pneumomediastinum

3. 호흡 훈련(Breathing exercise)

1) 개구리 호흡법(Glossopharyngeal breathing, GPB)

(1) 흡기근 및 호기근의 기능이 저하된 경우 혀와 인후두 근육을 이용하여 소량을 공기를 기도로 주입함으로써, 정상에 가까운 일회 호흡량과 분당 환기량을 유지할 수 있음

(2) 1회 시행 시(one breath) 6~9 gulps, 40~200 ml each

(3) 효과

- Ventilator 고장 시 안전성 확보 : ventilator 사용자의 60%에서 breathing 능력이 없지만 good bulbar function 이 있어 GPB를 이용하여 몇 분에서 하루종일 ventilator없이 유지 가능
- Bulbar muscle function이 intact한 Spinal cord injury는 GPB를 시행하는데 좋은 대상
- Vocal volume 및 flow of speech 향상
- Assisted cough를 위해 deep breathing 할 때 사용할 수 있음
- Severe oropharyngeal weakness에서도 limited GPB 할 수 있음 (e.g. DMD)

(4) Tracheostomy 상태에서는 거의 쓰기 어려움

2) 횡격막 호흡법

흡기 시 복부가 나오고, 호기 시 복부가 들어가도록 하는 호흡으로 흉골의 움직임이 적게함

3) 입 모음 호흡(pulsed lip breathing)

입술을 오므리고 천천히 내쉬는 호흡법으로 입안의 양압이 기도로 전달되어 기도의 폐쇄를 막음. 호흡횟수 감소 및 혈액가스 상태를 호전시키는 효과가 있음

4) Air shifting technique

깊이 숨을 들이쉰 뒤 glottis를 닫고 5초간 유지, microatelectasis를 예방

5) Air stacking exercise

환자 스스로 흡입할 수 있는 최대 용량을 들이마신 후 마우스피스나 비구강마스크를 통해 공기를 최대한 추가 주입, 한 번에 10~15회, 하루 2~3회 시행

MIC를 증가시켜 PCF를 최대화, pulmonary compliance 증진, atelectasis 예방, noninvasive IPPV로 가기 위해 시행

4. Tracheostomy weaning

1) Consider indications of decannulation

(1) Check LOC, ability of tolerate capping, cough effectiveness (PCF), secretion retention

(2) Check Cough effectiveness : PCF > 160 L/min, Maximal Expiratory Pr. > 40 cmH₂O

2) Downsized or fenestrated or cuffless tube or speaking valve

3) Tracheostomy tube plugged for 48 hours or more

4) Decannulation

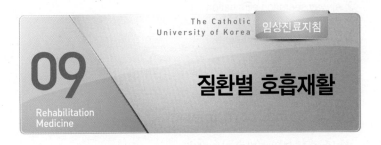

The Catholic
University of Korea 임상진료지침

09
Rehabilitation
Medicine

질환별 호흡재활

1. 만성 폐쇄성 폐질환(Chronic obstructive pulmonary disease)

1) 호흡 운동

(1) Relaxation position : forward bending, upper arm fixing

(2) Pursed lip breathing

(3) Diaphragmatic breathing

(4) Inspiratory resistive exercise : 흡기구의 구멍을 조절하거나 일정 압력 이상에서 밸브가 열려서 흡기할 수 있도록 기구를 이용한 운동 방법

2) 보조 환기 이용

(1) Continuous positive airway pressure, NIPPV (noninvasive intermittent positive-pressure ventilation)

(2) 경우에 따라서는 수면 시에만 NIPPV 이용

3) Airway secretion elimination

4) Oxygen supplementation

5) Reconditioning exercise and upper extremity exercise

2. SCI (Spinal cord injury)

1) 척수 손상 부위에 따른 기능 예후
  (1) C2 이상 : 횡격막 기능이 없어 즉시 기계적 호흡 필요
  (2) C3-4 : 중증 이상 횡격막기능부전 있어 간헐적 기계적 호흡 필요
  (3) C3-4이하 : 기계호흡 제거가 가능, 부흡입근육(Inspiratory accessory muscle)의 호흡

2) 손상 후 사지마비 환자의 호흡기능 profile의 변화
  (1) 제한성 폐질환 양상(All Lung volume↓, RV only↑)
  (2) 흉벽 유순도↓, 복벽 유순도↑
  (3) 호흡기의 과민성반응이 항진됨 - 원인 : Unopposed cholinergic tone

3) 폐활량(most useful parameter)
  (1) 호흡근의 근력과 관련 → 폐활량계로 횡경막의 근력을 정량적으로 측정
  (2) 자세 변화에 따른 차이
    : 앉은 자세에서는 복근 마비로 인해 복강장기(abdominal content)가 중력에 의해 내려가므로 횡격막의 반잔폭(excursion)이 감소하여 잔여용량이 증가하기 때문에 앉은 자세가 누운 자세에 비해 폐활량 15~50% 감소. 복대나 코르셋이 도움이 됨
  (3) 척추의 안정성이 확보되면 바로 호흡재활치료 시작

4) 치료

(1) Atelectasis 조절

- Intermittent positive-pressure breathing (IPPB), Bilevel positive airway pressure, Continuous positive airway pressure (CPAP) devices 등 이용
- 기도 분비물 조절
- 약물요법(기관지 확장제, mucolytics, theophylline 등)

(2) 호흡근 훈련

(3) 개구리 호흡법(Glossopharyngeal breathing, GPB) 훈련

(4) Mechanical ventilation 사용 indication 인지

- Physical signs of respiratory distress (cyanosis, accessory muscle use, tachypnea, tachycardia, diaphoresis, altered mental status, hypotension, hypertension)
- Hypercarbia (PaCO$_2$ > 50 mmHg)
- Hypoxia (PaO$_2$ < 50 mm Hg) unresponsive to oxygen therapy
- Falling VC (< 15 mL/kg IBW)
- Inability to handle secretions
- Intubation이 5일 이상 지속될 시 tracheostomy를 시행해야 함

(5) Obstructive sleep apnea 조절

3. ALS (Amyotrophic lateral sclerosis)

- Neuro-muscular disease의 호흡재활 프로토콜 유지
- PEG 시점 : vital capacity가 정상 예측치의 50% 이하로 될 때

4. Myopathy

1) Duchenne muscular dystrophy

(1) Neuro-muscular disease의 호흡재활 프로토콜 유지

(2) 척추 측만증

- 12~15세 경 50% 환아에서 scoliosis가 시작, 이후 90% 이상에서 척추측만증 발생
- FVC는 척추측만증의 severity 및 제한성 폐질환의 중요한 척도 : 10세까지 FVC 증가 → 10대 초기 plateau → 청소년기에 접어든 이후 FVC는 linear하게 감소 → 증상이 있는 respiratory failure는 청소년 후반기에 발생
- Maximal Inspiratory/Expiratory Pressure (MIP or MIP)는 제한성 폐질환의 초기 지표로 5~10세 경부터 손상을 보임
- 보조기 : 척추 측만증을 예방하고 진행을 막는 데 효과 없음
- 척추측만증의 교정을 위해서는 수술(spinal fusion)이 효과적(수술 적응증 : FVC > 40% (FVC > 1.5 L), Curve > 25° 되기 전에 하는 것이 좋음, FVC < 40% 면 수술 전후 mortality가 높아 수술 금기)

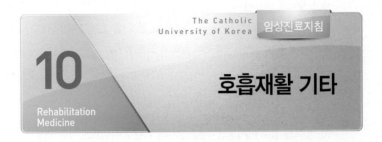

10

Rehabilitation
Medicine

호흡재활 기타

1. COPD에서의 영양

1) 50%에서 체중 감소 발생

일차적인 원인은 칼로리섭취 부족이 아닌 High work of breathing에 의한 Hypermetabolism이지만, 여러 가지 이유(Dyspnea, Tachypnea, 약물의 소화기계 부작용, 우울증에 의한 Anorexia, Tracheostomy에 의한 삼킴곤란, Difficulty with meal preparation 등)로 음식섭취 또한 줄어들게 됨

2) 권장 식사 방법

small mouthful of food, 천천히 먹도록, 조금씩 자주 식사하도록 함. 탄수화물 섭취증가는 hypercapnia 악화, fat 섭취 증가는 hypercapnia 호전

3) COPD 환자에서 total daily energy expenditure는 건강한 사람과 차이가 없음. 적절한 영양공급에 따라 COPD 환자의 호흡 기능은 호전될 수 있음

4) TPN 결정 시 주의 사항

(1) Carbohydrate (dextrose)

- monohydrate 열량 3.4 kcal/g
- dextrose 농도는 보통 40~70% 사용하고, 수분 제한이 필요한 경우

높은 농도를 선택함

- 호흡 부전 시 호흡비(respiratory quotient ratio)를 호전시키기 위해 낮은 농도의 dextrose를 사용하고, lipid의 양을 늘림
- carbohydrate 는 투입 속도가 중요 : 4~5 mg/kg/min은 넘지 말아야 함

(2) Protein

- 열량 : 4 kcal/g
- 40~50%의 필수 아미노산과 50~60%의 비필수 아미노산으로 구성
- positive nitrogen balance를 유지하는 것이 중요함
- 스트레스 정도에 따라 투입량을 조절함

(3) Lipid

- 필수 지방산 공급
- 9 kcal/g으로 고열량 제공
- 고혈당 환자에서 칼로리 공급 시 dextrose 농도를 낮추고 fat으로 열량 조절에 도움
- 보통은 1 g/kg/day 정도 투여
- 대부분의 TPN bag에 50 g 정도 포함됨

표 9-21 영양 제제 비교

투여경로	말초 정맥용			
구성성분	포도당 + 아미노산 + 지방			포도당 + 아미노산
상품	뉴트리플랙스 패리 리피드	뉴트리플렉스 패리 리피드	엠지 TNA 페리	콤비플랙스 페리
수액 양(ml)	1,875	1,250	960	1,100
총 열량 (kcal/bag)	1,435	955	700	547
포도당(g)	120	80	65	120
지방구성	LCT (long-chain triglycerides) (50%) + MCT (medium-chain triglyceride) (50%)	LCT (50%) + MCT (50%)	LCT	-
지방(g)	75	50	34	
아미노산(g)	60	40	23	20.7

투여경로	중심 정맥용	
구성성분	포도당 + 아미노산 + 지방	포도당 + 아미노산
상품	올리클리노멜 N7-1000E	콤비플랙스 중심
수액 양(ml)	1,500	1,000
총 열량(kcal/bag)	1,800	1,169
포도당(g)	240	250
지방구성	정제올리브유(80%) + 대두유(20%)	-
지방(g)	60	
아미노산(g)	60	50

|참고문헌|

1. Braddom's Physical medicine & rehabilitation. 4th ed. ELSEVIER, 2010.
2. Braddom's Physical medicine & rehabilitation. 5th ed. ELSEVIER, 2016.
3. Delisa's Physical medicine & rehabilitation principles and practice. 5th ed. Lippincott Williams & Wilkins, 2010.
4. Fauci AS, Kasper DL, Braunwald E. Hauser SL, Longo DL, Jameson JL, Loscalzo J. Harrison's Principles of Internal Medicine. 16th ed, McGraw-Hill, 2005.
5. Tintinalli JE, Kelen GD, Stapxwynski JS. Tintinalli's Emergency Medicine: A Comprehensive Study Guide, 6th ed, McGraw-Hill, 2004.

10. 스포츠재활

Sports Rehabilitation

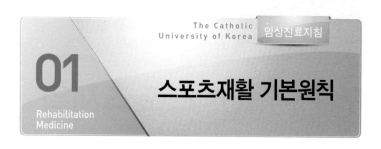

The Catholic
University of Korea 임상진료지침

01

Rehabilitation
Medicine

스포츠재활 기본원칙

1. 치유과정의 이해

1) Inflammatory phase (Acute ; 0~72 hours after injury)

　(1) 부종 및 염증 조절하는 시기

　(2) 초기 72시간 처치

　(3) Cardiovascular fitness 유지

　(4) PRICE or RICE

　　가. Protection(보호)

　　　- Crutches, padding, shock-absorbing insoles, splint, and external
　　　　supports

　　나. Resting(휴식)

　　　- Relative resting (o)

　　　- Complete resting (immobilization) (x)

　　　- 손상부위에 스트레스나 무리한 긴장은 피하고 부종 또는 통증
　　　　이 발생하면 안 됨

　　　- 24~48시간 유지

　　다. Ice(냉찜질)

　　　- 통증감소

　　　- 국소적인 혈관 수축 및 출혈 & 삼출의 조절

- 손상된 조직의 대사량 및 산소요구량 감소
- 반사적인 근수축, 근경직 감소
- 1회당 15~20분, 4시간마다 적용(하루에 3~4회 적용)
- 초기 72시간까지(초기 36시간 이내 적용)

라. Compression(압박)
- 부종 발생 공간 감소
- Ice 동시에 적용
- Pain-free ROM으로 lymphatic drainage에 도움
- 적어도 72시간 정도 지속적으로 적용

마. Elevation(거상)
- 중력에 의한 울혈 방지
- 가능한 오랜 시간, 가능한 높이
- 초기 72시간

바. Prescription 예시 ; ankle sprain, left (grade II)
① Air cast and crutch gait
② Limiting weight bearing and pain-free ROM
③ Ice pack on left lateral ankle 20 min, q 4 hours, first 48 hours
④ Elastic bandage on left ankle with ice pack
⑤ Elevation of the leg above the level of the heart
⑥ Aerobic exercise (swimming or arm ergometer)

2) Reparative phase (Recovery ; 72 hours to 3 weeks after injury)

- Continued protection
- ROM, joint mobility and flexibility 향상
- Proprioception 회복
- Cardiovascular fitness 유지
- Strength(근력) 유지 및 endurance(근지구력) 향상

(1) ROM exercise

-   Swelling, pain, joint stiffness에 의해서 관절의 움직임이 제한된
    경우 필요함
-   Ligament, joint capsule injury 시 필요함

가. Passive ROM

-   Be done for a person by a helper

① Indication

-   Acute and inflamed tissue의 active motion이 healing process
    방해하는 시기(2~6 days)
-   Comatose, paralyzed, or complete bed rest

② Contraindication

-   Increased pain and inflammation (tenderness, redness,
    swelling, heat)
-   추가 손상의 가능성이 있을 때

나. Active ROM & active-assisted ROM

-   Active ROM ; be done when a person can do the exercises by
    himself
-   Active-assisted ROM ; be done by the person and a helper

① Indication

-   Active contraction of the muscle
-   No inflammation and pain-free ROM

② Contraindication

-   Acute thromboembolism

(2) Stretching exercise

가. Indication

-   Muscle, fascia, tendon injury로 인한 ROM 제한
-   손상으로 인한 stretching은 static stretching이 필요함

- Musculoskeletal injury 예방
- Postexercise muscle soreness 예방

나. Contraindication

- Bony block & nonunion
- Inflammation & infection
- Sharp and acute pain
- Hypermobility
- Contracture or shortened soft tissue가 joint stability or ADL 등에 도움이 되는 경우

다. Static stretching

- Intensity는 통증은 없고 약간 불편한 정도, tension (o), pain (x)
- Duration 15~30초 유지 반복으로 4~6회 시행
- Frequency 유연성 증가를 위해서 주 5회, 유연성 유지를 위해서 최소 주 1회
- 근육 내 온도가 39°에서 가장 효과가 좋으며, Stretching 전에 적절한 워밍업이 필요

(3) Proprioception exercise

- Goal ; reduce the time between the neural stimulus and desired muscular response

(4) Strength exercise

가. Isometric exercise(등척성) ; 근육의 길이에 변화 없이 근긴장도가 증가하는 근수축

나. Isotonic exercise(등장성) ; 근육의 길이가 변하면서 근력을 발생시키는 근수축

다. Isokinetic exercise(등속성) ; 특별히 고안된 장비를 이용해서 가해지는 힘과 상관없이 정해진 각속도로 움직이는 운동

라. Concentric contraction(동심성 수축) ; 근긴장도가 생성되는 동안 저항을 이겨내면서 근육이 짧아지는 근수축

마. Eccentric contraction(편심성 수축) ; 근긴장도가 생성되는 동안 저항이 근력보다 커서 근육의 길이가 길어지는 근수축

바. Open kinetic chain exercise ; 발이나 손이 지면이나 혹은 다른 표면에 닿지 않는 운동

사. Closed kinetic chain exercise ; 발이나 손이 지면에 붙어서 체중을 싣고 있는 운동으로 open kinetic chain exercise보다 안정된 운동

(5) Endurance(근지구력)

- 저항에 대해서 일정 시간동안 반복적인 근수축을 할 수 있는 능력
- Injury and immobilization으로 인해서 type I muscle fiber의 손상으로 인해서 발생됨
- 적은 강도로 빠른 반복의 운동으로 강화됨

3) Maturation phase (Functional phase ; 3주~6개월부터 수상 후 2년까지)

- 정상 ROM, joint mobility and flexibility
- 정상 Proprioception
- Cardiovascular fitness
- Strength, endurance, power
- Sport-specific skill

(1) Cardiovascular fitness

- Cardiovascular endurance(심폐지구력)를 유지
- Aqua jogging, upper extremity bikes 등을 이용

(2) Flexibility(유연성)

- Static flexibility
- Dynamic flexibility

(3) Sport-specific skill

- Speed, agility(순발력), quickness exercise(민첩성)
- Plyometrics

2. 스포츠 손상의 분류

1) Acute Injury

- 외상 또는 선행인자가 있는 상태에서 약한 충격으로 acute pain, swelling, heating, bleeding 소견이 관찰됨
- Tendon tear, fracture, nerve injury

2) Overuse injury

- 만성적인 과사용으로 인해 지속적인 미세손상에 의한 증상이 관찰됨
- Tendinopathy, stress fracture, apophysitis, arthritis, nerve entrapment

3. 스포츠 손상의 기전

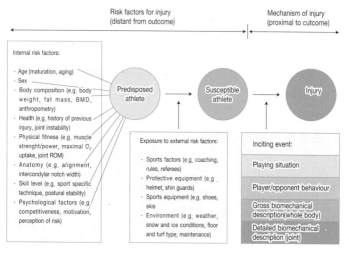

그림 10-1

(Bahr, R, Krosshaug, T. Understanding injury mechanisms; a key component of preventing injuries in sport, British journal of sports medicine 2005;39;324-329.에서 인용한 그림입니다)

4. 스포츠 선수에서의 약물치료

1) 한국도핑방지위원회(www.kada-ad.or.kr)

- 치료목적사용면책(TUE, therapeutic use exemptions) 규정 및 신고 절차 등에 대해서 소개
- 금지약물 검색

2) Injection 또는 Medication 시 금지약물에 주의

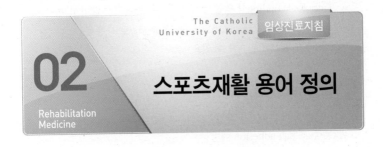

02
Rehabilitation
Medicine

스포츠재활 용어 정의

1. Ligament sprain(인대 염좌)

1) Grade I ; Mild stretching of a ligament with microscopic tear
2) Grade II ; More severe injury involving an incomplete tear of a ligament
3) Grade III ; Complete tear of a ligament

2. Muscle strain(근육 염좌)

1) Grade I ; 약간의 근섬유만 늘어나거나 뒤틀린 경우로 손상된 근육에 통증은 있으나 비교적 정상 근력유지
2) Grade II ; 많은 수의 근섬유의 손상으로 부종이 동반되고 근력의 감소가 나타나고 출혈이 관찰될 수 있음
3) Grade III ; 전체 근육의 손상으로 근력의 저하, 통증, 부종, 출혈이 동반되고 근육이 근위부로 이동되며 피부 함몰이 관찰되고 손상을 받을 때 소리가 나타남

3. Tendinopathy(건병증)

- Tendon의 과사용 또는 과부하로 인해서 tendon의 염증, 통증, 마찰음, 미세파열 등이 나타나는 것

- Pathologic finding상 염증성 세포반응은 관찰되지 않아서 tendinitis 라는 용어보다는 tendinosis or tendinopathy로 사용됨
- 2~3주간 휴식이 필요할 수 있음

4. Tenosynovitis(건초염)

- Inflammation and thickening of tendon sheath
- 통증 조절과 adhesion 예방

5. Bursitis(윤활낭염)

- 관절 주위의 막으로 근육과 뼈 사이에서 완충역할을 하는 bursa에 inflammation or degeneration
- 과사용 또는 과도한 압력을 받는 부위에 발생
- Systemic disease (rheumatoid arthritis, gout, sepsis)
- 통증으로 인한 움직임의 제한이 나타남

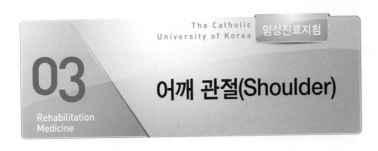

어깨 관절(Shoulder)

1. Shoulder 총론

1) Complaints

(1) Pain in shoulder, neck, and/or arm

(2) Weakness

(3) Stiffness without weakness

(4) Crepitus on movement

2) Physical examination

(1) Inspection

가. Muscle atrophy

나. Subluxation or dislocation of the glenohumeral joint

다. Winged scapula

라. Level of the scapula in Sprengel's deformity

마. Prominence of the clavicle at either end

바. Thoracocervical spine with kyphoscoliosis

사. Redness, swelling and/or discoloration

(2) Palpation

가. Acromioclavicular joint

나. Bicipital groove

다. Sternoclavicular joint

라. Localize crepitus by palpating over subacromial bursa and rotator cuff

마. Thoracoscapular bursa for tenderness

바. Palpate the level of the scapula

(3) Range of motion

가. Active range of motion

나. Passive range of motion

(4) Special maneuvers

가. Impingement test

- Rotator cuff tendon이 coracoacromial arch와 충돌되면서 통증이 유발되는 것을 확인하는 검사

① Neer test(그림 10-2)

- 팔을 internal rotation 시킨 후 전방으로 flexion 시킬 때 통증이 나타나면 양성 소견임

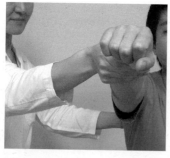

그림 10-2 Neer test

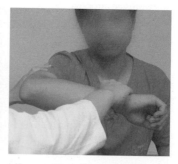

그림 10-3 Hawkins-Kennedy test

② Hawkins-Kennedy test(그림 10-3)

- 팔을 90° 정도 flexion 시킨 후 external rotation 상태에서 internal rotation 시 통증이 나타나면 양성 소견임

나. Rotator cuff tendon

① Empty can test(그림 10-4)

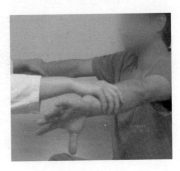

그림 10-4 Empty can test

- 엄지손가락을 아래로 향한 상태에서 팔을 90° abduction, 30° 앞으로 향한 상태에서 검사자가 팔을 하방으로 누르는 동안 환자는 팔의 위치를 유지하도록 저항했을 때 통증이 있거나 힘이 약한 경우 양성소견으로 supraspinatus tendon의 병변을 확인할 수 있음

② Drop-arm test(그림 10-5A, 그림 10-5B)

- 팔을 90° abduction시킨 상태에서 천천히 내릴 때 부드럽게 내리지 못하고 팔이 drop되는 경우 supraspinatus tendon complete tear를 의심할 수 있음

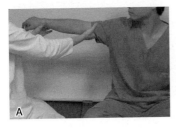
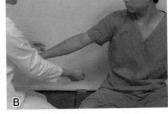

그림 10-5 Drop arm test

③ Lift-off test(그림 10-6)

- 팔꿈치를 구부려서 손을 등 뒤로 하고 손을 lift off(몸에서 떨어지게)할 때 통증이 나타나는 경우 subscapularis tendon의 병변을 의심할 수 있음

다. Biceps tendon

① Speed's test(그림 10-7)

- 검사자의 한 손은 bicipital groove에서 biceps tendon을 촉지한 상태로 팔을 전방으로 90° flexion시킨 상태에서 팔을 flexion에 대해서 검사자는 저항을 주면서 biceps tendon에 tenderness가 증가되면 biceps tendon병변을 의심할 수 있고 통증이 심하게 나타나는 경우 SLAP (superior labrum from anterior to posterior)를 의심해 볼 수 있음. 검사는 손바닥을 위로 향한 상태에서 검사한 후 아래로 향한 상태에서 각각 검사함

② Yergason's test(그림 10-8)

- 팔꿈치를 90° flexion시키고 몸통에 고정한 상태로 환자는 팔꿈치는 고정한 상태에서 forearm supination시키고 검사자는 저항을 주면서 bicipital groove에 tenderness가 있는 경우 양성 소견임

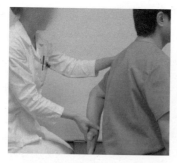

그림 10-6 Lift-off test

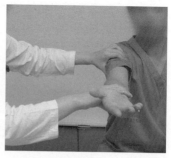

그림 10-7 Speed's test

라. Anterior apprehension test(그림 10-9)

- 환자가 누워있는 상태에서 팔을 90° abduction 상태에서 external rotation and extension 시에 통증이 있거나 어깨가 빠질 것 같은 불안함을 느끼면 양성

마. O'Brien test(그림 10-10)

- 어깨를 90° flexion 상태에서 주먹을 쥔 상태에서 엄지손가락을 아래가 가리킨 상태에서 검사자는 팔을 아래로 내리고 환자는 저항할 때 통증이 나타나고 엄지손가락을 위를 가리킨 상태에서 같은 저항을 주었을 때 통증이 감소되면 양성 소견으로 SLAP 병변을 의심할 수 있음

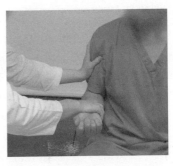

바. Crank test(그림 10-11)

- 어깨는 90° abduction 상태에서 어깨 관절에 axial loading을 가해서 통증이

그림 10-8 Yergason's test

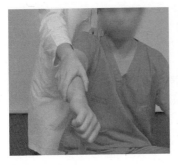

그림 10-9 O'Brien test

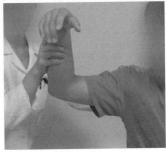

그림 10-10 Crank test

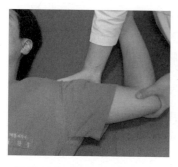

그림 10-11 Anterior apprehension test

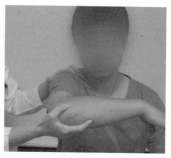

그림 10-12 Cross body adduction test

유발되거나 crepitation or gliding 소견이 나타나면 양성 소견으로 SLAP 병변을 의심할 수 있음

사. Cross-body adduction test(그림 10-12)

- 어깨 관절을 90° abduction, 팔꿈치관절 90° flexion시킨 상태에서 팔꿈치 관절이 몸통의 중간까지 움직이는 과정에서 Acromioclavicular (AC) joint에 통증이 나타나면 양성으로 AC joint region을 의심하는 소견임

3) Plain radiography

(1) Anteroposterior view

- Greater tuberosity 관찰을 위해서 30° external rotation 후 검사하는 것이 좋음
- Hill-Sachs region 확인을 위해서는 internal rotation 후 검사함

(2) Supraspinatus outlet view : acromion type과 osteophyte 확인

(3) Axillary view : subluxation or dislocation and fracture of anterior or posterior glenoid rim

(4) Scapular Y view : acute dislocation

(5) Stryker notch view : Hill-Sachs defect

(6) Garth view and the west pint view : Bankart fracture

4) Treatment

(1) Modality

(2) Exercise

가. Isometric shoulder activities in all planes

나. Pain-free range of motion exercise

다. Shoulder stretching exercise

라. Scapular mobilization exercise

마. Progressive resistive exercise

바. Friction massage

2. Impingement syndrome

1) 병태생리

- Acromion, acromioclavicular joint, coracoacromial ligament, coracoid process와 rotator cuff tendon에서 충돌로 인해 통증이 유발되는 질환
- Subacromial & subdeltoid bursitis 관찰됨
- Rotator cuff tendinopathy or tear 동반

2) 증상

- 어깨와 팔의 외측 통증이 나타남
- 밤에 통증이 흔하고 아픈 쪽으로 잠을 잘 수 없음
- Painful arc가 나타나는데 어깨를 abduction 시켰을 때 60~120° 사이에서 통증이 나타남
- 팔을 머리 위로 올릴 때 통증이 심해지고 이는 경추부 추간판 탈출

증과 감별이 되는 소견임

3) 진단

(1) 이학적 검사

- Neer test, Hawkins-Kennedy test

(2) 방사선 검사

가. X-ray : Shoulder anteroposterior view, scapular outlet view, axillary view

나. 초음파 검사 ; Rotator cuff tendon의 병변을 확인

(3) 감별진단

- Rotator cuff tear, glenohumeral arthritis, AC joint arthritis, adhesive capsulitis, cervical radiculopathy, thoracic outlet syndrome, chest region

4) 치료

- 통증 조절을 위한 약물치료, modality, shoulder exercise
- Subacromial bursa steroid injection

5) 예방

- 운동 전에 어깨 주변 스트레칭을 시행하고 어깨 통증이 유발되는 자극은 피함

3. Rotator cuff tear

1) 병태생리

(1) Supraspinatus tendon ; 가장 많이 발생하고 가장 먼저 손상 받는 구조

(2) Rotator cuff는 어깨관절을 안정시키고 어깨를 움직여 주는 중요한 구조

(3) Rotator cuff tear classification

　가. Partial thickness tear ; articular-side, bursa-side, intrasubstance tear
　　　(tendon 사이에 longitudinal split)로 articular-side tear가 흔하게 관
　　　찰됨

　나. Full thickness tear

　다. Full thickness tear with complete tear

(4) Rotator cuff tear 크기에 따른 분류

　가. Small tear ; 0~1 cm^2

　나. Medium tear ; 1~3 cm^2

　다. Large tear ; 3~5 cm^2

　라. Massive tear ; > 5 cm^2

2) 증상

- 밤에 통증이 흔하고 아픈 쪽으로 잠을 잘 수 없음
- 통증을 악화되는 특징적인 동작이 있음
- Rotator cuff massive tear 또는 complete tear 시에는 근력이 저하됨
- 증상이 오래된 경우 rotator cuff muscle의 atrophy 소견이 나타남

3) 진단

(1) 이학적 검사

- Empty can test, Drop-arm test
- Lift-off test

(2) 방사선 검사

가. X-ray : Shoulder anteroposterior view, scapular outlet view, axillary view

나. 초음파 검사 ; Rotator cuff tendon의 병변을 확인

(3) 감별진단

- Impingement syndrome, glenohumeral arthritis, AC joint arthritis, adhesive capsulitis, cervical radiculopathy, thoracic outlet syndrome, chest region

4) 치료

(1) 통증 조절을 위한 약물치료, modality, shoulder exercise, steroid injection

(2) Postoperative rehabilitation(수술 후 재활치료)

가. Phase I(수술 후 0~6주)

- Passive ROM only (goal ; forward flexion 140°, external rotation 40°, abduction 60°)
- No active ROM
- Immobilization ; 어깨관절을 20~40° abduction하여 긴장 없이 수술하였을 때 abduction orthosis 사용하고 small & medium tear (0~3 cm²)인 경우 3~6주 사용하고 large tear (3~5 cm²) 6~8주 사용을 고려함

나. Phase II(수술 후 6~12주)

- 통증 없는 범위 내에서 phase I goal의 passive ROM이 도달된 경우에 시작
- Remove shoulder orthosis
- Passive ROM (goal ; forward flexion 160°, external rotation 60°, abduction 90°)
- Active-assist ROM ⇒ active ROM

- No strengthening exercise

다. Phase III(4개월 이후)

- Painless active ROM & no shoulder pain and tenderness 경우 시작
- Prepare for return to functional activities

5) 예방

- 근력 운동 및 스트레칭을 통해서 어깨 관절 주변 근육의 강화와 정상적인 어깨관절 운동범위를 유지함

4. Adhesive capsulitis

1) 병태생리

- Progressive soft tissue restriction of shoulder motion of uncertain etiology, rotator cuff tendinopathy, or extrinsic factor (immobilization, intrathoracic region, cervical radiculopathy, stroke 등)
- 어깨관절의 운동범위가 제한되나 특히 passive external rotation 의 제한이 특징적인 소견으로 rotator cuff disease and subacromial bursitis와 감별이 되는 특징

2) 증상

- 어깨관절은 통증과 active & passive ROM의 제한이 모든 방향에서 나타남
- 여성에서 보다 흔하고 40~60세에 호발
  (1) 1단계(freezing stage) ; 3~6개월
  (2) 2단계(frozen stage) ; 3~18개월
  (3) 3단계(thawing stage) ; 3~6개월

3) 진단

(1) 이학적 검사

- Limited painful active and passive ROM(특히 external rotation)
- 건측과 비교했을 때 50%의 제한이 나타남

(2) 방사선 검사

- 다른 질환의 감별을 위해 시행

(3) 감별진단

- Osteoarthritis or rheumatoid arthritis, humerus fracture, impingement syndrome, rotator cuff tear, cervical radiculopathy or brachial plexus region, tumor

4) 치료

(1) 통증 조절을 위한 약물치료, modality, shoulder exercise

(2) Jackins exercise(그림 10-13)

(3) Injection

　　가. Intraarticular steroid injection

　　나. Intraarticular hyaluronic acid injection(1주 간격으로 3주간)

　　다. Intraarticular dilation

5) 예방

- 어깨관절 정상 관절범위를 유지되는 관절운동 지속

5. Acromioclavicular joint injury

1) 병태생리

(1) 어깨관절의 adduction 상태로 넘어질 때 어깨의 상부에 충격에서 흔하게 나타나는 손상

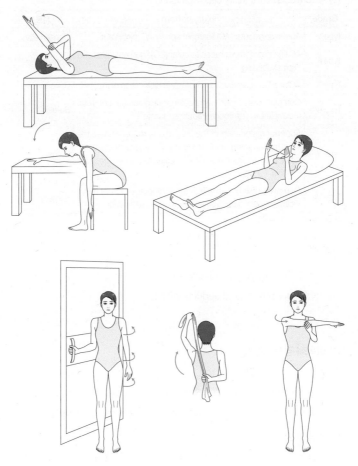

그림 10-13 Jackins exercise

(2) Acromioclavicular injury classification

Grade	Injury pattern	치료
Type I	Acromioclavicular (AC) ligament sprain; AC joint intact	Conservative
Type II	AC ligament torn, coracoclavicular (CC) ligament intact; AC joint subluxed	Conservative
Type III	AC and CC ligaments torn; complete dislocation of the joint	Conservative
Type IV	Complete dislocation with posterior displacement of distal clavicle into or through trapezius muscle	Surgery
Type V	Superior dislocation of the joint of one to three times the normal spacing, increasing the CC ligament distance two to three times normal; disruption of the deltotrapezial fascia	Surgery
Type VI	Complete dislocation with inferior displacement of distal clavicle into a subacromial or subcoracoid position	Surgery

2) 증상

- AC joint tenderness and deformity
- Shoulder flexion and adduction 제한

3) 진단

(1) 이학적 검사

- Cross-body adduction test
- Tenderness 확인(sternoclavicular joint, clavicle, acromion, the spine of the scapular, coracoclavicular ligament, coracoid process)

(2) 방사선 검사

- Clavicle AP ; Grade II 이상의 확인을 위해서 AC joint 포함한 clavicle AP view 확인
- Clavicle lordotic view

(3) 감별진단

- Clavicle fracture, acromial fracture, rotator cuff tear

4) 치료

(1) 통증 조절을 위한 약물치료

(2) Physical therapy

가. RICE

나. Relative rest ; symptomatically shoulder sling apply

다. Stretching and active assisted ROM

라. 2~3주간 full ROM 이후 strengthening exercise(특히 trapezius and deltoid muscle 강화)

마. Plyometrics, PNF, isokinetic exercise

(3) Injection

- Grade I & mild grade II인 경우 acromioclavicular joint steroid injection 고려

6. SLAP (superior labrum anterior posterior) lesion

1) 병태생리

- SLAP classification

Grade	Descriptions
Type I	Labrum이 glenoid rim에 부착되어 있으나 glenoid labrum의 degenerative change로 너덜거리는 상태
Type II	Labrum이 glenoid rim에서 떨어지고 glenoid labrum의 degenerative change로 너덜거리는 상태
Type III	Labrum이 bucket handle처럼 떨어지나 labrum은 glenoid rim에 부착되어 있고 biceps tendon은 부착되어 있는 상태
Type IV	Labrum이 bucket handle처럼 떨어져지고 biceps tendon 부분 파열이 된 경우

- Anterior shoulder instability, glenohumeral translation
- Throwing athletes (overhead throwing처럼 반복적인 동작으로 microtrauma에 의해 발생)
- Compression force or traction injury(팔을 짚고 넘어지거나 팔에 무리한 충격을 준 경우)

2) 증상

- 어깨에 잡아당기는 것 같은 통증
- Overhead throwing 자세에서 통증
- Rotator cuff disease와 동반되는 경우 증상이 다양

3) 진단

(1) 이학적 검사

- History와 pain의 양상이 중요
- O'Brien test
- Crank test

(2) 방사선 검사

가. X-ray - 다른 질환의 감별을 위해 시행

나. MR arthrography (enhanced)

다. Shoulder arthroscopy

(3) 감별진단

- Rotator cuff region, bicipital tendon injury, cervical radiculopathy, shoulder arthritis

4) 치료

(1) **통증 조절을 위한 약물치료**, modality, shoulder exercise (improve stability of the glenohumeral joint and scapulothoracic joint)

(2) Surgery

5) 예방

- Strengthening scapulothoracic and glenohumeral muscle
- Improve stability of the glenohumeral joint and scapulothoracic joint

7. Bicipital tendinopathy

1) 병태생리

- Impingement syndrome, Rotator cuff tear와 동반되어 이차적으로 발생하는 경우가 흔함
- Overhead activity를 반복하는 경우

2) 증상

- Anterior shoulder pain
- Tenderness at bicipital groove
- 기능상 변화는 두드러지지 않음(biceps tendon의 long head는 elbow flexion의 8%, supination의 21%를 담당)

3) 진단

(1) 이학적 검사

- Speed test
- Yergason's test

(2) 방사선 검사

　가. X-ray - 다른 질환의 감별을 위해 시행

　나. MRI

　다. US

4) 치료

　(1) Immobilization (sling이나 보조기 사용)

　(2) Pain control : NSAID, local cryotherapy

　(3) Gentle ROM exercise

　(4) Young or active patient : early surgical intervention

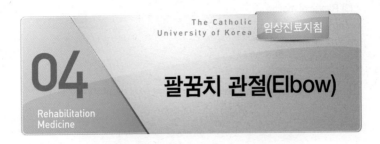

04
Rehabilitation
Medicine

팔꿈치 관절(Elbow)

1. Elbow 총론

1) Complaints

(1) Pain

(2) Swelling

(3) Inability to bend or fully stretch

2) Physical examination

(1) Inspection

가. Carrying angle (male : 10~14°, female : 13~16°)

나. Swelling

(2) Palpation

가. Medial and lateral epicondyle & olecranon

나. Tenderness

다. Swelling of the elbow joint (behind the radial head)

라. Swelling over the olecranon

마. Radial head motion (pronation and supination)

바. Palpate the ulnar nerve at the cubital tunnel

(3) Range of motion

가. Active range of motion

나. Passive range of motion

다. Resistive range of motion

- Pain with resisted wrist flexion and pronation(그림 10-14-1)

- Pain with resisted wrist extension

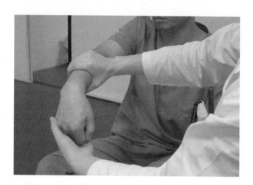

그림 10-14-1 wrist flexion examination

3) Plain radiography

(1) Elbow AP and lateral and/or oblique

(2) Elbow valgus stress views ; evaluate joint stability

(3) Elbow oblique view ; assess the radial head

4) Treatment

(1) Modality

(2) Exercise

가. Pain-free range of motion exercise

　나. Elbow stretching exercise

　다. Progressive resistive exercise

　라. Friction massage

2. Ulnar collateral ligament injury

1) 병태생리

- Throwing athletes (overhead throwing)에서 자주 발생
- 투구동작 시에 late cocking과 early acceleration phase에서 많은 valgus stress 받아서 손상

2) 증상

- Medial elbow pain, tenderness, and swelling, limited ROM

3) 진단

(1) 이학적 검사

- Valgus stress with the elbow in $25°$ flexion

(2) 방사선 검사

　가. X-ray ; 감별진단을 위해

　나. Dynamic ultrasonography

(3) 감별진단

- Medial epicondylitis, medial condylar fracture

4) 치료

(1) 통증 조절을 위한 약물치료, modality, exercise

(2) Surgery

(3) Injection

- Steroid injection not recommended

(4) 보조기 착용 : 제8장 재활보조기구 참고

5) 예방

- Proper throwing techniques
- Warm-up & cool-down

3. Medial epicondylitis

1) 병태생리

- Medial tension overload으로 인한 generation
- Golfer's elbow
- Flexor-pronator tendon

2) 증상

- Medial elbow pain, tenderness

3) 진단

(1) 이학적 검사

(2) 방사선 검사

- 초음파검사 ; tendinopathy or tendon tear 감별 가능한 검사

(3) 감별진단

- Medial condylar fracture, ulnar collateral ligament injury, triceps tendinopathy

4) 치료

(1) 통증 조절을 위한 약물치료, modality, exercise, friction massage

(2) Relative rest를 위해서 forearm band 사용, avoid repetitive motion

(3) Injection

- Steroid injection시 direct tendon injection 및 ulnar nerve injection은 주의가 필요함
- Elbow flexion 시 ulnar nerve는 5% 정도에서 medial epicondyle 로 dislocation되며 flexion상태로 injection은 피하는 것이 좋음

(4) 보조기 착용 ; 제8장 재활보조기구 참고

5) 예방

- Modifying equipment (increased grip size) & activity (avoiding repetitive activities)
- Strengthening wrist pronation and flexion

4. Lateral epicondylitis

1) 병태생리

- Lateral tension overload으로 인한 generation
- Tennis elbow
- Wrist extensor tendon (extensor carpi radialis brevis (ECRB) tendon에 가장 많이 손상 받음)

2) 증상

- Lateral elbow pain and/or radiated down the extensor forearm, tenderness

3) 진단

(1) 이학적 검사

(2) 방사선 검사

- 초음파검사 ; tendinopathy or tendon tear 감별 가능한 검사

(3) 감별진단

- Radial tunnel syndrome, calcified tendinopathy, radial head fracture, collateral ligament injury, triceps tendinopathy

4) 치료

(1) 통증 조절을 위한 약물치료, modality, exercise, friction massage

(2) Injection

가. Steroid injection이 medial epicondylitis보다 효과가 좋음

나. Prolotherapy

(3) 보조기 착용(그림 10-14-2)

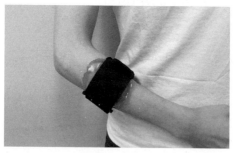

그림 10-14-2 counterforce brace

5) 예방

- Modifying equipment (increased grip size) & activity (avoiding repetitive activities)
- Strengthening wrist pronation and flexion

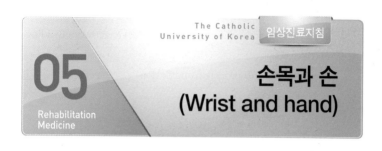

05
Rehabilitation
Medicine

손목과 손
(Wrist and hand)

1. Wrist and hand 총론

1) Complaints

  (1) Pain/numbness of the hand/fingers

  (2) Weak grip

  (3) Deformity/swelling/stiffness

  (4) Snapping/triggering/locking

  (5) Infection/open wound

  (6) Nail/skin problem

2) Physical examination

(1) Inspection

  가. Swelling

  나. Atrophy of muscles

  다. Deformities

  라. Nail

  마. Skin

(2) Palpation

  가. Hand circulation

나. Neural function

다. Joint

라. Laxity of ulnar collateral ligament

마. Valgus stress test(그림 10-15)

바. Finkelstein's test(그림 10-16)

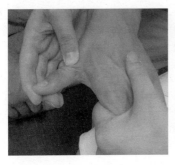

그림 10-15 Valgus stress test

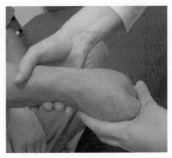

그림 10-16 Finkelstein's test

(3) Range of motion

3) Plain radiography

(1) Wrist AP and lateral view

(2) Finger AP, lateral and oblique view

(3) Stress radiography

4) Treatment

(1) Modality

(2) Exercise

가. Isometric exercise to wrist and fingers

나. Pain-free range of motion exercise

다. Wrist and finger stretching exercise

라. Progressive resistive exercise

마. Friction massage

2. Gamekeeper's thumb

1) 병태생리

- Lesion of the ulnar collateral ligament complex of the 1st MCP joint
- Skier's thumb
- Acute injury (abduction stress on extended 1st MCP joint)
- Chronic ligament laxity or repetitive abduction force of the thumb

2) 증상

- Pain and instability of the thumb, swelling and hematoma

3) 진단

(1) 이학적 검사

(2) 방사선 검사

- Dynamic ultrasonography

(3) 감별진단

- Radial collateral ligament injury, 1st MCP joint dislocation

4) 치료

(1) 통증 조절을 위한 약물치료, modality, exercise

(2) 보조기 착용 ; 제8장 재활보조기구 참고

3. Finger tendon injury

1) 병태생리

- Extensor tendon injury가 flexor tendon 보다 흔함
- Flexor tendon injury는 surgical 치료가 필요함
- Zone of extensor tendon injury

Zone	Extensor tendon	치료
I	- DIP joint	Conservative
II	- Middle phalanx	Conservative
III	- PIP joint	Surgery
IV	- Proximal phalanx	Surgery
V	- MP joint	Surgery
VI	- Metacarpal	Surgery
VII	- Dorsal retinaculum	Surgery

- Zone of flexor tendon injury

Zone	Flexor tendon	특징
I	- Midportion of the middle phalanx	Disruption of the FDP
II	- Distal palmar crease	No man's land (poor result)
III	- Distal portion of the transverse carpal ligament	Intrinsic hand muscle
IV	- Transverse carpal ligament	Median nerve
V	- Musculotendinous junction of the flexor tendon	Major neurovascular injuries

2) 증상

- Full ROM 제한
- Pain
- Diminished sensation (nerve injury 동반된 경우)

3) 진단

(1) 이학적 검사

(2) 방사선 검사

(3) 감별진단

- Tendon partial laceration, avulsion fracture, joint dislocation, inflammatory arthritis (OA, RA), peripheral nerve injury

4) 치료

(1) 통증 조절을 위한 약물치료, modality

(2) Rehabilitation

- Surgery 이후 재활치료가 진행되며 protocol에 따라서 진행
- Tendon repair 시기, 손상 위치, 환자 순응도에 따라 변형이 필요
- Suture remove 10~14 days
- Blood vessel ; protected for 4 weeks
- Nerve ; avoid tension and compression for 3~4 weeks, axonal degeneration (1 mm/day)

가. Flexor tendon injury

① 3주 PROM (passive range of motion) & splint를 작용한 상태에서 AAROM (active assist range of motion), wrist motion의 제한

② 4~6주 splint remove & AAROM, 5주 전후까지는 dorsal protection splint 고려

③ 6~8주 splint remove finger and wrist extensor exercise 시작해서 일상적인 ADL까지 수행

④ 8~12주 strengthening, coordination, hand function retraining, endurance training

나. Extensor tendon injury

① 2주 MCP & wrist extension 자세에서 PROM and AAROM

② 2~3주 MCP extension and wrist neutral 자세에서 PROM and AAROM

③ 4~6주 wrist and finger PROM and AAROM

④ 6~8주 strengthening, coordination, hand function retraining, endurance training

4. De Quervain's syndrome

1) 병태생리

- Chronic inflammation of extensor pollicis brevis (EPB) and abductor pollicis longus (APL) tendon sheath

2) 증상

- Thumb extension or grasping, swelling on first dorsal compartment of the wrist

3) 진단

(1) 이학적 검사

- Finkelstein's test

(2) 방사선 검사

- 초음파 검사

(3) 감별진단

- Osteoarthritis of the 1st carpometacarpal joint, tendinopathy of the finger extensor tendon ganglion, radial sensory neuropathy, cervical radiculopathy

4) 치료

(1) 통증 조절을 위한 약물치료, modality, friction massage

(2) Steroid injection

- Postinjection ; resting the thumb for 1 week

(3) 보조기 착용 ; 제8장 재활보조기구 참고

5) 예방

- Avoid activities (overuse the thumb or wrist)

5. Trigger finger

1) 병태생리

- Stenosing flexor tenosynovitis
- Noninfectious inflammation or nodular swelling of the flexor tendon sheath
- A1 pulley (metacarpal head 주변) tendon에서 발생

2) 증상

- Pain in PIP >> MCP

3) 진단

(1) 이학적 검사

- Triggering

(2) 방사선 검사

- 초음파 검사

(3) 감별진단

- Dupuytren's disease, ganglion of the tendon sheath, sprain of the

MP joint, inflammatory arthritis of MP joint

4) 치료

(1) 통증 조절을 위한 약물치료, modality, exercise

(2) Steroid injection

- 1st line of treatment
- 4주 간격으로 증상이 50% 좋아졌으나 남은 경우 1~2회 re-injection을 고려해 볼 수 있음

(3) 보조기 착용 ; 제8장 재활보조기구 참고

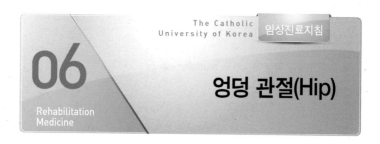

06
Rehabilitation
Medicine

엉덩 관절(Hip)

1. Hip 총론

1) Complaints

(1) Pain in the buttock/groin/hip

(2) Pain in the knee (in children)

2) Physical examination

(1) Inspection

가. Antalgic gait

나. Trendelenburg gait

다. Gluteal fold

라. Greater trochanteric level

마. Lumbar lordosis and hip flexion contracture

바. Leg length discrepancy

(2) Palpation

가. Tenderness

나. Lateral femoral cutaneous nerve at anterior superior iliac spine

(3) Range of motion

(4) Special maneuvers

가. Trendelenburg's sign ; 서 있는 상태에서 한쪽 무릎을 들게 한 상태
에서 무릎을 올린 쪽에서 골반이 내려가면 양성

나. Single-leg stance for 30~60 seconds

다. Patrick test(그림 10-17)

- 환자의 unaffected knee 위에 affected 발이 놓이도록 무릎을 flexion
후에 hip joint를 flexion, abduction, and external rotation (FABER) 시
키면서 hip joint의 통증 양상을 관찰하고 unaffected ASIS (anterior
superior iliac spine) 동시에 누르면서 SI joint 통증 양상 관찰

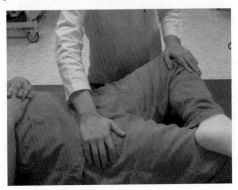

그림 10-17 Patrick test

라. Thomas test(그림 10-18)

① 테이블 모서리에 환자의 둔부를 걸치게 한 상태에서 한쪽 하지
무릎을 가슴위로 당긴 상태로 반대쪽 하지의 움직임을 관찰하는
검사

② Iliopsoas만 이상 시 knee는 flexion을 유지하나 hip flexion 됨

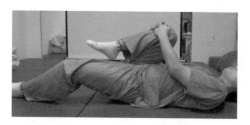

그림 10-18 Thomas test

Knee flexion 시키면 hip flexion 증가됨

③ Rectus femoris 이상 시 hip은 neutral을 유지하나 knee가 extension 됨. Hip을 extension 시키면 knee extension 증가됨

④ Iliopsoas & rectus femoris 이상 시 hip flexion and knee extension

⑤ Hip abduction 또는 tight internal rotation 경향이 보이면 tensor fascia lata tightness 확인할 수도 있음

마. Ober test(그림 10-19A, B)

- Side-lying position에서 검사자가 hip extension & abduction and knee flexion 상태로 다리를 들고 있는 상태에서 손을 놓았을 때 환자의 다리가 내려가지 않고 공중에 있는 경우 iliotibial

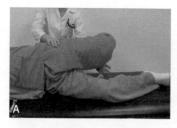
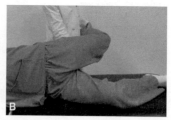

그림 10-19 Ober test

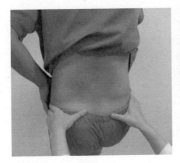

그림 10-20 Gillet test

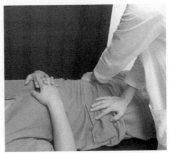

그림 10-21 Anterior gapping test

band tightness를 의미함

바. Gillet test(그림 10-20)

- 검사자는 한쪽 엄지를 posterior superior iliac spine (PSIS) 바
로 아래 두고 다른 엄지를 S2 spinal process에 둠. 환자의 한쪽
무릎을 가능한 가장 높게 들도록 하면 정상일 경우엔 PSIS가 S2
spinous process 아래로 이동하지만 SI joint dysfunction 일 경우
엔 PSIS가 S2 level에 있거나 위로 올라가게 됨. 이때 보통 통증을
느끼게 됨

사. Anterior gapping test(그림 10-21)

- 환자는 똑바로 눕고 검사자는 Anterior superior iliac spine
(ASIS)에 하외측으로 점점 강한 압력을 가함. 둔부 통증이나 다리
후방에 통증이 있으면 positive임

아. Pelvic rotation test (Gaenslen's test)(그림 10-22)

- 환자를 똑바로 눕게 한 다음, 한쪽 고관절을 수동적으로 굴곡 시
키고 가슴 쪽으로 밀어서 시행함. 다른 편 다리는 뻗어서 검사침
대 끝에 걸쳐 있게 함

자. Yeoman's test(그림 10-23)

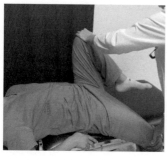

그림 10-22 Pelvic rotation test (Gaenslen's test)

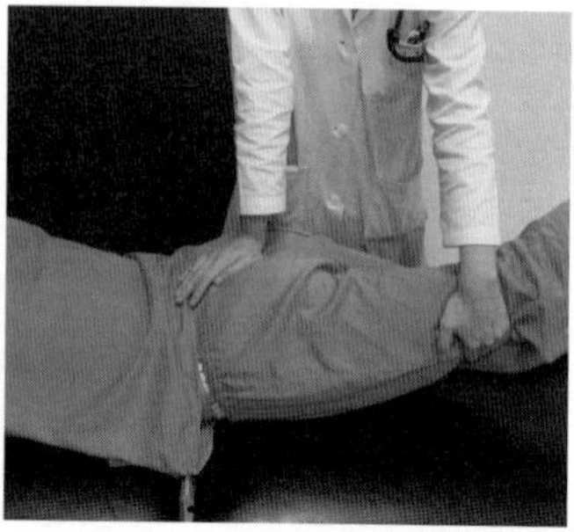

그림 10-23 Yeoman's test

- 환자는 엎드려 눕게 하고 검사자의 한손은 sacrum에 두고, 다른 손은 고관절을 최대로 신전시켜 ilium이 전방 회전되도록 함. SI joint에 pain 발생 시 positive임

3) Plain radiography

- L-spine series and pelvis AP
- Plevis AP
- Hip AP and lateral

4) Treatment

(1) Modality

(2) Exercise

가. Joint mobilization and capsular stretching exercise

나. Pain-free range of motion exercise

다. Gentle active range of motion exercise

라. Progressive resistive exercise

마. Friction massage

2. Greater trochanteric pain syndrome (GTPS)

1) 병태생리

(1) Gluteus medius tendinopathy

(2) Gluteus minimus tendinopathy

(3) Trochanteric bursitis, subgluteus medius bursitis, subglutes minimus bursitis

2) 증상

- Tenderness over the greater trochanter

- Pain when lying on the affected side

- Increased pain with prolonged standing, walking, climbing

3) 진단

(1) Criteria

가. Lateral hip pain & tenderness around the greater trochanter

나. 다음 3항목 중 1개 이상

① Positive Patrick-FABER test

② Pain on strong contraction of hip abductors

③ Pain radiating down the lateral of the thigh (pseudoradiculopathy)

(2) 방사선 검사

- MRI & US가 tendinopathy & bursitis를 확인할 수 있음

(3) 감별진단

- Facet joint syndrome, sacroiliac joint arthritis, femur fracture, avascular necrosis, femoral nerve irritation

4) 치료

(1) 통증 조절을 위한 약물치료, modality, exercise

(2) Local steroid injection

5) 예방

- Stretching of ITB (iliotibial band) & gluteus muscles (warm-up and cool-down)

3. Piriformis syndrome

1) 병태생리

(1) Hyperlordosis

(2) Piriformis muscle compressed the sciatic nerve

　가. 대부분의 sciatic nerve는 piriformis 하방에 위치하나 일부(7~8%)에서 piriformis muscle을 뚫고 나옴

　나. Piriformis hypertrophy, fibrosis

- Piriformis muscle은 hip extension 시 hip external rotator 역할을 hip flexion 시 hip abductor 역할을 함

(3) Total hip arthroplasty

2) 증상

- Buttock pain with or without lower leg radiating pain, Numbness and paresthesis

- Hip adduction and internal rotation 시 pain, history of minor trauma

3) 진단

(1) 이학적 검사

(2) 방사선 검사

- MR neurography

(3) 감별진단

- Lumbar facet syndrome, lumbar spondylosis, lumbar radiculopathy, myofascial pain syndrome, greater trochanteric pain syndrome, degenerative disc disease

4) 치료

(1) 통증 조절을 위한 약물치료, modality, exercise

(2) Stretching of piriformis

가. 한쪽 다리를 쭉 편 상태에서 반대측 고관절과 슬관절을 굴곡하여 발목을 편 다리 건너편에 두기

나. 누운 상태에서 고관절을 내전하여 스트레칭

다. 다리를 구부려 발목이 건측 무릎 위에 오도록 하여 건측 다리를 가슴 쪽으로 당기기

(3) Correction of biomechanical imbalance (leg-length discrepancy, pronated foot, hamstring tightness)

(4) Trigger point injection

5) 예방

- Stretching hip rotator (warm-up and cool-down)

4. Hamstring strain

1) 병태생리

(1) Hamstring muscle의 flexibility, strength, or endurance 저하

(2) Hamstring과 quadriceps의 imbalance

(3) 좌우측 imbalance (10%)

(4) Muscle fatigue

(5) Running 기술의 저하

(6) Short head of biceps femoris가 흔하고 이는 다른 hamstring과 다르게 peroneal innervation으로 의함

2) 증상

- Sudden, sharp pain, 뚝(poping) 소리나 느낌이 있으면서 심한 통증, weakness, swelling and ecchymosis

3) 진단

(1) 이학적 검사

(2) 방사선 검사

가. X-ray ; ischial tuberosity에 avulsion 감별

나. MRI, US

(3) 감별진단

- Avulsion fracture of the ischial tuberosity, SI joint dysfunction, lumbar facet joint syndrome, S1 radiculopathy or sciatic neuropathy, ischial bursitis

4) 치료

- Strain 정도에 따라서

가. Acute phase ; 1~5 days after injury

나. Subacute phase ; 5 days~3 weeks after injury

다. Remodeling phase ; 1~6 weeks after injury

라. Functional stage & return to play ; 2 weeks~6 months after injury

5) 예방

- 근력 불균형 교정
- Stretching and strengthening
- Warm-up and cool-down

5. Iliotibial band friction syndrome (snapping hip syndrome)

1) 병태생리

(1) Repetitive overuse & friction

(2) Tightness of the iliopsoas, tensor fascia lata

(3) Subluxation over the greater trochanter

(4) Snapping over the iliopectineal eminence

2) 증상

- Lateral hip pain with or without radiating lateral thigh or down to Gerdy's tubercle, snapping sound

3) 진단

(1) 이학적 검사

- 서 있는 상태에서 hip adduction and hip internal and external rotation 시 snapping 발생

(2) 방사선 검사

　가. X-ray ; hip & knee joint pathology (arthritis, subluxation, dislocation) 확인을 위해서

　나. Dynamic US ; snapping 확인 & bursitis 확인

(3) 감별진단

- Hip joint pathology, greater trochanteric pain syndrome, meralgia paresthetica, lumbar radiculopathy, myofacial pain syndrome, iliopsoas tendinopathy

4) 치료

(1) 통증 조절을 위한 약물치료, modality, exercise

(2) Steroid injection greater trochanteric bursa, iliopsoas bursa, bursa under iliotibial tract

5) 예방

- Hip 주변 근육의 flexibility and strength 유지

6. Sacroiliac joint (SI) syndrome

1) 병태생리

- Degeneration, ligamentous sprain, overuse phenomenon
- Pregnancy ; hormonal change로 인해 SI joint ligament 늘어나서

2) 증상

- Unilateral pain, SI joint 주변 pain
- Pain provocation ; 특정 자세가 지속될 때, 예) 장시간 서 있거나 걸을 때
- Pain relief ; 자세 변경이나 휴식 시에

3) 진단

(1) Criteria

가. Postural pain in the SI joint region after; pregnancy, fall or accident

나. Negative lumbar examination

다. Negative hip examination

라. Positive sacroiliac test

(2) 이학적 검사

가. Motion palpation test

- Gillet test

나. Pain provocation test

- Anterior gapping test, Pelvic rotation test (Gaenslen's test), Yeoman's test

(3) 방사선 검사

- CT
- Bone scan; femur and pelvis stress fracture 감별

(4) 감별진단

- Piriformis syndrome, hip joint pathology (fracture, avascular necrosis, OA), discogenic pain, zygapophyseal joint pain, RA, ankylosing spondylitis

4) 치료

(1) 통증 조절을 위한 약물치료, modality, exercise

(2) Sacral belt

(3) SI joint injection ; corticosteroid, hyaluronic acid

(4) Prolotherapy

(5) Surgery ; SI joint arthrodesis

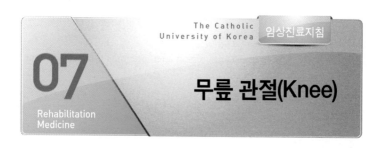

1. Knee 총론

1) Complaints

    (1) Pain in the knee

    (2) Swelling of the knee

    (3) Locking

    (4) Crepitus

    (5) Contracted knee in flexion/extension

    (6) Tender calf

2) Physical examination

(1) Inspection

    가. Swelling

    나. Muscle atrophy

    다. Angulation of the knee

(2) Palpation

    가. Effusion

    나. Patellar grinding

다. Tenderness

- Prepatellar bursa, infra-patellar bursa, pes anserinus bursa, medial collateral ligament, anterior horn of the medial meniscus, lateral meniscus, lateral collateral ligament, peroneal nerve, tibial tuberosity, Gerdy's tubercle, Baker's cyst

(3) Range of motion

(4) Special maneuvers

가. Valgus stress test(그림 10-24)

- knee를 extension 또는 20~30° flexion 시킨 상태에서 한손은 무릎 lateral side에 위치한 상태로 다른 손으로 내측 다리를 잡고 무릎에 valgus stress를 가함

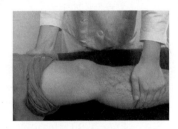

그림 10-24 Valgus stress test

나. Varus stress test(그림 10-25)

- knee를 extension 또는 20~30° flexion 시킨 상태에서 한손은 무릎 medial side에 위치한 상태로 다른 손으로 외측 다리를 잡고 무릎에 varus stress를 가함

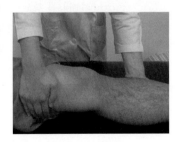

그림 10-25 Varus stress test

다. Lachman test(그림 10-26)

① 누워있는 상태에서 knee를 20~30° flexion 상태에서 한손으로 distal femur를 고정시키고 다른 손으로 proximal tibia를 잡고 앞쪽으로 당기는 검사

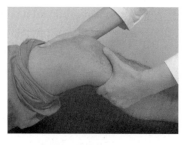

그림 10-26 Lachman test

② 가장 sensitivity가 높은 검사로 건측에 비해서 과도한 전방전위나 endpoint가 vague 한 경우 양성

라. Anterior drawer test(그림 10-27)

① 누워있는 상태에서 knee를 90° flexion 상태에서 양손으로 proximal tibia를 잡고 tibia를 전방으로 당겨서 전방으로 움직임을 관찰하는 검사

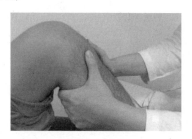

그림 10-27 Anterior drawer test

② 건측과 비교하고 발을 검사자의 신체를 이용해서 고정시켜서 시행하기도 함

③ PCL injury인 경우 양성소견 관찰되고 급성 손상에서 hemarthrosis 또는 통증으로 힘이 들어간 상태에서 음성인 경우가 있고 또한 knee flexion 제한된 경우에 검사에 제한이 있음

마. Pivot shift test(그림 10-28)

① Knee를 extension 상태에서 한손으로 발목 부위를 잡고 tibia를 internal rotation 다른 한손으로는 valgus stress를 가한 경우에 ACL rupture된 경우는 tibial이 subluxation되고 그 상태에서 knee

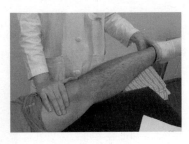

그림 10-28 Pivot shift test

를 flexion 시키면 subluxation이 reduction되는 경우 검사 양성

② Specificity는 높으나 sensitivity가 낮은 검사로 환자가 협조가 필요하다. 또한 검사 시에 통증이 유발될 수 있어서 가장 나중에 시행해야 하는 검사임

바. Posterior sag test(그림 10-29)

- 누워있는 자세에서 hip과 knee를 90° flexion 상태에서 관찰하였을 때 proximal tibia가 아래로 내려가(후방전위)되어 knee joint 주변에 패인 것처럼 관찰되면 양성

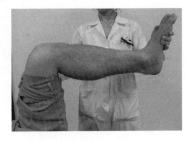

그림 10-29 Posterior sag test

사. Reverse Lachman test

① 누워있는 상태에서 knee를 20~30° flexion 상태에서 한손으로 distal femur를 고정시키고 다른 손으로 proximal tibia를 잡고 뒤쪽으로 미는 검사

② 건측에 비해서 과도한 후전방전위나 endpoint가 vague 한 경우 양성

아. Posterior drawer test(그림 10-30)

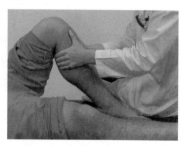

그림 10-30 Posterior drawer test

① 누워있는 상태에서 knee를 90° flexion 상태에서 양손으로 proximal tibia를 잡고 tibia를 후방으로 밀어서 후방으로 움직임을 관찰하는 검사

② 건측에 비해서 과도한 후전방전위나 endpoint가 vague한 경우 양성

③ Hamsting and quadriceps의 이완된 상태에서 검사

④ 가장 sensitivity가 높음

자. Reverse pivot shift test(그림 10-31)

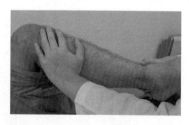

그림 10-31 Reverse pivot shift test

Knee를 flexion (60~90°) 상태에서 한손으로 발목 부위를 잡고 tibia를 external rotation 다른 한손으로는 valgus stress를 가한 경우에 PCL rupture 된 경우는 tibial이 subluxation되고 그 상태에서 knee를 extension시키면 subluxation이 reduction되는 경우 검사 양성

차. McMurray test(10-32A, 그림
   10-32B, 그림 10-32C)

① 누워있는 상태에서 knee
   를 최대한 구부린 상태에
   서 한손은 무릎을 잡고
   반대 손은 발꿈치를 잡
   고 internal rotation 또는
   external rotation 시키며
   knee extension 시키면서
   valgus stress를 가했을 때
   통증이나 clicking 소리가
   들리면 양성

② Specificity는 높으나
   sensitivity는 비교적 낮은
   검사임

카. Apley compression test(그림
   10-33)

① 환자가 엎드린 상태에서
   knee 90° flexion 상태에
   서 발을 잡은 상태에서 발
   을 internal rotation 또는
   external rotation시키면서
   무릎을 누름

② External rotation 시 통증
   있을 때 medial meniscus
   injury를 internal rotation
   시 통증이 있을 때 lateral

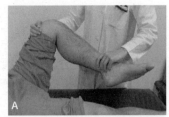
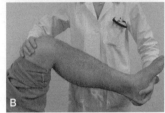
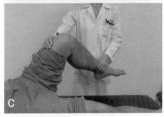

그림 10-32 McMurray test

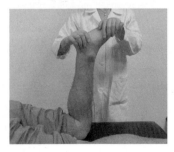

그림 10-33 Apley compression test

meniscus injury가 의심됨

3) Plain radiography

(1) Knee AP, lateral and merchant view ; standing 자세에서

(2) Knee intercondylar notch, and sunrise view

4) Treatment

(1) Modality

(2) Exercise

가. Knee stretching exercise

나. Isometric exercise

다. Gently active range of motion exercise

라. Progressive resistive exercise

마. Proprioception training

바. Plyometric exercise

사. Friction massage

2. Quadriceps strain or contusion

1) 병태생리

- Overuse ; musculotendinous junction (m/c)
- Direct trauma

2) 증상

- Pain, swelling, decreased ROM

3) 진단

(1) 이학적 검사

(2) 방사선 검사

가. X-ray ; 동반된 fracture 확인

나. Bone scan ; 심한 손상 시에 myositis ossificans, heterotopic ossification 의심되는 경우

다. US & MRI

(3) 감별진단

- Quadriceps tear, femoral neck fracture

4) 치료

- Quadriceps contusion 시 즉시 탄력붕대를 이용해서 24시간 정도 무릎관절을 120° 굴곡하여 고정함
- 통증 조절을 위한 약물치료, modality, exercise

5) 예방

- Protection equipment, stretching and warm-up

3. Patellofemoral pain syndrome

1) 병태생리

(1) Overload ; competitive sports, increased level of physical activity, increased BMI, training load

(2) Malalignment ; Q-angle 증가, leg length discrepancy, hamstring tightness, abnormal patellar mobility, muscle imbalance, pronate foot

(3) Trauma ; around patellofemoral joint

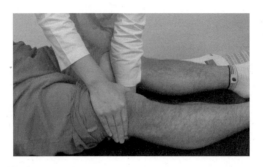

그림 10-34 Patella compression test

2) 증상

- 오랫동안 앉은 자세로 있을 때, 계단 오르고 내릴 때, 점프 시 통증

3) 진단

(1) 이학적 검사

가. Tenderness ; patellar의 medial and lateral board

나. Patellar compression test(그림 10-34)

다. Q angle ; ASIS-patella(정상범위 ; male < 15°, female < 20°)

(2) 방사선 검사

- MRI, US는 감별진단

(3) 감별진단

- Peripatellar bursitis, infrapatellar bursitis, pes anserine bursitis, jumper's knee, patellar fracture, quadriceps tendon tear, osteoarthritis, meniscus injury

4) 치료

(1) 통증 조절을 위한 약물치료, modality, exercise

(2) McConnell's taping

5) 예방

- Strengthening and balanced muscles
- Adequate foot wear

4. Jumper's knee (patellar tendinopathy)

1) 병태생리

(1) 과도한 knee extension에 의한 chronic overuse injury of the patellar tendon

(2) Strength/flexibility imbalance

(3) Increased Q-angle, leg length discrepancy

(4) Overtraining or inadequate training

(5) Patellar tendinopathy

2) 증상

- Dull anterior knee pain (inferior patellar poll > superior patellar poll > tibial tuberosity)
- Hamstring and quadriceps tightness

3) 진단

(1) 이학적 검사

- Knee extension 시 저항을 주면 통증 증가

(2) 방사선 검사

- US MRI ; tendon 이상 유무 확인

(3) 감별진단

- Patellofemoral syndrome, peripatellar bursitis, infrapatellar bursitis, pes anserine bursitis, patellar fracture, quadriceps tendon tear, osteoarthritis, meniscus injury, Osgood-Schlatter disease

4) 치료

(1) 통증 조절을 위한 약물치료

(2) Modality, exercise

(3) Injection - Steroid injection or prolotherapy

5) 예방

- Sport-specific training and fitness

5. Osgood-Schlatter disease (osteochondritis of the tibial tubercle)

1) 병태생리

- Children and adolescents
- Overuse injury (quadriceps)
- Chronic avulsion of the tibial tubercle
- Running, jumping

2) 증상

- Anterior knee pain
- Exacerbating by running, jumping, squatting, kneeling, climbing

3) 진단

(1) 이학적 검사

(2) 방사선 검사

- X-ray ; lateral knee (tibial tubercle에서 irregularity, fragmentation, increased density)

(3) 감별진단

- Avulsion fracture of the tibial tubercle, patellofemoral syndrome, jumper's knee (patellar tendinopathy, peripatellar bursitis, infrapatellar bursitis, pes anserine bursitis, patellar fracture, quadriceps tendon tear, meniscus injury

4) 치료

- Self-limited disease (6~18 months)
- 통증 조절을 위한 약물치료, modality, exercise

5) 예방

- Sport-specific training and fitness

6. Pes anserine bursitis

1) 병태생리

- Medial collateral ligament와 conjoined tendon of gracilis, sartorius, and semitendinosis tendon 사이에 통증
- Knee osteoarthritis와 동반되어 나타남
- 보행 시 friction and pressure 증가 시 나타남

2) 증상

- Swelling이 동반되는 경우도 있으나 드묾

3) 진단

(1) 이학적 검사

- 확연한 pes anserine에 tenderness (MCL sprain과 확연이 구분되는)

(2) 방사선 검사

- US ; minimal fluid collection 소견 관찰될 수 있고 tendinopathy 동반되는 경우도 있음

(3) 감별진단

- MCL sprain, meniscus tear, osteoarthritis

4) 치료

(1) 통증 조절을 위한 약물치료, modality, exercise

(2) Steroid injection

5) 예방

- Stretching
- Activity modification

7. Medial collateral ligament (MCL) injury

1) 병태생리

(1) 발이 지면에 고정된 상태에서 무릎관절이 조금 굴곡된 상태에서 valgus stress 받는 경우

(2) Twisting (external rotation of the tibia)

(3) Contact injury, non-contact injury, overuse injury

(4) 손상이 심한 경우 meniscus와 anterior cruciate ligament (ACL) 동반 손상이 흔함

2) 증상

- Pain, instability

3) 진단

(1) 이학적 검사
- Valgus stress test

(2) 방사선 검사
- MRI ; meniscus, ACL 동반 손상 감별을 위해 필요함
- US ; MCL 병변 여부 확인에는 도움이 되나 meniscus, ACL 동반 손상 시에는 MRI가 좋음

(3) 감별진단
- Medial meniscus injury, ACL injury, OA, pes anserine bursitis, patellar subluxation or dislocation, tibial plateau fracture, medial retinaculum strain and capsular tear

4) 치료

(1) 통증 조절을 위한 약물치료, modality, exercise
(2) 내측 측부인대 중등도 이상의 손상 시 시기별 재활치료

Phase	목표	운동 프로그램	물리치료
Phase I (0~4주)	부종감소 점진적 부분 체중부하-완전 체중부하 30~90° 관절운동 4/5 Quadriceps strength 4+/5 Hamstring strength	gentle flexion ROM Extension ROM to 30° Quadriceps/VMO Hip abduction and extension bilateral supported calf raise Gait re-education	Cryotherapy Electrotherapy Compression
Phase II (4~6주)	부종 없음 완전 체중부하 정상 관절운동범위 4+/5 Quadriceps strength 5/5 Hamstring strength	Quadriceps/VMO 부분적 Squat and lunges Single-leg calf raise Hip abduction and extension with rubber Balance and proprioceptive drills	Cryotherapy Electrotherapy Compression

Phase	목표	운동 프로그램	물리치료
Phase III (6~10주)	정상 관절운동범위 정상 근력 정상 달리기	Jump and land drills Agility drills	Exercise/ activity modification and supervision
Phase IV (10~12주)	<u>스포츠로 복귀</u>	High level sport specific exercise	Exercise/ activity modification and supervision

(3) Brace ; Grade 3 손상 시에는 4~6주 knee brace가 고려됨

5) 예방

- Modified activities
- Strong thigh and hamstring muscles

8. Lateral collateral ligament (LCL) injury

1) 병태생리

- Varus force to the knee
- MCL injury 보다 드묾
- Fibular head 주변 peroneal nerve injury 여부 확인

2) 증상

- Pain, instability

3) 진단

(1) 이학적 검사

- Valgus stress test ; knee를 extension 또는 20~30° flexion시킨 상태에서 한 손은 무릎 medial side에 위치한 상태로 다른 손으로 외측 다리를 잡고 무릎에 valgus stress를 가함

(2) 방사선 검사

- X-ray, MRI

(3) 감별진단

- Lateral meniscus tear, OA, iliotibial band syndrome, popliteus tendinopathy

4) 치료

- MCL injury와 유사하지만 회복 정도가 조금 늦음
- Grade II 손상에도 knee brace 고려함

5) 예방

- Modified activities
- Strong thigh and hamstring muscles

9. Anterior cruciate ligament (ACL) Injury

1) 병태생리

(1) Female > male

(2) Knee laxity

(3) Hamsting weakness

(4) Increased BMI (body mass index)

(5) Valgus, hyperextension, external rotation

(6) Severe internal rotation or hyperextension with internal rotation

2) 증상

- Pain and swelling
- Limited range of motion
- 손상 시 1/3에서 뚝 하는 소리가 있음

3) 진단

(1) 이학적 검사

- Pain and swelling으로 검사의 제한이 있을 수 있음

  가. Lachman test

  나. Anterior drawer test

  다. Pivot shift test

  라. KT-1000 knee ligament arthrometer

    - 장비를 이용해서 tibia의 움직임 전후를 측정할 수 있는 장비로 검사의 정확도를 올려줄 수 있는 장치

(2) 방사선 검사

  가. X-ray - 경우에 따라서 stress view 고려

  나. MRI

  다. Arthrogram

(3) 감별진단

- MCL injury, medial meniscus injury, OA, patellar tendon injury, PCL injury, patellar subluxation or dislocation, tibial plateau fracture

4) 치료

  (1) 통증 조절을 위한 약물치료, modality, exercise

  (2) PROM 특히 knee extension이 중요하나 hyperextension은 금기

(3) ACL partial tear 또는 비수술적 치료시는 knee brace는 환자 상태에 따라서 적용

(4) 전방십자인대 수술 후 시기별 재활치료

Phase	목표	운동 프로그램	물리치료
Phase I (0~2주)	부종감소 부분 체중부하-완전 체중부하 0~100° 관절운동 4+/5 Quadriceps strength 5/5 Hamstring strength	gentle flexion ROM Extension ROM to 0° Quadriceps/VMO Hip abduction and extension bilateral supported calf raise Gait re-education	Cryotherapy Electrotherapy Compression
Phase II (2~12주)	부종 없음 Full knee extension 130° 이상의 flexion full squat 보행 시 제한 없음 균형감각 증진	Quadriceps/VMO 부분적 Squat and lunges Single-leg calf raise Hip abduction and extension with rubber Balance and proprioceptive drills	Cryotherapy Electrotherapy Compression
Phase III (3~6개월)	정상 관절운동범위 정상 근력 정상 달리기	Jump and land drills Agility drills	Exercise/activity modification and supervision
Phase IV (6~12개월)	스포츠로 복귀	High level sport specific exercise	Exercise/activity modification and supervision

(5) ACL injury 이후 경기 복귀기준

가. 재건술 후 6개월 이상 경과

나. 정상 관절운동범위를 보이고 통증 및 부종이 없음

다. 등속성 근력 평가 시 Quadriceps 근력은 건측의 90% 이상, Hamstring 근력은 건측의 100%

라. 고유 수용성 감각은 건측의 100%

마. single legged hop ; 건측의 80% 이상

5) 예방

- Neuromuscular training

10. Posterior cruciate ligament (PCL) Injury

1) 병태생리

(1) Knee가 flexion 상태에서 proximal tibia의 전방의 충돌로 인해 knee 의 뒤쪽 방향으로 손상을 받았을 때

(2) Knee가 flexion된 상태로 넘어져서 femur가 전방으로 손상을 받았을 때

(3) Knee extension 상태에서 hyperextension injury를 받는 경우

(4) 단독 손상보다는 ACL, collateral ligament, meniscus injury 동반되는 경우가 흔함

2) 증상

- Pain and swelling
- Instability

3) 진단

(1) 이학적 검사

가. Posterior sag test

나. Reverse Lachman test

다. Posterior drawer test

라. Reverse pivot shift test

(2) 방사선 검사

- X-ray, MRI

(3) 감별진단

- MCL & LCL injury, meniscus injury, OA, patellar tendon injury, ACL injury, patellar subluxation or dislocation, tibial plateau fracture

4) 치료

- 통증 조절을 위한 약물치료, modality, exercise

5) 예방

- Neuromuscular training

11. Meniscus injury

1) 병태생리

- Traumatic or degenerative
- 단독 손상도 있지만 ACL, MCL 동반 파열도 관찰됨
- Twisting injury with foot fixed

2) 증상

- Pain and swelling
- Twisting or pivoting 시 통증 악화
- 심한 손상에서 knee ROM 제한(locking)
- Clicking(마찰음) or popping 소리를 들릴 수 있음
- Effusion이 흔하고 swelling 보다 effusion에 의해서 stiffness가 관찰됨

3) 진단

(1) 이학적 검사

　가. McMurray test

　나. Apley compression test

(2) 방사선 검사

- X-ray, MRI

(3) 감별진단

- ACL or PCL injury, MCL injury, OA, patellar tendon injury, patellar subluxation or dislocation, tibial plateau fracture

4) 치료

(1) 통증 조절을 위한 약물치료, modality, exercise

(2) Surgery

가. 심한 twisting injury

나. Knee locked or motion is severely restricted

다. Pain on McMurray's test with minimal knee flexion

라. 보전적인 치료에 호전이 없는 경우

5) 예방

- Neuromuscular training

12. Prepatella bursitis (Housemade's knee)

1) 병태생리

- Inflammation of prepatella bursa
- Kneeling을 반복하는 경우

2) 증상

- Swelling and Pain anterior to the patella
- No definite resting pain

3) 진단

- 병력 및 이학적 검사 : Tenderness anterior to the patella

4) 치료

- Avoiding the aggravating activities
- Ice, compression, NSAID
- Aspiration and steroid injection

5) 예방

- Knee pad

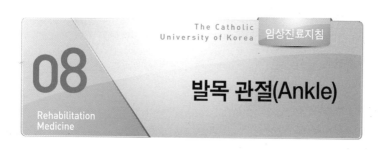

The Catholic
University of Korea 임상진료지침

08
Rehabilitation
Medicine

발목 관절(Ankle)

1. Ankle 총론

1) Complaints

(1) Pain in the ankle/foot

(2) Numbness/tingling of the toe

(3) Weakness in push off/picking up of the foot

(4) Swelling/infection of the ankle/foot

2) Physical examination

(1) Inspection

가. Shoes

나. Foot (pes cavus/planus, pes varus/valgus, pes equinus)

다. Hallux valgus/varus

라. Hammer toe/claw toe/mallet toe

마. Corn

바. Ingrown toenail

(2) Palpation

가. Tenderness

- Retrocalcaneal bursa, Achilles tendon, Sever's disease, bursitis, plantar fascia, tarsal bone, Morton's neuroma, peroneus tendon, anterior talofibular ligament

(3) Range of motion

3) Treatment

(1) Modality

(2) Exercise

가. Ankle stretching exercise

나. Gentle active range of motion exercise

다. Progressive resistive exercise

라. Proprioception training

마. Plyometirc exercise

바. Friction massage

2. Achilles tendinopathy & tendon rupture

1) 병태생리

(1) Abruptly increase their activity (eg, runners who start training for a marathon)

(2) Sustained stress

(3) Poor running mechanics (eg, supination, heel misalignment)

(4) Improper footwear

(5) Relative hypovascularity of the tendon 2~6 cm from its insertion point may prevent adequate healing

(6) Decrease collagen density

(7) Break collagen cross-links

(8) Reduce the elasticity of the tendon sheath

2) 증상

- Pain or stiffness 2~6 cm above the posterior calcaneus
- Rupture시 Pop 소리와 acute pain이 동반되나 통증이 없는 경우도 있음
- Ankle sprain과 다르게 foot의 push off 시에 발생함

3) 진단

(1) 이학적 검사

가. Localized tenderness 2~6 cm above the insertion point of the Achilles tendon

나. Edema or hematoma

다. Thompson test (calf squeeze test)(그림 10-35)

- 환자를 엎드려 누워있는 상태에서 ankle 부위는 검사대 밖에 위치한 상태에서 calf 중간부위에서 calf muscle을 엄지손가락과 나머지 손가락 사이로 잡고 squeeze하였을 때 ankle plantar flexion되어야 하는데 Achilles tendon rupture된 경우에는 움직임이 관찰되지 않으면 양성

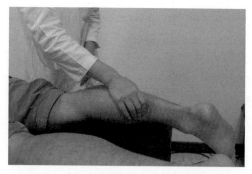

그림 10-35 Thompson test (calf squeeze test)

(2) 방사선 검사

가. X-ray ; 대부분 정상소견

- Ankle AP, lateral, and Mortise view

나. US & MRI tendon pathology 확인할 수 있는 검사

(3) 감별진단

- Retrocalcaneal bursitis, calcaneal apophysitis (Sever's syndrome),
  medial gastrocnemius tear

4) 치료

(1) 통증 조절을 위한 약물치료, modality, exercise

(2) Heel lift

(3) Injection ; not recommended

(4) Acute rupture ; surgery

(5) Partial rupture 또는 오래된 rupture인 경우 conservative 치료 고려

5) 예방

- Proper warm up, stretching, proper activity

3. Ankle sprain

1) 병태생리

(1) Anterior talofibular ligament ; inversion in plantarflexion 시 손상

(2) Calcaneofibular ligament ; inversion in dorsiflexion 시 손상

2) 증상

- Pain, tenderness, swelling, ecchymosis, decreased function and
  ROM

3) 진단

(1) 이학적 검사

- Acute injury에서 swelling, ecchymosis, pain이 심한 경우에는 이학
  적 검사가 제한적으로 5일 후에 검사하는 것이 정확함

가. Squeeze test(그림 10-36)

- Calf 중간 부위에서 tibia와 fibular를 압박하였을 때 distal
  syndesmosis 주변에 통증이 있으면 양성으로 distal syndesmotic
  injury를 의심

나. External rotation stress test(그림 10-37)

- Lateral calf를 한손으로 고정시킨 상태에서 ankle을 external
  rotation 시켰을 때 distal syndesmosis 주변에 통증이 있으면 양
  성으로 distal syndesmotic injury를 의심

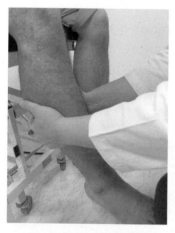

그림 10-36 Squeeze test

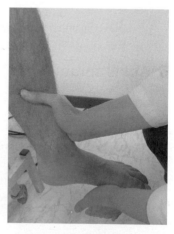

그림 10-37 External rotation stress test

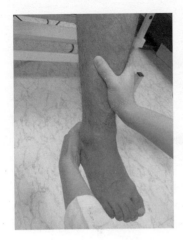

그림 10-38 Anterior drawer test

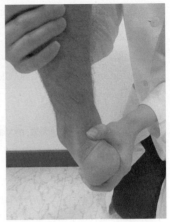

그림 10-39 Talar tilt test

다. Anterior drawer test(그림 10-38)

- Ankle 10° 정도 plantar flexion 상태에서 heel을 잡고 전방으로 당기고 tibia를 후방으로 밀었을 때 전방으로 전위되는 정도를 측정한다. 건측에 비교하였을 때 talus가 3 mm 이상 전위되거나 10 mm 이상인 경우 양성

라. Talar tilt test(그림 10-39)

- Ankle neutral 상태에서 ankle invert 시켰을 때 20° 이상 tilt되거나 건측과 비교해서 10° 이상 tilt되는 경우 양성

(2) 방사선 검사

가. X-ray

- Ankle AP, lateral, and mortise view

나. Stress radiography (anterior drawer, talar tilt)

다. US, MRI (talar dome region 의심되는 경우)

(3) 감별진단

- Ankle joint synovitis, ostochondral lesion of th talus, loose body, peroneal tendinopathy, Achilles tendinopathy, fracture

4) 치료

(1) 통증 조절을 위한 약물치료, modality, exercise

(2) Immobilization

가. 가능하면 early functional rehabilitation이 예후가 좋음

나. Ankle sprain GII는 aircast splint or elastic wrap 수 주간 고려

다. Ankle sprain GIII는 단기간(10일 정도) immobilization 이후 aircast splint 등 고려

5) 예방

- Ankle support
- Stretching, strengthening, proprioceptive training

4. Plantar fasciitis

1) 병태생리

(1) Overuse injury (degenerative process)

(2) Excessive training

(3) Pes planus/pes cavus

(4) Shortened Achilles tendon

(5) Excessive pronation

(6) Poor footwear

2) 증상

- Sharp, knifelike pain at the plantar fascial insertion site
- 아침에 깨었을 때, 앉았다가 일어나서 처음 몇 걸음 걸을 때 통증이 심하고 조금 걷고 나서나 운동하면 좋아짐

3) 진단

(1) 이학적 검사

- Palpation ; 환자의 toe dorsiflexion 시켜서 plantar fascia를 taut하게 한 후에 medial calcaneal tubercle에 tenderness 확인함

(2) 방사선 검사

가. X-ray

① Standing lateral view를 확인, calcaneal stress fracture등 다른 질환 감별을 위해서

② Bony spur는 plantar fasciitis와는 상관이 없음

나. 초음파 검사

- 진단 및 경과 관찰에 유용함

(3) 감별진단

- Rupture of the plantar fascia, heel pad atrophy, entrapment of medial calcaneal nerve, tarsal tunnel syndrome, calcaneal stress fracture

4) 치료

(1) 통증 조절을 위한 약물치료, modality, exercise

(2) Heel lift, silicone heel, shoes modification

(3) Activity changes, reducing weight, flat foot

(4) Achilles stretching, plantar fascia stretching

(5) 6개월 conservative 치료에 효과 없는 경우 surgical 치료 고려

(6) Steroid injection 주의(heel pad atrophy or plantar fascia rupture)

(7) ESWT

5) 예방

- Ideal body weight

5. Calcaneal apophysitis (Sever's syndrome)

1) 병태생리

    (1) 소아에서 발뒤꿈치의 성장판에 손상을 받은 경우 발생

    (2) Boys(3배) >> girls

    (3) 사춘기 초기에 뼈 성장이 빨라서 metabolic activity가 증가되어

    (4) Poor footwear (lack heel cushioning)

    (5) Overuse in sports (jumping, running)

    (6) 발뒤꿈치 성장이 끝난 15세 이후는 드묾

2) 증상

- Posterior heel pain(특히 달리기, 점프 시에 심해짐)

- 60%에서 양측에서 관찰되고 swelling은 mild하게 관찰되기도 함

3) 진단

(1) 이학적 검사

- Heel pain by direct digital palpation over the apophysis

- Decreased gastrocnemius-soleus flexibility

(2) 방사선 검사

가. X-ray ; 진단을 위해서 필요하지 않으나 다른 질환 감별을 위해서 시행

- Foot AP & lateral

나. MRI

- Osteomyelitis 등 감별을 위해서 시행함

(3) 감별진단

- Achilles tendon pathology, calcaneal stress fracture, calcaneal bone region, osteomyelitis

4) 치료

(1) 통증 조절을 위한 약물치료, modality, exercise

(2) Decreasing the volume and intensity of activity

(3) Heel lift, proper footwear

(4) 4~8주 conservative 치료에 효과 없는 경우 short-leg casting 고려

5) 예방

- Pre-exercise & post-exercise stretching

|참고문헌|

1. 나영무. 스포츠의학-손상과 재활치료 2nd ed, 서울:한미의학, 2006.

2. Bahr, R, Krosshaug, T. Understanding injury mechanisms; a key component of preventing injuries in sport. British journal of sports medicine 2005;39;324-329.

3. Braddom RL. Physical medicine and rehabilitation. Philadephia:Elsevier Inc., 2007.

4. Brorzman SB, Wilk KE. Clinical orthopaedic rehabilitation. 2nd ed. NewYork:Mosby, 2003.

5. Frontera WR, Silver JK. Essentials of physical medicine and rehabilitation. Philadephia:Hanley & Belfus, 2002.

6. Hammer WI. Functional soft tissue examination and treatment by manual method: The extremities. Aspen Publishers, Inc., 1991.

7. Lee K. Buffalo manual for examination of the musculoskeletal system. Hanmi medical publishing Co., 2008.

8. Ombregt L. Bisschop P. A System of Orthopaedic Medicine, 2nd ed. 2003.

가톨릭대학교 임상진료지침

11. 노인재활

Geriatric Rehabilitation

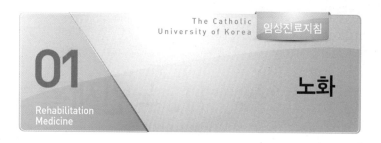

The Catholic
University of Korea 임상진료지침

01

Rehabilitation
Medicine

노화

1. 일차적 노화

질병이나 환경의 영향과는 상관없이 나이가 들면서 나타나는 전반적인 변화 양상임

2. 이차적 노화

생활습관과 환경적인 영향에 의함

3. 노화가 pathologic process와는 별개지만, pathologic process을 악화시킬 수도 있음

4. 선천적인 면, 생활 습관, 환경, 질병 발생, 심리적인 부분 등 다양한 영향을 받음

5. 일반적 노화

다양한 생리학적 기능에 상당한 감소를 보이는 것

6. 성공적 노화

최소한의 생리적 기능 감소를 겪으면서 pathologic process가 나타나지 않는 것으로 일부 노인에서만 관찰됨

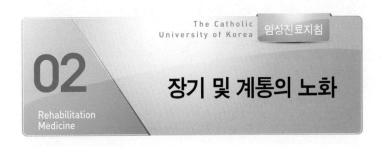

The Catholic
University of Korea 임상진료지침

02

Rehabilitation
Medicine

장기 및 계통의 노화

1. 조혈계 및 면역계 (Hematologic & immunologic systems)

1) 빈혈(Hb < 10.5 g/dL)

(1) 나이 들면서 유병률이 증가하지만, 노화의 정상적 결과는 아님

- 빈혈의 원인

　가. 철결핍(위장관 출혈) : m/c

　나. 만성 질환(감염, 욕창, 암 등)

　다. 용혈(림프종, 백혈병, 약물 부작용)

　라. B_{12} 결핍(악성빈혈, 다이어트), 엽산 결핍

(2) 기능적 결과

　Reserve capacity의 감소로 이전에 증상이 없었어도 증상이 발현될 수 있음(eg. 기립성 혈압 변화, 저강도 운동 시에도 협심증)

(3) 증상

　노인에서는 비특이적 피로 및 confusion의 증상만을 보일 수도 있어 진단을 놓칠 수 있음

2) D-dimer 증가 : 두 배 증가(못 움직이는 노인에서 특히 더 증가)

3) ESR, CRP 증가

4) 약동학

표 11-1 Parmacokinetics

	Drugs	Aging effect	Plasma concentration
Highly protein bound drugs	Warfarin, meperidine, tolbutamide	Binding↓ *	↑
Water-soluble drugs	Digoxin, cimetidine	Distribution volume↓	↑
Fat-soluble	Diazepam, Phenobarbital	Distribution volume↑	↓#

* 특히 여러 약제 복용 시 더 심한데, fewer binding site를 두고 경쟁하기 때문
# 효과가 뒤늦게 나타날 수 있고, 예상치 못하게 뒤늦게 부작용이 나타날 수도 있음

5) 면역계

- 감염 감수성↑
- 백혈구 증가가 없을 수도 있고, 증상도 통증이나 열등이 불분명할 수 있으므로 주의

표 11-2 Cellular and humoral immunity in aging

	↑↓		↓
Cellular immunity	cellularity, lymphocyte *		anergy의 incidence
	T-cell, monocyte, macrophage의 활성		
	antigen stimulation에 대한 lymphocyte proliferation		
Humoral immunity	antibody production (specific serum Ab)		circulating autoAb, immune complex

* Hematopoietic active tissue가 inactive adipose tissue로 변하기 때문(immunity에 중대한 영향은 없음)

2. 소화기계(Gastrointestinal system)

1) Presbyesophagus : 노화로 인해 식도 통과 시간이 지연되고, 식도 괄약근의 이완이 불충분하며 연동 수축이 감소한 상태

2) 삼킴 과정의 부조화 : 흡인 위험도 증가

3) 변비의 원인

- 노화와 관련된 변화 : 대장 통과 시간 증가, 직장에서의 perception 감소
- 섬유소 섭취 및 수분섭취 감소, 앉아 있으려는 경향
- 장 기능에 장애를 주는 질환 : e.g. 파킨슨, 뇌졸중
- 약물 : 미네랄(aluminum antacids, iron, calcium), 마약류, NSAIDs, 고혈압약(CCB, clonidine), 항콜린계(TCA, neuroleptics, antispasmodics), 교감신경계 약물(pseudoephedrine, isoproterenol, terbutaline), 자극성 하제(stimulant laxatives) 또는 관장을 장기간 사용할 시 장의 수축력 장애 발생

4) 설사

- 원인 : 대변 매복(m/c), 감염, 약물(광범위 항생제, digoxin 독성), 만성적인 하제 남용
- 대변 실금 : 대변 매복에 의해 넘쳐흐름(m/c), 괄약근 긴장도 저하, 인지기능 저하, 설사, 배변곤란

5) 경구 약제의 흡수

- 노화에 따른 소화기 계통의 변화에 크게 영향 안받음
- 같이 복용하는 약제의 영향이 큼(제산제, 하제는 다른 약제와 결합)

3. 간(Hepatic system)

표 11-3 Hepatic system in aging

		노화	해당 약제
First - pass metabolism*		감소 비효율적	Propranolol, propoxyphene, major tranquilizer, TCA, antiarrhythmic drug
Hepatic biotransformation	Phase I	지연	Diazepam, chlordiazepoxide, prazepam
	Phase II	영향 없음	Oxazepam, lorazepam, triazolam

*간의 크기와 간의 혈류가 감소하기 때문이며 울혈성 심부전 같은 동반 질환도 이런 효과를 더욱 심화시킴

4. 신장(Renal system)

1) 신장 질량 감소, 사구체와 세뇨관의 수와 기능 감소, 신장의 혈류 감소, GFR 감소

- 신장 기능 : 해마다 1% 씩 감소
- Creatinine 여과율 : 10년마다 7.5~10 ml 감소
- 그러나 노인의 1/3은 의미 있는 기능저하를 보이지 않음
- 사구체에서 여과되는 약제들의 반감기 증가 : Cimetidine, aminoglycoside, digoxin, lithium, procainamide, penicillin, chlorpropamide 등

2) 혈중 Cr

- 근육 질량과 관련되므로, GFR이 감소된 사람에서도 정상으로 나올 수 있음
- 노인에서 근육질량도 감소하고 소변 내 Cr 배출량도 감소 → 혈중 Cr 은 큰 변화 없음

3) 그 외 흔한 생리학적 변화

(1) 소변을 희석하거나 농축하는 능력 감소

- 탈수, 수분 중독이 잘 발생

가. 고열이나 운동으로 불감성 수분 소실 발생할 때

→ 소변 농축이 잘 안 되고 갈증을 잘 못 느껴서 의식 변화를 동반한 고나트륨혈증 발생 가능(치료실에서 주의)

나. 급격한 수분축적(부적절한 정맥수액공급, 무분별한 식사, 조영제) 시

→ 소변 희석이 잘 안 되어 기존에 심근관련 질환 없는 노인에게서도 울혈성 심부전이 발생 가능함

(2) 나트륨 유지 이상

저나트륨혈증-노인에서는 심각한 문제 발생 가능, serum Na < 110 mEq/L이면, 간질 또는 의식소실 발생 가능

(3) 소변 산화작용 감소, 산 배출 감소

(4) 혈중 renin & aldosterone : 30~50% 감소

(5) 고칼륨혈증이 잘 발생 : 칼륨보존 이뇨제(spironolactone, triamterene) 사용 시 주의 요함

5. 폐(Pulmonary system)

표 11-4 Pulmonary system in aging

↓↓	↑↑
VC, MVV, FEV expiratory flow rate	RV, FRC (elastic recoil ↓)
Intercostal & abdominal muscle strength	Rib case compliance (degenerative calcification of costochondral cartilage) Airflow resistance (elasticity↓ → small airway narrowing)

FEV (forced expiratory ventilation) FRC (functional residual capacity)
MVV (maximum voluntary ventilation) RV (residual volume) VC (vital capacity)

1) 환기-관류 불균형(Ventilation-perfusion imbalance)

작은 말초 세기관지가 막히고 폐포의 환기가 감소하기 때문

pO_2 : 노화에 따라 수직으로 감소

Thoracic mechanism의 변화로 인해 supine position < sitting or standing

$pO_2 = 110-(0.4 \times age)$

pCO_2, pH, SaO_2 : 노화와 무관

심각한 저산소증이 쉽게

2) 중추성과 말초성 chemoreceptor의 반응이 둔감

3) VO_2max ↓ : 경증에서 중등도의 COPD 환자를 비교 시 폐와 관련된 문제라기보다는 활동량 감소, 심장상태 악화가 원인일 듯

6. 심혈관계(Cardiovascular system)

표 11-5 Cardiovascular system in aging

↓↓	↔	↑↑
Myocardial contractility, EF (Adrenergic stimuli에 반응 감소)		
Early diastolic filling rate (Late filling 시 atrial contraction에 더 많이 의존)	Resting HR	Maximal HR 남 : 220-age, 여 : 190-(0.8×age)
VO_{2max}	CO	Systolic BP
SA node automaticity	End-diastolic volume	
Orthostatic tolerance		LV hypertrophy
Angiotensin II level Renin activity Vasopressin level (orthostatic hypotension 잘생김)		Baroreceptor sensitivity

CO (cardiac output) EF (ejection fraction) HR (heart rate) SA (sinuatrial)

표 11-6 Adaptation after aerobic conditioning in elderly

Variable		Range	
		Submaximal exercise	Maximal exercise
Ventilation	minute ventilation	↓	↑
	Maximal voluntary ventilation		↑
Cardiac function	Heart rate	↓	↔
	Stroke volume	↑	↑
	Cardiac output	↔	↑
Circulation	Total hemoglobin	↑	
	Blood volume	↑	
	Systemic vascular resistance	↓	
	Leg blood flow		↑
Muscle metabolism	Fiber type distribution	↔ or type IIA↑	
	Capillary density	↔	
	In vitro oxidative capacity	↑	
	Oxidative enzyme activity	↑	
	Glycogen stores	↑	
	Mitochondrial number, mean volume and volume fraction	↔	
	Arteriovenous O_2 difference	↔	↑
	Blood lactate	↓	
Intergrated response	VO_2	↔	↑

7. 내분비계(Endocrine system)

1) 당내성↓

   Insulin에 대한 감수성이 감소하거나 insulin저항성이 생기기 때문

2) 공복 시 혈당 수준은 상대적으로 유지됨

3) 고혈당을 유발할 수 있는 약제

   Thiazide, glucocorticoid, TCA, phenothiazines, phenytoin

4) 갑상선 기능저하

   - 발생률 : 높음
   - 증상 : 노인에서 나타나는 전형적인 모습과 비슷해서 진단이 늦어질
     수 있음, 정신운동 지연, 우울증, 변비, 추위를 참지 못함

5) 시상하부, 뇌하수체, 부신의 관계는 변하지 않음

6) 주간 리듬과 스트레스에 대한 반응은 유지

7) Cortisol 생산은 저하되나, ACTH-stimulated serum cortisol 수치는
   변화 없음

8) 원발성 부신피질 질환은 노인에서는 별로 없음. 그러나 부신피질 결
   핍을 의미하는 저나트륨혈증 또는 고칼륨혈증은 생길 수 있고 약제
   (thiazide, chlorpropamide, carbamazepine)에 의한 경우가 더 많음

9) 호르몬 변화

표 11-7 Change of serum hormone level in aging

↑	↔	↓
Atrial natriuretic peptide Insulin Norepinephrine PTH Vasopressin LH FSH Ovarian testosterone (women)	Calcitonin Cortisol Epinephrine Prolactine T4	Corticotropin Thyroid-stimulating Hormone Growth hormone Insulin-like growth factor-1 Renin Aldosterone T3 Estrogen, progesterone Testosterone (man)

8. 체온 조절계(Thermoregulatory system)

체온을 유지하는 능력이 떨어짐 → 저체온증이나 고체온증이 쉽게 발생

1) 저체온증

- 열발생 부족(불충분한 shivering)
- 악화요인 : 갑상선기능저하증, 저혈당, 영양실조, 약제(ethanol, barbiturate, phenothiazine, benzodiazepines, narcotics)

2) 열탈진(heat exhaustion)과 열사병(heat stroke)

- 땀 감소
- 악화요인 : 항콜린성 약제, phenothiazines, 항우울제

9. 감각계(Sensory system)

1) 시각

- 시력의 저하, 시야의 감소, dark adaptation의 속도 및 적응 능력의 저하, 빛을 인식하는 역치의 상승

(1) 노안

- 가장 흔한 시각적 변화
- 가까운 곳을 볼 때 렌즈를 두껍게 조절하는 능력이 감소하기 때문

(2) 생리학적 동공 축소, 축동

(3) 백내장(65세 이상의 95%)

(4) 기타 질환 : 녹내장, 황반 변성, 당뇨성 망막병증

(5) Upward gaze 어려움

- 젊은 사람 : 40~45°, 90세 : 16°
- 이를 보상하려고 뒤로 몸을 젖힘 → 균형 장애, 낙상, 목의 근골격계 문제 일으킴

(6) Blepharoptosis

2) 청각

노인성 난청 : 노인에서는 전도성 난청이 m/c

10. 신경계(Neurologic system)

1) 인지기능

- 어느 정도의 인지기능의 감소는 있을 수 있음
  - (1) 감소하는 것 : 단기 기억력, 새로운 것을 배우는 능력(배울 수는 있으나 속도 느림)
  - (2) 어느 정도 보존 되는 것 : 즉각적인 기억력, 장기 기억력
  - (3) 더 좋아지는 것 : 어휘, 숫자 기억하기, 글을 기억하는 것

2) 움직일 때 속도감소(중추에서의 정보 전달이 느림)

고유감각(proprioception), 협동운동, 균형, 보행에 이상 보임

11. 근골격계(Musculoskeletal system)

1) 근력의 점진적인 감소

(1) 하지 : 10년마다 14~16%↓

(2) 상지 : 10년마다 여자는 2%↓, 남자는 12%↓

(3) 근육 단면적↓

(4) 고강도의 저항성 운동을 하면, 기능적인 면뿐만 아니라 근력강화에도 효과가 있음

2) Sarcopenia

(1) 노화에 따라 근육양과 근력이 감소하는 것(지방이 증가하므로 체중이 감소하지는 않음)

(2) 근세포↓ & 근세포 내의 단백질↓

(3) 단백질 합성 감소 : 특히 Myosin heavy chain↓

(4) Type 2a (fast-twitch) fibers의 불균형성 위축 : 건강하거나 취약한 노인 양쪽 모두에서 type 2 fast twitch fibers는 소실됨

(5) Myosin 농도↓ & 근육섬유의 수축 속도↓

(6) α motor neuron의 소실

(7) Catabolic action 증가와 anabolic influence의 감소로 인해 발생

표 11-8 Mechanism of sarcopenia

Catabolic cytokinase ↑	TNF-a, IL-6, IL receptor antagonist, IL-1B
Anabolic stimulus ↓	Estrogen, testosterone, GH, protein intake, physical activity

표 11-9 Muscle adaptation in elderly

Variable	Aging	Training
Muscle mass	↓	↑ or ↔
Type I%	↑	↔
Type II%	↓	↔
Type I area	↔	↑
Type II area	↓	↑
Oxidative capacity	↓	↑
Glycolytic capacity	↔	↔
Capillary density	↓	↑
Contraction time	↑	↓ or ↔
Relaxation time	↑	↓ or ↔
Shortening velocity	↔	↑

3) 골다공증과 퇴행성 골관절염의 유병률 증가

(1) 골관절염(osteoarthritis)

가. 노화와 반대 소견 보이지만, 노화와 연관 깊음

나. 연골 내 수분↑

다. Chondroitin-4-sulfate / chondroitin-6-sulfate의 비율↑

라. Keratin sulfated and hyaluronic acid ↓

12. 비뇨 생식계(Genitourinary system)

1) BPH : 40세 이상 남자에서 흔히 발생, 호르몬 영향

2) 방광

표 11-10 Bladder change in aging

↑	↓
Postvoiding residual volume 저녁 때의 소변량 Uninhibited detrusor contraction	Bladder capacity Voiding 참을 수 있는 능력 Detrusor contractility Urinary flow rate

3) Sexology

성기능 저하, 성적 관심과 욕구는 유지

(1) 남자

　가. 심리적 발기↓, 발기되려면 더 강한 물리적 자극이 필요

　나. 부분적 발기, 조기 사정, 사정력 감소

　다. 질병에 의한 성기능 저하 당뇨, 갑상선기능저하증

　라. 약물에 의한 성기능 저하 : 항고혈압제, phenytoin, cimetidine

　마. 발기 부전의 치료 : Vacuum tumescent device, penile prostheses, sildenafil, alprostadil

(2) 폐경기 여성

　가. 질벽의 취약성↑

　나. 홍분기↓

　다. 질의 윤화작용↓

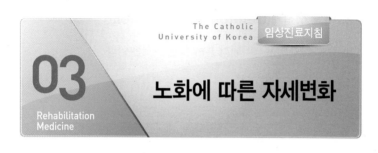

1. 전형적인 자세

- 머리를 앞으로 내밈 + 흉추 후만 + 요추 전만 감소
- 머리를 과도하게 앞으로 내밈
- 경추를 신전
- 상지 : 팔의 신전↑, scapular protraction↑, 주관절 굴곡↑, 손목의 척측전위↑, 손가락 굴곡↑
- 하지 : 고관절과 슬관절 굴곡↑, 족관절 배측 굴곡↓ - base of support가 넓어짐

2. 균형(Balance)

- 골반이 넓어짐
- 대퇴경부와 골간의 각도 증가
- 고관절의 외반변형
- 여자에서는 무릎의 내반 변형 → 서 있을 때 지지면이 좁아짐
- 무게 중심 : 1st ~2nd 천추체 앞 쪽으로 이동 : 슬관절이 굴곡하면 무게 중심이 뒤로 이동하므로 걸을 때 지팡이 등의 보조 도구가 필요함
- 자세 동요(postural sway)↑
- Righting reflex 감소

3. 보행

표 11-11 Gait in elderly

↑	↔	↓
Gait base wideness Double support stance period Flat-footed landing	Cadence	Step length Push-off power Pelvic rotation Hip Flex-Ext excursion Heel elevation Swing 시 shoulder flexion Swing 시 elbow extension Gait speed

표 11-12 Functional change in elderly

Function	Change
Vocabulary Information Comprehension Digits forward Two point discrimination Touch sensation	Little or No
Tying bow Manipulating saftey pin Simple reaction time Hand tapping Finger desterity Foot tapping Tandem stepping	< 20%
Rising from chair with support Putting on shirt Managing large button Zipping garment Cutting with knife Speed of handwriting Digit symbol substitution Foot dorsiflexion One leg standing with eye open	20~40%
Vibration sense in upper extremity Leg flexion	40~60%
Vibration sense in lower extremity One leg standing with eye closed	> 60%

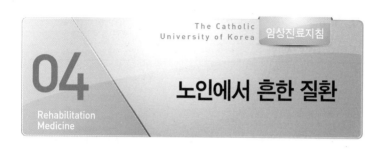

The Catholic
University of Korea 임상진료지침

04
Rehabilitation
Medicine

노인에서 흔한 질환

1. 낙상(Fall)

1) 발생 빈도

    (1) 노인의 1/3

    (2) 낙상의 3~5%에서 골절 발생

    (3) 골반, 고관절, 아래팔 골절의 90%는 낙상 때문임

2) 낙상의 원인

    (1) 움직임 제한, 자세 불안전성, 하지 근력 약화

    (2) 시각적 인식장애

    (3) 기립성 저혈압

    (4) 현훈(전정기관의 퇴행성 또는 혈관성 변화)

    (5) 우울증, 감정둔마, 혼돈

    (6) 약제 부작용(benzodiazepine, TCA antipsychotics, steroid, barbiturate)

    (7) 환경적 위험요소(어두운 불빛, 높은 침대)

    (8) 질병상태

    (9) 낙상에 대한 두려움 - 두려움으로 인한 움직임 제한, 근력 약화, 고립이 발생

(10) 보행 변화

　가. 낙상과 관련된 보행 요소

　　　Stride length의 variability↑

　　　Stride speed의 variability↑

　　　Double-support phase time↑

　나. 여자 : 동요성 보행, 보행 및 기립 시에 walking & standing base 가 좁음

　다. 남자 : 총총 걸음, 보행 및 walking & standing base가 넓음

3) 낙상의 예방

(1) 낙상 예방 교육 실시

(2) 주변 환경을 변화시켜 낙상 위험 요소 제거(어두운 곳에 등달기, 미끄러운 곳에 카펫 깔기, 안전바 설치 등)

(3) 신경안정제 사용 줄이기

(4) 의학적으로 낙상의 원인이 될 수 있는 질병을 치료 : 체위성 저혈압, 심실 부정맥, 시각 문제

(5) 운동

　-　어떤 강도로 얼마동안 시행하는 것이 좋은지는 아직 불명확하지만 보통 규칙적으로 주 3회 이상 지속적인 운동이 추천됨

　-　균형 훈련, 태극권, 저강도 근력 운동, 보행 훈련, 유연성 운동 등

(6) 보행 보조 도구(지팡이, 보행기)는 다른 예방법들과 함께 시행하였을 때 효과적

2. 골절(Fracture)

1) 발생률 : 여자 > 남자

(1) 척추 골절 여자 : 남자 = 7 : 1

(2) 고관절 골절 여자 : 남자 = 2 : 1

(3) Colles 골절 여자 : 남자 = 5 : 1

2) 가장 흔한 부위 : 중간 흉추, 상부 요추, 대퇴 근위부, 아래팔 원위부

3) 척추 골절

(1) 증상

- 50%는 증상 없음
- 급성 통증 : 낙상, 꽉 껴안았을 때
- 만성 통증 : 척추 변형과 관련

(2) 진단

- 4주 정도까지는 X-ray 상에서 명확하지 않음
- 뼈스캔(bone scan)에서 초기에 확인 가능

(3) 치료

가. 급성통증의 치료

- 침상 안정 < 2 days
- 진통제 : codein 같은 것은 피하기
- 변비가 생기지 않도록 주의
- 물리치료 : 초기 냉찜질 → 약한 열치료와 stroking 마사지
- 과도한 운동 금지
- 척추에 과도한 긴장(excessive spinal strain) 피하기
- 필요시 등을 지지해 주는 보조기 사용
- 필요시 보행 보조 도구 사용

나. 척추성형술

- Acrylic cement (polymethylmethacrylate)를 척추체에 주사
- 63%가 통증 호전

4) 고관절 골절 - 응급

표 11-13 Hip fracture

Femoral neck fracture	Trochanteric fracture
Op failure가 높아서 주로 arthroplasty 시행	Lesser problems Internal fixation이 treatment choice

5) 천추의 불충분 골절(Sacral insufficiency fracture)

- Pubic rami는 약간의 힘이 가해져도 골절 가능
- 대부분 침습적인 치료 없이 치유
- 처음엔 바퀴달린 워커 사용, 나중엔 목발이나 지팡이 사용
- 체중부하는 통증이 있는 만큼 제한

3. 파킨슨병(Parkinson disease)

1) 발생률

- 50세 이상에서 1%
- Peak onset : 50~70세

2) 주요 증상

- 서맥, 떨림, 경직, flexed posture, freezing phenomenon, 자세 불안
  정성

3) 약물치료

표 11-14 Pharmacologic management in Parkinson disease

Drug classification	원내 처방	Comment
Levodopa (most effective)	Levodopa + Carbidopa (Perkin, Sinemet-CR)	Levodopa : most effective carbidopa 추가시 peripheral side effect 줄이고 CNS penetration 도움
	Levodopa+ benerazide (Madopar)	
	Levodopa + Carbidopa + Entacapone (Stalevo film-coated)	
Dopamin agonist	Bromocriptine (Parlodel)	Levodopa 관련 side 줄임
	Ropinirole (Ropinirole)	
	Pramipexole (Mirapex)	
MAO-B inhibitos	Selegiline (Mao-B)	Levodopa 효과 증진시킴
COMT inhibitors	Entacapone (Comtan)	Levodopa 효과 증진시키고 side 감소시킴
Antiviral agent	Amantadine (PK merz)	Clinical efficiency 부족
Centrally acting anticholinergics	Benzatropine (Benztropine)	Tremor predominant일 때
	Procyclindine (Proimer)	

4) 수술적 치료

- Deep brain stimulation, thalamotomy, pallidotomy, subthalamotomy, stem cell transplantation

4. 치매(Dementia)

1) 발생률

- 중증 치매(severe dementia) - 65세 이상에서 5%, 80세 이상에서 20%

- 경도-중등도 치매(mild to moderated dementia) - 65세 이상에서 10%
- 여성이 남성보다 많음

2) 전형적인 특징(hallmark)

- 서서히 시작되는 기억 소실(insidious onset of memory loss)
- 추상적인 추론의 소실(loss of abstract reasoning)
- 문제해결력 소실(loss of problem-solving ability)
- 판단력과 지남력의 손상(impairment of judgment and orientation)
- 각성도와 인식은 유지한 상태의 인격 변화(personality changes with relatively intact alertness & awareness)

3) 유형

50~60% - 알츠하이머형 치매(m/c)

20% - 혈관성 치매(multinfarct)

나머지 - 치매의 가역적인 원인과 연관

4) 원인

표 11-15 치매의 가역적 원인

경막하 혈종
뇌종양
잠재적 뇌수종(occult hydrocephalus)
매독
갑상선기능저하증 또는 갑상선기능항진증
고칼슘혈증
비타민 B12 결핍
니아신 결핍
약물 독성(drug toxicity)
우울증
심부전, 신부전, 간부전

5) 진단

(1) 병력 청취(history)

(2) 신체 검사와 치매 스크리닝 검사(K-MMSE, K-HDR, KDSQ)

치매 진단을 위한 신경심리 검사

가. 치매선별 인지기능검사 : 한국어판 간이 정신상태 검사, 하세가와 치매 검사(Hasegawa dementia rating, K-HDR)

나. 치매선별 설문지(Korean Dementia Screening Questionnaire, KDSQ)

다. 일상생활 능력 평가 : instrumental ADL이 치매 환자의 평가시에 더 유용함

라. 신경심리 검사 총집 : 한국판 CERAD 평가집(Korean version of the Consortium to Establish a Registry for Alzheimer's Disease Assessment Packet, CERAD-K), 서울신경심리검사 II (Seoul Neuropsychological Screening Battery-II, SNSB-II), 노인인지검사 (Literacy Independent Cognitive Assessment,LICA), 한국판 알츠하이머병 평가척도(Korean version of Alzheimer's Disease Assessment Scale, ADAS-K)

(3) 실험실 검사 - CBC, BC, ESR, TFT, syphilis, serum folate, serum cobalamine (Vit B_{12}), AIDS, drug screening, collagen vascular profile, urinalysis for heavy metal

(4) 영상의학 검사

가. CT 혹은 MRI : 치매 증상을 일으키는 다른 뇌 질환을 감별하기 위하여 실시

나. SPECT, PET : 뇌혈류나 포도당 대사의 검사

6) 감별진단

- 단순한 건망증

- 우울증

- 섬망(급성착란상태)

7) 알츠하이머형 치매의 특징

- 수년간 천천히 진행
- 초기에 대면이름대기(confrontation naming)에 어려움
- 새로운 정보를 학습(learning)하고 회상(recalling)하는데 어려움
- 점진적인 언어 장애
- 시공간기능(visuospatial skill)의 장애
- 실행성기능(executive function)의 장애 - planning, judgment, insight
- 망상(delusion) 혹은 환각(hallucination)

8) 알츠하이머 치매 환자의 약물 치료

(1) 아세틸콜린 분해효소 억제제(Acetylcholinesterase inhibitor)

가. 도네페질(Donepezil hydrochloride, Aricept) : 5 mg으로 시작하여 4~6주 후에 10 mg까지 증량

나. 리바스티그민(Rivastigmin, Exelon) : 1.5 mg을 하루 두 번 복용하는 것으로 시작, 점차 증량하여 총량을 6~12 mg/day로 유지

다. 갈란타민(Galantamine, Reminyl) : 4 mg bid로 시작, 4주 간격으로 8 mg 증량하여 최대 12 mg bid까지 투여

(2) NMDA 수용체 차단제(NMDA receptor antagonist)

초기 용량은 하루 5 mg 투여, 1주일 간격으로 5 mg씩 증량

하루 최대 용량은 10 mg bid로 투여

(3) 그 외 신경세포 보호 효과가 있을 것으로 생각되는 약물들

비타민 E (Vitamin E, Alpha-tocopherol), 은행잎 추출제(Ginkgo biloba) 등

(4) 이상행동이 있을 경우 증상에 따라 적절한 약물을 투여

공격적인 행동이 있을 때 : 비전형 정신병약 혹은 전형적 항정신병약의 투여

　　가. 리스페리돈(Risperidone) 1 mg (0.5~6 mg)

　　나. 올란자핀(Olanzapine) 5 mg (5~20 mg)

　　다. 할로페리돌(Haloperidol) 1 mg (0.5~3 mg)

(5) 초조(Agitation) 행동이 있을 때 : 간질약 혹은 항정신병 약의 투여

　　가. 카바마제핀(Cabamazepine) 400 mg (200~1,200 mg)

　　나. 리스페리돈 1 mg (0.5~6 mg), 올란자핀 5 mg (5~20 mg)

　　다. 할로페리돌 1 mg (0.5~3 mg)을 고려

(6) 우울 증상이 있을 때 : TCA 혹은 SSRI 계통의 항우울제 투여

　　가. 노르트립틸린(Nortriptyline) 50 mg (50~100 mg)

　　나. 플록세틴(Fluoxetine) 40 mg (20~80 mg)

　　다. 파록세틴(Paroxetine) 20 mg (10~50 mg)

　　라. 벨라팍신(Venlafaxin) 100 mg (50~300 mg)

9) 치매 환자의 재활치료

- 일상생활에 큰 지장이 없었던 치매환자가 병원에 입원하고 나서 입원 초기에 지남력이 많이 손상될 수 있으나, 1~2주 후면 특별한 조치 없이도 회복 가능
- 우울증의 개선이 치료에 도움

(1) 경미한 치매 - 치매가 새로 나타난 경우 시험적으로 모든 약물을 끊고 항우울제를 투여하는 것이 도움

(2) 중등도 - 중증 치매 : 보호자 훈련 목적의 재활치료 가능

(3) 중등도 - 중증 치매 : 새로운 학습의 제한(limitation in new learning), 수행 학습(procedural learning : learning by performing the activity), 서술적 학습(declarative learning : learning from verbal instruction)은 어려움

5. 섬망(Delirium)

1) 정의

인지결핍이 급성으로 발생하면서 주의력 장애와 지리멸렬한 사고 (disorganized thought)를 동반

2) 원인

감염, 탈수, 뇌졸중, 저체온증, 요독증(uremia), 심부전, 간부전, 폐색전증, 신경이완제(neuroleptics)와 마약제(narcotics)와 같은 약물독성

3) 섬망의 위험요소(표 11-16)

표 11-16 섬망의 위험요소

섬망(급성착란상태)의 위험요소
기저질환으로써의 치매 또는 수술 전 인지장애
나이
불량한 기능적 상태
알코올 남용
다중약물요법
통증조절의 부족
수술 중 혈액소실과 수술 후 헤마토크릿 < 30

4) 치료

(1) 섬망의 원인 제거

(2) 지지적 치료

(3) 향정신성 약물 - 심한 흥분, 수면장애, 피해망상과 같은 정신병적 증상이 있을 경우 사용

할로페리돌(Haloperidol) - 추체외로 부작용은 빈발하지만 다른 향정신성 약물들보다는 상대적으로 안전

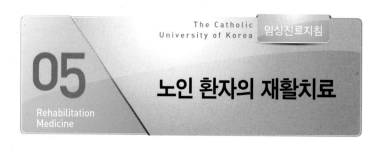

05
Rehabilitation
Medicine

노인 환자의 재활치료

1. 노인 환자의 운동치료

1) 특징

나이가 들면서 생리적 기능이 감소하는 것은 순수하게 노화과정 자체만이 아니라, 활동량의 감소(inactivity)도 원인임. 따라서 활동량이 적은 노인에서도 적절한 운동을 하면 VO_{2max}에 의해 정해지는 생리적 나이를 줄일 수 있음. 운동을 통해서 유연성(flexibility)과 관절가동범위(ROM)를 증진 가능함

2) 노인 환자에서 운동 전 평가

표 11-17 운동프로그램 참여의 금기증

- 불안정 협심증 또는 심한 좌측 관상동맥 질환	- 알려져 있는 뇌동맥류 또는 최근 발생한 두개내 출혈
- 말기 울혈성 심부전	- 조절 되지 않은 혹은 말기 신체 질환
- 심한 심장판막질환	- 급성망막출혈 혹은 최근 실행한 안과적 수술
- 악성 또는 불안정성 부정맥	
- 휴식기 혈압의 증가(수축기혈압 > 200 mmHg 혹은 이완기혈압 > 110 mmHg)	- 급성 혹은 불안정성 근골격의 손상
- 크거나 커지는 대동맥류	- 심한 치매 혹은 행동 장애

(1) 선별 운동부하검사의 대상 - 중등도 이상의 운동을 하려는 노인

(2) 외래에서 쉽게 시행할 수 있는 노인 환자의 심혈관 예비력을 측정하기 위한 방법 : 계단 한층 올라가기, 1분 싸이클링, 15 m 걷기

3) 노인 환자에서 운동 처방

(1) 운동 초기 - 스스로 속도 조절하는 걷기 운동, 튜빙과 발목 무게를 사용한 하지 저항 운동 : 혈압과 맥박의 변화를 측정하여 운동 강도 조절

* 뇌졸중, 골관절염, 심혈관계 질환, 골다공증 또는 평형 문제가 있는 노인 - 점증저항운동과 유산소 운동 병행

(2) 노인에서 저항운동의 처방

가. 근력의 개선과 근비대를 기대할 수 있는 운동

① 운동 강도 - 1 RM의 60~80%

② 운동 빈도 - 1세트당 8~12회 반복으로 총 3세트 시행, 세트 사이에 1~2분 휴식

나. 일률을 증가시킬 수 있는 운동

① 운동 강도 - 1 RM의 40~60%

② 운동 빈도 - 1세트당 6~10회 반복으로 1~3세트를 높은 반복속도로 시행

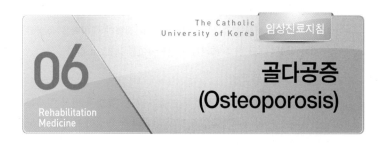

06
Rehabilitation
Medicine

골다공증
(Osteoporosis)

1) 정의

골흡수(bone resorption)와 골형성(bone formation)의 불균형으로 인한 골강도의 감소로 인해 골절을 초래할 수 있는 뼈의 질환

2) 원인 및 위험인자

표 11-18 골다공증의 위험인자

변화 불가능한 요인	고령 폐경 후 여성 인종(유럽인이나 아시아인) 골절이나 골다공증의 가족력 유전적 요인
변화 가능한 요인	과도한 음주 비타민 D 결핍 흡연 영양부족 고단백식이 저체중 비활동적인 생활 격심한 운동 카드뮴과 같은 중금속 노출 인산(phosphoric acid)을 포함한 청량음료 임신 및 수유

질환	생식샘 저하(터너증후군, 클라인펠터 증후군, 칼만 증후군, 신경성 식욕부진, 무배란상태 등) 내분비 질환(쿠싱증후군, 부갑상선 기능항진증, 갑상선 기능항진증, 당뇨 등) 위장관 질환 및 수술로 인한 흡수장애, 영양부족 상태 류마티스성 질환(류마티스 관절염, 강직성 척추염, 아밀로이드증 등) 신부전증 혈액질환(다발성 골수종, 림프종, 백혈병 등) 유전성 질환(불완전 골형성증, 호모시스틴뇨증 등) 기타(특발성 고칼슘뇨증, 만성폐쇄성폐질환, 복합국소동통증후군, 파킨슨병, 장기이식 등)
약제	스테로이드 갑상선 호르몬의 과다사용 항응고제 항암제 항경련제 양성자 펌프 억제제(proton pump inhibitor)

3) 분류

(1) 1차성 골다공증

가. 제 1형 골다공증(폐경 후 골다공증) : 폐경 후 에스트로겐의 결핍이 주원인

나. 제 2형 골다공증(노인성 골다공증) : 연령 증가에 따른 노화와 관련

- 신체활동, 물리적 부하(mechanical load) 감소 → 골질량 감소
- Bone remodeling이 증가하지 않아도 bone loss 가능
- Skeletal remodeling의 활성도 감소(lower turnover osteoporosis)
- 활성 Vit D 감소
  - ① Vit D 섭취량 감소
  - ② 햇빛 노출 감소
  - ③ 피부에서 Vit D 전환 능력 감소
  - ④ 장에서 흡수율 감소
  - ⑤ 1α-hydroxylase 활성 감소

- GH(active Vit D의renal production 촉진) : 나이 들면서 분비 감소
- Ca 흡수률 감소
- Vit K therapy 받는 노인 : 골흡수율 감소
- Calcitonin level : 나이 들어도 변하지 않고, 여자 < 남자

(2) 2차성 골다공증

질환이나 약물에 의해 초래되는 골다공증

4) 진단

골밀도 측정

골밀도 표준검사 : 이중에너지 방사선 측정법(Dual-energy X-ray absorptiometry, DEXA)

T-score = (검사자의 골밀도 - 젊은 성인의 평균 골밀도) / 젊은 성인 골밀도의 표준편차

- 정상 : T-score ≥ -1
- 골감소증 : -1 > T-score > -2.5
- 골다공증 : -2.5 ≥ T-score
- 심한 골다공증 : -2.5 ≥ T-score + 한 부위 이상의 골다공증성 골절 (fragility fracture)

  (※ 국내보험기준 : -2.5 ≥ T-score or x-ray상 골다공증성 골절, 1년 이내 투여)

5) 예방 및 치료

(1) 예방

가. 생활습관
- 금연
- 과도한 알코올 섭취 금지

　　- 지나친 체중 감소 금지

　　- 적당한 체중 부하 운동

나. 식이요법

　A. 칼슘

　　① 일일 권장량(표 11-21) 및 칼슘제제(표 11-22)

　　② 칼슘이 많이 든 음식 : 우유, 버터, 치즈, 멸치 등

　　③ 부작용 : 변비, 복부팽만감, 결석, 마그네슘 부족 등. 하루 칼슘
　　　섭취량의 안전 상한선은 2,500 mg/일

　B. 비타민 D

　　① 일일 권장량

　　- 20~49세 : 200 IU(5 μg)/일(충분섭취량), 2,400 IU(상한섭취량)

　　- 50세 이상 : 400~600 IU(10~15μg)/일(충분섭취량), 2,400
　　　IU(상한섭취량)

표 11-19 칼슘 일일 권장량

칼슘 일일 권장량	
나이	mg/일
출생 후 6개월까지	210
생후 7개월~1년	270
1~3세	500
4~8세	800
9~18세	1,300
19~50세	1,000
50세 이상	1,200
임신이나 수유 시	
18세 이전	1,300
19~50세	1,000

표 11-20 칼슘제제의 실제 칼슘 함유량

	실제 칼슘 함유량
구연산칼슘(Calcium citrate)	60 mg/300 mg
젖산칼슘(Calcium lactate)	80 mg/600 mg
글루콘산칼슘(Calcium gluconate)	40 mg/500 mg
탄산칼슘(Calcium carbonate)	400 mg/g

- 결핍의 위험이 있는 경우(노인, 만성 질환자, 실내에만 있는 경우 등) : 800 IU/일
② 부작용 : 고칼슘혈증, 고칼슘뇨증, 장기간 지속 시 신결석증이나 신석회화증 등
- 고칼슘뇨증은 고칼슘혈증이 나타나기 전에 발생하므로 부작용이 의심되면 6~8주마다 정기적인 소변검사를 시행하여 투여용량을 조절

(2) 치료

가. 약물치료

표 11-21 FDA 승인 골다공증 치료제(Braddom 5th Ed., Delisa 5th Ed)

약물	예방효과	용량
골흡수억제효과가 있는 골다공증 치료제		
Estrogen	?	없음
Alendronate (Fosamax)	있음	경구용 10 mg/일 또는 70 mg/주
Risedronate (Actonel)	있음	경구용 5 mg/일 또는 35 mg/주
Ibandronate (Bonviva)	있음	정맥주사용 3 mg/3개월, 경구용 150 mg/월
Zoledronate (Reclast)	없음	정맥주사용 5 mg/년 (15분 이상 투여)
Raloxifene (Evista)	있음	경구용 60 mg/일

Calcitonin (Miacalcin) (잘 사용되지 않음)	없음	비강 내 번갈아 분무 200 IU/일
Denosumab (Prolia)	없음	대퇴부 혹은 복부에 피하주사, 60 mg/6개월
골형성촉진효과가 있는 골다공증 치료제		
Teriparatide (Forteo)	없음	대퇴부 혹은 복부에 피하주사, 20μg/일
기타		
Calcium	있음	1,200~1,500 mg/일 (음식물 +/- 칼슘제)
Vitamin D	있음	800~1,000 IU/일(음식물 +/- 칼슘제)

나. 운동 치료

  A. 목표

    - 바른 자세 유지 및 균형 증진

    - 낙상으로 인한 골절 예방

    - 골강도 및 근력 강화

    - 최적의 신체적 기능 유지

  B. 추천되는 운동의 종류

    • 체중부하 상태의 규칙적인 유산소운동(걷기, 조깅 등)

    • 자세 및 균형훈련

    • 근육강화 훈련

    • 스트레칭(신장) 운동

    ① 자세교육

      - 척추의 움직임, 특히 굴곡과 회전동작은 척추에 높은 부하를 주므로 삼가야 함(그림 11-1)

      - 기침 및 재채기 시 허리를 갑자기 구부리는 것은 좋지 않으며, 한 손을 등뒤나 무릎에 대어 척추와 디스크를 보호하는 것이 좋음(그림 11-2)

    ② 스트레칭(신장) 운동

      - 어깨와 종아리 근육 신장, 복근과 신전근 강화

벽에서 15 cm, 두발거리가 15 cm 되게 한 후 숨을 들이마시면서 벽을 향해 두 팔을 들어올리거나, 한 팔은 위로 한팔은 아래로 뻗침. 이때 배에 힘을 주어 복근이 수축하면서 배가 편평해지도록 함(그림 11-3)

- 머리의 전방이동 및 굽은 어깨 교정

  앉은 상태에서 시선은 아래, 위가 아닌 정면을 바라봄. 머리를 가능한 높게 하고, 턱을 바짝 당겨 목뒤 등근육이 신장되는 것을 느끼도록 하며 등 상부가 편평해지도록 함. 이때 양손은 허벅지에 대고 아래로 밀면서 가능한 등이 많이 펴지도록 함(그림 11-4)

- 앞가슴 스트레칭 및 등 상부 강화

  턱을 바짝 붙이고, 배에 힘을 주고, 가슴을 펴서 가능한 키가 커진 자세로 앉음. 양 상지를 W 자세를 유지하거나 깍지를 낀

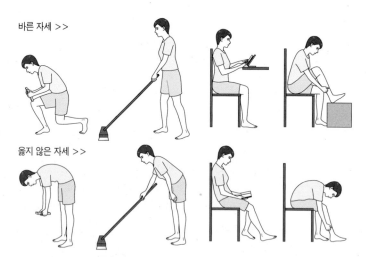

그림 11-1 바른 자세와 옳지 않은 자세

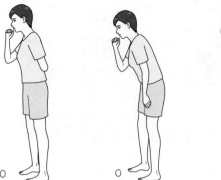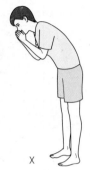

그림 11-2 기침 및 재채기 시 주의할 자세

자세에서, 팔꿈치를 뒤로 하면서 가슴을 펴고 양 견갑골이 서
로 맞닿도록 스트레칭을 함. 천천히 하나, 둘, 셋을 셀 동안 같
은 자세를 유지하고 다시 숫자를 세면서 천천히 자세를 이완
(그림 11-5)
③ 근력 강화 운동
- 등 하부 및 엉덩이 근육 강화, 고관절 굴곡근 신장
  엎드려 누운 자세에서 한 다리의 무릎을 구부리고, 허벅지를
  바닥에서 들기(그림 11-6)
- 등 근육 강화
  엎드려 누운 자세에서 고개와 등을 들면서 양 견갑골을 맞닿
  게 노력함. 고개와 등을 든 자세에서 3초간 정지하며, 올릴 때
  에는 숨을 들이마시고, 내릴 때에는 숨을 내쉽(그림 11-7)
- 복근 강화
  바로 누워 무릎을 구부림. 복근에 힘을 주면서 골반을 뒤로 기
  울여 등이 바닥에 닿게 함(그림 11-8)

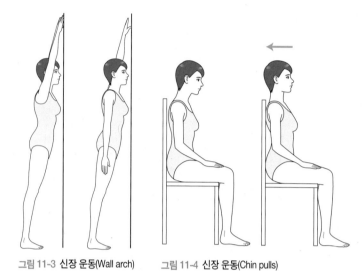

그림 11-3 신장 운동(Wall arch)

그림 11-4 신장 운동(Chin pulls)

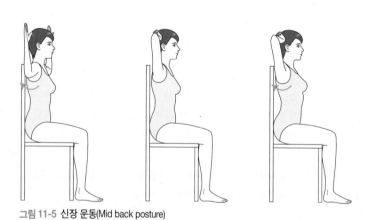

그림 11-5 신장 운동(Mid back posture)

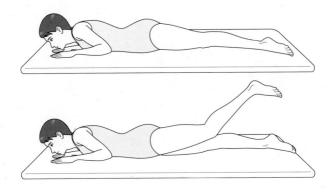

그림 11-6 등하부 및 볼기근 강화운동

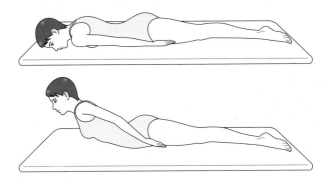

그림 11-7 등근육 강화운동

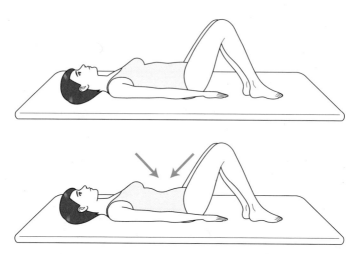

그림 11-8 **복근 강화운동**

|참고문헌|

1. Braddom RL. Physical medicine & rehabilitation. 3rd ed. Saunders, 2007.
2. Delisa JA. Physical medicine & rehabilitation. Principles and practice. 4th ed. Lippincott Williams & Wilkins, 2005.
3. Ko YJ, Kang SY. Physical medicine & rehabilitation. 1st ed. Jungmunkag, 2009.

[국문]

[영문]

Ⓜ

Ⓝ